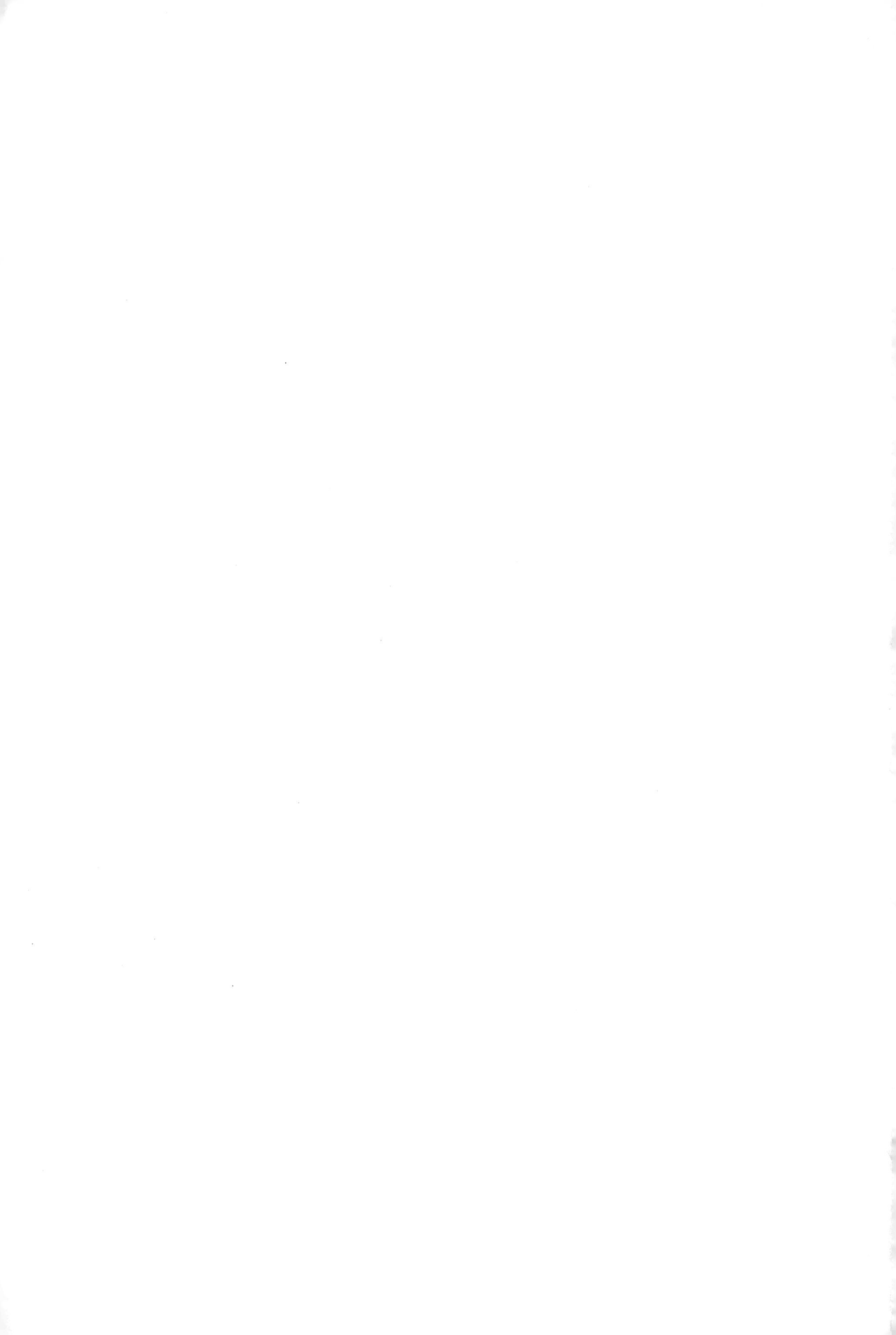

百年浙医之

蓬勃十年

（2012—2022）

周天华　刘志红　李晓明　夏标泉　主编

ZHEJIANG UNIVERSITY PRESS
浙江大学出版社
·杭州·

图书在版编目（CIP）数据

百年浙医之蓬勃十年 / 周天华等主编. 杭州 : 浙江大学出版社, 2024. 11. -- ISBN 978-7-308-25509-7

Ⅰ. R-40

中国国家版本馆 CIP 数据核字第 2024QE6269 号

百年浙医之蓬勃十年

BAINIAN ZHEYI ZHI PENGBO SHINIAN

周天华　刘志红　李晓明　夏标泉　主　编

责任编辑　赵　静
责任校对　胡　畔
封面设计　周　灵
出版发行　浙江大学出版社
（杭州市天目山路148号　邮政编码310007）
（网址：http://www.zjupress.com）
排　　版　杭州林智广告有限公司
印　　刷　杭州宏雅印刷有限公司
开　　本　787mm×1092mm　1/16
印　　张　28.25
字　　数　618千
版 印 次　2024年11月第1版　2024年11月第1次印刷
书　　号　ISBN 978-7-308-25509-7
定　　价　198.00元

编委会

主　编　周天华（时任浙江大学副校长、浙江大学医学院党委书记）

刘志红（时任浙江大学医学院院长）

李晓明

夏标泉

副主编　许正平　方向明　柯越海　陈周闻　徐凌霄

张　丹　王　迪　楼　敏　楼建晴　蒋笑莉

吕黎江　梁廷波　王建安　蔡秀军　吕卫国

舒　强　陈谦明　徐　键　叶志弘　吴弘萍

陈国忠

秘　书　王兆品

撰稿人员名单和撰稿、统稿、修稿、审读情况

一、撰稿人员名单（按撰写内容出现先后排列）

江路华、王荣、王兆品、常乐、冯吉妤、马振秋、丁萌琪、黄吉怡、余美月、陆玉洁、聂雨珊、陈静、张莎、崔晓红、王文逸、周钰珊、田宇倩、田子钰、吴涵韬、刘康宁、袁维琪、陈超、魏至男、孙丰柯、林海燕、富丽琴、高志华、王银儿、季玮、曾玉航、陈韶华、赵雪妍、谢小洁、张琳、王筝扬、黄一琳、徐向荣、张园园、陈志敏、樊立洁、华晨晨、吴晓露、邹倩、陈小杭、赵敏、何玲玉、郑芬芳、周昀洁、徐超、张议丹、陈军辉、朱卉、蒋烨琛、方思齐、李玥、苏嘉睿、周玮、徐丹、许正平、许雅文、周婕、何戎婕、王俊超、伍思佳、贾均麟、朱美洁、孔欣、王芊芊、方三华、尹伟、吴航军、包爱民、孙冰、王黎芳。

二、执笔撰稿情况

（一）第一篇“浙江大学医学院发展轨迹”执笔撰稿情况

第一章“党的建设”由江路华、王荣执笔；第二章“管理体制和机构”由王兆品执笔；第三章“人才队伍与人事管理”由王荣、常乐执笔；第四章“本科生教育”由冯吉妤执笔；第五章“研究生教育”由马振秋、丁萌琪执笔；第六章“留学生教育”由黄吉怡执笔；第七章“毕业后医学教育和继续医学教育”由余美月执笔；第八章“学科建设与科学研究”由陆玉洁、聂雨珊执笔；第九章“地方合作与社会服务”由陈静、张莎、崔晓红执笔；第十章“国际合作与交流”由陈静、王文逸执笔；第十一章“学生思想政治工作及管理”由周钰珊、田宇倩、田子钰、吴涵韬执笔；第十二章“学生就业”由刘康宁、袁维琪执笔；第十三章“群团工作”由陈超、魏至男、孙丰柯执笔。

（二）第二篇“浙江大学医学院院系发展轨迹”执笔撰稿情况

第一章“基础医学系”由林海燕、富丽琴执笔；第二章“脑科学与脑医学系”由高志华、王银儿执笔；第三章“公共卫生学院”由季玮、曾玉航执笔；第四章“第一临床医学院”由陈韶华、赵雪妍执笔；第五章“第二临床医学院”由谢小洁、张琳执笔；第六章“第三临床医学院”由王筝扬、黄一琳执笔；第七章“妇产科学院”由徐向荣执笔；第八章“儿科学院”由张园园、陈志敏执笔；第九章“口腔医学院”由樊立洁、华晨晨执笔；第十章“第四临床医学院”由吴晓露、邹倩执笔；第十一章“护理系”由陈小杭执笔。

（三）第三篇“浙江大学医学院附属医院发展轨迹”执笔撰稿情况

第一章“附属第一医院”由赵敏、何玲玉执笔；第二章“附属第二医院”由郑芬芳、周昀洁执笔；第三章“附属邵逸夫医院”由徐超、张议丹执笔；第四章“附属妇产科医院”由陈军辉、朱卉执笔；第五章“附属儿童医院”由蒋烨琛、方思齐执笔；第六章“附属口腔医院”由李玥、苏嘉睿执笔；第七章“附属第四医院”由周玮、徐丹执笔。

（四）第四篇“浙江大学医学院其他机构发展轨迹”执笔撰稿情况

第一章“医学中心”由许正平、许雅文执笔；第二章“浙江大学—爱丁堡大学联合学院”由周婕、何戎婕执笔；第三章“浙江大学‘一带一路’国际医学院（筹）”由王俊超执笔；第四章“健康医疗大数据国家研究院”由伍思佳、贾均麟执笔；第五章“医学研究院”由朱美洁执笔；第六章“癌症研究院”由孔欣执笔；第七章“实验动物中心”由王芊芊执笔；第八章“公共技术平台”由方三华、尹伟执笔；第九章“冷冻电镜中心”由吴航军执笔；第十章“国家健康和疾病人脑组织资源库”由包爱民、孙冰执笔；第十一章“司法鉴定中心”由王黎芳执笔。

（五）第五篇“百年浙医之十年大事记”及第六篇“部分省级及以上集体和个人荣誉称号”执笔撰稿情况

由各篇章执笔人提供，王兆品、陆玉洁执笔整合。

三、统稿、修改及审稿情况

第一篇“浙江大学医学院发展轨迹”由马振秋、王兆品统稿。

第二篇“浙江大学医学院院系发展轨迹”、第三篇“浙江大学医学院附属医院发展轨迹”由王文逸、王晶晶、劳艳云统稿。

第四篇“浙江大学医学院其他机构发展轨迹”、第五篇“百年浙医之十年大事记”、第六篇“部分省级及以上集体和个人荣誉称号”由徐凌霄、丁士祥、陆玉洁统稿。

本书由徐凌霄、王兆品完成总的统稿和全面修改完善工作。

序

PREFACE

110 年前，西子湖畔，一所医学专门学校从杭州城东的小巷走出。110 年后，东海之滨，承载百十年历史底蕴的浙江大学医学院正以崭新的姿态阔步前行。在百年院庆之际，学院深入挖掘办学史料，匠心打造院史《百年浙医》，记录了浙江大学医学院一个世纪（1912—2012 年）的办学历程和百年来的沧桑巨变。在百十年的历史节点上，倾力推出《百年浙医之蓬勃十年》十年院史，续写砥砺奋进十年（2012—2022 年）中的变革与发展。百十年来，浙江大学医学院将浙江大学“求是创新”精神印刻在基因里，让浙大医学的“仁心仁术”流淌在血脉中，为国家高等医学教育的改革孜孜不倦，为祖国医药卫生事业发展奋力拼搏，为守护人民生命健康竭尽全力，共同谱写了百十年的灿烂篇章，铸就了浙江大学医学院的今日荣光。

110 周年是浙江大学医学院承上启下、继往开来的历史交汇点。浙大医学院这十年，坚守立德树人，以求是精神潜心育人，坚持不懈培养堪当大任的一流医学人才；这十年，勇立创新潮头，努力打造国家级、省部级重大科研平台，不懈攀登科研高峰；这十年，英勇担当作为，推动优质医疗资源辐射共享，出色完成一系列对外支援和重大救治任务；这十年，坚持浙大风格、立足中国特色、展现全球格局，积极推进与医学院校和医疗机构开展实质性合作。过去十年，学院传承历史荣光，践行使命担当，在奔竞不息的澎湃浪潮中奋勇拼搏，为学院发展奠定了坚固基石，让我们更加坚定、更有底气地迈向世界一流大学医学院的征途。

百十载波澜壮阔，唯念杏林留香；新征程催人奋进，志求初心如磐。浙江大学医学院百十年的发展，不仅承载着历史，更是肩负着未来。相信浙江大学医学院将更加坚定地向着中国特色、世界一流大学医学院的宏伟目标迈进，在全面建设社会主义现代化强国的新征程上再续华章！

《百年浙医之蓬勃十年》编委会

2023 年 11 月 1 日

目 录
CONTENTS

第一篇 浙江大学医学院发展轨迹

百年浙医之

蓬勃十年

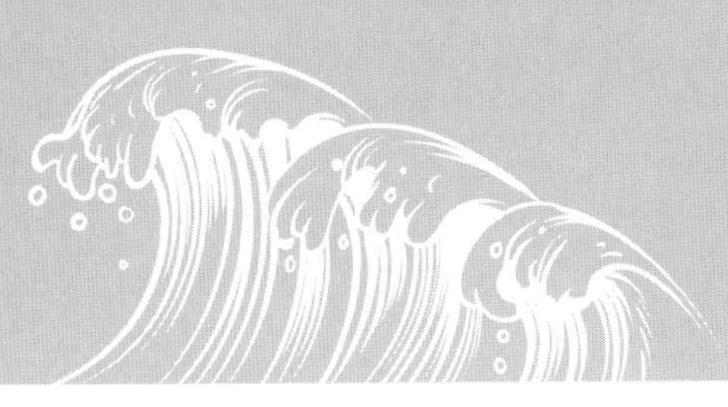

2012—2022

2012—2022

百　年　浙　医　之　蓬　勃　十　年

第一章
党的建设

2013 年 6 月 3 日，经中共浙江大学委员会研究决定，成立中共浙江大学医学院委员会，撤销中共浙江大学医学部委员会。

一、医学院党委及其组成人员

（一）第三次党员代表大会及第三届党委组成

根据中共浙江大学委员会《关于同意召开中国共产党浙江大学医学院代表大会的批复》（浙大组〔2013〕40 号）精神，浙江大学医学院于 2013 年 12 月 18 日召开中国共产党浙江大学医学院第三次党员代表大会。

大会的指导思想：以邓小平理论、“三个代表”重要思想和科学发展观为指导，以党的十八大精神为指引，深入贯彻落实党的群众路线，回顾总结本届学院党委的工作，研究确定今后一个阶段的发展目标和努力方向，选举产生新一届学院党的委员会和纪律检查委员会，团结、动员、带领全院党员和广大师生员工，凝心聚力，进一步促进学院内涵发展，提升学院核心竞争力，为实现医学院的新一轮跨越式发展而努力奋斗，为学校贯彻落实“六高强校”战略、实现建设世界一流大学“三步走”目标而努力奋斗。

大会的主要议程：

（1）听取和审议中共浙江大学医学院委员会报告；

（2）选举新一届中共浙江大学医学院委员会；

（3）选举新一届中共浙江大学医学院纪律检查委员会。

这次大会应到会党员代表 127 名，因病因事请假党员代表 18 名，实到会党员代表 109 名。按照《中国共产党基层组织选举工作暂行条例》和《关于中共浙江大学医学院委员会换届候选人预备人选的通知》（浙大组〔2013〕95 号），经与会代表充分酝酿讨论，根据多数代表的意见确定候选人之后，采用无记名投票差额选举的办法，选举产生了新一届党的委员会和纪律检查委员会。党委委员 9 名，具体如下（按姓氏笔画排序）：许正平、李晓明、吴弘萍、沈华浩、陈智、陈国忠、邵吉民、易平、黄河。纪律检查委员会委员 5 名，具体如下（按姓氏笔画排序）：朱善宽、陈晔（女）、陈超（女）、陈国忠、柯越海。

2013 年 12 月 23 日，新一届党委召开了第一次全体会议，应到会委员 9 名，实到会委员 9 名，以无记名投票等额选举的办法，选举黄河为新一届党委书记，李晓明、陈国忠为党委副书记。

党委书记黄河主持学院党委全面工作。

党委副书记李晓明分管学生工作、共青团工作。

党委副书记陈国忠分管纪检和监察、宣传、安全稳定、信访、保密和档案、工会、统战、离退休等工作。

2014 年 3 月 24 日，根据《中共浙江大学委员会关于叶旭军等同志职务任免的通知》（党委任〔2014〕4 号），叶旭军同志任中共浙江大学医学院委员会委员、副书记，免去李晓明同志的中共浙江大学医学院委员会副书记职务。

2015 年 3 月 23 日，根据《中共浙江大学委员会关于刘波等同志职务任免的通知》（党委任〔2015〕3 号），免去叶旭军同志的中共浙江大学医学院委员会副书记、委员职务。

2016 年 3 月 30 日，根据《中共浙江大学委员会关于叶桂方等同志职务任免的通知》（党委任〔2016〕5 号），陈周闻同志任中共浙江大学医学院委员会委员、副书记。

（二）第四次党员代表大会及第四届党委组成

根据中共浙江大学委员会《关于同意召开中国共产党浙江大学医学院第四次党员代表大会的批复》（浙大组〔2017〕22 号）精神，医学院于 2017 年 10 月 25 日召开中国共产党浙江大学医学院第四次党员代表大会。

大会的指导思想：高举中国特色社会主义伟大旗帜，以马克思列宁主义、毛泽东思想、邓小平理论、“三个代表”重要思想和科学发展观为指导，紧密团结在以习近平同志为核心的党中央周围，深入学习贯彻落实习近平总书记系列重要讲话和对浙江大学的重要指示精神，凝聚动员全院党员干部和师生员工，树立一流意识、围绕一流目标、贯彻一流标准，全面深化改革，推动内涵发展，进一步加强和改进学院党建和思想政治工作，不断提升基层党组织的创造力、凝聚力和战斗力，提升学院核心竞争力，为加快建成中国特色世界一流大学和一流医学学科提供坚强的组织保证。

大会的主要议程：

（1）听取和审议中共浙江大学医学院委员会报告；

（2）审查中共浙江大学医学院纪律检查委员会工作报告；

（3）选举中共浙江大学医学院第四届委员会；

（4）选举中共浙江大学医学院第四届纪律检查委员会；

（5）选举出席学校第十四次党代会的代表。

这次大会应到会党员代表 129 名，因病因事请假党员代表 10 名，实到会党员代表 119 名。按照《中国共产党基层组织选举工作暂行条例》和《关于中共浙江大学医学院新一届委员会和纪律检查委员会组成人员候选人预备人选的通知》（浙大组〔2017〕143 号），经与会代表充分酝酿讨论，根据多数代表的意见确定候选人之后，采用无记名投票差额选举的办法，选举产生了新一届党的委员会和纪律检查委员会。党委委员 11 名，具体如下（按姓氏笔画排序）：朱慧（女）、许正平、李金林、李晓明、沈华浩、陈国忠、陈周闻（女）、邵吉民、柯越海、徐骁、黄河。纪律检查委员会委员 7 名，具体如下（按姓氏笔画排序）：王红妹（女）、任桑桑（女）、汪洌、陈国忠、林海燕（女）、易平、徐凌霄（女）。

2017 年 10 月 25 日，新一届党委召开了第一次全体会议，应到会委员 11 名，实到会委员 11 名，以无记名投票等额选举的办法，选举黄河为新一届党委书记，朱慧、陈国忠、陈周闻为党委副书记。

党委书记黄河主持学院党委全面工作。

党委副书记朱慧分管附属医院。

党委副书记陈国忠分管纪检和监察、宣传、安全稳定、信访、保密和档案、工会、统战、离退休等工作。

党委副书记陈周闻分管学生工作、共青团工作。

2020 年 1 月 3 日，根据《中共浙江大学委员会关于周天华同志任职的通知》（党委任〔2020〕1 号），周天华同志任中共浙江大学医学院委员会委员、书记（兼）。根据《中共浙江大学委员会关于朱慧等同志职务任免的通知》（党委任〔2020〕2 号），朱慧同志任中共浙江大学医学院委员会常务副书记，免去黄河同志的中共浙江大学医学院委员会书记、委员职务。

党委书记周天华主持学院党委全面工作。

党委常务副书记朱慧协助党委书记主持学院党委全面工作。

2020 年 10 月 9 日，根据《中共浙江大学委员会关于夏标泉等同志职务任免的通知》（党委任〔2020〕45 号），夏标泉同志任中共浙江大学医学院委员会委员、常务副书记，免去朱慧同志的中共浙江大学医学院委员会常务副书记、委员职务。

党委常务副书记夏标泉协助党委书记主持学院党委全面工作。

2021 年 12 月 2 日，根据《中共浙江大学委员会关于顾国煜等同志职务任免的通知》（党委任〔2021〕52 号），徐凌霄同志任中共浙江大学医学院委员会委员、副书记，纪律检查委员会委员、书记；免去陈国忠同志的中共浙江大学医学院委员会副书记、委员，纪律检查委员会书记、委员职务。

（三）第五次党员代表大会及第五届党委组成

按照《中国共产党章程》《中国共产党基层组织选举工作条例》《中国共产党普通高等学校基层组织工作条例》《浙江大学院级党组织选举工作办法》等规定和学校党委的统一部署，经学院党委研究决定，并报请学校党委同意，医学院于 2022 年 6 月 8 日召开中国共产党浙江大学医学院第五次党员代表大会。

大会的指导思想：坚持以习近平新时代中国特色社会主义思想为指导，拥护“两个确立”，增强“四个意识”、坚定“四个自信”、做到“两个维护”，凝聚动员广大党员干部和师生员工，心怀“国之大者”，坚持“四个面向”，坚定不移加强党对医学改革发展的全面领导，将新发展理念贯穿医学事业高质量发展的全过程，提升医学院治理体系和治理能力现代化水平，为医学学科发展提供坚强有力的政治保证，努力向中国特色世界一流大学医学院迈进，为浙江大学迈向世界一流大学前列做出更大贡献。

大会的主要议程：

（1）听取和审查中共浙江大学医学院第四届委员会报告；

（2）审查中共浙江大学医学院第四届纪律检查委员会的工作报告；

（3）选举中共浙江大学医学院第五届委员会；

（4）选举中共浙江大学医学院第五届纪律检查委员会。

这次大会应到会党员代表130名，因病因事请假党员代表5名，实到会党员代表125名。按照《中国共产党基层组织选举工作条例》《浙江大学院级党组织选举工作办法》和《关于中共浙江大学医学院第五届委员会和纪律检查委员会候选人预备人选的批复》（浙大组发〔2022〕99号），经与会代表充分酝酿讨论，根据多数代表的意见由大会主席团确定候选人之后，采用无记名投票差额选举的办法，选举产生了新一届党的委员会和纪律检查委员会。党委委员13名，具体名单如下（按姓氏笔画排序）：王迪、吕黎江、许正平、李晓明、张丹（女）、陈周闻（女）、周天华、柯越海、夏标泉、徐凌霄（女）、蒋笑莉（女）、楼敏（女）、楼建晴。纪委检查委员会委员7名，具体名单如下（按姓氏笔画排序）：王红妹（女）、江路华（女）、李愔愔（女）、汪洌、陈超（女）、林海燕（女）、徐凌霄（女）。

2022年6月8日，新一届党委召开了第一次全体会议，应到会委员13名，实到会委员13名，以无记名投票等额选举的办法，选举周天华为新一届党委书记，夏标泉、陈周闻、徐凌霄为党委副书记。

党委书记周天华主持学院党委全面工作。

党委常务副书记夏标泉协助党委书记主持学院党委全面工作。

党委副书记陈周闻分管学生工作、共青团工作。

党委副书记徐凌霄分管纪检和监察、宣传、安全稳定、信访、保密和档案、工会、统战、离退休等工作。

二、医学院党组织建设

（一）医学院党委所属党总支

2012年，医学院党委下设5个党总支，分别为机关党总支、基础医学系党总支、公共卫生系党总支、紫金港学生党总支、华家池学生党总支。2013年11月，紫金港学生党总支、华家池学生党总支合并为学生党总支。2019年，新成立脑科学与脑医学系党总支。2020年，撤销机关党总支和学生党总支，改为党建工作指导委员会，医学院党委下设3个党总支和2个党建工作指导委员会，分别为基础医学系党总支、公共卫生系党总支、脑科学与脑医学系党总支、机关党建工作指导委员会和学生党建工作指导委员会。

2012—2021 年医学院基层党组织和党员变迁情况见表 1-1-1。

表 1-1-1　2012—2021 年医学院基层党组织和党员变迁情况

年份	党总支（个）	党支部（个）	党员（人）	发展党员（人）
2012	5	59	1523	141
2013	4	62	1214	103
2014	4	74	1439	90
2015	4	62	1247	100
2016	4	59	1253	88
2017	4	55	1238	110
2018	4	62	1363	116
2019	5	63	1407	139
2020	3	66	1425	164
2021	3	68	1695	355

基础医学系党总支负责基础医学系教职工和研究生、遗传学研究所和求是高等研究院的党建工作。2012 年 4 月，邵吉民任中共浙江大学医学院基础医学系总支部委员会书记。2021 年 11 月，楼建晴任中共浙江大学医学院基础医学系总支部委员会书记。截至 2021 年 12 月，基础医学系党总支共有党员 568 人。

公共卫生系党总支负责公共卫生系教职工、研究生的党建工作。2013 年 7 月，吴弘萍任中共浙江大学医学院公共卫生系总支部委员会书记。2017 年 8 月，李金林任中共浙江大学医学院公共卫生系总支部委员会书记。2020 年 8 月，吕黎江任中共浙江大学医学院公共卫生学院总支部委员会书记。截至 2021 年 12 月，公共卫生系党总支共有党员 247 人。

脑科学与脑医学系党总支于 2019 年 11 月成立，负责脑科学与脑医学系教职工、研究生的党建工作，蒋笑莉任中共浙江大学医学院脑科学与脑医学系党支部委员会书记。截至 2021 年 12 月，脑科学与脑医学系党总支共有党员 176 人。

机关党建工作指导委员会原为机关党总支，负责医学院机关职能部门、实验平台、转化医学研究院、医学中心及医院管理办公室的党建工作。2020 年 3 月，经医学院党委研究决定，撤销中共浙江大学医学院机关总支部委员会，成立机关党建工作指导委员会，陈国忠任主任。截至 2021 年 12 月，机关党建工作指导委员会共有党员 180 人。

学生党建工作指导委员会原为学生党总支，负责医学院本科生、临床医学八年制学生、转化医学研究院研究生的党建工作，并统筹医学院全体学生的党建工作，包括组织关系在各附属医院党委、系所党总支的学生党建工作。2020 年 3 月，经医学院党委研究决定，撤销中共浙江大学医学院学生总支部委员会，成立学生党建工作指导委员会，陈周闻任主任。截至 2021 年 12 月，学生党建工作指导委员会共有党员 524 人。

（二）医学院党委的工作部门

医学院党委的各项工作具体由学院的党政办公室和组织人事办公室承担。

1.党政办公室

党政办公室是学院党委和行政的综合性、日常性办事机构，分别承担党委办公室、院长办公室工作职能。党政办公室承担的党务工作包括：（1）贯彻执行学院党委的指示和决定；（2）根据党委工作部署和要求，组织各类调查研究和信息收集反馈工作，为党委决策和指导工作提供可靠依据和有价值的咨询意见；（3）掌握各部门、各基层党组织贯彻执行党委决议的情况及进程，做好协调和督促工作；（4）组织、安排党委各种会议、学习和重要活动；（5）负责上级党群机构和外单位党群系统领导来院的接待工作；（6）负责党委文件及文字材料的起草工作、党内文件的处理工作；（7）做好纪检、机要、保密、信访、离退休等工作；（8）协助党委领导处理日常工作，管理党委印鉴。

2.组织人事办公室

组织人事办公室承担干部队伍建设、基层党组织建设、党员教育管理、党费收缴与党务经费管理等组织工作。2018 年 12 月，因工作需要，经医学院党委研究决定，将组织人事办公室调整为人事办公室（含人才工作办公室），不再承担组织工作。2020 年 7 月，经医学院党委研究决定，成立组织人事办公室，撤销人事办公室，组织工作再次由组织人事办公室负责。2022 年 4 月，成立人事人才办公室，撤销组织人事办公室，组织工作调整至党政办公室。

三、党支部设置

2014 年 1 月，机关党总支所属党支部调整为：党政办公室和组织人事办公室联合党支部、教学办公室党支部、科研办公室和公共技术支撑体系党支部、学生工作办公室党支部、继续教育中心党支部、动物中心党支部、机关退休党支部；学生党总支所属党支部调整为：临床医学七年制 2007 级第一、第二、第三、第四、第五、第六党支部，口腔医学七年制 2007 级党支部，临床医学七年制 2008 级第一、第二、第三、第四、第五、第六党支部，临床医学七年制 2009 级第一、第二、第三党支部，临床医学七年制 2010 级第一、第二、第三党支部，临床医学五年制 2011 级第一、第二、第三党支部，2009 级、2010 级、2011 级口腔基础预防医学联合党支部，临床医学八年制 2006 级第一、第二党支部，临床医学八年制 2007 级第一、第二党支部，临床医学八年制 2008 级第一、第二党支部，临床医学八年制 2009 级第一、第二党支部，生命科学研究院第一、第二、第三、第四党支部；基础医学系党总支所属党支部调整为：人体解剖学与细胞生物学系教工和研究生联合党支部、生理学系与药理学系教工和研究生联合党支部、生物化学与遗传学系教工和研究生联合党支部、病原微生物学系教工和研究生联合党支部、免疫学系教工和研究生联合党支部、神经生物学系教工和研究生联合党支部、病理学与病理生理学系教工和研究生联合党支部、PMCB 团队教工和研究生联合党支部、教学实验中心教工党支部、行政教工党支部、退休教工党支部；公共卫生系党总支所属党支部调整为：社会医学系和行政教工联合党支部、流行病学与统计学系和毒理学与营养学系联合教工党支部、退休教工党支部、环境医学系研究生党支部、毒理学与营养学系研究生党支部、社会医学系研究生党支部、流行病学与统计学系研究生党支部。2015 年 7 月，在机关党总支成立遗传学研究所党支部。

2017 年，机关党总支所属党支部调整为：党政办与组织人事办联合党支部、教学办党支部、科研办与公共技术平台党支部、实验动物中心党支部、转化医学研究院党支部、学生工作办公室党支部、医管办与医学中心党支部、机关离退休党支部；学生党总支所属党支部调整为：2013 级本科生第一、第二、第三、第四党支部，2014 级本科生第一、第二、第三、第四、第五党支部，2015 级、2016 级本科生党支部，预防医学本科生党支部，临床医学八年制 2010 级第一、第二党支部，临床医学八年制 2011 级第一、第二党支部，临床医学八年制 2012 级第一、第二党支部，临床医学八年制 2013 级第一、第二、第三党支部，转化医学研究院 2014 级、2015 级、2016 级、2017 级研究生党支部，生命科学研究院研究生党支部；基础医学系党总支所属党支部调整为：行政教工党支部，实验教学中心教工党支部，病理与病理生理学系师生联合党支部，神经生物学系师生联合第一、第二党支部，解剖与细胞生物学系师生联合党支部，免疫学系师生联合党支部，PMCB 团队师生联合党支部，病原微生物学系师生联合党支部，生物化学与遗传学系师生联合党支部，生理学系和药理学系师生联合党支部，遗传所师生联合党支部，退休教工党支部；公共卫生系党总支所属党支部不变。

2018 年，撤销学生党总支所属的转化医学研究院 2014 级研究生党支部，成立转化医学研究院 2018 级研究生党支部；撤销公共卫生系党总支所属的社会医学系和行政教工联合支部委员会，成立社会医学系与环境医学系和行政教工联合党支部。2019 年，公共卫生系党总支所属的社会医学系与环境医学系和行政教工联合党支部拆分为社会医学系与环境医学系教工党支部、行政教工党支部；撤销学生党总支所属的转化医学研究院 2015 级、2016 级、2017 级、2018 级研究生党支部，成立转化医学研究院研究生第一、第二、第三、第四、第五党支部；撤销学生党总支所属的 2016 级本科生党支部，成立 2016 级本科生第一、第二、第三党支部，2018 级本科生党支部，临床医学八年制 2015 级第一、第二、第三党支部。

2020 年 12 月，撤销临床医学八年制 2012 级第一、第二党支部，2015 级本科生第一、第二、第三、第五党支部，2017 级本科生党支部；成立临床医学八年制 2016 级党支部，2019 级本科生党支部，2017 级本科生第一、第二、第三党支部。

2021 年 7 月，撤销医管办与医学中心党支部，成立医院管理办公室党支部、医学中心党支部。2021 年 9 月，撤销 2016 级本科生第一、第二、第三党支部，2018 级本科生党支部，预防医学本科生党支部，临床医学八年制 2013 级第一、第二、第三党支部；成立 2018 级本科生第一、第二、第三党支部，2020 级本科生党支部，预防医学本科生第一、第二、第三党支部，临床医学八年制 2017 级党支部。

2021 年 12 月，医学院党委下设 68 个党支部，其中隶属基础医学系党总支 18 个党支部，含 13 个师生联合党支部、3 个教工党支部、1 个退休党支部、1 个暂时保留党籍党支部；隶属公共卫生系党总支 9 个党支部，含 3 个教工党支部、5 个研究生党支部、1 个退休党支部；隶属脑科学与脑医学系党总支 6 个党支部，含 3 个教工党支部、3 个研究生党支部；隶属机关党建工作指导委员会 10 个党支部，含 9 个教工党支部、1 个退休党支部；隶属学生党建工作指导委员会 25 个党支部，含 13 个本科生党支部、11 个研究生党支部、1 个暂时保留党籍党支部。2021 年党支部设置见表 1–1–2。

表 1–1–2　2021 年党支部设置一览

党总支	党支部名称	类型
基础医学系党总支	基础医学系 PMCB 团队党支部、基础医学系病理与病理生理学系党支部、基础医学系病原微生物学系党支部、基础医学系干细胞与再生医学系第二党支部、基础医学系干细胞与再生医学系第一党支部、基础医学系解剖与组织胚胎学系党支部、基础医学系免疫学系党支部、基础医学系生理学系党支部、基础医学系生物化学系党支部、基础医学系生物物理学系党支部、基础医学系细胞生物学系党支部、基础医学系药理学系党支部、基础医学系遗传学系党支部	师生联合
	基础医学系行政教工党支部、求是高等研究院党支部、基础医学系实验教学中心教工党支部	教工
	基础医学系退休教工党支部	退休
	基础医学系暂时保留党籍党支部	
公共卫生系党总支	公共卫生系行政教工党支部、公共卫生系流行病学与统计学系和毒理学与营养学系教工党支部、公共卫生系社会医学系与环境医学系教工党支部	教工
	公共卫生系流行病与卫生统计学系研究生党支部、公共卫生系环境医学系研究生党支部、公共卫生系毒理学与营养学系研究生党支部、公共卫生系社会医学系研究生党支部、公共卫生系大数据健康科学系研究生党支部	研究生
	公共卫生系退休教工党支部	退休
脑科学与脑医学系党总支	脑科学与脑医学系行政教工党支部、脑科学与脑医学系教工党支部、脑科学与脑医学系系统所党支部	教工
	脑科学与脑医学系研究生第一党支部、脑科学与脑医学系研究生第二党支部、脑科学与脑医学系研究生第三党支部	研究生
机关党建工作指导委员会	党政办与组织人事办党支部、教学办党支部、科研办与公共技术平台党支部、学生工作办公室党支部、实验动物中心党支部、司法鉴定中心党支部、转化医学研究院党支部、医院管理办公室党支部、医学中心党支部	教工
	机关离退休党支部	退休
学生党建工作指导委员会	2017 级本科生第一党支部、2017 级本科生第二党支部、2017 级本科生第三党支部、2019 级本科生党支部、口腔医学本科生第一党支部、口腔医学本科生第二党支部、2018 级本科生第一党支部、2018 级本科生第二党支部、2018 级本科生第三党支部、2020 级本科生党支部、预防医学本科生第一党支部、预防医学本科生第二党支部、预防医学本科生第三党支部	本科生
	临床医学八年制 2014 级第一党支部、临床医学八年制 2014 级第二党支部、临床医学八年制 2014 级第三党支部、临床医学八年制 2015 级党支部、临床医学八年制 2016 级党支部、临床医学八年制 2017 级党支部、转化医学研究院研究生第一党支部、转化医学研究院研究生第二党支部、转化医学研究院研究生第三党支部、转化医学研究院研究生第四党支部、转化医学研究院研究生第五党支部	研究生
	暂时保留党籍党支部	

四、党内重大教育学习活动

（一）党的群众路线教育实践活动

2013—2014 年，围绕保持党的先进性和纯洁性，中共中央决定在全党深入开展以为民务实清廉为主要内容的党的群众路线教育实践活动，这是党的十八大做出的一项重大部署。根据学校党委的总体部署，医学院党委务实开展党的群众路线教育实践活动。一是精学深学，提高认识。制订医学院党委中心组理论学习计划，编制学习资料，每月进行学院中心组理论学习，并通过专题党课、主题报告、调研走访等多种方式，加强学习的针对性和实效性。二是讲实效、出实招、办实事。学院面向教职员工、新引进人才、医务人员、学生及离退休干部等，召开了十余次座谈会，认真听取了其在学科建设、人才培养、行风建设、科室管理及空间调整方面的意见和需求。通过发放意见征求表征集班子成员的“四风”问题，共征集到 100 多条意见建议。三是科学管理，建章立制。梳理完善各项规章制度，包括《医学院“三重一大”制度实施办法》《医学院领导班子成员联系党支部制度》《医学院领导班子成员工作分工 AB 角制度》《医学院改进工作作风的实施意见（试行）》等。

（二）“三严三实”专题教育

2015 年 4 月，“三严三实”专题教育在全党展开，这是党的群众路线教育实践活动的延展深化，是加强党的思想政治建设和作风建设的重要举措。“三严三实”是习近平总书记于 2014 年 3 月提出的，是指各级领导干部都要树立和发扬好的作风，既严以修身、严以用权、严以律己，又谋事要实、创业要实、做人要实。根据学校党委《关于在中层以上领导干部中开展“三严三实”专题教育方案》，医学院党委制订专题教育计划，紧密联系实际，在学院领导干部中开展专题教育。一是开展“三严三实”专题教育学习研讨。结合党委中心组学习开展研讨，重点研读《习近平谈治国理政》《习近平关于党风廉政建设和反腐败斗争论述摘编》《优秀领导干部先进事迹选编》《领导干部违纪违法典型案例警示录》等。二是召开高质量的专题民主生活会和组织生活会。2015 年 12 月，根据学校党员领导干部“三严三实”专题教育民主生活会工作的统一部署，金德水同志以普通党员身份参加了医学院科研办公室和公共技术支撑体系联合支部“三严三实”专题教育组织生活会，听取党支部工作总结和教职工党员意见建议，并对基层党建工作提出指导意见。

（三）“两学一做”学习教育

2016 年，党中央决定在全体党员中开展“学党章党规、学系列讲话，做合格党员”学习教育。医学院党委根据学校党委的工作要求，制定学习教育方案，积极动员，精心组织学习教育，推进党内学习教育从“关键少数”向广大党员拓展、从集中性教育向经常性教育延伸。学院层面共组织集中学习 5 次，专题学习讨论 1 次，党务骨干培训约

120 人次，“先锋学子”全员培训约 900 人次，包括 3 月的马克思主义学院段治文教授“习近平治国理政新思想、新理念、新战略”专题报告，5 月的校纪委副书记、纪委办副主任张子法“‘学思’中华智慧、‘践悟’守正倡廉之道”专题报告，6 月的华南理工大学马克思主义学院王晓丽教授“如何有效‘学’与‘做’？——‘两学一做’学习教育中的方法论运用”专题报告，以及 6 月的“两学一做”井冈山干部培训班，等等。

各党支部结合“三会一课”，每月定期组织党员集中学习 1 次，每季度召开 1 次全体党员会议，每次围绕 1 个专题开展学习研讨。各党支部共开展集中学习 46 次，专题学习讨论 19 次，撰写心得体会 1024 篇，支部书记讲党课 5 次。

此外，医学院推进落实“事业之友”教职工党员与非党员教职工联系结对工作，教职工党员共联系结对 400 余名非党员教职工，基本实现了学院非党员教职工结对全覆盖。党员通过“事业之友”结对机制，定期走访、谈心，了解群众、向群众学习、服务群众、引导群众，听取群众意见，帮助群众解决实际困难。

（四）“不忘初心、牢记使命”主题教育

2019 年，按照党中央、教育部党组、浙江省委和浙江大学党委关于开展“不忘初心、牢记使命”主题教育的部署要求，医学院党委高度重视，精心组织，有序开展系统学习。领导班子率先垂范带头学，原原本本学，边学边研讨，并推动主题学习步步深入，要求各党总支、党支部每周固定时间开展专题学习，确保学习成效。同时，创新学习形式，重视现场学习。2019 年 7 月，在江西干部学院开展“不忘初心、牢记使命”主题教育培训班，了解井冈山的历史，学习井冈山的精神，深刻领会中国共产党人的“初心”，增强了保持初心的定力，提升了担当使命的信念。2019 年 11 月，医学院党委分批组织党委委员、纪委委员、党支部书记、机关党总支全体党员赴浙江省法纪教育基地开展警示教育，强化党员干部规矩意识、纪律意识，牢固树立共产党人的价值信仰。

此外，学院党委将主题教育学习成效融入学院发展事业，学以致用、用以促学、学用相长，在对照检视差距的基础上，梳理了制约学院进一步发展的 15 个重点问题，包括医学学科发展的资源布局和体系建设、临床学科的跨越式发展和临床高峰学科建设、高层次医学人才引育和人才队伍建设、非直属附属医院建设、临床学系建设、加快发展肿瘤学科的规划、医学人才培养等问题。就每项问题组建专项调研工作组，开展调查研究，坚持问题导向，找准问题，创新举措，推进改革发展。

（五）党史学习教育

2021 年，在庆祝党的百年华诞的重大时刻，在“两个一百年”奋斗目标历史交汇的关键节点，党中央做出在全党开展党史学习教育的重大决策。浙江大学全校上下迅速响应，部署党史学习教育工作。医学院党委高度重视，带领各党总支迅速动员开展学习教育，集体学习习近平总书记在党史学习教育动员大会上的重要讲话精神，详细制定了医学院党史学习教育实施方案，成立党史学习教育领导小组，并专设督查指导组。

一方面，组织开展党史学习教育四个“全覆盖”活动。一是开展党史学习教育专题培训党员全覆盖活动。学院党委会将党史学习作为“第一议题”，党委委员扎实开展学习并结合学院重要工作展开研讨；积极邀请校外专家或学校党史宣讲团成员开展宣讲，每月至少组织一场集中学习培训。二是组织“红色寻访”党员全覆盖活动。学院党委统一安排十余条“红色路线”，组织党员去纪念馆、红色遗址等现场学习。三是发放党史学习教育书籍党员全覆盖。学院党委统一购买并向全体党员发放《论中国共产党历史》《毛泽东、邓小平、江泽民、胡锦涛关于中国共产党历史论述摘编》《习近平新时代中国特色社会主义思想学习问答》《中国共产党简史》等4本学习教材，要求党员认真学习通读。四是开展党支部支委专项培训全覆盖活动。围绕党支部工作机制、党员教育管理、支部工作台账规范性等，分批组织支委培训，并以海外引进百人研究员入党发展大会为契机，开展了发展大会流程现场观摩学习活动。

另一方面，以教育培训基地建设打造党史学习教育主阵地。一是将“记疫”主题展建设成为“浙江大学党员教育培训基地”，与“医学院院史教育展”相结合，培育师生宣讲团，持续发挥伟大精神育人功效；在医学院大厅布置党史学习教育展板，加强党史学习教育氛围营造。二是在原“无语良师”纪念碑的基础上建成人文思政教育广场，成为全国医学院校最大的“无语良师”纪念基地，通过每年举行“生命乐章 致敬捐献”缅怀“无语良师”活动，党建引领带动班团互动，构建了专业课程融合“无语良师”人文思政教育的育人模式，被评为首批国家级本科一流课程、浙江省“互联网+教学”优秀案例一等奖，并成为中国红十字会志愿者基地。三是依托曹仲兰烈士故居建设“浙江大学医学院党建与思政教育基地”，从曹仲兰烈士的事迹中汲取精神力量，组织党员医疗专家在曹仲兰故居开展义诊活动，为群众办实事。

五、文化宣传

学院始终强化党建引领，将新闻宣传与文化建设作为党委领导下的一项重要工作，强化与各院系、附属医院的立体化合作互动和传播模式，广泛联动校内外媒体平台，选树和宣传典型，讲好“浙大医学”故事，在文化价值凝练、精神风貌展现、特色品牌塑造、办学成果展示等方面取得积极成效。

（一）新闻宣传

2018年，出台《浙江大学医学院新闻宣传管理办法（试行）》和《浙江大学医学院新闻投稿流程》，建立健全宣传员考核及奖励机制，按学期制订学院宣传队伍工作计划，定期开展宣传员培训；巩固传统宣传与文化建设阵地的基础，持续构建“报网端微视”五大阵地，在《光明日报》刊发《看浙大如何培养“医学+”人才》，年均采编发布新闻300篇；开设医学院官方公众号，组织学生团队成立医视野宣传中心，负责微信公众平台运营。截至2022年6月，学院以浙江大学医学院官方公众号为主要载体，联动网站、澎湃号等平台，各附属医院均建立了以“两微一网”（微信、微博、官网）为核心，视频号、抖音号、人民号、头条号等协同的融媒体矩阵，建立起一支覆盖各系（院）、各办、各附属医院的 40 人宣传员工作队伍。

（二）文化建设

近十年来，学院策划并推出了“名师名医大讲堂”“医学人文大讲堂”“杏林讲堂”，巴德年、刘志红等院士讲授的新生“开学第一课”，学生白大褂授予与医学生宣誓仪式，浙江大学医德医风奖评选（“浙大好医护”项目）等品牌项目。

2019 年起，系统整合浙江大学医学发展历程中的典型人物、历史事件，建设历史文化长廊，逐步完善“三碑”（“无语良师”纪念碑、医学生誓言碑、曹仲兰烈士纪念像）、“二廊”（浙江大学生命教育长廊、浙江大学主题教育长廊）、“一馆”（浙江大学医学人体博物馆）等院区内文化景观建设。

以 110 周年院庆为契机节点，成立学院 110 周年院庆宣传中心，联合校史馆、各附属医院编撰《浙大医学历史资料汇编》，出版《医脉相承——“口述历史”访谈录（第一辑）》《求是儿女》等书籍，通过采访实录、对话专访等形式深度挖掘 58 位浙大医学老专家口述历史史料；凝练“传承·卓越”院庆口号；设计制作吉祥物、明信片等系列院庆文创产品；联合媒体发起“我和我的浙大医学”征文、“浙大医学人点亮全球”等活动；推出《传承 创新 梦想 奋进》《生命至上》等一批高质量视频作品，在各级主流媒体发表报道 200 余篇，全网阅读量超 300 万次。

第二章
管理体制和机构

一、领导体制

（一）隶属关系

2013 年 6 月，学校优化学部制改革，医学院和药学院独立建院；医学院下设基础医学系、公共卫生系，另依托附属医院设临床医学一系、临床医学二系、临床医学三系（含护理学系）、口腔医学系。2014 年 1 月，医学部改名为医药学部。2018 年 1 月，依托 7 家附属医院成立了医学院第一临床医学院、第二临床医学院、第三临床医学院、第四临床医学院、妇产科学院、儿科学院、口腔医学院。2019 年 10 月，成立了医学院脑科学与脑医学系。截至 2022 年 6 月，医学院现设有基础医学系、脑科学与脑医学系、公共卫生学院、第一临床医学院、第二临床医学院、第三临床医学院、第四临床医学院、妇产科学院、儿科学院、口腔医学院、护理系 11 个院系，拥有 7 家直属附属医院，外加一批非直属附属医院和合作医院，设有转化医学研究院和医学中心等。

（二）党政领导制度

医学院坚持民主集中制，实行集体领导和个人分工负责相结合的制度。学院按照集体领导、民主集中、个别酝酿、会议决定的原则，集体讨论决定重大问题，建立集体领导、党政分工合作、协调运行的工作机制。医学院实行党政联席会议、党委会和院务委员会制度。

医学院党政联席会议成员为学院党政领导班子成员（党委书记、副书记、纪委书记，院长、副院长），学院党委委员、院长助理一般应列席会议。党政联席会议讨论决定学院工作中的重要事项。主要包括：（1）事关学院改革发展稳定的事项；（2）事关教师队伍建设的事项；（3）事关学生培养的事项；（4）科研平台、科研团队建设，科研项目、科研经费管理，科研成果转化、科研奖励中的重要事项；（5）开展国（境）内外教学、科研和学术交流合作中的重要事项；（6）学术委员会、教学委员会、教授委员会、学位评定分委员会，以及其他管理、咨询类组织组成人员和负责人选任等重要事项；（7）对党委会会议把关后的学院有关研究所、研究中心等学术机构负责人人选进行审议，做出任免决定；（8）学院表彰、奖励，上级重要表彰、奖励人选推荐等重要事项；（9）其他需要党政联席会议讨论决定的事项。党政联席会议一般每两周召开一次，遇到重要情况经党委书记、院长协商同意可以随时召开。根据议题内容，会议由党委书记或院长主持。

医学院党委会会议的出席成员为学院党委委员，不是党委委员的学院行政领导班子成员可以列席党委会会议，不是党委委员的专职组织员列席党委会会议。党委会会议讨论决定的事项主要包括：（1）党的建设的事项；（2）干部队伍建设的事项；（3）加强对人才的政治引领、政治吸纳和教育管理、联系服务的重要事项；（4）立德树人和师生思想政治工作中的重要事项；（5）教风学风和师德师风建设中的重要事项；（6）意识形态、统一战线、安全稳定等工作中的重要事项；（7）加强对工会、共青团、学生会（研究生会）、学生社团等群众组织，各类学术组织，教职工代表大会，以及老干部和离退休等工作领导的重要事项；（8）其他需要党委会会议研究决定的重要事项。党委会会议一般每两周召开一次，遇有重要情况经党委书记同意可以随时召开。会议由党委书记召集并主持。党委书记不能参加会议的，可以委托党委副书记召集并主持。

为完善医学院治理体系，全面提升医学院治理能力，2020 年 12 月，成立医学院院务委员会。院务委员会组成人员如下：主任为学校分管领导，副主任为医学院院长和"一带一路"国际医学院（筹）院长，成员为医学院常务副院长、医学院党委常务副书记、各直属附属医院主要负责人、医学中心主要负责人、前期院系主要负责人。院务委员会的主要职责为：（1）研究讨论医学院发展战略与规划；（2）研究讨论医学院人才队伍建设、教育教学、科学研究等方面的重要制度和改革方案；（3）研究讨论医学院重要阶段性工作的安排；（4）研究讨论和解决医学院在工作中遇到的突出问题；（5）研究讨论医学院发展中的其他重要事项。院务委员会由委员会主任召集并主持。

（三）医学院历任行政领导及其分工

2013—2017 年

院长：段树民　主持学院行政全面工作。

常务副院长：陈智　协助院长主持学院行政全面工作，分管人事、经费管理及信息化工作。

副院长：许正平　负责转化医学研究院、医学中心筹建工作。（注：2016 年 5 月起分管医学中心、发展联络工作，主抓医工信结合工作）

沈华浩　负责科学研究、实验室管理及地方科研社会服务工作。（注：2016 年 5 月起分管科学研究和学科建设）

周天华　负责研究生教育和招生、学位点建设、学科建设及国际交流与合作工作。（注：2013 年 12 月起不再担任医学院副院长职务）

方向明　负责本科教育和招生、留学生教育和招生、继续教育工作及远程医学、中国高等医学教育研究所和编辑部。[注：2016 年 5 月起分管教育教学，包括本科教育、研究生教育、留学生教育、继续教育、远程教育、刊物、中华医学基金会（China Medical Board，CMB）工作]

李晓明　负责研究生教育和招生、学位点建设、学科建设及国际交流与合作工作。

（注：2014 年 3 月起任医学院副院长，2016 年 5 月起挂职附属第二医院副院长）

欧阳宏伟　负责基础医学系和试点学院。（注：2016 年 5 月起负责基础医学系、试点学院、国际学院联合办学）

郑树森　负责附属第一医院。（注：2015 年 11 月起不再担任医学院副院长职务）

王伟林　负责附属第一医院。（注：2015 年 11 月起任医学院副院长）

王建安　负责附属第二医院。

蔡秀军　负责附属邵逸夫医院。

孙　毅　负责转化医学研究院。（注：2014 年 5 月起任医学院副院长）

2017—2022 年

院　长：段树民、刘志红　主持学院行政全面工作。（注：2017 年 12 月学校决定段树民不再担任医学院院长职务，同时聘任刘志红为医学院院长）

常务副院长：李晓明　协助院长主持学院行政全面工作，分管人才引进、经费、信息化建设。（注：2021 年 1 月起分管人才引进、经费、学科建设、信息化建设，2022 年 1 月起分管人事、人才引进、教职工思政）

副院长：许正平　分管医学中心。

欧阳宏伟　负责国际学院联合办学。（注：2021 年 4 月起不再担任医学院副院长职务）

王伟林　负责附属第一医院。（注：2020 年 12 月起不再担任医学院副院长职务）

梁廷波　负责附属第一医院。（注：2020 年 12 月起任医学院副院长）

王建安　负责附属第二医院。

蔡秀军　负责附属邵逸夫医院。

方向明　分管临床医学博士后项目、继续教育、远程教育、刊物、CMB 工作。（注：2022 年 6 月起不再担任医学院副院长职务）

柯越海　分管科学研究和学科建设、资产管理、国际合作与交流，协助常务副院长做好学院人才引进工作。（注：2021 年 1 月起分管本科生教育、研究生教育、留学生教育、国际合作与交流，协助常务副院长做好学科建设工作；2022 年 1 月起分管研究生教育、学科建设、国际合作与交流。）

徐　骁　分管本科生教育、留学生教育、研究生教育。（注：2021 年 1 月起不再担任医学院副院长职务）

张　丹　分管科学研究和资产管理。（注：2020 年 12 月起任医学院副院长）

王　迪　分管国内合作、发展联络、信息化建设。（注：2022 年 1 月起任医学院副院长）

楼　敏　分管本科生教育、留学生教育。（注：2022 年 1 月起任医学院副院长）

（四）教职工代表大会

医学院教职工代表大会（简称教代会）是医学院教职工依法行使民主权利，参与本单位民主管理和监督的基本形式，是医学院管理体制的重要组成部分。

根据《浙江大学院级教职工代表大会工作实施办法》的规定，学院教代会在学院党委领导下开展工作，并接受学校教代会指导。在本单位范围内行使下列职权：（1）听取和审议学院发展规划、办学思路、学科及教职工队伍建设、教育教学改革，以及学院其他重大改革和重大问题解决方案的报告等，听取学院年度工作、财务工作、工会工作报告和院务公开工作，以及其他专项工作报告，提出意见和建议。（2）审议通过学院提出的与教职工利益直接相关的福利、院内分配实施方案，以及相应的教职工聘任、考核、奖惩办法。（3）按照有关工作规定和安排积极参与评议学校领导干部，评议学院领导干部；学校在选拔任用学院领导干部时，在一定范围内征求学院教代会代表的意见。（4）审议学院上一届（次）教代会提案工作报告。（5）通过多种方式对学院工作提出意见和建议，监督学院各项规章制度和决策的落实，提出整改意见和建议。（6）讨论法律法规规章规定，以及学院与学院工会商定的其他事项。教代会的议题根据学校的中心工作和学院具体情况及教职工迫切关心的问题确定。教代会正式大会主要议程有：学院行政主要领导作学院年度工作报告；审议、讨论有关专项报告；作教代会工作报告；安排代表团（组）讨论工作报告等；作提案征集、处理报告；大会表决、选举事项；代表大会发言。教职工代表由教职工直接选举产生，代表须获得学院半数以上教职工的同意方能当选。教代会以教师为主体，教学、科研一线教师代表不低于代表总数的70%，应保证一定比例的青年教职工和女教职工代表。教代会代表实行常任制，届满改选，可连选连任。代表接受原选举单位的监督，代表在任期内如在学院内调动工作，代表资格仍然有效；代表调离学院、退休，或因其他原因不能履行代表职责时，其代表资格自行终止；原则上应由原选举单位依照规定程序另选他人替补。教职工代表有以下权利：（1）在教代会上有选举权、被选举权和表决权；（2）在教代会上充分发表意见和建议；（3）提出提案，并对提案办理情况进行询问和监督；（4）对教代会工作提出意见和建议，检查和督促教代会决议的落实；（5）就学院工作向学院领导和有关部门反映教职工的意见和要求；（6）因履行职责受到压制、阻挠或者打击报复时，向学校工会、学校纪检监察部门等上级有关部门提出申诉和控告。教职工代表有以下义务：（1）努力学习并认真执行党的路线方针政策、国家的法律法规、党和国家关于教育改革发展的方针政策，不断提高思想政治素质和参与民主管理的能力；（2）积极参加教代会的活动，认真宣传、贯彻教代会决议，完成教代会交办的任务；（3）办事公正，为人正派，密切联系教职工群众，如实反映群众的意见和要求；（4）及时向学院教职工通报参加教代会活动和履行职责的情况，接受评议监督；（5）自觉遵守学校的规章制度和职业道德，提高业务水平，做好本职工作。

学院教代会每四年为一届，每年召开一次代表大会，如因特殊情况不能如期开会，应向代表说明原因并取得多数代表同意；遇到重要事项，经院级党政、工会或三分之一以上代表提议，可临时召开教代会。每次教代会须有三分之二以上正式代表出席方能召开。教代会的选举和表决须有应到会代表半数以上通过方为有效。教代会根据需要可邀请本单位有关领导、民主党派和离退休等其他人员代表作为特邀或列席代表参加会议。教代会开会期间，推选大会主席团主持会议，领导大会期间的各项活动。

学院工会作为教代会的工作机构，在学院党委的领导下，承担以下与教代会相关的工作职责：（1）调查研究，提出大会建议议题报学院党委；做好教代会的筹备工作、大会宣传工作和会务工作；组织选举教代会代表，提出大会列席代表、特邀代表建议名单，进行代表资格审查，组织代表团（组）选举代表团（组）长；征集和整理提案；提出大会主席团建议人选，报学院党委同意，提交大会预备会议通过；（2）教代会闭会期间，组织传达贯彻教代会精神，督促检查教代会决议和提案的落实，组织各代表团（组）及专门工作委员会（小组）的活动，主持召开教代会团（组）长、专门工作委员会（小组）负责人联席会议；（3）组织教代会代表的培训、接受和处理教职工代表大会代表的建议和申诉，并负责调查和核实工作；（4）就学院民主管理工作向学院党委汇报，与学院行政沟通；（5）完成教代会交办的其他任务。

二、行政管理机构

（一）各职能部门

根据学院发展和管理工作的实际需要，医学院内设行政管理机构经历了几次调整。2013 年 11 月，医学院对内设机构进行了调整，设置了党政办公室（含国际交流与合作办公室）、组织人事办公室、教学办公室（下设本科生教育科、研究生教育科、留学生教育科、继续医学教育科）、科研办公室、医院管理办公室、学生工作办公室/团委（含华家池学生管理中心）。2015 年 9 月，经中共浙江大学委员会、浙江大学决定，成立医院管理办公室（正处级），医院管理办公室调整为学校行政机构。2017 年 7 月，为进一步推进发展联络工作，经医学院党政联席会议研究决定，成立发展联络办公室，与学院党政办公室合署办公。2018 年 12 月，医学院对内设机构进行了调整，设置了党政办公室（含发展联络办公室、国际交流与合作办公室）、人事办公室（含人才工作办公室）、教学办公室（下设本科生教育办公室、研究生教育办公室、留学生教育办公室、毕业后医学教育办公室）、科研办公室（下设学科与基地建设办公室、项目与成果管理办公室、实验室与设备管理办公室）、学生工作办公室/团委。2020 年 7 月，经医学院党政联席会议研究决定，撤销人事办公室建制，成立组织人事办公室。2020 年 12 月，为进一步拓展医学板块筹资资源，浙江大学教育基金会与医学院共同成立浙江大学教育基金会医学发展部（医学院发展联络办公室）。2022 年 1 月，医学院对内设机构再次调整，设置了党政办公室（含国际交流与合作办公室）、发展规划与学科建设办公室（与党政办公室合署）、人事人才办公室、教学办公室（下设本科生教育办公室、研究生教育办公室、毕业后医学教育办公室）、科研办公室、学生工作办公室/团委、继续教育中心、发展联络办公室（医学发展部）。在这一组织架构下，医学院职能部门各行其职，推动学院工作高效运转。

（二）专门委员会

1. 医学院学术委员会

医学院学术委员会是医学院学术事项的最高审议决策、评定和咨询议事机构。为促进学院学术权力的规范运行，2020 年 1 月，医学院制定了《浙江大学医学院学术委员会章程》（浙大医学院发〔2020〕2 号），规定学术委员会由医学院不同学科教授及具有正高级专业技术职务的专家组成，设主任委员 1 名、副主任委员 2 ～ 3 名、秘书 1 ～ 2 名。学术委员会主任、副主任的候选人由医学院院长或常务副院长提名，学术委员会全体会议选举产生，并由医学院党政联席会议研究确定并聘任；秘书由学术委员会主任提名，并报学术委员会全体会议通过。学术委员会实行任期制，每届任期 2 年，可连选连任。医学院学术委员会的主要职责：一是审议下列学术事务：（1）学科、专业建设规划，自主设置或者申请设置的学科专业；（2）学术机构设置与撤销方案；（3）科学研究规划及年度计划方案；（4）教师职务聘任制度、政策、标准和办法，学术道德规范；（5）重大学术交流活动、对外学术交流合作规划。二是学院实施以下涉及学术的事项，应当通过学术委员会或其专门委员会或专项工作小组的评审：（1）学院教学、科学研究成果和奖励，对外推荐国家优秀教学、科学研究成果奖励；（2）高级教师职务聘任人选、高层次人才引进岗位人选、名誉（客座）教授聘任人选，推荐国内外重要学术组织的任职人选、各级政府部门组织人才选拔培养计划人选，引进人才的考核；（3）其他需要考核评价学术水平和学术标准的事项。三是学院做出下列决策，应当听取学术委员会的咨询意见，学术委员会有重大不同意见的，应当暂缓实施：（1）制定全局性的重大发展规划、发展战略；（2）学院预算、决算中教学、科研经费的安排及分配、使用；（3）学院教学、科研重大项目的申报及资金的分配使用；（4）开展中外合作办学、赴境外办学，对外开展重大项目合作；（5）其他学院认为需要听取学术委员会意见的事项。四是学术委员会可根据需要设立相应组织机构，裁决学术纠纷；对涉及本学院教师、学生或者其他相关人员的学术不端行为，负责组织具有权威性和中立性的学术评价组织，进行调查和认定。

学术委员会实行例会制度，原则上每季度举行一次例会，每年至少召开 2 次全体会议。根据工作需要，学术委员会主任提议，可以临时召开学术委员会全体会议，商讨、决定相关事项。医学院历届学术委员会组成人员名单如下。

医学院历届学术委员会组成人员名单

2014 年 10 月—2017 年 9 月

主　任：段树民

副主任：郑树森

成　员（按姓氏笔画排序）：

方向明　朱善宽　刘　伟　许正平　孙　毅　李晓明　沈华浩

陈 智　欧阳宏伟　罗建红　周天华　郑树森　柯越海　段树民
骆 严　黄 河　董恒进

秘 书：易 平　陈 晔

2017 年 10 月—2018 年 4 月

主 任：李晓明

副主任：郑树森　黄 河

常任委员（按姓氏笔画排序）：

王青青　方向明　田 梅　朱善宽　刘 伟　许正平　孙 毅
李晓明　杨小杭　吴志英　沈华浩　董恒进　欧阳宏伟　罗建红
周天华　郑树森　胡海岚　柯越海　段树民　俞云松　徐 骁
黄 河　梁廷波

特别委员：王伟林　王建安　蔡秀军　吕卫国　舒 强　王慧明　陈亚岗

秘 书：易 平　王银儿

2018 年 5 月，学术委员会主任调整为刘志红，李晓明调整为委员会副主任，沈华浩不再担任常任委员。

2019 年 4 月—2022 年

主 任：刘志红

副主任：郑树森　李晓明　黄 河

常任委员（按姓氏笔画排序）：

王青青　方向明　田 梅　吕志民　朱善宽　刘 伟　刘志红
许正平　李晓明　杨小杭　吴志英　吴息凤　欧阳宏伟　罗建红
周天华　郑树森　胡海岚　柯越海　段树民　俞云松　徐 骁
黄 河　董恒进

特别委员：梁廷波　王建安　蔡秀军　吕卫国　舒 强　王慧明　徐 键

秘 书：王银儿

2. 医学院人力资源委员会

为进一步深化医学院人事制度改革，推进人事人才治理体系和治理能力现代化，2020 年 10 月，调整了医学院人力资源委员会组成人员名单。人力资源委员会是医学院学术委员会就教师聘任、人才引进与考核、国内外重要学术组织的任职人选推荐等事项设立的专门委员会，设主任 1 名、副主任 1 名，主任由医学院院长担任，副主任由医学院常务副院长担任。委员分固定委员和机动委员，固定委员由医学院院长、常务副院长，党委书记、常务副书记、专职副院长组成；机动委员由来自不同一级学科相关单位的党政主要领导及教授代表组成。根据工作内容需要，由委员会主任确立每次会议机动委员参会名单，原则上固定委员和机动委员总数不超过13人。人力资源委员会实行任期制，每届任期2年，可连选连任，由医学院党政联席会议研究确定并聘任。人力资源委员会办公室设在人事人才办公室，负责处理委员会日常事务；人事人才办公室主任担任委员会秘书。

3. 医学院教育（教学）委员会

为加强本科教学管理和质量监控，2013年10月，成立医学院教学委员会，负责学院本科教学相关的教学发展规划、标准制定、学术评审、事务决策咨询等工作。2017年12月，对医学院教学委员会成员进行了调整。2019年6月，为进一步提高教学质量，提升教育教学管理水平，对标一流的医学人才培养目标，制定了《浙江大学医学院教育委员会章程（试行）》（医学院发〔2019〕15号）。

教育委员会是医学院教育教学事务的议事机构，为医学院教育教学的重大变革或重要决策提供研究、咨询、审议、指导。委员会设主任委员1名，由分管本科教学的学院领导担任；副主任委员若干名，由其他分管教学和学生工作的学院领导担任。委员分为常任职务委员和非常任委员，常任职务委员由各院系及各临床医学院、附属医院的分管教学领导，医学院教学办公室负责人，省教育、卫生行政主管部门相关代表担任；非常任委员由专家委员和学生委员组成，专家委员原则上由常任职务委员推荐，学生委员由医学院学生工作办公室推荐品学兼优的学生担任。教育委员会成员名单最终须经医学院党政联席会议审议通过。教育委员会实行任期制，每届任期4年，非常任委员连任不得超过两届。教育委员会下设秘书处，秘书处挂靠医学院教学办公室，设秘书长1人，由教学办公室主任兼任；秘书若干名，由本科生教育办公室、研究生教育办公室、毕业后教育办公室、留学生教育办公室和学生工作办公室相关负责人担任。教育委员会的职责是对医学院人才培养的发展战略和规划、重大改革、方针政策及管理制度等进行研讨和审议，提供咨询意见和工作建议。主要有：（1）按照学校和学院的要求提出学院宏观的教学规划；（2）研讨和审议加强师德师风建设相关措施和方案，并提出指导性意见；（3）研讨和审议专业建设相关政策方案，包括重要人才培养建设方案、建设项目及政策，专业培养方案等；研讨和审议招生、培养和就业等教育、教学过程中的重要政策和方案；（4）研讨和审议医学院重大教育教学措施或方案，并提出指导性意见；（5）关注学院教育教学动态，反思医学教育问题，紧跟国际医学教育改革步伐，研究提高医学教育质量的举措；（6）负责重大教育教学评奖评优工作的指导、监督、协调和评选；（7）对学院教育教学中的重大争议、纠纷事件，以及对违反相关规定的教师提出处理意见；（8）研讨和审议其他提交教育委员会研究的事项；（9）每届任期内常任职务委员至少提交1次及以上教育教学相关议题。教育委员会实行例会制，会议议题由各委员提交秘书，报委员会主任委员决定。教育委员会会议原则上每年召开不少于4次，教育委员会扩大工作会议原则上每月召开不少于1次，教育委员会临时会议可根据工作需要临时召开。医学院历届教育（教学）委员会组成人员名单如下。

医学院历届教育（教学）委员会组成人员名单

2013 年 10 月—2017 年 12 月

主　任：方向明
副主任：周天华
委　员（按姓氏笔画排序）：
王青青　王　凯　方向明　吕卫国　李晓明　邹朝春　沈华浩
沈　晔　张咸宁　周天华　俞云松　俞　方　夏大静　傅柏平
戴　宁　学生代表（2 名）
秘　书：刘有恃

2017 年 12 月—2022 年

主　任：徐　骁
副主任：方向明　柯越海
委　员（按姓氏笔画排序）：
王　凯　王红妹　王国银　方向明　叶志弘　朱小明　刘　怡
严　盛　杨　巍　邹朝春　沈　晔　张　丹　张咸宁　张晓明
陈　力　陈　晖　陈光弟　陈志敏　陈周闻　柯越海　俞　方
俞云松　徐　骁　徐凌霄　谢志坚　戴　宁
学生代表（白金武　朱丹吉　许煜梓）
秘　书：韩　魏

4. 医学院教学督导委员会

为保证浙江大学医学教学质量，加强对学院教学计划的落实、教学大纲的实施、教育教学管理规章制度的贯彻、师生教和学效果的评价等教育教学全过程进行督查和指导，2016 年 11 月，成立医学院教学督导委员会并制定《浙江大学医学院教学督导委员会章程（试行）》（医学院发〔2016〕27 号）。2019 年 12 月，对医学院教学督导委员会成员进行了调整，并修订了《浙江大学医学院教学督导委员会章程》（浙大医学院发〔2019〕27 号）。

教学督导委员会设主任委员 1 名、副主任委员 2 ～ 3 名、委员（督导员）若干名，主任委员由学院主要领导兼任，副主任委员由分管教学和学生工作的院领导兼任，督导员由学院、各系和各附属医院的教师和管理人员兼任，其中设总督导 1 名。督导员每届任期 4 年，可以连任。教学督导委员会设秘书处，秘书处挂靠教学办公室，负责执行委员会的决议，协调处理相关行政事务。委员会设秘书长 1 名，秘书若干名，协调处理相关行政事务。教学督导委员会的职能：（1）根据学院阶段发展目标和教学中存在的问题，制定任期内督教、督学方案并报学院教育委员会批准；（2）组织实施督教、督学计划并提交年度教学督导报告；（3）对督导中发现的违纪行为给予纠正并提出人事处罚意见；（4）对学院教学资源分配和资金使用效益进行审议并提出建议；（5）对教学计划、教学大纲、教学管理规章制度等文件提出修改意见；（6）向学院教代会汇报年度工作情况。医学院历届教学督导委员会组成人员名单如下。

医学院历届教学督导委员会组成人员名单

2016 年 11 月—2019 年 12 月

主任委员：陈　智

副主任委员：方向明　陈周闻

委员（督导员）

总督导：姒健敏

督导员（按姓氏笔画排序）：

于吉人　陈志敏　陈　坤　严　杰　陈　晖　李继承　张敏鸣
罗本燕　周　韧　赵小英　姚玉峰　胡济安　贺　晶　凌树才
滕理送

秘书长：俞　方

秘　书：韩　魏　徐凌霄　樊立洁　陈韶华　王黎芳　吕寒冰　林海燕
李　勤　蒋国平　范　让　曹　倩　徐向荣　张园园　李怡宁

2019 年 12 月—2022 年

主任委员：陈　智

副主任委员：陈　坤　姚玉峰

委员（督导员）

总督导：姒健敏

督导员（按姓氏笔画排序）：

于吉人　刘建华　严　杰　李继承　张敏鸣　陈志敏　陈　坤
陈　智　罗本燕　周　韧　赵小英　胡济安　姚玉峰　贺　晶
滕理送

秘书长：李　勤

秘　书（按姓氏笔画排序）：

王柏翔　吕寒冰　张园园　陈　超　陈韶华　范　让　林海燕
徐向荣　曹　倩　曾玉航

5. 医学学科学位委员会

详见研究生教育章节。

第三章

人才队伍与人事管理

一、师资队伍

医学院高度重视师资队伍建设，持续推进人才强院战略，不断完善人才引育政策，优化人才发展生态，注重发挥人才第一资源驱动创新发展作用。

（一）队伍结构

随着学院事业的发展，医学院教职工规模整体上持续增长，专任教师队伍也逐年壮大。2012—2021 年医学院专任教师队伍情况见表 1-3-1。

表 1-3-1　2012—2021 年医学院专任教师队伍情况

单位：人

年份	教职工总数	专任教师总数	正高级职称	副高级职称	中级及以下职称	博士研究生导师	硕士研究生导师
2012	516	383	190	147	46	254	416
2013	477	320	175	108	37	293	465
2014	618	426	231	131	64	349	466
2015	663	470	269	119	82	422	494
2016	681	467	277	112	78	426	534
2017	720	480	290	117	73	447	556
2018	773	486	311	114	61	515	577
2019	869	508	335	113	60	532	639
2020	916	492	360	102	30	594	711
2021	950	507	385	99	23	661	679

（二）师资培养

1. 师德师风建设

医学院紧紧围绕立德树人根本任务，把师德师风作为评价教师队伍素质的第一标准，将社会主义核心价值观贯穿师德师风建设全过程。2014 年起，学校设立“浙江大学医德医风奖励基金”，倡导优良的医德医风，推出浙江大学“好医生好护士”品牌活动。2016 年 11 月，医学院成立教师发展中心，将师德师风教育作为新入职教师的必修课。2017 年 4 月，学校发布《关于成立师德建设工作领导小组和师德建设工作委员会的通知》，成立浙江大学师德建设工作领导小组和师德建设工作委员会，成立党委教师工作部，医学院成立师德建设工作组。2017 年 6 月，中宣部组织中央媒体集中报道了姚玉峰同志的先进事迹，医学院党委也下发了《关于在全体师生中开展向姚玉峰同志学习活动的决定》（医学院党委〔2017〕2 号），并举行了向姚玉峰同志学习主题报告会。2020 年 12 月，医学院党委印发《浙江大学医学院关于加强和改进新时代师德师风建设的实施办法》（浙大医学院党委发〔2020〕25 号），坚持以党的政治建设为统领，使党支部成为涵养师德师风的重要平台；坚持以教育培训为载体，强化教师责任担当；坚持以先进典型为引领，结合附属医院医德医风建设、学校各类师德医德荣誉评选，以及抗击新冠疫情、援疆、援青、援非等工作中涌现出的先进事迹，开展多层次的优秀教师典型选树宣传活动；强化师德考核，注重师德激励，严格违规惩处，为世界一流大学医学院建设提供重要的支撑保障。2021 年，医学院成立了由学院党委书记、院长任双组长的师德建设领导小组，并结合师德师风巡视整改工作、党史学习教育、使命愿景大讨论活动等组织开展了系列师德师风专题教育活动，逐步健全新时代师德师风建设长效机制。

2. 人才培育

2015 年 8 月，学校出台《浙江大学高层次人才培育支持专项计划实施办法（试行）》（浙大发人〔2015〕30 号），为培育对象提供高水平博士后资助、人员经费、研究生招生名额、办公空间、仪器设备等方面的支持。2018 年 8 月，医学院印发《浙江大学医学院临床医学创新团队培育项目实施方案》（医学院发〔2018〕26 号）和《浙江大学医学院临床拔尖青年人才培育项目实施方案》（医学院发〔2018〕25 号），全力推进临床医学高层次人才和高水平团队的培育。2021 年，医学院推出“一人一策”精准培育计划，为有潜力冲击杰出青年科学基金、“长江学者奖励计划”项目的青年人才配备资深学术导师，充分发挥高层次人才的引领效应。2015—2021 年医学院入选培育计划人员名单见表 1–3–2。

表 1–3–2　2015—2021 年医学院入选培育计划人员名单

培育项目名称	年份	入选名单
浙江大学高层次人才培育支持专项	2015	巴德年、段树民、管敏鑫、罗建红、Dante Neculai、陈玮琳、董辰方、冯友军、谷岩、郭国骥、赖蒽茵、李晓明、刘冲、刘伟、鲁林荣、马欢、欧阳宏伟、汪洌、徐晗、杨小杭、应颂敏、周天华、周煜东、陈晓、王迪、孟卓贤、来茂德、王福俤、朱善宽、陈伟、梁平、刘鹏渊、陆燕、孙毅、蔡真、陈江华、范伟民、方向明、黄河、李兰娟、李明定、项春生、徐骁、郑树森、徐福洁、胡汛、梁廷波、沈华浩、田梅、王建安、吴育连、吴志英、姚克、余红、张宝荣、张宏、张建民、龚渭华、蔡秀军、金洪传、姚玉峰、俞云松、谢幸、舒强、赵正言、王慧明
	2020	郭国骥、王迪、张丹、斯科、应颂敏、陈伟、楼敏、陈光弟、汪洌、梁平、冯友军、俞梦飞、陈晓、胡新央、杨巍、林辉
医学院临床医学创新团队培育项目	2018	王伟林团队、王建安团队、田梅团队、俞云松团队、黄河团队、梁廷波团队、舒强团队、蔡秀军团队、吕卫国团队、傅君芬团队
	2020	徐骁团队、吴志英团队

续表

培育项目名称	年份	入选名单
医学院临床拔尖青年人才培育项目	2018	A 类：王良静、王跃、白雪莉、张丹、罗巍、金洪传、胡新央、徐峰、楼敏、虞朝辉 B 类：王健、伍品、刘一丹、许君芬、陈盛、胡志军、侯金超、施毓、姜赛平、徐承富、凌琪、傅秋黎
	2020	A 类：王凯、沈炜亮、胡少华 B 类：田宝平、李冰皓、陈衍、章琦
	2021	A 类：胡永仙、龚渭华、林辉、张根生、郭晓纲、邱福铭、马宏、王爽、梁朝霞、沈哲 B 类：郑书发、徐俊杰、丁元、倪超、史利根、章仲恒、史亮、刘益枫、吴兵兵、吴杰
医学院“一人一策”精准培育计划	2021	杨巍、陈伟、冯友军、汪洌、郭国骥、应颂敏、谷岩、郭江涛、杨隽、徐素宏、胡薇薇、沈啸、姚雨石、冯钰、蔡志坚、张岩、张进、斯科、汪浩、徐晗、陈光弟、周民、梁平、陆燕、陆林宇、胡少华、徐承富、楼敏、胡新央、龚渭华、王良静、陈志华、唐劲松、张丹、杨国利

学院支持教师申报国家公派出国项目赴国外高水平大学研修。2012—2021 年，胡薇薇、张雪、柳华、高志华、张丹、夏枨丹、王猛、张伟、徐银川、张子亦、计彩红、张雪燕等 12 位教师入选国家留学基金委青年骨干教师出国研修项目，赴美国、加拿大、法国等地交流学习。

2012—2021 年，医学院共培育“长江学者奖励计划”特聘教授 9 人（其中 4 位特岗学者），国家杰出青年科学基金获得者 8 人，求是特聘教授 25 人，求是特聘医师 36 人；培育“长江学者奖励计划”青年学者 5 人，获批国家优秀青年科学基金项目资助 25 人，获批国家高层次人才特殊支持计划青年拔尖项目 2 人。彭淑牖教授 2016 年当选法国外科学院院士，蔡秀军教授 2016 年当选英格兰皇家外科学院院士，郑树森院士 2017 年当选法国国家医学科学院外籍院士，曹雪涛院士 2017 年当选美国国家医学科学院外籍院士，叶志弘主任护师 2020 年当选美国护理科学院院士，庄一渝主任护师 2021 年当选美国护理科学院院士，吕志民教授 2021 年当选欧洲科学院外籍院士。

（三）职称评聘

2012 年 4 月，结合教师岗位分类管理及其他各类专业技术队伍实际情况，学校修订发布了《浙江大学专业技术职务评聘工作实施办法》（浙大发人〔2012〕25 号），强调岗位意识和职业特点，按照教学科研不同岗位的岗位职责与任务要求，设置相应的专业技术职务晋升通道；要求根据各类岗位性质和工作内涵，科学制定各类岗位的专业技术职务评聘条件，在业绩评价上强调质量导向，注重工作实绩，对申报者的职业道德、教学质量、学术技能、研究成果、社会服务、文化传承创新进行全面把握和综合评价。2012—2016 年，学院根据学校要求，在各学科现有教授和副教授的学术产出统计分析基础上，按照新聘任的教授和副教授“应达到所在学科教授和副教授中上水平”的原则，每年修订教师高级职务任职条件。

2013年实施“临床医学名师计划”后，附属医院学校编制人员可依照条件申报晋升教授、副教授职务。申请者在同一年中，可在临床医师与高校教师高级职务中，选择其中一个系列晋升。研究为主岗人员还可申请晋升高校教师研究员、副研究员职务。附属医院学校编制和医院编制的主任医师均可申请兼评教授职务。

2017年，学校修订发布了《浙江大学专业技术职务评聘工作实施办法》(浙大发人〔2017〕52号)，突出师德为先，进一步强调质量优先、标志性成果和对国家、社会、学校、学科的实际贡献。附属医院卫生技术正高级职务人员可兼评高校教师教授、副教授职务，副高级职务人员可兼评高校教师副教授职务；从事病理学与病理生理学教学工作的正高级职务教师可兼评主任医师、副主任医师职务，副高级职务教师可兼评副主任医师职务。

2018年，根据学校要求，医学院修订教师高级职务业绩条件。根据学校“双一流”建设需要，进一步体现高水平要求，业绩条件将师德表现作为评聘的首要条件，确立质量优先的学术评价导向，注重学术研究内涵、实际学术贡献与影响，大力推进标志性成果评价，增加课堂教学权重，提高教学业绩的比重，严肃课堂纪律，实施师德“一票否决”，逐步与长聘制评聘标准接轨。

2020年，根据教育部、科技部关于职称制度改革和规范使用SCI论文相关指标等文件要求，学校再次修订了《浙江大学专业技术职务评聘实施办法》(浙大发人〔2020〕50号)，发布了《关于公布浙江大学各类专业技术职务任职基本条件的通知》(浙大人发〔2020〕32号)。将师德表现作为首要条件，把课堂教学质量作为首要标准；破除“SCI至上”，关注学术影响力和学术发展潜力；结合学科特点，体现学科差异。根据学校要求，医学院修订各类高级职务任职条件，制定定性与定量相结合、必选项与可选项相结合的评价指标，完善分类分层评价体系。

2021年，根据《深化新时代教育评价改革总体方案》和学校有关要求，围绕立德树人根本任务，以世界一流大学的学术水平和要求为标杆，结合教师岗位特点、学科特色、研究性质，医学院对教师高级专业技术职务任职条件进行修订。2012—2021年医学院晋升正高级职称人员名单见表1-3-3。

表1-3-3　2012—2021年医学院晋升正高级职称人员名单

年份	职称	姓名
2012年	教授	方马荣、李君、郑敏
	主任医师兼评教授	项美香、应可净、吴瑞瑾
	技术研发及知识转化研究员	曹江、王良静
2013年	教授	胡小君、陈玮琳、孙文均
2014年	教授	郭国骥、蒋建明、潘冬立、徐可欣、余发星、虞燕琴、邱爽、王迪、朱海红
	主任医师兼评教授	陈其昕、潘宏铭
2015年	教授	杨巍、应颂敏、陈光弟、王红妹、张力

年份	职称	姓名
2015 年	教学为主教授	张晓明
	主任医师兼评教授	虞朝辉、王凯、朱依敏
2016 年	教授	胡薇薇、汪浩、牛田野
	研究员	李晓东
	主任医师兼评教授	李恭会
2017 年	教授	蒋萍萍、周以侹
	研究员	杨仕贵、叶英辉
	卫生技术正高级职务兼评教授	白雪莉、戴海斌
2018 年	教授	Daniel H. Scharf、蔡志坚、高向伟、康利军、张红河
	主任医师兼评教授	胡新央、赵凤东、张丹
2019 年	教授	陈晓、陈烨、高志华、孙启明、谢安勇、余运贤、吴国生
	卫生技术正高级职务兼评教授	胡少华、王鸿鹄、金静芬、叶招明、谢志坚
	专职研究研究员（自然科学）	王杭祥
2020 年	教授	韩晓平、王晓东、席咏梅、张世红、卓巍、焦晶晶、周旭东
	研究员	赵永超、姜虹
	卫生技术正高级职务兼评教授	蒋天安、王跃、黄品同、王良静、孙继红、张钧、傅柏平
2021 年	教授	龚薇、龚渭华、茵梓
	研究员	陈静海
	卫生技术正高级职务兼评教授	曹红翠、佟红艳、吴健、徐凯进、许国强、杨益大、俞建军、周建娅、陈瑜、李方财、李江涛、刘先宝、罗巍、申屠形超、吴华香、袁瑛、张茂、曹倩、方向前、胡红杰、梁霄、梁朝霞、张信美、周坚红、张园园、何福明

（四）长聘教职评聘

2018 年 11 月，学校审议通过《浙江大学预聘—长聘教职制度改革工作方案》，试行推进长聘教职制度体系。2019 年 3 月，学校开展长聘教职试点评聘工作。根据学校《关于长聘教职评聘工作有关事项的通知》，医学院作为试点单位首次开展长聘教职试行评聘。医学院组建长聘教职评审委员会和专家小组，制定了基础医学系长聘教职任职条件，正式启动长聘教职评审工作。2020 年 9 月，根据学校《关于做好 2020 年下半年长聘教职试行评聘工作的通知》，医学院开展第二次长聘教职试行评聘工作，评审通过长聘副教授 1 名。2021 年 10 月，学校印发《浙江大学预聘制教师申请长聘教职评聘办法（试行）》（浙大发人〔2021〕49 号），同时医学院开展第三次长聘教职评聘工作，评审通过长聘副教授 7 名。2020—2021 年医学院长聘教职人员名单见表 1-3-4。

表 1-3-4　医学院长聘教职人员名单

年份	职称	姓名
2020 年	长聘副教授	刘婷
2021 年	长聘教授	马欢、张岩
	长聘副教授	郭江涛、刘冲、沈承勇、沈啸、王良、夏宏光、徐素宏

（五）人才引进

1.全职高层次人才的引进

为深入实施“人才强校”战略，2012 年 4 月，学校出台了《关于加强高水平人才队伍建设的若干意见》（党委发〔2012〕22 号），提出瞄准学术前沿和国家重大需求，大力引进一批品德高尚、业务精湛的海内外学术领军人才和青年英才。2014 年 6 月，学校发布《浙江大学关于师资队伍定编定岗的实施意见（试行）》（浙大发人〔2014〕27 号），通过实施定编定岗，赋予院系（单位）更大的自主权，充分发挥其在师资队伍建设中的积极性和创造性。

2013 年 4 月，为引进一批高水平临床医疗与教学科研人才，学校制定《浙江大学关于加强医学院附属医院高水平临床教学科研队伍建设的办法》（浙大发人〔2013〕21 号），开始实施“临床医学名师计划”，设立求是特聘医师岗。2018 年 6 月，学校制定《浙江大学冠名教授聘任办法（暂行）》（浙大发人〔2018〕33 号），统筹各方资源，加大高层次人才的汇聚力度。2019 年，学校发布《关于引进海内外高水平大学长聘体系人才及优秀青年人才的通知（试行）》（浙大人发〔2019〕39 号），针对特别优秀的人才建立绿色通道引进制度。2020 年起，医学院以“高精尖缺”为导向，紧密围绕医学学科发展，启动全球人才地图绘制工作，建立海外高层次人才信息库，同时大力引进“鲲鹏计划”人才，出台“杏林教授”冠名教授政策。2021 年，围绕国家重大战略领域和学科重点发展方向，面向（拟）全职来校工作人才，医学院制定“十四五”期间顶尖人才引进培育计划及具体的落实举措。2012—2021 年，医学院全职引进中国工程院院士 1 人，引进国家级人才计划入选者 16 人，“鲲鹏计划”人才 6 人，“长江学者奖励计划”特聘教授 5 人，国家杰出青年科学基金获得者 7 人，求是特聘教授 7 人，求是特聘医师 1 人。

为引进并培养一批符合学科发展方向、具有国际竞争力的优秀青年人才，学校 2014 年开始借鉴国际高水平大学教师聘任的学术标准和程序，试行教师预聘—长聘制，推出《浙江大学“百人计划”试行办法》（浙大发人〔2014〕25 号），学校同步开展的“1250 安居工程”为优秀青年人才的引进提供了强有力的保障。2018 年 6 月，学校出台《浙江大学“百人计划（临床医学）”试行办法》（浙大发人〔2018〕32 号），重点引进并培养国内外高水平临床医学优秀青年人才。2018 年 6 月，结合学校特聘研究员岗位制度实施情况及学校发展现状，学校发布新版《浙江大学关于优化特聘研究员岗位制度试行办法》（浙大发人〔2018〕30 号），进一步优化特聘研究员岗位制度，晋升通道调整为长聘教职。2020 年，结合“双一流”建设的目标愿景和战略路径，学校推出《浙江大学“新百人计划”试行办法》（浙大发人〔2020〕38 号）和《浙江大学“新百人计划”实施细则》，医学院制定《医学院“新百人计划”实施细则》，统筹各方资源保障优秀青年人才队伍的快速发展。为吸引海外优秀青年人才回国（来华）工作，2021 年国家自然科学基金委首次开展优秀青年基金项目（海外），医学院引进该项目入选者 20 名。2012—2021

年，医学院共引进国家级优秀青年人才 70 人，引进“百人计划”研究员 110 人、特聘研究员 12 人。2012—2022 年医学院引进人才名单见表 1-3-5。

表 1-3-5　2012—2022 年医学院引进人才名单

岗位	来校年份	姓名
院士	2018	刘志红
求是讲席学者	2013	Anna Wang Roe
	2016	于晓方
	2017	马骏、Xu Fujie
	2018	吴息凤
	2019	吕志民、徐清波
	2020	Ying Zhang、章京、Zhang Pumin、Yi Sun、Yang Xu、Rutao Cui
	2022	张国捷、徐浩新
求是特聘教授	2013	王福俤
	2015	胡海岚、吴志英
	2019	陈谦明
	2020	汪辉、李涛
	2021	孙斐
求是特聘医师	2021	张诚
临床名师	2017	刘一丹
	2018	主鸿鹄
	2019	邝宇
	2020	吴国生、代志军、叶世欣
	2021	胡迅、鲁勤、胡懿郃、马坤岭、尹德领、苏新辉、黄金艳
“百人计划”研究员	2014	李相尧
	2015	王志萍
	2016	周民、孙洁、曾浔
	2017	杜艺岭、冯钰、陈家东、周舟、许志宏、周春、钱鹏旭、陈宝惠、白戈、徐鹏飞、邹炜
	2018	蒋晞、郭方、梁洪青、韩佩东、古莹、冯宇雄、陈祥军、罗驰
	2019	袁长征、张宁、叶元庆、钟贞、刘云华、郑小凤、姚雨石、崔一卉、王绪化、蒋明、徐欣、黄海、杨隽
	2020	章永春、刘足云、许大千、徐小林、徐飞、何威、姚林、王国珍、隋梅花、宋培歌、生万强、李雪、李笑雨、徐建、李文渊、杨杰、肖刚、宋瑞生、王宇浩、周龙
“新百人计划”研究员	2020	钱俊斌、周全
	2021	尚敏、孙杰、孙德强、陆新江、杜雨棽、张汕、陈烨、邵静、朱艳芬
	2022	尹亚飞、周丹、闪波、许军、赵阳、于淼、王杉、邵正萍、刘越
医学中心“百人计划”研究员	2020	俞晓敏、王永成
	2021	傅旭东、沈宁、刘楠、龚亮、盛欣、高洋
	2022	王东睿、裴善赡、孔娜、冯少鸿

续表

岗位	来校年份	姓名
“百人计划（临床医学）”研究员	2019	肖浩文、赵凤朝、倪超、阮健、马宏、唐劲松、丁宁
	2020	轩东英、郑超、廖艳辉
	2021	燕翔、雷鹏飞、易成刚、石巍
	2022	吴俊男、陈文昊、王斌、王蕾、谢杰、许鉴、蒋猛

2. 非全职高层次人才引进

2010年，学校开始实施《浙江大学讲座教授岗位制度实施办法》（浙大发人〔2010〕8号），规范讲座教授岗位的设置和管理，聘请海内外重要知名学者为浙大的教育服务，指导并推动浙大的人才培养、科学研究和学科建设。凡由企业或个人捐资设立的讲座教授岗位，可根据捐资者的意愿对讲座教授岗位冠名，如光彪讲座教授、思源讲座教授、恒逸讲座教授等。2012—2021年，先后聘任中国科学院院士贺林、高福、黄荷凤、王松灵，中国工程院院士丁健、张英泽、李兆申、夏照帆、马丁，美国科学院院士Lynn W. Enquist，英国医学科学院和英国皇家学会院士Ian David Hickson，英国皇家麻醉学院和欧洲科学院院士马大青，欧洲科学院院士蒋田仔，法国国家医学科学院院士何国伟，美国艺术与科学学院院士冯国平，美国医师学院院士孙伟劲等讲座教授27位，高端外国专家项目、国家级人才计划短期项目、客座教授、兼任兼职教师等130名。2012—2021年医学院引进讲座教授名单见表1-3-6。

表1-3-6　2012—2021年医学院引进讲座教授名单

姓名	学科方向	批准时间	讲座教授类别
杨晓明	影像学	2012年	国家级人才计划短期项目
王朔	干细胞癌症治疗	2012年	浙江省“海鸥计划”
康毅滨	肿瘤学	2012年	国家级人才计划短期项目
饶建宇	流行病学和病理学	2013年	求是讲座教授
Keith A. Webster	干细胞生物学	2013年	光彪讲座教授
贺林（院士）	遗传生物学	2013年	求是讲座教授
唐淳	生物物理、生物化学与分子生物学	2014年	思源讲座教授
何国伟	心血管外科	2014年	恒逸讲座教授
李龙承	表观遗传学	2014年	浙江省“海鸥计划”
周晶	肾脏病	2014年	思源讲座教授
Ian David Hickson	分子肿瘤学	2015年	求是讲座教授
张建一	心血管内科	2015年	求是讲座教授
金鹏	表观遗传学	2015年	光彪讲座教授
唐金陵	循证医学	2015年	光彪讲座教授
Christopher S. Wilcox	肾脏病学	2015年	高端外国专家项目
Chris G Proud	营养与代谢	2015年	高端外国专家项目
魏文毅	蛋白质学、肿瘤学	2015年	“长江学者”讲座教授
丁淦	口腔正畸	2016年	浙江省“海鸥计划”

续表

姓名	学科方向	批准时间	讲座教授类别
Lynn W. Enquist	分子生物学	2016 年	求是讲座教授
Bruno Martin Humbel	生物冷冻电镜	2016 年	求是讲座教授
范杰	炎症及炎症的系统生物学	2016 年	求是讲座教授
蒋田仔	脑成像和医学图像分析	2016 年	求是讲座教授
邵一鸣	预防医学	2016 年	求是讲座教授
孙伟劲	肿瘤学	2016 年	求是讲座教授
姜有星	神经生物学、生理学	2016 年	光彪讲座教授
许志忠	神经生物学	2017 年	国家级人才计划短期项目
王义斌	心血管内科	2017 年	求是讲座教授
Howard David Lipshitz	遗传学	2017 年	求是讲座教授
冯国平	神经科学	2017 年	求是讲座教授
夏照帆（院士）	烧伤外科	2017 年	求是讲座教授
Christian Bréchot	肝病学	2018 年	求是讲座教授
谢贤进	慢性病、流行病	2017 年	光彪讲座教授
黄荷凤（院士）	妇产科学	2018 年	求是讲座教授
钱书兵	蛋白质翻译调控分子机制	2018 年	浙江省“海鸥计划”
李兆申（院士）	消化内科	2018 年	求是讲座教授
马丁（院士）	妇产科学	2018 年	求是讲座教授
张英泽（院士）	骨科	2019 年	求是讲座教授
高福（院士）	微生物学	2019 年	求是讲座教授
Andrew Barnard Schwartz	脑机接口	2019 年	高端外籍人才（海外学术大师）
姚咏明	外科学	2019 年	求是讲座教授
马大青	麻醉学	2019 年	求是讲座教授
王松灵（院士）	口腔医学	2020 年	求是讲座教授
丁健（院士）	肿瘤学	2021 年	求是讲座教授（双聘院士）
李立明	公共卫生学	2021 年	求是讲座教授

（六）附属医院师资队伍建设

为加强卫生技术队伍建设，2012 年医学部制定发布《浙江大学医学部卫生技术高级职务评聘条件》，明确了卫生技术高级职务任职条件，优化了评聘流程。卫生技术高级职务评聘实行隔年申报制度，其中再次申报晋升主任医师职务的，还应提供在解决复杂疑难病症或新诊断技术、新治疗方法上取得新的突破，或取得新的研究成果、医疗技术发明专利或发表高水平SCI收录论文的书面补充材料。对在副主任医师岗位任职满 10 年、临床能力和业绩特别突出者，在符合学历和资历基本条件下，可适当放宽科研业绩的定量要求。2017 年起，对在副主任医师岗位任职满 12 年、临床能力和业绩特别突出者，在符合学历和资历基本条件下，可适当放宽科研业绩的定量要求。2019 年起，卫生技术高级职务审核中在线发表论文可计入业绩。临床教育教学能力考试扩大考试对象范围，附属医院申报医师、药师、护理系列高级职务的人员均须通过学校组织的临床教育教学能力考试。2019 年 9 月，医学院发布《浙江大学医学院关于海外引进临床医师的卫生专业技术职务评定办法》（医学院发〔2019〕19 号），为海外引进卫生技术人才职称认定做好保障。

为规范和完善附属医院岗位管理制度和聘用制度，2018 年 3 月，学校出台《浙江大学医学院附属医院岗位设置管理实施办法》（浙大发人〔2018〕17 号），完善各类岗位分类分级体系，努力造就一支以临床医生等卫生技术队伍为主体，专职研究队伍、管理队伍、辅助支撑队伍协调发展的人才队伍。2018 年 5 月，医学院出台《浙江大学医学院附属医院专业技术岗位等级聘用基本条件》（医学院发〔2018〕19 号），明确了专业技术岗位各岗级聘用基本条件。根据学校和医学院文件要求，附属医院当年完成了岗位设置和首次岗位聘任工作。岗位设置后，附属医院人员的专业技术职务、职员职级评聘工作更多地发挥了附属医院在人才队伍建设中的主体作用。

为不断激发卫生技术队伍潜能，2018 年以来，根据国家和学校有关要求，医学院深入探索推进卫生技术人员分类发展改革，以评价改革引导卫生健康人才队伍建设。2020 年 3 月，浙江大学人力资源处、医学院发布《浙江大学医学院附属医院卫生技术人员分类发展实施意见（试行）》，确定了卫生技术人员分类评价的基本目标及分类原则。2020 年 9—12 月，附属第一医院率先试点，在卫生技术人员高级职务评聘中开展临床技能考核、代表性成果同行评议。2021 年，学校将优化附属医院队伍分类管理和评价机制改革列入全面深化改革项目，在 7 家直属附属医院中全面开展试点，重点从建立分类评价指标体系，建立典型病例库和手术分级库，组织临床技能考核，组织代表性成果同行评议，建设信息化、过程性评价体系，开通“一招鲜”人才晋升通道等方面推进改革，建立和完善与岗位特点、学科特色、研究性质相适应的评价体系。

2020 年以来，附属医院一线医务工作者为抗击新冠疫情做出了重要贡献。根据国家和学校相关要求，医学院界定抗疫“一线人员”，落实关于抗疫一线人员激励关爱及相关政策的要求。一线人员可以选择享受专业技术岗位等级晋升或职称晋升政策优惠，晋升政策优惠可就近享受一次。满足相应专业技术岗位等级聘用基本条件，晋升名额予以单列；对获得省部级及以上表彰的人员，可直接聘用至高一等级专业技术岗位（不跨职称等级）；获得省部级以上表彰奖励的一线人员可提前 2 年（减少 2 年任现职时间）申报评审高一级职称，且不受业绩条件限制，晋升名额单列。

为加强临床科学研究队伍建设，2019 年 3 月，医学院出台《浙江大学医学院临床医学院特聘研究员岗位制度试行办法》（医学院发〔2019〕3 号），支持各临床医学院引进和培养一批符合学科发展要求、具有国际竞争力的临床基础研究优秀人才。2021 年 7 月，医学院修订发布新的临床医学院特聘研究员岗位制度试行办法，完善选聘条件。同时发布《浙江大学医学院非直属附属医院特聘研究员岗位制度试行办法》（浙大医学院发〔2021〕16 号），支持非直属附属医院引进培养优秀临床研究人才。截至 2021 年 12 月，医学院共有临床医学院特聘研究员 195 人、非直属附属医院特聘研究员 4 人。2022 年 5 月，进一步优化岗位设置，医学院修订印发《浙江大学医学院临床医学院特聘研究员岗位制度实施办法》(医学院发〔2019〕3 号)，增设卫生技术岗位。

此外，医学院积极与学校协同推进附属医院人员教师资格认定工作。2019 年，学校高校教师资格认定对象首次面向附属医院卫生技术岗位人员开放，要求是副主任医师及以上人员，且近三年教学部门有登记备案的临床理论课程教学任务。2022 年，附属医院人员高校教师资格证书的认定条件调整为近三年教学部门有登记备案的教学任务，且已兼评聘浙大副教授或教授职务的附属医院在编在岗卫生技术职务人员。

二、职工队伍

(一) 党政管理队伍

1. 队伍概况

医学院一贯重视管理队伍建设，持续优化工作作风。2018 年启动“一流管理、服务师生”主题活动，发起医学院“最多跑一次”改革。2020 年启动“最多找一人”改革，成立事务部。

根据学校 2016 年发布的《浙江大学事业编制工作人员公开招聘暂行办法》(浙大发人〔2016〕12 号)，党政管理岗位招聘考试采用笔试、面试相结合的方式。笔试由学校统一组织，面试由学校及相关用人单位组织。用人单位可根据需要进行技能测试。2019 年以来，学校党政管理岗招聘政策调整，招聘岗位减少，且学历要求等招聘条件提高。2012 年至今，医学院共招录党政管理人员 32 人。截至 2021 年 12 月 31 日，医学院共有学校中层及以上领导 28 人，其中，副校级 1 人、正处级 9 人、副处级 15 人，聘任制领导 3 人（刘志红、胡海岚、涂华康）；党政管理人员共 107 人，其中党政管理岗 40 人、专职思政岗 10 人、附属医院借调 5 人、管理辅助岗（劳务派遣）47 人、教师事务专员 2 人。医学院学校中层及以上领导职数情况见表 1-3-7。

表 1-3-7　医学院学校中层及以上领导职数情况

单位：人

部门	院长 / 常务副院长 / 主任 / 常务副主任	副院长 / 副主任	书记 / 常务副书记	副书记	办公室主任	小计
医学院	2	5	2	2	—	11
基础医学院	1	3	1	—	—	5
公共卫生学院	1	3	1	—	—	5
脑科学与脑医学系	1	2	1	—	—	4
科研办公室	—	—	—	—	1	1
医学中心	1	—	1	—	—	2
合计						28

2.培养与考核

自2014年起，启动面向医学院管理人员的长期系统性培训工作，旨在建设一支“专业化、科学化、高效能”的管理队伍。截至2021年12月，共组织培训100余次，其中管理人员全员培训80余次、小班培训20余次；邀请院内外培训讲师近百位；推荐发放书籍100余本/人。培训内容贴合实际工作需求，主要包括管理理论和方法、办公室实用工作技能、综合素养提升、考察调研学习和交流分享等。

根据《浙江大学高教管理高级职务任职基本条件》，2007年12月以前具有助理研究员或相当专业技术职务，且符合一定条件的，可申报高教管理副研究员；任高教管理副研究员或相当专业技术职务不少于5年，且符合一定条件的，可申报高教管理研究员。2018年，医学院1人（余美月）晋升高教管理副研究员职务。此外，根据《浙江大学关于确定（晋升）专业技术中、初级职务的有关规定》，专职或兼职从事学生思想政治教育工作不少于1年，且符合一定条件的，可申报确定（晋升）思政讲师职务。2013—2021年，医学院3人确定（晋升）思政讲师职务。

为了健全管理人员的职业发展通道，促进管理人员成长与发展，学校2017年修订发布《浙江大学管理人员职员职级聘任实施办法》（浙大发人〔2017〕24号），优化了聘任机制。职员职级的聘任分为确定和晋升两种方式。对于新进入或新任命的学校管理岗位工作人员，根据其具体情况确定为相应等级的职员；纳入职员职级通道的管理人员，根据相应条件采用晋升方式聘任。2012—2021年医学院党政管理人员六级及以上职员职级晋升情况见表1-3-8。

表1-3-8　2012—2021年医学院党政管理人员六级及以上职员职级晋升情况

年份	五级	六级
2012		余美月
2013		任桑桑
2014		王黎芳
2016		胡爱萍、朱媛媛
2017		沈水能
2018		宋琦琳、韩　魏
2019	戴慧芬	陈妙研
2020	姚建根	杜　悦、富丽琴
2021		陈　超、江路华

自2015年起，医学院管理人员每年开展360度评估，从德、能、勤、绩、廉等多个方面，由上级领导、平级同事、下级同事、服务对象等多类人群，对被考核人进行全方位的评价。通过评价和反馈，助力管理队伍提升工作水平。为进一步优化考核方式，自2020年起，开展基于目标与关键成果法（Objectives and Key Results，OKR）的机关效能建设考核，注重工作实绩评价和工作作风评价。以考促建，通过定量定性相结合的评价

机制、领导与群众共同参与的评价方式，强化反馈沟通的过程管理，提高考核的科学性和实效性，实现学院事业发展与职工个人发展相统一。

（二）实验技术队伍

1.队伍概况

实验技术队伍对支撑教学科研工作发挥重要作用。为加强实验技术队伍建设，学校和学院逐步推进实验技术队伍改革，使实验技术队伍管理工作进一步科学化、规范化、制度化。学校和学院逐步完善实验技术岗招录机制，2016 年发布《浙江大学事业编制工作人员公开招聘暂行办法》（浙大发人〔2016〕12 号），要求实验技术岗位招聘考试采用笔试、技能测试、面试相结合的方式，具体由学校及相关用人单位组织实施。2018 年，医学院出台《浙江大学医学院实验技术岗位（事业编制）招聘工作规程》（医学院发〔2018〕5 号），使招聘工作进一步规范化。

医学院重视引育高端实验领军人才，2021 年培育求是特聘实验岗 1 位（汪洌）。截至 2021 年 12 月，医学院共有实验技术岗 78 人，其中，副高级 15 人、中级及以下 63 人；博士研究生 18 人、硕士研究生 39 人、本科生及以下 21 人，研究生学历占比 73%；基础医学系 32 人、脑科学与脑医学系 1 人、公共卫生学院 3 人、转化医学研究院 1 人、系统神经与认知科学研究所 2 人、遗传学研究所 1 人、公共技术平台 14 人、实验动物中心 11 人、冷冻电镜中心 6 人、临床技能中心 2 人、诊断学教研室 1 人、外科总论教研室 1 人、其他实验室 3 人。

2.职称评聘

2017 年，学校修订发布《浙江大学实验技术高级职务任职基本条件》，提高了实验教学、仪器设备操作、实验研究成果等方面的业绩条件要求。2020 年，学校再次修订《浙江大学实验技术高级职务任职基本条件》，明确对于承担大量实验课程准备工作的实验技术人员，其实验课程准备工作可以折算一定的教学时数；实验技术人员的教学工作量与大型仪器开放机时等可以分别计算，但各项业绩工作量比例之和需大于等于 1，项目、论文奖励等各业绩条件可视成果的质量和贡献作适当替代。2012 年至今，医学院顾传龙、危晓莉、方三华、厉旭云、宋兴辉、尹伟等 6 人晋升高级实验师。

医学院推动优化附属医院实验技术岗位人员高级职务晋升条件。自 2020 年开始，在学校的晋升条件中增加了临床实验技术、实验教学、实验管理、实验研究等方面的业绩条件，优化了附属医院实验技术队伍发展通道。

（三）辅助队伍

1.队伍概况

为推进学院“双一流”建设，提升一流管理和服务水平，缓解事业编制紧缺与用人需求之间的矛盾，采用劳务派遣或事务服务专员用工方式，按照发展需要增设辅助队伍人员岗位数量。辅助队伍人员的人事关系、社会保险等委托人才中介服务机构管理，在聘用期间所需费用（工资、福利、人才中介机构管理费、社会基本保险费等）由项目经费支付。辅助队伍人员根据工作性质主要分为管理辅助、教学辅助、科研辅助、事务服务专员等岗位，管理/教学辅助和事务服务专员主要从事党政管理事务的辅助管理、服务等工作（如担任教授、研究员的工作秘书，课题或项目组的行政秘书等），科研辅助主要从事项目专项性、阶段性研究，操作与维护医学院公共技术平台等工作，以满足项目课题组科研项目需要。坚持按需设岗，按照“公开、公平、竞争、择优”的原则面向社会公开招聘，实行合同制管理。截至2021年12月，辅助队伍人员总量达到351人，其中管理/教学辅助占10%，教师事务服务专员占2%，科研辅助占88%；博士研究生占2%，硕士研究生占46%，本科学历占29%。

2.队伍建设与管理

为规范劳务派遣员工的管理，2017年，医学院发布《浙江大学医学院劳务派遣用工管理暂行办法》（医学院发〔2017〕14号），完善招聘流程、劳动报酬标准及日常管理和考核等。2020年，为打造高素质、高品质、专业化的辅助队伍，学院结合学校劳务派遣用工管理办法实施情况和学校后勤集团教师事务服务专员管理办法，进一步优化制度设计，制定并实施了《浙江大学医学院关于优化劳务派遣用工制度试行办法》。

医学院重视加强辅助队伍的建设和管理，建立健全项目研究与辅助岗位人员的引进、竞争、激励机制。医学院各院系根据实际用人需要，面向社会组织公开招聘，具体程序按照学校相关规定执行。按照“谁聘用、谁管理、谁负责”的要求，依法依规落实好辅助人员的教育、管理和监督等责任，开展专业化、职业化教育培训，包括事业教育培训、校史校情和院史院情专题培训、管理能力培训等，增强其文化认同，提升其管理能力。

学院参照事业编制人员开展辅助队伍考核，通过日常管理、年度考核、聘期考核等多个环节，从思想政治、工作态度、工作实绩等方面，进行全方位绩效考核管理。对于业务能力和业绩突出者，经综合评估考核后，有针对性地增加激励绩效和其他福利，如对于业务能力和业绩突出者，经综合评估考核后可以聘任科职和主管岗，对于年度考核优秀和良好的增加年度奖励津贴，营造强化岗位、淡化身份、突出绩效、共同发展的良好氛围。

三、人事管理

（一）岗位聘任

2012年，学校按照创新师资队伍、创新创业队伍、党政管理队伍、实验技术及其他教学科研支撑队伍的不同要求进行分类管理、分层次评估和聘任，进一步落实与深化教师岗位分类管理改革中推出的有关政策措施，继续稳步实施“1311人才工程”；不断推进党政管理、实验技术与其他教学科研支撑队伍改革；进一步提高教职工收入待遇，缩小收入差距，建立可持续增长的薪酬保障机制。主要措施有：适当调整教师高级别岗位在创新师资队伍和创新创业队伍中的设置比例；在基础医学等课程领域增设少量的教学为主岗；在以承担高水平基础性研究任务和重大研究任务的独立研究机构等单位设置少量的研究为主岗；结合教师聘期教学科研工作目标和任务，加强聘期考核，对不符合岗位评估要求的教师，实行动态调整；实施岗位绩效津贴制度和经费核拨政策，学校根据学院（系）的发展目标，人才培养、教学科研工作等总体情况，以及学科建设、队伍建设、国际交流与合作、党政管理工作等因素统一核定基础津贴与奖励津贴总量；适当上调“津贴A”“津贴B”标准，提高教职工聘岗待遇。

2014年，学校根据国家政策与学校财务实际支付能力，按照可持续发展的原则，积极筹措资金，稳步提高教职工收入水平，逐步建立科学、合理的教职工收入稳定增长机制；通过增量改革进一步带动存量优化，努力实现教职工收入增长与社会经济发展同步、与学校事业发展同步。明确原则上每四年统一组织实施全校性岗位聘任工作，其间两年微调一次岗位级别，具体岗位等级调整幅度由院系（单位）根据实际情况和需要自主决定，学校只对教师高级别岗位（B1—B4）比例实行宏观控制；2014—2015年将新增岗位津贴额度的约50%平均增加到全体聘岗教职工的津贴A中，普遍提高教职工收入待遇。严格对教育教学工作要求的考核，设置教育津贴，加大对教育教学工作的激励。

2016年，学校第八次岗位聘任倡导体现岗位能上能下、待遇能升能降，保障与激励、能力与潜力、历史贡献与现实表现兼顾的收入分配理念，建立和完善符合学校各支队伍及各类岗位人员实际状况的绩效评估与薪酬激励体系。此次岗位聘任将新增岗位津贴额度的约一半增加到津贴A中，重点向一线教师倾斜、向教育教学倾斜，进一步激发高水平教师从事教育教学工作的积极性，全面落实教学科研并重岗津贴B的50%体现基本教学工作任务的要求。

2018年，学校第九次岗位聘任的原则如下：一是以立德树人为根本，强化师德考核；二是突出教育教学功能，完善教学考核；三是实施多元薪酬体系，健全绩效管理机制；四是鼓励学科交叉融合，促进团队建设；五是引导国际合作交流，提升学术影响力；六是明确公共事务要求，提高全面履职能力；七是统筹各支队伍建设，促进协调发展。医学院制定《医学院2018—2019年岗位聘任工作实施办法》，顺利组织实施第九次岗位聘任工作。对照上一聘期目标认真组织考核，强调教育教学工作、师德师风表现，依据考核结果动态调整聘岗级别。

2020年，学校第十次岗位聘任工作定位为微调，继续沿用第九次岗位聘任的原则，坚持一流导向，强化质量内涵要求，优化考核评价机制，通过调节奖励津贴来体现业绩差异，充分发挥各支队伍发展动能。

（二）双聘兼聘

为推动以临床需求为导向的交叉研究与学科融合，优化资源配置，在转化医学研究院和遗传学研究所先期试点的基础上，医学院根据学校人事聘用管理相关规定，结合学院人才队伍建设及学科发展等实际，于2018年5月出台《浙江大学医学院教师院内双聘管理办法（暂行）》（医学院发〔2018〕13号），支持具有正高级职称的基础医学系和公共卫生系教师双聘到医学院附属医院开展教学、科研等活动。2019年10月，出台第二版院内双聘管理办法，将双聘教师范围扩展至具有高级职称的教师，将非直属附属医院纳入双聘单位，支持附属医院教师双聘到基础医学系、公共卫生系等单位，不断扩展和深化双聘合作，突出需求导向，明确考核方式，鼓励实质性、创新性教学与科研合作。

2021年11月，为进一步突出需求导向和目标导向，深化医教协同、医工信交叉融合、产研融通，引导教师坚持做“大先生”，“真研究问题、研究真问题”，开展有组织的科研协同攻关，加速会聚造峰，根据学校人事聘用管理相关规定，结合学院院内双聘工作3年来的具体实践，进一步优化完善，修订出台了《浙江大学医学院教师院内双聘管理办法》（浙大医学院发〔2021〕23号）。根据新版管理办法，医学院进一步加强对双聘工作的统筹规划，明确依据“双一流”学科建设和临床高峰学科规划统筹双聘岗位布局，要求各临床医学院、非直属附属医院结合高峰学科建设需求设置双聘岗位。强化双聘考核，侧重双聘合作实效，突出质量导向，重点评价成果的学术贡献、临床转化与应用、社会贡献，以及支撑人才培养、学科建设等情况。强化组织管理，理顺职责，成立双聘管理委员会，负责统筹双聘岗位总体设置与学科建设规划、指导各单位双聘岗位建设方案、考核各单位双聘岗位建设情况等，确保双聘工作落实到位。截至2021年12月，双聘教师有230余人，约占教师队伍的80%。

为推动学科交叉，促进校内跨单位的学术合作与协同创新，学校2014年发布《浙江大学教师校内兼聘暂行办法》（浙大发人〔2014〕32号）。2018年起，医学院逐步开展校内兼聘工作，强调围绕重点领域或优势学科设置兼聘教师岗位，明确岗位职责、工作要求及相应待遇。截至2021年12月，共有70余名校内其他院系教师兼聘在医学院各院系、附属医院，同时也有近10名医学院教师兼聘到学校其他院系。

（三）考核

考核工作对建立健全激励约束机制，转变工作作风，提高工作效率，建设高素质教职工队伍具有重要意义。教职工年度考核时间段为每年的1月至12月，考核工作于当年12月进行。全校事业编制在岗教职工、在站学科博士后研究人员、校本部人才派遣员工及教师事务服务专员均需参加年度考核，附属医院参照学校要求开展考核。

1.考核内容

围绕立德树人根本任务，坚持德才兼备、以德为先，从德、能、勤、绩、廉五个方面，科学全面地评价教职工的年度工作情况。

加强对教职工师德表现情况的考核，师德考核结果作为年度考核中“德”的考核结果。成立师德考核和年度考核工作小组，坚持公开、公平、公正原则，制定师德考核和年度考核实施细则，报学校备案。考核采取个人自评、民主评议、组织考评等多种形式，定性与定量相结合。根据平时考核、考勤制度，如实记录教职工本年度病事假、缺勤情况等，确定考核结果。

年度考核要结合岗位职责对教职工的师德、岗位履职能力和履职情况、工作投入及公共服务意识等各方面进行综合评价、分类考核。对于聘在教学科研并重岗、教学为主岗、工程创新岗、团队教学岗的教师，以及其他因工作需要仍担任主讲教师、指导研究生的教师，需考核其教学工作。对于党政管理岗位人员，应着重考核其管理与服务的质量、水平和服务态度。对于专职辅导员，根据《浙江大学辅导员考核工作实施细则》，重点考核其工作投入和责任心、工作创新与工作业绩。对于实验技术队伍，应重点考核其技术能力、水平，以及服务质量和服务成效。

2.考核等级

考核等级分为“优秀”“合格”“基本合格”“不合格”四个等级，其中师德考核等级为“优秀”的人数比例不超过参加师德考核人数的30%，年度考核等级为“优秀”的人数不超过参加年度考核人数（不含参加考核但不定考核等级的人员）的20%。年度考核优秀档次名额向一线岗位、艰苦岗位及获得表彰奖励的人员倾斜。

院级先进工作者从师德考核和年度考核均为优秀的人员中遴选。从院级先进工作者中遴选校级先进工作者候选人。院级先进工作者名额不超过参加年度考核总人数的10%，校级先进工作者名额不超过院级先进工作者人数的10%。

有下列情况之一者，年度考核为不合格：师德考核不合格的；造成重大教学或科研、医疗责任事故或在工作中造成严重失误的；兼职担任辅导员、班主任、德育导师及本科生导师的，工作考核不合格的；不愿承担学院安排的教学任务或教学工作考核不合格的；难以适应工作要求，不能完成本职工作的；教师在考核年度内本人实际完成的业绩低于院系（单位）规定的所聘岗位的基本业绩要求的；当年事假累计30天以上，或累计旷工15个工作日及以上，或连续旷工7个工作日及以上；无正当理由不参加学校年度考核的；已经连续两年年度考核为基本合格，当年仍无明显改进的；其他可以确定为不合格的。

3.考核结果应用

考核结果是教职工合同续聘、奖励、晋职、晋级和正常晋升工资档次、年终绩效奖励津贴、岗位聘任等级调整等的主要依据。在岗位聘任、职称评聘、合同期满考核、干部选拔、研究生导师资格审核、评奖评优、人才项目申报等环节，从严从实使用师德考核结果。年度考核等级为“不合格”的，停发下一年度岗位津贴；年度考核“基本合格”的，可以下调下一年度的聘岗等级或岗位津贴标准；年度考核等级为“基本合格”及以下的，不得晋升薪级工资，不享受年终绩效奖励津贴。年度考核不合格的，单位可以调整其工作岗位；年度考核不合格且不同意调整工作岗位，或者连续两年年度考核不合格的，单位可以与其解除聘用合同。

（四）退休

1. 退休

根据《国务院关于机关事业单位工作人员养老保险制度改革的决定》（国发〔2015〕2号）及浙江省有关规定要求，自2016年1月起，将一年两次统一办理退休调整为到达退休年龄当月办理，自下月起发放退休金。为保证学校教学等工作的延续性，设立3年过渡期（2016—2018年）。过渡期内，经所在单位和本人同意，上半年退休人员可返聘至当年8月，下半年退休人员可返聘至次年2月，返聘津贴按月发放，返聘经费渠道不变。

2. 高级专家延聘

学校每年集中开展下一年度到达退休年龄的高级专家的延聘工作。申请延聘的高级专家应遵守教师职业行为准则，具有坚定的理想信念、良好的师德师风与医德医风。从第二轮定编定岗工作开始，延聘人员应占所在单位的正高岗位数。1994—2011年由学校自行增列的博士研究生导师，身心健康，且因本单位教学科研工作实际需要，符合一定条件的，可申请常规延聘，每次申请延长时间一般为1—3年，最长不超过63周岁。对于学术造诣高深，国内外有重要影响，且本人精力充沛，极具学术活力，最近两次在岗位聘任中被聘在B3及以上教师岗位，离岗后将对本学科建设发展带来较大影响的正高级专家，以及超过63岁的博士研究生导师，可申请超龄延聘，每次申请延长时间一般为1—2年，最长不超过70周岁。

对于在高级专家延聘范围内的医学院附属医院临床医疗岗位工作的正高级专家（含学校编制和医院编制），身心健康，医德高尚，医术精湛，且因本单位临床医疗工作需要，经医院院长办公会议讨论同意，可以延聘，每次申请期限一般为1—3年，最长不超过65周岁。

3. 女性教职工退休年龄选择

担任党务、行政管理工作的相当于正、副处级（含正、副处级调研员或现聘为管理岗位五、六级职员）的女性干部和具有高级职称的女性专业技术人员，在年满55周岁时，可自愿提出退休申请，未在年满55周岁时提出退休申请的，学校视同其选择年满60周岁退休。上述人员如在晋升非领导职务时享受55岁退休优惠政策，或在职员职级晋升上享受55周岁退休退升政策的，应在55周岁时办理退休。

工勤岗位受聘在专业技术或管理岗位的女职工，年满50周岁仍聘用在专业技术或管理岗位且聘用已满5年的人员，按本人所选择年龄（50周岁或55周岁）办理退休手续。年满55周岁时仍聘用在相当于正、副处级岗位（含正、副处级调研员或现聘为管理岗位五、六级职员）或副高级以上专业技术职务的女职工，按本人所选择年龄（55周岁或60周岁）办理退休手续。上述人员如在晋升非领导职务时享受50周岁或55周岁退休优惠政策，或在职员职级晋升上享受50周岁或55周岁退休退升政策的，应在年满50周岁或55周岁时办理退休。

四、博士后队伍

博士后队伍是青年科技人才的后备军，是高校师资队伍的重要储备。近年来，学校和医学院高度重视博士后队伍建设，博士后队伍规模倍增。

（一）队伍概况

继临床医学、基础医学、口腔医学、公共卫生与预防医学博士后流动站建站之后，2019 年医学院增设了护理学流动站，医学院共设置 5 个流动站，涵盖了学院全部博士学位授予点。同时，医学院也可以通过药学、生物学流动站招收博士后。在 2020 年全国高校博士后科研流动站评估中，浙大医学院临床医学、基础医学流动站获评优秀，公共卫生与预防医学流动站评估结果为良好，口腔医学流动站评估结果为合格。

2012—2021 年，医学院博士后累计进站 1056 人（含临床医学博士后），其中学科博士后 912 人，企业博士后 144 人；累计出站 458 人，其中 17 人出国，50 人选择进本校做二站博士后，169 人进入浙江大学或附属医院工作，222 人选择去其他高校、科研院所或企事业单位工作。截至 2021 年 12 月，在站 582 人。2012—2021 年医学院博士后进出站情况见表 1-3-9。

表 1-3-9　2012—2021 年医学院博士后进出站情况

单位：人

年份	进站人数		进站人数总计	出站人数
	学科博士后	企业博士后		
2012	13	9	22	—
2013	10	6	16	—
2014	33	6	39	12
2015	61	2	63	16
2016	78	10	88	28
2017	87	6	93	37
2018	117	2	119	56
2019	136	12	148	77
2020	171	34	205	94
2021	206	57	263	138
总计	912	144	1056	458

2015 年，浙江大学成为全国首家“临床医学博士后培养项目”试点单位。临床医学博士后培养项目以建立有中国特色的、具有国际竞争力的医学拔尖创新人才培养体系为目标，在现有国家住院医师规范化培训方案基础上，对临床医学博士后进行三年的个性化培养和强化训练，围绕“重临床、强教学、促创新”培养理念，利用多学科交叉、多导师协作、多维度教学等方式，全面提升个人的临床岗位胜任力、教育教学能力和科研创新能力。项目旨在通过以“高标准、严要求、强保障”为特征的临床医学博士后训练，培养造就一批高层次、国际化的复合型临床医学创新人才，提升我国健康产业的创新能

力和国际竞争力。该项目实现了院校教育、毕业后教育、继续教育三阶段的有机衔接，是继浙江大学八年制模式后推出的一项后续培养创新举措。截至2021年12月，共351人入选临床医学博士后培养项目，其中定向型临床医学博士后279人，在站175人，已出站104人；非定向型临床医学博士后72人，在站59人，已出站13人。2015—2021年医学院临床医学项目博士后进出站情况见表1-3-10。

表1-3-10　2015—2021年医学院临床医学项目博士后进出站情况

单位：人

年份	进站人数		出站人数	
	定向	非定向	定向	非定向
2015	26	—	26	—
2016	38	3	36	3
2017	34	4	30	4
2018	31	2	11	2
2019	30	16	—	2
2020	41	24	1	—
2021	79	23	—	2
合计	279	72	104	13

（二）队伍建设

1.管理

（1）管理机构

2017年，医学院成立博士后管理委员会，由院长和党委书记担任主任，党委常务副书记和常务副院长担任副主任，委员由各系所院长、各附属医院党委书记组成。博士后管理委员会负责学院工作的总体部署和规划，研究讨论博士后队伍建设的重大问题和重要政策，审定博士后工作有关规章制度，监督博士后管理工作中的各个环节，确保程序规范，各项工作落实到位。

2020年，医学院成立博士后管理工作小组，常务副院长担任组长，党委常务副书记担任副组长，学院组织人事办公室负责统筹协调，各系所综合办公室、各附属医院人事部门落实专人负责博士后人员的日常管理工作。各单位管理人员负责本单位博士后招聘、进出站材料审核、考勤、年度考核、中期考核、各类博士后项目申报审核等管理工作。

（2）管理办法

2017年，为进一步推动学院博士后队伍发展壮大，根据《浙江大学关于进一步加强博士后队伍建设的若干意见》（浙大发人〔2017〕19号）等文件精神，医学院发布了《医学院关于学科博士后管理工作的补充通知》（医学院发〔2017〕11号），优化了博士后招收条件，加强出站业绩考核评估，提高博士后相关待遇，完善博士后发展、晋升通道及管理机构设置，大力吸引海内外优秀博士从事博士后研究工作。

2020 年，为进一步规范和加强学院博士后管理工作，促进学院博士后队伍持续快速发展，医学院发布《浙江大学医学院学科博士后管理工作实施办法》（浙大医学院发〔2020〕10 号），修订完善了博士后进出站条件，突出质量导向；统筹院内资源，完善博士后人员待遇保障；完善博士后管理工作机制，强调各院系所、各附属医院日常管理工作职责。

2021 年，为促进博士后队伍持续健康发展，进一步提高博士后科学研究水平与质量，根据国家《深化新时代教育评价改革总体方案》及学校相关文件精神，医学院再次修订发布《浙江大学医学院学科博士后管理工作实施办法》（浙大医学院发〔2021〕15 号），完善了博士后进站基本条件，要求其有较好的学术业绩和科研潜质，在相应学科领域内具有前沿性或创新性的成果；强调院系所要加强博士后队伍建设及规划，结合学科特点和实际，制定出站考核标准与程序，加强培养与考核等。

2.培养

自 2012 年以来，共有 282 名博士后获中国博士后科学基金面上资助，320 名博士后获国家自然科学基金青年基金资助，53 名博士后获中国博士后科学基金特别资助，58 名博士后获浙江省博士后科研项目择优资助，2 名博士后获国家自然科学基金优秀青年基金资助。2012—2021 年医学院入选国家级、省级资助博士后名单见表 1-3-11。

表 1-3-11　2012—2021 年医学院入选国家级、省级资助博士后名单

年份	中国博士后科学基金特别资助	浙江省博士后科研项目择优资助	国家自然科学基金优秀青年基金
2012		杨菲、苏锟楷	
2013	周益	许正浩、吴一华、牟晓洲、汪燕艳	
2014	许正浩	来利华、茵梓、李国丽	
2015	刘欢欢、茵梓	孙思源、洪逸、胡望雄、江鑫、冯依力、黄锐、刘传霞、王宇	
2016	赵江月、胡玮琳、郑明珠、刘主	王丽朦朦、侯金超、周静怡、吕震	
2017	林文龙	刘武艺、陈园园、陈攀攀、生金、苏家明、刘卿、王毓佳	
2018	汪仪、刘志勇	曹蔚、曹生龙、张炜、茹苑、张持晨、王启闻、M.Mohamed Subarkhan、许震宇、南金良、梁静静	
2019	张斌、王浩、史亮、王勤、南金良、李檬、贾俊君、梁静静、王永杰、邹文娟、周琳、岳晓敏	邵静、潘越、罗辰、张睿婷、陈艳妍、白瑞、朱应双	崔一卉
2020	杨举泽、徐经纬、王经强、黄东骅、徐杉、王国伟、邹文娟、李瑾、倪骋、郭方方、陈群、陈江、方学贤、吴晓鑫、石鼎、池哲勖、武鹏、陈琪、龚佳幸	吴晓鑫、岳晓敏、李方舟、喻玮、陈志雄、王茜茜、王经强	汪仪

续表

年份	中国博士后科学基金特别资助	浙江省博士后科研项目择优资助	国家自然科学基金优秀青年基金
2021	张旭阳、吴甜甜、卢洪叶、曹芷源、杜祯、徐俊杰、木良善、管晓军、蔡宗烨、高峰、方佳琪	姜易旻、占晨越、沈婷、靳文静、陈卉卉、田诗姣	

自2018年全国博士后管委会办公室启动博士后创新人才支持计划以来，学院共有9名博士后入选。该项目是人力资源和社会保障部、全国博士后管委会设立的一项青年拔尖人才支持计划，旨在加速培养造就一批进入世界科技前沿的优秀青年科技创新人才。项目结合国家实验室等重点科研基地，瞄准国家重大战略、战略性高新技术和基础科学前沿领域，通过个人申报、拟进站单位推荐、专家评审等程序，择优遴选一批应届或新近毕业的优秀博士研究生，专项资助其从事博士后研究工作。2018—2021年医学院“博士后创新人才支持计划”入选名单见表1-3-12。

表1-3-12 2018—2021年医学院“博士后创新人才支持计划”入选名单

序号	入选年份	姓名	流动站	博士后合作导师
1	2018	曹蔚	生物学	罗建红
2	2019	韩海军	生物学	李明定
3	2020	江肖	基础医学	孙启明
4	2020	全晶晶	临床医学	俞云松
5	2020	何志刚	临床医学	徐靖宏
6	2020	余伟伟	基础医学	王迪
7	2020	岳晓敏	基础医学	杨巍
8	2021	王超	生物学	李晓明
9	2021	何幸之	生物学	李涛

根据2017年《浙江大学专业技术职务评聘实施办法》，人事关系转入学校后，从事博士后研究工作3年及以上的博士后，在站期间业绩突出的，可申请参加专业技术高级职务任职资格的评审。2020年，《浙江大学各类专业技术职务任职基本条件》调整年限要求，人事关系转入学校后，从事博士后研究工作2年及以上的博士后，在站期间业绩突出的，可申请参加专业技术高级职务任职资格的评审。截至2021年12月，共有3名博士后获评专职研究副研究员任职资格，名单见表1-3-13。

表1-3-13 医学院具有专职研究副研究员任职资格的博士后名单

序号	年份	姓名	流动站	博士后合作导师
1	2018	汪仪	基础医学	李晓明
2	2020	岳晓敏	基础医学	杨巍
3	2021	王晓敏	公共卫生与预防医学	周旭东

第四章

本科生教育

一、专业设置与建设

（一）专业设置

2012 年起，学院停止基础医学（五年制）专业招生，并在国内首创生物医学专业（求是科学班，四年制）。

2015 年，启动实施临床医学“5+3”一体化培养试点工作，口腔医学专业停七招五。2016 年起单独设置医学试验班类（“5+3”一体化培养）专业，入学后分为 3 个专业方向：临床医学（5+3）、临床医学（儿科方向）（5+3）、口腔医学（5+3）。

2016 年，生物医学专业实施国际化培养改革，由浙江大学爱丁堡大学联合学院（ZJE）负责招生培养。

2019 年，学院开设基础医学专业（求是科学班），面向全校实施入学后二次选拔招生。2020 年，基础医学专业（强基计划班，4+1+X，本博连读）启动招生。

2020 年，口腔医学（五年制）专业恢复招生。

2021 年，医学试验班类（“5+3”一体化培养）专业实行按专业方向分别招生，即临床医学（5+3）、临床医学（儿科方向）（5+3）、口腔医学（5+3）。

经多轮专业优化和调整，医学院现设有本科专业如下：临床医学（八年制、5+3、儿科方向 5+3、五年制）、口腔医学（5+3、五年制）、预防医学（五年制）、基础医学（五年制）。

（二）专业建设

2012 年 11 月，浙江大学获批教育部、卫生部首批卓越医生教育培养计划项目试点高校，承担“拔尖创新医学人才培养模式改革试点（八年制）”和“临床医学人才培养模式改革试点（五年制）”两个项目。

2013 年 3 月，临床医学、基础医学专业获批国家级专业综合改革试点。

2019 年 10 月，高水平通过教育部临床医学专业认证（有效期 8 年）；12 月，临床医学、生物医学（中外合作办学）专业获批首批国家级一流本科专业建设点。

2020 年，基础医学入选国家强基计划，并创设“基础医学（强基计划班）”，实施“4+1+X”的本—博衔接培养；预防医学、口腔医学专业顺利完成 2020 年专业自评。

2021 年 2 月，基础医学、预防医学、口腔医学 3 个专业获批国家级一流本科专业建设点，基础医学专业获批校一流本科专业综合改革项目，至此医学院所有本科专业均为国家一流本科专业建设点；基础医学拔尖学生培养基地入选教育部第二批基础学科拔尖学生培养计划 2.0 基地。

二、招生

（一）招生人数与生源质量

十年来，本科招生人数保持稳中有升的总体趋势，生源地覆盖面不断扩大，选拔方式更加多元，生源质量逐年提高。以浙江省为例，2015 年单列代码招生以来，临床医学（八年制）一直保持优异的生源质量，录取线始终超过学校主代码录取线 20 分以上，位于全校招生专业前列。医学试验班类（“5+3”一体化培养）专业录取分数线由原来与主代码录取线持平提高至超越主代码 20 余分。临床医学（五年制）与预防医学专业录取分数线也逐年提高，2015 年录取线低于学校主代码录取线 5—6 分，2020 年实现录取线超越主代码录取线。2021 年浙江省内临床医学（八年制）录取最低分 678 分，临床医学（5+3）录取最低分 675 分，口腔医学（5+3）录取最低分 672 分，临床医学（儿科方向）（5+3）录取最低分 668 分，医学试验班类［含临床医学（五年制）、口腔医学（五年制）］录取最低分 666 分，预防医学录取最低分 658 分，各专业录取线平均超过学校主代码录取线 22.5 分。2012—2022 年医学院招生情况见表 1-4-1。

表 1-4-1　2012—2022 年医学院招生情况

单位：人

<table>
<tr><th>年份</th><th>临床医学（八年制）</th><th>医学试验班类（“5+3”一体化培养）</th><th>临床医学（五年制）</th><th>预防医学</th><th>口腔医学（五年制）</th><th>医学试验班（医药专业）</th><th>口腔医学（七年制）</th><th>求是科学班（生物医学）</th><th>基础医学（强基计划）</th><th>合计</th></tr>
<tr><td>2012</td><td>55</td><td>—</td><td>—</td><td>—</td><td>—</td><td>329</td><td>27</td><td>18</td><td>—</td><td>429</td></tr>
<tr><td>2013</td><td>80</td><td>—</td><td colspan="2">360</td><td>—</td><td>—</td><td>47</td><td>25</td><td>—</td><td>512</td></tr>
<tr><td>2014</td><td>70</td><td>—</td><td colspan="2">334</td><td>—</td><td>—</td><td>37</td><td>19</td><td>—</td><td>460</td></tr>
<tr><td>2015</td><td>68</td><td colspan="2">383</td><td>36</td><td>—</td><td>—</td><td>—</td><td>—</td><td>—</td><td>487</td></tr>
<tr><td>2016</td><td>65</td><td>228</td><td>122</td><td>61</td><td>—</td><td>—</td><td>—</td><td>—</td><td>—</td><td>476</td></tr>
<tr><td>2017</td><td>57</td><td>229</td><td>74</td><td>85</td><td>—</td><td>—</td><td>—</td><td>—</td><td>—</td><td>445</td></tr>
<tr><td>2018</td><td>68</td><td>226</td><td>108</td><td>69</td><td>—</td><td>—</td><td>—</td><td>—</td><td>—</td><td>471</td></tr>
<tr><td>2019</td><td>62</td><td>227</td><td>109</td><td>81</td><td>—</td><td>—</td><td>—</td><td>—</td><td>—</td><td>479</td></tr>
<tr><td>2020</td><td>60</td><td>228</td><td>97</td><td>78</td><td>20</td><td>—</td><td>—</td><td>—</td><td>25</td><td>508</td></tr>
<tr><td>2021</td><td>68</td><td>148（临床）
+49（口腔）
+29（临床儿科）</td><td>81</td><td>75</td><td>30</td><td>—</td><td>—</td><td>—</td><td>20</td><td>500</td></tr>
<tr><td>2022</td><td>69</td><td>146（临床）
+49（口腔）
+29（临床儿科）</td><td>90</td><td>74</td><td>30</td><td>—</td><td>—</td><td>—</td><td>20</td><td>507</td></tr>
</table>

（二）“三位一体”招生

2014 年，学校启动“三位一体”综合评价招生制度改革试点工作，临床医学（五年制）和预防医学 2 个专业首次实施“三位一体”招生，招生测试方案及面试组织工作由医学院制定并实施。2017 年，临床医学八年制专业开始实施“三位一体”招生。2018 年，医学试验班类（“5+3”一体化培养）专业实施“三位一体”招生。2021 年，在医学试验班类（“5+3”一体化培养）专业设置调整基础上，“三位一体”招生专业也进行相应调整，招生专业包括医学试验班类、临床医学（5+3）、临床医学（儿科方向）（5+3）、口腔医学（5+3）、临床医学和预防医学。

三、教学计划与课程设置

医学院根据浙江大学培养方案的动态调整机制，结合国家战略需求和学科专业发展趋势，每年修订专业培养方案。

2012—2015 年，培养方案采用大类培养模式的课程设置，课程分为通识课程、大类课程、专业课程和个性课程四大板块。

2016 年，在学校的统一部署下，遵循“更高、更宽”“以学生学习为中心”“加大复合型人才培养力度”等三个原则，修订各专业培养方案：（1）自然科学类通识课程实施分层教学，首先在数学学院、物理系、化学系开设的自然科学类通识课程中实施；（2）新增第三和第四课堂各 2 学分；（3）调整课程体系结构，课程类别分为通识课程、专业课程两个类别，其中通识课程分为通识必修课和通识选修课两大项，专业课程分为专业基础课和专业课两大项；原大类课程中的数学、物理和化学基础课程归入新体系的通识必修课范畴，其余课程归入专业基础课范畴；个性课程学分，由学生自主选择修读课程，作为对学生自主学习、兴趣发展的支持。

2017 年，为提升学生创新创业能力、实践能力和交叉复合等能力的培养，在通识课程中增加创新创业类 3.5 学分，其中 2 学分为全校必修课程，1.5 学分为必修限选课程；通识选修课程学分由原来的 14 学分降为 10.5 学分；同时，将“全科医学”列为临床医学专业必修课。

2018 年，学校对通识课程体系进行优化调整：（1）改进“创新创业类”课程配置方案，将修读学分调整至 1.5 学分；（2）调整通识选修课程体系，由原来的“历史与文化”“文学与艺术”“经济与社会”“沟通与领导”“科学与研究”“技术与设计”6 个大类，调整为“中华传统”“世界文明”“当代社会”“科技创新”“文艺审美”“生命探索”6 个大类；③增设通识教育实践模块“博雅技艺”，与前述 6 个大类共同组成“6+1”类通识选修课程体系。

2019 年，根据学校整体规划，在本科三年级增加体育Ⅴ、体育Ⅵ两门体育课程，并增加跨专业模块（+3 学分）、国际化模块（+3 学分）。同时对标认证标准，结合学院办学定位，对《临床医学专业培养方案》进行修订和完善：（1）修订人才培养目标；

（2）提高毕业要求：从科学和学术领域、临床能力领域、健康与社会领域、职业素养领域等4部分制定毕业要求；（3）增加预防医学和社会医学类必修课程："少儿卫生和妇幼保健"；（4）调整临床实习轮转方案。

2020年，根据学校整体规划，新增美育类课程（+1学分）、劳育类课程（+1学分）。

2021年，新增思政类选择性必修课程1.5学分（"党史""新中国史""改革开放史""社会主义发展史"）；新增临床医学5+3（神经精神方向）培养方案；新增"老年医学"（1.5学分）为临床医学专业必修课程；完善中医学教育体系，临床医学专业增设实习课程"中医科实习"（2学分）。

四、教学改革与实践

（一）教学改革

学院立足拔尖创新医学人才培养目标，积极推进医学教育教学改革，通过设立医学院教育改革项目、医学院教育教学成果奖培育项目等，鼓励支持教师和学生开展教育教学改革研究。

1.培养模式改革

2012年，经教育部、卫生部批准，浙大成为首批卓越医生教育培养计划项目试点高校，自此，拔尖创新医学人才培养模式改革试点项目和五年制临床医学人才培养模式改革试点项目启动实施。2015年起，医学院探索建立"分段培养、前后贯通"的"5+3"一体化人才培养模式，前5年为医学本科教育阶段，后3年在硕士专业学位研究生教育基础上有机衔接住院医师规范化培训。本科阶段和研究生阶段课程体系设置前后衔接贯通，鼓励学有余力的同学进行课程互选。同时，设立贯穿全程的国内外交流与实践环节，引导学生开阔国际视野，培育创新思维。

2019年，为培养未来的临床医学科学家，充分利用ZJE的国际化办学优势，推进生物医学与临床医学两个特色专业的交叉融通，经学校同意，依托ZJE生物医学合作办学专业，设立生物医学专业（八年制特选）试点班，作为前4年主修专业面向临床医学八年制学生开放。

2021年，为深化高层次人才培养改革，充分发挥多学科背景的交叉优势，培养高水平的医师科学家，创新推进临床医学八年制"MD+PhD"（临床型医学博士和科研型医学博士）培养（包括中外联合双博士学位项目和国内双博士学位项目两种类型），加大支持保障力度。

2.课程改革

学院深化落实一流课程"双万计划"，打造高品质医学课程平台，通过实施优质课程建设、设立"金课"建设项目、开展网上教学优质课程评选等活动推进高质量课程建设。

（1）课程思政建设。学院大力推动以“课程思政”为目标的课堂教学改革，充分发挥课堂教学主渠道在思想政治工作中的作用。2019 年起，学校启动校级“课程思政”项目建设，医学院教师积极申报，截至 2022 年 6 月累计立项校级“课程思政”类建设项目 52 项。2021 年，医学院出台《浙江大学医学院关于进一步推进课程思政建设的实施方案》（浙大医学院发〔2021〕18 号），成立医学院课程思政工作坊，系统开展课程思政培训和课程思政微课比赛等相关活动。同年，浙江省教育厅启动高校课程思政教学项目建设工作，医学院立项省级课程思政示范课程 4 门、省级课程思政教学研究项目 10 项、省级课程思政示范基层教学组织 2 个。“系统解剖学”入选国家级课程思政示范课程，授课教师入选国家级课程思政教学名师和教学团队。

（2）全英文课程建设。2019 年，学院出台《浙江大学医学院关于建设高水平英文教学体系的意见》（医学院发〔2019〕8 号），明确围绕培养具有全球竞争力的医学拔尖创新人才的目标，依照“分步实施、逐步推进”的原则，着力推进全英文课程建设。2018 年以来，共开设“系统解剖学”“医学细胞生物学”“组织胚胎学”等中文班全英文课程 3 门，与外院协同开设“神经药理学”“生物医学信息学及其在临床医学中的应用”等全英文课程 2 门，立项海外教师主导的全英文课程 8 门、本校教师主导的全英文课程 2 门，聘请海外一流医学院校高水平教师 13 人次参与全英文授课，并开展师资培训。此外，“系统解剖学（全英文）”入选首批国家级一流本科课程，“Medical Genetics”等 4 门课程入选校级高水平国际化课程。

（3）在线课程建设。学院积极推进信息技术与课程建设的深度融合，重点建设了一批慕课（MOOC）等新形态课程。2016 年，“生理科学实验”等 5 门课程获批第一批国家级精品资源共享课；2018 年至今，获批国家级线上一流课程 1 门、省级线上一流课程 4 门、省级精品在线开放课程 2 门，立项校级 MOOC 项目 126 门。2020 年 12 月，“以团队为基础的递进式学习”（TBL）在线课程获批立项为全国医学教师教学发展联盟首批优质在线课程。

3. 教学方法改革

为激发学生的学习动力，培养学生批判性思维和终身学习能力，学院积极倡导教学方法的改革和推广。

自 2009 年起，以问题为基础的学习（PBL）运用于临床医学八年制的模块化课程教学中。定期举办 PBL 导师培训班及 PBL 案例评选，从中遴选和培训出一批高水准的 PBL 导师，新增 PBL 案例 67 个，并评选出 33 个优质案例。

2017 年，医学院在临床医学（五年制）专业整合课程“人体形态学基础实验”中试行以团队为基础的学习。10 位青年骨干教师获得国际 TBL 联盟（TBLC）培训结业证书，其中包括国内首个 TBLC 认证的 TBL practitioner（从业人员），形成了一支基础、临床相融合的 TBL 师资团队。同时，学院 TBL 团队应用 METESP 软件，及时反馈学习成效和追踪TBL对学生长期职业胜任力的影响，编写完成《TBL教学法在医学教育中的应用——理论与教案设计》，用于指导TBL教学实践。开展TBL实践以来，已在18门基础医学、临床医学和公共卫生课程里形成了一套医学教育适用的经典TBL实施方案。

此外，医学课程教学中还广泛采用同伴互助式学习（PAL）、基于案例式学习（CBL）、翻转课堂（FC）和线上线下混合式教学等多种教学方法。

4.考核评价改革

为适应胜任力导向的考核评价体系改革，2016年起，学院筹建命题—考试评价—反馈系统，并进行A2型试题的开发。2017年起，临床医学（五年制/5+3）专业临床课程理论考试全部采用以A2型试题为主的客观题机考，以考核学生对知识的临床应用能力。2019年起，陆续在临床见习、实习中开展Mini-CEX、DOPS等形成性评价，以训练学生的临床思维和操作技能。所有理论考试和形成性评价的结果均通过系统实时反馈至学生手机端，帮助学生反思学习效果。

5.改革项目和成果

自2012年开展教学改革以来，一线教师开展教学研究热情高涨，改革研究氛围日渐浓厚，积累了一批优秀的教学改革项目和成果。2012—2021年医学院教学改革项目、课程建设成果、教学成果奖汇总见表1-4-2至表1-4-4。

表1-4-2　2012—2021年医学院教学改革项目汇总（省级及以上）

类别	项目名称	负责人	时间
教育部产学合作协同育人项目	利用医学虚拟仿真技术进行危机资源管理的师资建设	林玲	2019
	基于5G的儿科医联体教学平台建设研究	赵永根	2020
	儿童期正常和疾病态颅脑磁共振数据库建立并在临床见习实习教学中的应用研究	高峰	2020
	儿童期正常和疾病态标准脑电信号数据库建立及在临床实习教学中的应用研究	蒋铁甲	2020
	基于虚拟现实技术的“前臂骨折手术入路和临床解剖虚拟实训”课程开发与实践研究	胡金良	2021
	虚拟仿真结合三维重建技术在胚胎移植教学培训中的实践与探索	饶金鹏	2021
	产学协同育人模式下妊娠滋养细胞肿瘤的精准预测及科教融合价值研究	赵鹏	2021
	口腔颌面部发育虚拟仿真研究	胡济安	2021
	酸碱平衡紊乱ESP项目开发与应用	沈静	2021
	以虚拟平台为基础的新冠情境模拟教学课程的构建	唐碧云	2021
	沉浸交互式虚实结合教学系统在外科实践技能课程中的探索与创新	杨瑾	2021
	康复医学全流程智能模拟教学师资能力的提升与创新	牛焕江	2021
	基于沉浸式虚拟仿真技术在妇产科学新医学人才培养中的实践应用与探索	程晓东	2021
	VR增强现实技术在儿科学气管插管教学中的探索与实践	舒强	2021

续表

类别	项目名称	负责人	时间
浙江省高等教育教学改革项目	构建生物医学创新人才培养体系	欧阳宏伟	2013
	国际化创新型心血管病临床教学团队建设研究	王建安	2013
	高层次、国际化的医学拔尖创新人才培养模式改革	陈智	2013
	构建培养学生综合实践能力的五年制临床医学专业实验教学体系	王青青	2015
	青年教师临床技能教学能力提升工程	沈晔	2015
	“医学影像学”在线医学影像资源库建设	张峭巍	2015
	临床医学本科生进行微创外科教学的实践探索	郑雪咏	2016
	基于移动互联网络的口腔正畸本科教学的探索	施洁珺	2016
	基于 PACS 的多模式教学法在医学影像学实践教学中的应用探索	张景峰	2016
浙江省高等教育课堂教学改革项目	LBL 结合 PBL 教学模式在精神病学理论课程教学中的应用	禹华良	2013
	肝胆胰外科实习课堂教学模式的一体化创新应用研究	吴李鸣	2013
	翻转课堂教学模式在人体结构与功能学教学中的应用研究	张晓明	2013
	建构式互动教学在“生命科学基础”课程应用与实践探索	柯越海	2013
	深化互动式的医学影像学课堂建设	胡红杰	2015
	在线课程、翻转课堂与现场实践结合的实验教学模式探索	陆源	2015
	基于 App 二维码的“微课程”教学模式在消化系统见习教学中的建立和运用	沈哲	2015
	基于模拟手术的运动系统解剖学课堂教学研究与实践	张晓明	2015
	CBL 联合 PBL 教学模式在神经外科见习教学中的应用	潘剑威	2015
	自主研发仿真牙周手术模型及渐进式教学手段推进“牙周病学”实验课程临床实用化	雷利红	2015
	深化互动式“大脑与社会”课程的课堂建设	包爱民	2016
	“互联网 +”背景下比较人体形态学实验课堂教学改革实践	毛峥嵘	2016
	医学生交叉课程教学方法的探索	包家立	2016
	CBL 教学模式在耳鼻咽喉头颈外科临床教学中的应用	戴利波	2016
	微课程教学模式在肝胆胰外科实习课堂中的应用与研究	吴李鸣	2016
	对话哈佛幸福课，从优秀到卓越——浙大梦想课的构建及课堂教学改革	蒋建文	2016
	针对见习医学生的问题导向学习结合互动式虚拟病人系统的临床思维教学课程改革	王筝扬	2016
	互动式口腔组织病理学课堂教学改革的研究与实践	胡济安	2016
	在线课程、翻转课堂与椅旁教学结合的龋病系列教学模式探索	陈晖	2016
	数字化印模在口腔修复教学中的应用	傅柏平	2016
浙江省高等教育“十三五”第一批教学改革项目	线上线下一体化的临床情景模拟课程改革	戴慧芬	2018
	基于 TBL 的“系统解剖学”教学研究	柳华	2018
	基于 MOOC 平台与强化实践能力的翻转课堂在骨科临床实习教学中的应用研究	叶招明	2018
	WTBL 在小儿外科学教学中的应用与实践研究	舒强	2018
	以临床胜任力为导向的“三模拟、三融合”临床技能课程改革	方向明	2018
	以需求为导向、以学生为中心的妇产科虚拟仿真实验教学中心建设	张丹	2018

续表

类别	项目名称	负责人	时间
浙江省高等教育“十三五”第二批教学改革研究项目	以胜任力为导向、以系统为中心基于 TBL 的整合课程体系改革	韩魏	2019
	“互联网 +”下的通识品牌课程建设——以“人体探秘：认识自己，预防疾病”为例	毛峥嵘	2019
	基于岗位胜任力的心血管整合课程体系改革	谢小洁	2019
	即时反馈型客观结构化临床教考模式对提高实习生自信的实证研究	虞洪	2019
	应用贝叶斯定理对医学生进行临床思维培训的研究	王筝扬	2019
	mClerkship 在儿科临床见习中的应用探索	陈志敏	2019
2020 年度省级产学合作协同育人项目	基于自然语言处理和知识图谱的开放式外科学智慧学习平台研发	杨瑾	2020
	儿童呼吸系统常见病诊治的仿真教学平台	舒强	2020
省级课程思政教学研究项目	新时代医者担当导向的临床思维与技能课程研究	王海宏	2021
	医学教育领域课程思政的评价机制研究	陈韶华	2021
	“内科学”课程思政融入方法及效果研究	薛静	2021
	麻醉学课程思政研究	严敏	2021
	新冠疫情等突发重大公共卫生事件背景下的急诊医学课程思政研究	张茂	2021
	挖掘叙事医学中的思政元素，提高医学见习生的核心素养	郭洪彬	2021
	叙事医学整合 CBL 教学模式在口腔医学人文素质培养中的应用	赵海娇	2021
	女性生殖健康	张丹	2021
	妇产科学课程思政教学的改革与实践	吕卫国	2021
	牙体牙髓病学课程思政“三位一体”建设路径探索	关晓旭	2021
省级课程思政示范基层教学组织	浙江大学医学院妇产科学教研中心	吕卫国	2021
	浙江大学医学院第二临床医学院内科教研室	王建安	2021

表 1-4-3　2012—2021 年医学院课程建设成果汇总（省级及以上）

类别	课程名称	课程负责人	时间
国家级精品视频公开课	肝移植的过去、现在和未来（1～5 讲）	郑树森	2012
中国医学教育慕课联盟首批规划课程	组织学和胚胎学	李继承	2014
	传染病学	李兰娟	2014
国家级精品资源共享课	传染病学	李兰娟	2016
	妇产科学	谢幸	2016
	生理科学实验	陆源	2016
	外科学	郑树森	2016
	生理学	夏强	2016
国家级一流本科课程	系统解剖学（全英文）	张晓明	2020
	传染病学	阮冰	2020
	定量蛋白质组学研究虚拟仿真实验	赵鲁杭	2020
	血管急重症的临床思维虚拟仿真教学系统	王建安	2020
	产房分娩及新生儿处理虚拟仿真实验教学	张丹	2020

续表

类别	课程名称	课程负责人	时间
国家级课程思政示范课程	系统解剖学	张晓明	2021
省级一流本科课程	传染病学	阮冰	2019
	诊断学Ⅰ	胡申江	2019
	儿科学（甲）	陈志敏	2019
	口腔组织病理学	胡济安	2019
	临床技能	方向明	2019
	内科学	王建安	2019
	人体组织学实验	钟近洁	2021
	临床皮肤性病学	方红	2021
	儿科学	陈志敏	2021
	骨科学	叶招明	2021
	器官捐献与器官移植——生命的接力与延续	徐骁	2021
	眼科学	沈晔	2021
	比较人体形态学Ⅰ、Ⅱ	毛峥嵘	2021
	外科学（甲）Ⅰ、Ⅱ	郑树森	2021
	妇产科学（甲）	吕卫国	2021
	生理科学实验	沈静	2021
	实用营养与保健	杨敏	2021
	女性生殖健康	张丹	2021
	妇产科学（Obstetrics & Gynaecology）	程晓东	2021
省级精品在线开放课程	人体结构功能与健康	张晓明	2019
	系统解剖学（全英文）	张晓明	2019
浙江省“互联网＋教学”优秀案例	生理科学实验	沈静	2019
	系统解剖学（全英文）	张晓明	2019
	分子医学实验	赵鲁杭	2019
	临床技能	方向明	2020
	内科学	王建安	2020
	女性生殖健康	张丹	2020
浙江省“互联网＋教学”示范课堂	口腔组织病理学	胡济安	2019
省级课程思政示范课程	系统解剖学	张晓明	2021
	妇产科学（甲）	吕卫国	2021
	儿科学（甲）	陈志敏	2021
	器官捐献与器官移植——生命的接力与延续	徐骁	2021
浙江省高校课程思政优秀教学案例	系统解剖学	张晓明	2021

表 1-4-4　2012—2021 年医学院教学成果奖汇总（省级及以上）

成果名称	奖项级别	第一完成人	时间
激发学习动力，全面创新临床医学课程体系的探索与实践	国家级二等奖	罗建红	2018
围绕两个中心，建立规范化国际化外科学教学创新体系	省级一等奖	郑树森	2014
“三自主”“三驱动”实验教学的实践与研究	省级二等奖	陆源	2014
创建世界一流大学医学中心背景下以胜任力为导向的外科学教学及人才培养体系	省级一等奖	郑树森	2016
医教协同创建卓越全科医学人才培养新体系——十六年探索实践	省级一等奖	蔡秀军	2016
生物医学拔尖创新人才培养体系的构建与实践	省级一等奖	欧阳宏伟	2016
临床医学课程体系的全面改革、实施及成效	省级一等奖	罗建红	2016
国际本土深度融合，能力为导向的临床医学人才培养的改革实践	省级二等奖	王建安	2016
以需求为导向、以学生为中心的《妇产科学》立体化教材建设（教材）	省级二等奖	谢幸	2016
新医科视阈下的“医学+”交叉融合卓越人才培养新模式探索与实践	省级特等奖	周天华	2021
新 3H 卓越医学人才临床培养体系的构建与实践	省级一等奖	王建安	2021
基于 TBL 的医学教育课程体系探索与实践	省级二等奖	柳华	2021

（二）实验教学与改革

学院现有国家级医学虚拟仿真实验教学中心 1 个、省级实验教学示范中心 4 个，支撑本科生教学与科研训练活动。

1. 国家级医学虚拟仿真实验教学中心

中心于 2015 年 1 月获批，由基础医学系、临床医学系和口腔医学系协同共建，下设基础医学分中心、公共卫生分中心、临床技能分中心、第一临床医学院分中心、第二临床医学院分中心、第三临床医学院分中心、第四临床医学院分中心、妇产科学院分中心、儿科学院分中心、口腔学院分中心、护理分中心。中心依托学科优势、自主创新的实景虚拟仿真实验系统、标准化病人等教学平台，形成了从基础到临床，从动物实验、模型训练、仿真病人（标准化病人）培训到真实病人实习一体化的实验实践教学体系。

近年来，中心进一步推动建设一批优质虚拟仿真实验教学资源，2019 年获批国家级虚拟仿真实验教学项目 3 项；获批浙江省“十三五”高校虚拟仿真实验教学项目 15 项，其中认定项目 5 项、立项建设项目 10 项。2021 年获批浙江省“十三五”高校虚拟仿真实验教学项目 26 项。中心拥有自主知识产权的生理科学实景仿真实验系统、基础医学信息化实验教学平台、在线数字切片系统、心脏听诊教学与考核系统、心电图学习与考核系统等。

2.省级实验教学示范中心

（1）基础医学实验教学中心：于2007年获批省级实验教学示范中心，2014年列入浙江省高等学校“十二五”实验教学示范中心重点建设单位。中心下设机能学、形态学、病原生物与分子医学、信息学4个分中心，总面积7465平方米。中心建立了基础医学整合性创新性实验教学体系，开设了分子医学实验、病原生物与免疫学实验、生理科学实验、比较人体形态学实验Ⅰ、比较人体形态学实验Ⅱ和人体形态学基础等6门基础医学整合性实验课程。面向全校包括医学各专业及生物工程等在内的多个专业开设61门实验课程。陆续完成“分子医学实验”“病原生物学与免疫学”“比较形态学”等实验课程整合，并出版了相关的实验教材。2017年，建设基础医学信息化平台，形成形态学、机能学、病原生物与分子医学线上信息化学习平台，为双语教学、线上线下混合教学、翻转课堂、PBL、CBL、CPC、SPOC等多种教学模式的开展奠定了基础。2018年，建成国内首个面向本科生实验教学的P2生物安全实验室，保障了病原生物学实验课程安全、有序开展。

（2）公共卫生实验教学中心：于2010年获批省级实验教学示范中心，使用面积1000平方米，实验室功能涵盖卫生理化、卫生微生物、卫生毒理、营养与食品卫生、职业卫生与职业病、环境卫生、妇幼卫生，以及流行病与卫生统计、社会医学、医学心理学等领域，承担着实验教学、科研辅助和社会服务等功能。2018年，被认定为全国大学生公共卫生综合技能竞赛训练浙江大学基地。

中心通过优化整合校内外教学资源，构建了“模块化—校地联动”的实验教学体系。根据“模块化”实验教学模式要求，设置基础性、综合性、设计性实验类别，每年开设实验项目80—100个，供不同专业、不同层次学生选择。此外，通过学院内部资源整合，在教学实验中心的基础上，成立了公共卫生检验检测中心，可从事第三方公正检测、建设项目职业病危害评价、公共场所卫生检测等业务。

（3）临床医学教学实验中心：于2010年获批省级实验教学示范中心，包括临床技能训练中心（华家池校区）、诊断学教学实验室和外科学总论教学实验室（紫金港校区），以及分布在各临床医学院的临床技能中心。2011年获批国家级大学生校外实践教育基地，2015年获批国家医师资格考试实践技能考试基地，2017年成为AHA心肺复苏培训中心，2019年获批浙江省“十三五”重点建设实验教学示范中心，2019年第一临床医学院分中心、第二临床医学院分中心、第三临床医学院分中心获批首批国家临床教学培训示范中心。

中心建设并完善了多学科融合的实验课程：2014年建设临床实践技能新课程，合理整合技能培训内容，引入先进的教学模式和OSCE智能考试管理系统，采用线上线下混合式教学、翻转课堂、CBL、TBL等多模式教学，全面提升医学生临床综合素质。行医学课程把以往诊断学的理论基础知识、临床基本操作技能与医学人文、医学心理、医学伦理、疾病预防与治疗有机结合，配合模块教学，相互融合，循序渐进。此外，中心完善了标准化病人（SP）培训体系，目前已有SP 100多人，SP师资40多人，涵盖了各个临床专科，并编写了《标准化病人培训和管理》《体格检查图解》等图书。

（4）口腔实验教学中心：于2010年获批省级实验教学示范中心，现拥有国内一流的Kavo和日进口腔仿真头模操作系统及国际领先的操作评估系统。中心按照“以学生实践能力、创新能力培养为核心，理论教学与实验实践教学并重”“知识传授、素质培养、能力提升协调共进”的教学理念，完善分层次的多元化创新能力培养体系。2019年构建了虚拟现实—数字仿真—机器人三位一体的全新教学模式，把传统的教学内容进行分层递进、螺旋上升。2020年获得第二届“丝路杯”口腔医学生临床技能邀请赛一等奖、全国口腔院（系）本科生临床技能操作比赛“进步之星”等多种奖项。

（三）临床教学与毕业实践

2011年临床医学专业“停七招五”，临床医学（五年制）教学计划做了相应的调整：加大基础医学课程整合力度，教学进程由两年半缩短为一年半，预防医学、诊断学和外科学总论等桥梁课程在三年级春学期前完成，临床课程从三年级的夏学期开始；见习轮转从原来的42周缩短为33周；临床实习周数48周，内科12周、外科12周、妇产科和儿科各6周、小科10周、社区医学2周。同时，恢复了临床医学（五年制）学生到附属医院之外的医院临床实习的制度，要求每个实习生到非直属附属医院或合作医院实习12周。2015年新增6家合作医院（绍兴市人民医院、金华市中心医院、宁波市第一医院、丽水市中心医院、湖州市中心医院、衢州市人民医院），2017年新增浙江大学医学院附属第四医院，2018年新增非直属附属医院浙江大学医学院附属杭州市第一医院，2019年新增浙江省台州医院和浙江省舟山医院。衢州市人民医院实习于2021年终止。

与国内一流学校合作情况：与北京协和医学院的交流合作因“停七招五”终止于2015年。与上海交通大学医学院仁济医院、中山大学医学院、中南大学湘雅医学院的实习交流工作一直持续至2019年，2020年起因疫情中断。2021年开始与首都医科大学和南京医科大学签约并开展实习交流合作。

（四）学生考核评价

1.临床课程考核

见习期间，临床课程的考核包括理论考试（60%）和临床能力考核（40%）两部分。自2017年起，理论考试从原来的客观题占比小于40%变成了全部以A2型题为主的MCQ试题，考试结束后向考生推送考试结果，推送内容包括个人和全体的二级学科/三级学科掌握率、百分等级等。临床能力考核由各科室完成，一般由各学科根据医学院统一制定的《临床能力考核评价表》进行。

毕业考试（医学综合课程Ⅲ）在实习结束后进行，包括理论考试和临床技能考试（OSCE）两部分。理论考试内容包括内科学、外科学、妇产科学、儿科学、神经病学、精神病学、传染病学等临床学科，形式为计算机考试，题型全部为MCQ的A2型题，共

300 题；技能考试采用OSCE的形式，除对学生的临床技能、临床思维进行考核外，还强调对学生的医学人文关怀、职业素养、人际沟通能力的评价。

临床医学（八年制）采用“模块化课程”体系，以人体系统为基础，围绕临床案例，以PBL为驱动，将基础、临床、公卫、人文等 40 多个相关学科高度整合，课程由 8 个模块组成。为保障教学考核，提高教学质量，2019 年重新调整临床医学（八年制）模块课程成绩组成及成绩评定标准，并设置期末考试合格线，使考核评价更加合理。

2. 临床执业医师资格考试

2015 年起，国家医学考试中心以临床医学（五年制）专业学生为实证研究对象，进行临床执业医师类别两段式考试实证研究，包括临床执业医师资格第一阶段考试（简称分阶段第一阶段考试）和临床执业医师资格第二阶段考试（简称分阶段第二阶段考试）。分阶段第一阶段考试安排在医学生完成临床见习时进行，考试内容包括医学基本知识和临床基本技能。自 2016 年起，浙大临床医学（五年制、八年制）专业等学生陆续参加分阶段第一阶段考试，并以此成绩作为医学综合课程Ⅱ考试成绩，通过率位居全国前列。2020 年，国家医学考试中心终止分阶段第一阶段考试实证研究，开启“临床医学专业水平测试”，临床医学专业水平测试的考试范围和形式同分阶段第一阶段考试。

3. 免试研究生推荐

2015 年，学校印发《浙江大学推荐优秀应届本科毕业生免试攻读研究生工作实施办法》（浙大发本〔2015〕117 号）。学院结合文件要求，紧密围绕以提高选拔质量为核心，以学生基础成绩（含学业成绩、综合素质成绩）和复试成绩（含笔试、面试等）作为遴选的重要衡量指标，实施综合考核、突出能力、科学选拔的工作机制。

2020 年，推免遴选标准和形式全面改革，突出考查学生一贯学业表现，将本科阶段学业综合成绩（学业成绩、素质评价成绩相加）作为最基础的遴选指标，不专门组织遴选推免生的考试（包括笔试、面试），全面考查学生在本科阶段德智体美劳各方面的综合学习成效。基于课程学分占比，首次明确中澳联合医学双学士学位项目（五年制）学生学业成绩评价方式，确保评价公平公正。

2021 年，学校修订并印发《浙江大学推荐优秀应届本科毕业生免试攻读研究生工作实施办法》（浙大发本〔2021〕70 号），对学生德智体美劳全面衡量，以德为先，注重并加强对学生本科阶段学习情况的过程性评价和结果性评价的全面考查。

4. 主修专业确认/转专业

主修专业确认是学校深化本科教育教学改革，优化人才培养体系的重要举措。2016 年，学校出台《浙江大学本科生主修专业确认办法》（浙大发本〔2016〕109 号），规定新生在第一学期进行主修专业确认，改变学生凭绩点选专业而非凭兴趣选专业的现象，同时将专业扩容比例提升至 20%，为学生提供更多选择专业的权利。已确认专业的学生，原则上自入学起 2 年内有一次申请转入有余量专业的机会。基于学校主修专业确认/

转专业相关政策，学院不断优化标准要求，实施分层分类遴选机制，不断革新遴选形式。2021 年，学院首次增设前置课程修读要求，适当调整学业基本要求，健全过程性考核和评价体系。

（五）教材建设

2012 年起，学院基于人才培养、课程建设和学科发展的实际情况，结合当前医学教育改革发展趋势，积极推进各类教材的申报、编写、立项、评奖等组织工作。《社会医学（第 4 版）》（李鲁）入选卫生部“十二五”普通高等教育本科国家级规划教材。

2013 年，组织开展科学出版社“‘十一五’国家级规划教材、医学英文原版改编双语教材”和“全国高等院校案例版规划教材第 2 版修订教材”申报工作，共有 5 位教授担任主编。组织开展人民卫生出版社“全国高等学校临床医学专业长学制国家卫生和计划生育委员会规划教材”申报工作，1 位教授担任本轮规划教材主审，3 位教授担任主编，10 位教授担任副主编。

2014 年，4 本教材入选教育部“十二五”普通高等教育本科国家级规划教材。

2016 年，组织开展人民卫生出版社“临床医学五年制第九轮规划教材”申报工作，3 位教授担任本轮规划教材主编，9 位教授担任副主编。

2018 年，8 本教材获批 2018 年度浙江大学校级本科教材项目的立项。

2019 年，与人民卫生出版社签订战略合作协议。组织开展人民卫生出版社“国家卫生健康委员会‘十三五’规划临床医学专业第二轮器官—系统整合教材”申报工作，5 位教授担任本轮规划教材主编，4 位教授担任副主编。组织开展“全国高等学校八年制及‘5+3’一体化临床医学专业第四轮规划教材”申报工作，6 位教授担任本轮规划教材主编，10 位教授担任副主编。获批“浙江省普通高校‘十三五’第二批新形态教材建设项目”5 项、2019 年度校级本科新形态教材项目 4 项。

2020 年，承办人民卫生出版社“全国高等学校八年制及‘5+3’一体化临床医学专业第四轮规划教材论证会”。成立浙江大学医学院教材建设委员会，由医学院院长担任委员会主任，常务副院长担任副主任。获批 2020 年浙江省普通高校“十三五”新形态教材建设项目 6 项、浙江大学校级本科教材立项项目 10 项。

2021 年，组织开展科学出版社“‘十四五’普通高等教育本科规划教材”申报工作，6 位教授担任教材主编。成立医学教育研究中心，并依托中心成立“浙江大学医学教材建设研究基地”（四大校级基地之一）。与高等教育出版社签订战略合作协议，召开高等教育出版社教材建设研讨会，启动与高等教育出版社的战略合作项目——“十四五”规划系列教材重点项目。李兰娟院士主编的《传染病学（第 9 版）》获首届全国教材建设奖二等奖，李兰娟院士获评首届全国教材建设先进个人。获批 2021 年度校级优势本科专业（群）系列教材建设项目 2 项、优势本科专业（群）系列教材培育项目 1 项，获批校级本科教材建设项目 10 项。2012—2022 年医学院教师编写规划教材汇总见表 1–4–5。

表 1-4-5 2012—2022 年医学院教师编写规划教材汇总

序号	教材名称	出版单位	作者	类别	出版时间
1	医学微生物学（第 2 版）	高等教育出版社	严杰	普通高等教育“十一五”规划教材	2012
2	社会医学（第 4 版）	人民卫生出版社	李鲁	卫生部“十二五”规划教材	2012
3	传染病学（第 8 版）	人民卫生出版社	李兰娟	卫生部“十二五”规划教材	2013
4	妇产科学（第 8 版）	人民卫生出版社	谢幸	卫生部“十二五”规划教材	2013
5	组织学与胚胎学（第 8 版）	人民卫生出版社	李继承	卫生部“十二五”规划教材	2013
6	病理学	人民卫生出版社	来茂德	国家卫生和计划生育委员会“十二五”规划教材	2014
7	血液内科学（第 2 版）	人民卫生出版社	黄河	国家卫生和计划生育委员会“十二五”规划教材	2014
8	器官移植学	人民卫生出版社	郑树森	国家卫生和计划生育委员会“十二五”规划教材	2014
9	感染病学（第 2 版）	人民卫生出版社	李兰娟	国家卫生和计划生育委员会“十二五”规划教材	2014
10	泌尿系统疾病	人民卫生出版社	陈江华	国家卫生和计划生育委员会“十二五”规划教材	2015
11	呼吸系统疾病	人民卫生出版社	沈华浩	国家卫生和计划生育委员会“十二五”规划教材	2015
12	心血管系统疾病	人民卫生出版社	王建安	国家卫生和计划生育委员会“十二五”规划教材	2015
13	感染病学（第 3 版）	人民卫生出版社	李兰娟	国家卫生和计划生育委员会“十二五”规划教材	2015
14	内科学（第 3 版）	人民卫生出版社	王建安	国家卫生和计划生育委员会“十二五”规划教材	2015
15	医学微生物学（第 3 版）	高等教育出版社	严杰	“十二五”普通高等教育本科国家级规划教材	2016
16	生物医学 PBL 教学案例集	人民卫生出版社	夏强	国家卫生和计划生育委员会“十二五”规划教材	2016
17	临床心理学（第 2 版）	人民卫生出版社	王伟	国家卫生和计划生育委员会“十三五”规划教材	2016
18	社会医学（第 5 版）	人民卫生出版社	李鲁	国家卫生和计划生育委员会“十三五”规划教材	2017
19	传染病学（第 3 版）	高等教育出版社	李兰娟	“十二五”普通高等教育本科国家级规划教材	2018
20	妇产科学（第 9 版）	人民卫生出版社	谢幸	国家卫生健康委员会“十三五”规划教材	2018
21	组织学与胚胎学（第 9 版）	人民卫生出版社	李继承	国家卫生健康委员会“十三五”规划教材	2018
22	传染病学（第 9 版）	人民卫生出版社	李兰娟	国家卫生健康委员会“十三五”规划教材	2018
23	人格心理学（第 3 版）	人民卫生出版社	王伟	国家卫生健康委员会“十三五”规划教材	2018

续表

序号	教材名称	出版单位	作者	类别	出版时间
24	临床工程学	人民卫生出版社	包家立	国家卫生健康委员会“十三五”规划教材	2019
25	新生儿学	人民卫生出版社	杜立中	国家卫生健康委员会“十三五”规划教材	2020
26	妇产科学（英文改编版）（第2版）	科学出版社	黄荷凤	“十二五”普通高等教育本科国家级规划教材	2020
27	血液内科学（第3版）	人民卫生出版社	黄河	国家卫生健康委员会“十三五”规划教材	2021
28	医学细胞生物学（第4版）	人民卫生出版社	周天华	国家卫生健康委员会“十三五”规划教材	2021
29	全科医学	人民卫生出版社	方力争	国家卫生健康委员会“十三五”规划教材	2021
30	病理学（第2版）	人民卫生出版社	来茂德	国家卫生健康委员会“十三五”规划教材	2021
31	口腔内科学（第4版）	人民卫生出版社	李晓军	国家卫生健康委员会“十三五”规划教材	2021
32	泌尿系统与疾病（第2版）	人民卫生出版社	陈江华	国家卫生健康委员会“十四五”规划教材	2021
33	皮肤与感官系统疾病	人民卫生出版社	沈晔	国家卫生健康委员会“十四五”规划教材	2021
34	医学导论（第2版）	人民卫生出版社	沈华浩	国家卫生健康委员会“十四五”规划教材	2021
35	心血管系统与疾病（第2版）	人民卫生出版社	王建安	国家卫生健康委员会“十四五”规划教材	2021
36	病原与感染性疾病（第2版）	人民卫生出版社	李兰娟	国家卫生健康委员会“十四五”规划教材	2022
37	器官移植学（第2版）	人民卫生出版社	郑树森	国家卫生健康委员会“十三五”规划教材	2022
38	急危重症护理学（第5版）	人民卫生出版社	金静芬	国家卫生健康委员会“十四五”规划教材	2022

五、教学管理体系

（一）教学管理机构

1. 教学管理机构设置

学院设有本科生教育办公室，负责医学院本科生教育教学相关事宜，在学校本科生院的领导下，实行学校、医学院、（院）系、基层教学组织（课程组/教研室/实验中心）四级协同管理运行机制。基础医学系、脑科学与脑医学系、公共卫生学院、临床医学院（含口腔医学院）均设有分管教学的领导和相应的教学管理机构，确保本科教学工作顺利进行。

2. 学术机构设置

学院设有教育委员会、教学督导委员会等，负责对教学计划、教学改革、教学资源配置等事宜提供研究、咨询、审议、指导或督促等。学院先后成立浙江大学医学院教师发展中心（2016 年）、医学教育研究中心（2020 年）。

3. 基层教学组织设置

2020 年，学院根据浙江大学本科生院教研处关于“基层教学组织优化方案”的指导意见，开展新一轮的基层教学组织优化工作，下设 10 个基层教学组织，依照“学院—基层教学组织—课程组”的组织构架进行建设、运行和管理，具体设置情况见表 1-4-6。

表 1-4-6　医学院基层教学组织设置情况

单位：个

基层教学组织名称	课程组数量
基础医学基层教学组织	13
预防医学基层教学组织	8
脑科学与脑医学基层教学组织	2
第一临床医学院基层教学组织	24
第二临床医学院基层教学组织	12
第三临床医学院基层教学组织	10
妇产科学基层教学组织	4
儿科学基层教学组织	3
口腔医学基层教学组织	10
附属杭州市第一人民医院基层教学组织	22

（二）管理制度

1. 教学管理规范化相关制度

2018 年，为推进标准化教学评价体系建设，建立科学、合理的试卷管理制度，制定《医学院本科生试卷命题、阅卷及管理规范（试行）》，将试卷格式、命题规范、阅卷流程和要求、试卷存档等统一标准。同年，为深化医教协同，扎实推进一流本科生源工程建设，出台《医学院关于医教协同加强招生工作的通知》《关于推选优秀师生加入本科招生宣传队伍的通知》等。

2019 年，为进一步规范和加强医学本科生座谈会效用，制定《医学院本科生座谈会制度》，畅通学生反馈教学和管理信息的渠道，提高教学质量和管理水平。

2020 年，为保证学生学业评价的公平性和公正性，鼓励学生基于兴趣和未来发展学习选修课程，制定并出台《医学院关于主修专业课程认定的相关规定》，明确主修专业课程认定范围原则上包括学生主修专业培养方案规定的所有必修课程，其中外语类课程均不纳入主修专业课程范畴，适用于涉及学生主修专业课程绩点的多个评价环节，该规定自 2020 级起实施。

2. 教育教学保障与激励制度

2016 年，学院印发《浙江大学医学院教学督导委员会章程（试行）》（医学院发〔2016〕27 号）、《关于公布浙江大学医学院教学督导委员会成员名单的通知》（医学院发〔2016〕28 号）、《医学院教育督导委员会工作条例》。章程明确了委员会的组织结构和职权，督导员的聘任、权利与义务，等等。督导员由“三有”即有经验、有威望、有权威的教学或管理专家担任，负责督教、督学、督管。2019 年，学院印发《浙江大学医学院教育委员会章程（试行）》（医学院发〔2019〕15 号）、《关于调整浙江大学医学院教育委员会及下设秘书处成员的通知》，明确了教育委员会的组织架构、职责与工作制度。制定《浙江大学医学院教师工作量认定细则》，细化教师教学工作量的认定要求，以及教学业绩突出的具体内涵和指标。2020 年，制定《浙江大学医学院教育改革项目管理办法》，并发布《医学院关于进一步完善教育改革项目体系设置的通知》《医学院关于进一步完善教师教学竞赛体系的通知》，进一步加强教育改革研究项目建设和管理，明确了学院级、院系级教育改革项目和教学竞赛体系，制定了教师教学竞赛激励措施。

3. 临床教学质量提升相关制度

2020 年，为更好地保障课堂教学质量评价的科学性、有效性，根据《浙江大学本科课程课堂教学质量评价实施办法》（浙大发本〔2020〕53 号）精神，同时结合临床医学专业课程“一课多师、大学分、跨学期”的特殊性，制定了《医学院临床医学课程课堂教学质量评价实施方案（试行）》。同年，为全面贯彻落实新时代全国高等学校本科教育工作会议精神，严把过程关、出口关，提升临床轮转成效，制定《浙江大学医学院临床见实习准入机制实施方案》，在国内率先真正设立学业阶段性门槛，该方案自 2020 级起实施。

六、学籍管理

学生学籍管理主要执行学校的管理办法。2017 年，医学院根据“5+3”一体化培养专业特点和长学制学生培养的特殊性，发布《医学院关于“5+3”一体化学生本科毕业资格审核补充规定的通知》。2020 年，该文件重新修订，进一步明确“5+3”一体化培养学生本科教育阶段和研究生教育阶段培养方向和路径，制定《浙江大学医学院关于“5+3”一体化学生培养的相关规定》。2021 年，编制并印发首版《浙江大学医学院本科生学习指南（试行）》，为学生明晰培养路径、做好学业规划提供思路和指导。

七、师资队伍建设

（一）师资培训

2016 年，医学院教师发展中心成立。该中心是医学院统筹教师发展相关事务的学术性服务机构，目前已初步形成多层次、多形式的培训体系。2016—2021 年，累计举办各类教师线下培训 216 场、在线培训 50 场，合计培训 41368 人次。

1.新教师岗前培训

分为新入职专任教师培训和新上岗临床教学指导教师培训两部分。（1）新入职专任教师培训分为在线自学、集中培训、实践教学三部分，定期开展培训；针对新教师在教学方法、教学设计等方面的不足，结合医学教学特色，系统化更新教学理念，提升教师教学技能与水平。（2）为配合“临床见习医生制”改革，面向新上岗的临床教学指导教师，开展以教学理念、临床见实习教学内容及要求、临床技能操作规范性、床旁教学技巧等为主的培训，以讲座、经验分享、Workshop等形式进行，每年2期。

2.临床实践教学骨干教师队伍建设与培训

2015年起，学院分三期组建临床实践教学骨干教师队伍，于2017年底完成建设，共计38个学科、185名临床教师入选，副高及以上职称占58%。该教师群体是重点培训对象，学院以教师发展中心开设的系列课程为主干，辅以各类主题讲座、小组讲座、经验分享、实践操作培训、国内外交流等方式，为其培训国际接轨的临床教学理念、教学文化、教学技巧等。

3.专项师资队伍建设与培训

（1）SP专家：成立至今已建立覆盖各个临床专科的40余名SP专家队伍，2017年承办“首届国际SP医学教育论坛”，且自2017年起承办“国际SP师资培训班”，每年1—2期（至今共举办5期）；2019年，参与ASPE（国际标准化病人导师协会）SP师资培训班；2021年，协助中国医药教育协会举办“全国标准化病人（SP）医学教育项目三十周年学术庆典”活动。（2）命题专家：已初步建立一支以临床实践教学骨干教师队伍为主体，涉及21门学科、120余名教师的命题专家队伍，承担国家医师资格考试的命题工作。（3）TBL教研团队：多次选拔优秀教师赴新加坡参加TBL教学培训，依托该教学团队，推广TBL教学理念和方法，2017年起共举办TBL专项培训19次（全国性3次）。（4）2019年起，开展研究生指导教师、研究生德育导师培训，至今已举办3期，培训840人次。

4.中青年教师教学能力提升培训

2016年，设立教师教学能力提升研修班项目。以培养教师卓越教学能力为目标，注重教学学术知识和教学技能培训，内容涵盖教育思想、教学理念、教学方法和技术、教学研究等诸多方面。自开班以来，组织教学讲座、沙龙、工作坊、观摩课等活动200余场，辐射各院系、非直属附属医院、各合作医院，为浙大医学院教师尤其是青年教师的教学能力提升提供支持和帮助。2020—2021年，全面开展在线培训、在线直播等活动，共开设7个模块165门课程，累计培训24641人次。

5.“课程思政”培训

2021年，医学院成立“课程思政”工作坊并挂靠教师发展中心，举办首届“课程思政”工作坊（师德师风专场）线上线下教学培训会、午间沙龙、“课程思政”工作坊（教学策略与实践专场）线上线下教学培训会（8 场），辐射各院系、非直属附属医院、合作医院 6000 余名教师。

6. 海外教师培训

目前已与新加坡国立大学、德国慕尼黑大学、西澳大学、墨尔本大学等协作开展海外教师培训，邀请墨尔本大学医学院教师开展 4 门全英文课程培训。2021 年，教师发展中心探索在线培训模式，选派 22 位教师参加为期 14 周的西澳大学在线师资培训，促使教师将所学知识本土化，理论与实践紧密结合。

7. 全国性教师培训

2019 年，举办全国性临床师资教学培训，14 所兄弟院校参加。2020 年，与全国医学院校教师教学发展联盟共同主办首届“全国医学院校教师教学发展在线学术研讨会”，邀请包括欧洲医学教育协会（AMEE）主席 Trevoer Gibbs 在内的国内外 42 名专家进行在线研讨，全国 100 多所院校 13500 余名教师在线参加会议。2021 年，与全国医学教育发展中心、全国医学院校教师教学发展联盟联合举办了“医教争鸣——TBL 实践与挑战”在线教学发展研讨活动。

（二）教师竞赛

为全面提升临床教师教学水平，学院积极构建校—院—临床医学院三级竞赛体系，以赛促建，全面提高临床教师教学水平。目前学院设有全英文授课比赛、青年教师教学竞赛、教师教学创新竞赛等。2021 年，组织首届院级教师教学创新竞赛、“课程思政”微课比赛，并积极组织优秀教师参加校级及以上级别的教师教学竞赛，成绩优异。2016—2022 年医学院教师竞赛获奖情况汇总见表 1-4-7。

表 1-4-7　2016—2022 年医学院教师竞赛获奖情况汇总（省级及以上）

教学竞赛奖	届数	奖项名次	负责人及团队成员	时间
全国高等教师教学创新大赛	第一届	国家级三等奖	徐骁、郑树森、陈周闻、卫强	2021
			王杰炜、陈韶华、姜玲玲	2021
	第二届	国家级二等奖	薛静、童杰峰、温丽虹、华雯	2022
		国家级三等奖	冯烨、胡春燕、王杰炜、李奕	2022
全国高校混合式教学设计创新大赛	第三届	国家级一等奖	张丹	2021
医学（医药）院校青年教师教学基本功比赛	第八届	国家级二等奖、最佳教案奖	褚涵文	2018
	第九届	国家级三等奖	朱定仙	2019
全国 MBBS 项目青年教师英语授课比赛	第一届	国家级特等奖	赵璐	2016
	第二届	国家级一等奖	葛子瑜	2019
	第三届	国家级一等奖	任初	2021
浙江省高校教师教学创新大赛	第一届	省级正高组特等奖	徐骁、郑树森、陈周闻、卫强	2021
		省级中级及以下组特等奖	王杰炜、陈韶华、姜玲玲、马涵	2021

续表

教学竞赛奖	届数	奖项名次	负责人及团队成员	时间
浙江省高校教师教学创新大赛	第二届	省级正高组特等奖	薛静、童杰峰、温丽虹、华雯	2022
		省级副高组特等奖	冯烨、胡春燕、王杰炜、李奕	2022
		省级正高组一等奖	张园园、舒强、陈志敏、求伟玲	2022
		省级中级及以下组二等奖	骆鹏、杨瑾、王海宏、金仁安	2022
		省级课程思政微课专项赛理工科组二等奖	苏俊威、阮冰、毕晟、施毓	2022
		省级课程思政微课专项赛理工科组优胜奖	毛峥嵘、危晓莉、张伟、马丽琴	2022
浙江省高校微课教学比赛	—	省级一等奖	沈静、齐宏妍、邵吉民	2018
	—	省级三等奖	毛峥嵘	2018
	—	省级一等奖	郑莲顺、张晓明、凌树才	2019
浙江省高校青年教师教学竞赛	第十届	省级工科组特等奖	褚涵文	2017
	第十二届	省级医科组一等奖	华雯	2021
		省级医科组特等奖	余沛霖	2021

（三）荣誉奖励

为奖励教学业绩突出、教学效果卓优、深受学生好评的优秀教师，学院积极动员和支持优秀教师申报各类奖项，选树了一批优秀的教学标兵。2016 年，学院与陈小英女士共同发起，设立“浙江大学教育基金会陈小英医学教育教学奖励基金”，其中包括陈小英医学教师奖，每年度评选优秀教师 3 位，奖励 8 万元/人。

八、国际交流与合作办学

学院立足学生全球竞争力培养和学院国际声誉建设，全面推进医学教育国际化交流与合作。2017 年，启动浙江大学—西澳大学联合医学双学士学位项目，成为国内首个临床医学本科双学位项目，首批选派 7 人前往。

2018 年，学院印发《浙江大学医学院推进学生海外交流工作的实施方案》，明确 2018—2020 年医学生海外交流的具体目标、实施举措和保障管理机制等，规定全额资助本科生自主申请赴世界排名前五的医学院校临床见实习，并提出将海外交流作为获得推免资格的必要条件之一。

2020 年，发布《浙江大学医学院关于推进学生海外交流工作的补充通知》，明确医学本科生自主申请赴世界一流医学院校进行临床见实习的资助额度（≤ 5 万元/人）和资助院校，鼓励并资助八年制学生赴海外一流院校攻读PhD。同时，为进一步规范海外临床见实习交流项目管理，提升院设和自主申请的海外临床见实习交流质量，学院制定并出台《医学院本科生（含八年制）海外临床见实习交流项目管理办法》，目前已与美国加州大学洛杉矶分校（UCLA）、美国布朗大学、澳大利亚西澳大学等多所国外院校建立实质性临床见实习合作项目。

第五章

研究生教育

一、学科专业设置

（一）学术学位

2012 年 1 月，经校学位委员会会议通过并报教育部审批，同意在临床医学一级学科目录下自主设置二级学科专业：移植医学、微创医学、重症医学。2015 年，自主撤销中西医结合一级学科学硕士学位授权点。2021 年 6 月，教育部备案通过在公共卫生与预防医学一级学科下自主设置大数据健康科学二级学科。至此，医学院 57 个学科专业全部为博士学位授权点。医学院学术学位专业目录见表 1–5–1。

表 1–5–1　医学院学术学位专业目录

一级学科	二（三）级学科	学位层次、学科代码	备注
生物学	生理学	（博士、硕士 071003）	与生命科学学院共建
	微生物学	（博士、硕士 071005）	
	神经生物学	（博士、硕士 071006）	
	遗传学	（博士、硕士 071007）	
	细胞生物学	（博士、硕士 071009）	
	生物化学与分子生物学	（博士、硕士 071010）	
	生物物理学	（博士、硕士 071011）	
	生物信息学	（博士、硕士 071020）	
基础医学	人体解剖与组织胚胎学	（博士、硕士 100101）	
	免疫学	（博士、硕士 100102）	
	病原生物学	（博士、硕士 100103）	
	病理学与病理生理学	（博士、硕士 100104）	
	法医学	（博士、硕士 100105）	
	干细胞与再生医学	（博士、硕士 1001Z1）	自主设置
临床医学	内科学（心血管病）	（博士、硕士 100201）	
	内科学（血液病）		
	内科学（呼吸系病）		
	内科学（消化系病）		
	内科学（内分泌与代谢病）		
	内科学（肾病）		
	内科学（风湿病）		

续表

一级学科	二（三）级学科	学位层次、学科代码	备注
临床医学	内科学（传染病）	（博士、硕士 100201）	
	儿科学	（博士、硕士 100202）	
	老年医学	（博士、硕士 100203）	
	神经病学	（博士、硕士 100204）	
	精神病与精神卫生学	（博士、硕士 100205）	
	皮肤病与性病学	（博士、硕士 100206）	
	影像医学与核医学	（博士、硕士 100207）	
	临床检验诊断学	（博士、硕士 100208）	
	外科学（普外）	（博士、硕士 100210）	
	外科学（骨外）		
	外科学（泌尿外）		
	外科学（胸心外）		
	外科学（神外）		
	外科学（整形）		
	外科学（烧伤）		
	妇产科学	（博士、硕士 100211）	
	眼科学	（博士、硕士 100212）	
	耳鼻咽喉科学	（博士、硕士 100213）	
	肿瘤学	（博士、硕士 100214）	
	运动医学	（博士、硕士 100216）	
	麻醉学	（博士、硕士 100217）	
	急诊医学	（博士、硕士 100218）	
	全科医学	（博士、硕士 100220）	
	移植医学	（博士、硕士 1002Z1）	自主设置
	微创医学	（博士、硕士 1002Z3）	自主设置
	重症医学	（博士、硕士 1002Z4）	自主设置
口腔医学	口腔基础医学	（博士、硕士 100301）	
	口腔临床医学	（博士、硕士 100302）	
公共卫生与预防医学	流行病学与卫生统计学	（博士、硕士 100401）	
	劳动卫生与环境卫生学	（博士、硕士 100402）	
	营养与食品卫生学	（博士、硕士 100403）	
	卫生毒理学	（博士、硕士 100405）	
	大数据健康科学	（博士、硕士 1004Z1）	自主设置
药学	药理学	（博士、硕士 100706）	
护理学	护理学	（博士、硕士 101100）	
公共管理	社会医学与卫生事业管理	（博士、硕士 120402）	（与公共管理学院共建）

（二）专业学位

2018 年经动态调整，国务院学位委员会审核通过，同意浙江大学增列护理硕士专业学位授权类别（学位〔2019〕8 号）。

2020 年 9 月，根据全国医学专业学位研究生教育指导委员会《关于调整优化临床医学专业学位领域设置的通知》（医专业学位委〔2020〕7 号），优化临床医学专业学位类别下的领域设置，新增重症医学、临床病理、医学遗传学、康复医学与理疗学等专业学位领域，调整儿科学、影像医学与核医学等领域。领域调整涉及博士、硕士两个层次，临床医学学位授权点下设领域均可开展相应层次的研究生招生、培养和学位授予工作。医学院专业学位专业目录见表 1-5-2。

表 1-5-2　医学院专业学位专业目录

专业学位类别	专业学位领域	学位层次、领域代码	备注
临床医学	内科学（心血管病）	（博士、硕士 105101）	
	内科学（血液病）		
	内科学（呼吸系病）		
	内科学（消化系病）		
	内科学（内分泌与代谢病）		
	内科学（肾病）		
	内科学（风湿病）		
	内科学（传染病）		
	儿科学	（博士、硕士 105102）	
	老年医学	（博士、硕士 105103）	
	神经病学	（博士、硕士 105104）	
	精神病与精神卫生学	（博士、硕士 105105）	
	皮肤病与性病学	（博士、硕士 105106）	
	急诊医学	（博士、硕士 105107）	代码调整
	重症医学	（博士、硕士 105108）	增列
	全科医学	（博士、硕士 105109）	代码调整，增列博士
	康复医学与理疗学	（博士、硕士 105110）	增列
	外科学（普外）	（博士、硕士 105111）	
	外科学（泌尿外）		
	外科学（胸心外）		
	外科学（神外）		
	外科学（整形）		
	外科学（烧伤）		
	儿外科学	（博士、硕士 105112）	增列
	骨科学	（博士、硕士 105113）	增列
	运动医学	（博士、硕士 105114）	代码调整
	妇产科学	（博士、硕士 105115）	代码调整
	眼科学	（博士、硕士 105116）	代码调整

续表

专业学位类别	专业学位领域	学位层次、领域代码	备注
临床医学	耳鼻咽喉科学	（博士、硕士 105117）	代码调整
	麻醉学	（博士、硕士 105118）	代码调整
	临床病理	（博士、硕士 105119）	增列
	临床检验诊断学	（博士、硕士 105120）	代码调整
	肿瘤学	（博士、硕士 105121）	代码调整
	放射肿瘤学	（博士、硕士 105122）	拆分增列
	放射影像学	（博士、硕士 105123）	拆分增列
	超声医学	（博士、硕士 105124）	拆分增列
	核医学	（博士、硕士 105125）	增列
	医学遗传学	（博士、硕士 105126）	增列
口腔医学	口腔医学	（博士、硕士 105200）	
公共卫生	公共卫生硕士	（硕士 105300）	只招硕士
护理学	护理硕士	（硕士 105400）	只招硕士

二、招生

学院在研究生招生方面制定了严格的规章制度，始终坚持以“立德树人、服务需求、提高质量、追求卓越”为主线，确保招生工作科学规范、公平公正。

（一）招生计划与制度

1. 招生计划

学院每年的招生计划由学校研究生院下达，学院根据各专业的国家需求、师资力量、科研条件、上线学生人数等，统筹分配各二级学科或三级学科，由各学科学位点将招生人数落实到招生的导师上。招生类型分为硕士研究生、博士研究生，学习形式包括全日制、非全日制和同等学力。其中全日制研究生还招收港澳台生和国际生，非全日制只招收公共卫生硕士和护理硕士专业学位研究生。

2012 年至今，医学院持续组织学科专家分赴全国重点医学院校进行招生宣传，自 2013 年起学院组织优秀大学生夏令营，生源质量稳步上升。近年来，每年报考学院硕士的考生有 2000 余人，复试分数线远高于国家分数线，位于国内同类高校前列。录取生源中，来自国内一流学科建设高校的生源比例较高，尤其是博士研究生生源，70% 以上来自一流学科建设高校。

十年来，医学院的研究生招生总规模增长超过 174%，其中博士研究生计划增长 150.2%，硕士研究生计划增长 192.0%。2012—2021 年医学院研究生招生情况见表 1–5–3。

表 1-5-3　2012—2021 年医学院研究生招生情况

单位：人

年份	硕士研究生	博士研究生
2012	338	253
2013	279	241
2014	280	260
2015	485	307
2016	644	345
2017	706	366
2018	738	416
2019	718	501
2020	863	583
2021	987	633
合计	6038	3905

2.招生制度变革

2012 年以来，学院制定《浙江大学医学院推荐免试研究生招生录取工作办法》《浙江大学医学院研究生招生录取工作办法》《医学院博士研究生招生简章》《医学院关于硕士研究生申请硕博连读选拔工作的通知》等，对研究生选拔的原则、条件、程序做了明确的规定。同年，在浙江省卫生厅的支持下，启动临床医学和口腔医学专业学位硕士招生与住院医师规范化培训招录相结合的两轨合一试点。

2015 年，根据教育部、国家发展改革委、财政部《关于深化研究生教育改革的意见》和《浙江大学博士研究生教育综合改革试点计划》工作方案，基础医学系、转化医学研究院和感染性疾病诊治协同创新中心博士招生试行“申请—考核”制，制定相应招生改革试行方案。2018 年起，医学院博士招生全面实行“申请—考核”制。

2016 年，学校以“Med+X”“Brain+X”交叉学科研究为试点，开展专项计划招收和培养“医药+X”博士研究生。2017 年，“医药+X”多学科交叉人才培养卓越中心成立，医学院、药学院及其他相关学科的交叉计划均纳入中心管理。

2017 年，学院开始招收非全日制非定向专业学位公共卫生硕士，考试方式为全国统考。2021 年招生考试方式增加单独考试。

2019 年，学院基础医学系开始实行硕博贯通培养，取消硕士研究生招生。2020 年，除遗传所保留 071007 遗传学方向的硕士研究生招生外，学院的基础医学、生物学、药学学科全部实施硕博贯通培养改革，取消硕士研究生招生。

2020 年，港澳台研究生招生取消统一考试，改由高校自主组织，学校采用综合考核的方式进行招生，学院制定《浙江大学医学院面向港澳台研究生招生综合考核方案》。

2020 年，学院招生复试工作采取线上线下相结合的形式。为确保招生复试工作安全有序进行，学院制定了《医学院研究生招生网络远程复试工作方案》。

2021 年，根据学校博士招生政策，自 2022 年起取消普博生自主遴选选拔方式，《医学院导师自主遴选博士生的方案》废止。

2021 年，学院开始招收非全日制非定向专业学位护理硕士，考试方式为单独考试。

2022 年，专业学位硕士招生实行项目制培养。

（二）招生改革特色

1. 博士研究生“申请—考核”制改革

“申请—考核”制是人才选拔的新机制，主要考察申请人专业学术潜质/科研创新能力和外语水平，由学科组织专家组进行综合评价。原医学博士入学考试科目中的专业基础课和英语均以材料审核形式进行考核，不再安排笔试，专业课考核仍由学科组织，可以笔试和其他形式进行考核。

未达到申请要求的，经专家组审定可以参加学校博士招生初试。2020 年起，学校博士招生初试取消，医学院进一步完善博士招生申请考核实施细则，博士招生初试以材料审核全面替代笔试。

2.“减硕增博、贯通培养”改革

医学院是学校推行研究生硕博“贯通培养”改革最早的试点单位之一。学院自 2020 级研究生招生开始在基础医学系试点改革，减硕增博，贯通培养。通过强化研究生的过程管理、严把导师队伍质量关等改革举措，使得基础类学科（生物学、基础医学、药学）的生源质量稳步提升。2021 级基础类学科博士研究生来源于一流大学建设高校的生源比例从原来的 57.8% 提高至 62.3%。2021 年起，转化医学研究院也纳入试点改革，学院除遗传学研究所保留遗传学方向招收硕士研究生外，其他基础类学科不再招收硕士研究生。

3. 硕士研究生入学考试科目改革

2012 年以来，学院承担的硕士研究生入学考试自命题科目包括 308 护理综合、352 口腔综合、353 卫生综合、731 生物化学（2017 年起更名为医学生物化学）、738 卫生统计学、754 医学综合（西医）（2017—2022 年）、859 生理学、860 病理学、861 遗传学、884 社会医学。2020 年，根据教育部文件精神，学校要求同一个一级学科/专业有不同学院（系）同时招生的初试科目原则上应统一，学院涉及微生物学专业的自命题科目 860 病理学自此取消。2021 年，因基础类学科不再招收硕士研究生，自命题科目 859 生理学取消命题。2022 年起，根据教育部要求，学院硕士研究生专业课入学考试科目的设置由原来的一个一级学科设置 1—2 组考试科目改为一个一级学科专业只对应一组考试科目，不能再进行多选。按一级学科命题原则，学院进一步统筹精简 2023 年考试科目，731 医学生物化学、738 卫生统计学、861 遗传学、884 社会医学取消命题。

自 2017 年起，临床医学学术型硕士研究生入学考试科目开始采用自命题科目 754 医学综合（西医），专业型硕士研究生入学考试科目仍采用 306 临床医学综合能力（西

医）。2022年，根据教育部和学校“对于基础课或专业基础课中教育部设有统考科目的专业，应采用统考科目”的要求，结合C9高校临床医学学术硕士入学考试采用的考试科目现状，确定自2023年起，学院统一使用306临床医学综合能力（西医）作为临床医学学术型硕士研究生和专业型硕士研究生的入学考试科目。

4.多学科交叉人才培养

为推进“双一流”学科建设，积极探索学术育人的研究生培养模式，满足现代医学发展对复合交叉型高层次人才的需求，医学院于2016年制定《关于“Med+X”“Brain+X”交叉学科博士生培养计划试点实施方案的若干意见》，开始交叉人才培养的专项招生。2017年，“医药+X”多学科交叉人才培养中心成立，医学院主导制定《“医药+X”多学科交叉人才培养中心博士研究生培养的实施细则》。2019年起，医学院牵头，依托交叉项目单列名额，以跨学科门类导师团队的形式，通过“申请—审核”制选拔优秀博士研究生生源，培养具有鲜明交叉特色的学科前沿创新研究与复合型人才，并单独制定《“医药+X”多学科交叉人才培养卓越中心博士研究生招生简章》。2012—2021年已招收239人。

（三）同等学力

医学院同等学力申请学位人员招生专业涵盖临床医学、口腔医学、护理学、基础医学、公共卫生与预防医学等一级学科内50余个专业方向，重点培养儿科学、传染病学、麻醉学、重症医学和全科医学等国家急需专业人才。

2012—2022年累计6223人参加同等学力人员申请硕士学位课程学习，2019年和2020年学校停招同等学力申请硕士学位人员，2021年恢复招生。以同等学力申请进入硕士论文研修的人员合计3544人，以同等学力申请博士学位的人员合计1757人。2012—2022年同等学力申请硕士、博士学位情况见表1-5-4、表1-5-5。

表1-5-4　2012—2022年同等学力申请硕士学位人数统计

年份	开班数（个）	招生人数		
		临床医学（含口腔、护理）	基础医学	公共卫生和预防医学
2012	15	772	1	3
2013	16	858	3	4
2014	13	1067	—	—
2015	10	754	—	—
2016	16	951	—	—
2017	13	828	—	—
2018	11	670	26	—
2022	5	286		—
合计	99	6223		

表 1-5-5　2012—2022 年同等学力申请博士学位人数统计

年份	招生人数		
	临床医学（含口腔、护理）	基础医学	公共卫生和预防医学
2012	65	—	—
2013	85	—	—
2014	116	3	—
2015	140	2	—
2016	147	2	1
2017	202	3	1
2018	194	5	1
2019	152	1	—
2020	196	3	2
2021	197	3	1
2022	231	2	2
合计	1757		

三、研究生培养

（一）培养方案

1. 学术学位研究生

2017 年 1 月，为进一步规范医学研究生教育管理，强化质量意识，根据《浙江大学关于制定研究生培养方案的指导意见》（浙大发研〔2016〕90 号）、《浙江大学学术学位博士研究生培养方案制定办法》（浙大发研〔2016〕91 号），在全院范围内开展学术学位硕士、学术学位博士、学术学位直博生培养方案修订工作，主要将学术型硕士学制从 2.5 年调整为 3 年，学术型博士学制仍然为 3.5 年（普博生）、5 年（直博生和硕博连读生）。分四个维度设置课程体系，包含分子医学、临床药理等医学基础课程，论文写作、项目申报、数据分析等科研技能训练课程，医学伦理、医患沟通等人文素养课程，并尝试将课程思政融入专业课程中，通过引进外籍教授主讲课程共建全英文课程体系。优化读书报告、开题报告、中期考核、预答辩等研究生培养过程各环节质量控制。学术学位研究生培养方案——学制与学分要求见表 1-5-6。

表 1-5-6　学术学位研究生培养方案——学制与学分要求

学位类别	培养类型	学制（年）	总学分	课程学分（最低学分要求）					读书报告	专业实践
				课程总学分	公共学位课	专业学位课	专业选修课	公共素质课		
学术学位	硕士	3	26	24	5	10	8	1	2	—
	博士	3.5	15	13	4	7	2	—	2	—
	直博	5	34	30	7	12	10	1	4	—

2. 专业学位研究生

2012年，根据教育部、卫生部《关于实施临床医学教育综合改革的若干意见》等文件，率先试点临床医学硕士专业学位教育与住院医师规范化培训有效衔接的制度，着力推动专业学位研究生培养和住院医师培训相结合。医学院对医学专业学位研究生的培养方案进行重大改革，制定了18个临床学科专业学位硕士研究生培养方案，规定专业学位研究生在学制内除完成课程学习、学位论文等相关培养环节，还需完成33个月的临床学科轮转，并明确了每个学科专业的轮转科室和时间要求。

2017年，根据《浙江大学专业学位研究生培养方案制定办法》（浙大发研〔2016〕93号）要求，重新修订了专业学位博士研究生培养方案，专业型硕士、专业型博士学制修订为3年。同时进一步对专业学位博士研究生课程体系进行了调整、优化，并规范了读书报告、开题报告、中期考核、预答辩等研究生培养过程各环节的操作要求。专业学位研究生培养方案——学制与学分要求见表1–5–7。

表1–5–7　专业学位研究生培养方案——学制与学分要求

学位类别	培养类型	学制（年）	总学分	课程学分（最低学分要求）					读书报告	专业实践
				课程总学分	公共学位课	专业学位课	专业选修课	公共素质课		
专业学位	硕士	3	18	16	5	11	0	—	2	临床轮转33个月
	博士	3	14	12	4	7	1	—	2	1年专科定向培养+1年总住院医师

2021年，根据全国医学专业学位研究生教育指导委员会《关于调整优化临床医学专业学位领域设置的通知》（医专业学位委〔2020〕7号），医学院调整和增列相关临床医学专业学位领域。为适应临床医学专业学位领域变化及研究生培养需要，学院组织运动医学、临床病理学、放射肿瘤学、放射影像学等相关学科及时制定了增列专业领域博士、硕士研究生的培养方案。

3. 交叉学科研究生

依托"医药+X"交叉人才培养卓越中心开展交叉学科研究培养，探索"以问题为导向、项目为支撑、中心为载体、多学科交叉为特征、导师团队合作指导"的交叉学科培养模式改革，由跨学科导师组联合培养博士研究生，在总体培养方案的基础上共同为交叉培养博士研究生制定个性化培养方案。要求交叉培养博士研究生在修读主专业培养方案规定课程的基础上，修读2门以上交叉课程；开展实验室轮训培养、交叉学科学术研讨；开展多学科交叉培养过程管理与培养质量监控。此外，中心面向全校研究生开设了3门交叉复合型专业选修课"医学概论""信息学概论""大数据健康科学"，为多学科交叉培养研究生完善相关领域背景知识创造了条件。

（二）课程与教材建设

课程教学是医学院保障研究生培养质量的必备环节，研究生课程包括公共学位课、专业学位课和专业选修课，其中公共学位课由学校开设，专业课由医学院开设。2012 年以来，医学院持续推进研究生课程体系建设，形成了比较完善的高水平研究生专业课程体系，共开设课程 168 门。浙江大学医学院研究生课程见表 1–5–8。

表 1–5–8　浙江大学医学院研究生课程一览

序号	课程中文名称	学分	性质	开课学期	博 / 硕	学时
1	研究生论文写作指导	1	学位	秋或冬	硕、博	16
2	病理生理学专题	2	学位	春	博	32
3	病理学专题	2	学位	春	博	32
4	人体解剖学与组织胚胎学专题	2	学位	夏	博	32
5	神经科学专题	2	学位	夏	博	32
6	生理学专题	2	学位	夏	博	32
7	生物化学与分子生物学专题	2	学位	夏	博	32
8	药理学专题	2	学位	夏	博	32
9	医学细胞生物学专题	2	学位	春	博	32
10	传染病学专题	2	学位	夏	博	32
11	儿科学专题	2	学位	冬	博	32
12	泌尿外科学专题	2	学位	春	博	32
13	内分泌与代谢病学专题	2	学位	春或夏	硕、博	32
14	普通外科学专题	2	学位	夏	博	32
15	肾病学专题	2	学位	春	博	32
16	心血管病学专题	2	学位	夏	博	32
17	胸心外科学专题	2	学位	春	博	32
18	血液病学专题	2	学位	夏	博	32
19	整形外科学专题	2	学位	春	博	32
20	风湿病学专题	2	学位	夏	博	32
21	骨科学专题	2	学位	春	博	32
22	呼吸系病学专题	2	学位	夏	博	32
23	急诊医学专题	2	学位	夏	博	32
24	烧伤外科学专题	2	学位	春	博	32
25	神经外科学专题	2	学位	夏	博	32
26	眼科学专题	2	学位	春	博	32
27	肿瘤学专题	2	学位	春	博	32
28	妇产科学专题	2	学位	春	博	32
29	消化系病学专题	2	学位	夏	博	32
30	口腔医学专题	2	学位	秋或冬	博	32
31	卫生服务研究	2	学位	冬	博	32

续表

序号	课程中文名称	学分	性质	开课学期	博/硕	学时
32	分子病原生物学	2	学位	春	硕、博	32
33	现代神经生物学	2	学位	冬	硕、博	32
34	肿瘤病理学	2	学位	春	硕、博	32
35	高级口腔病理学	2	选修	秋	硕、博	32
36	高级流行病学	3	学位	春或夏	硕、博	48
37	卫生经济学	2	学位	冬	硕、博	32
38	神经病学专题	2	学位	秋	博	32
39	精神病与精神卫生学专题	2	学位	夏	博	32
40	耳鼻咽喉科学专题	2	学位	秋	博	32
41	皮肤性病学专题	2	学位	夏	博	32
42	老年医学专题	2	学位	秋	博	32
43	影像医学与核医学专题	2	学位	夏	博	32
44	麻醉学专题	2	学位	春	硕、博	32
45	全科医学专题	2	学位	春	博	32
46	运动医学专题	2	学位	春	硕	32
47	社会医学与卫生事业管理专题	2	学位	春	博	32
48	临床检验诊断学专题	2	学位	春	博	32
49	遗传学专题	2	学位	冬	博	32
50	流行病与卫生统计学专题	2	学位	夏	博	32
51	职业卫生学进展（二）	1	学位	夏	博	16
52	环境医学进展（二）	1	学位	夏	博	16
53	全球卫生	2	学位	秋	博	32
54	社会行为科学理论与方法	2	学位	春	博	32
55	流行病学进展（二）	1	学位	夏	博	16
56	卫生统计学进展（二）	1	学位	夏	博	16
57	卫生毒理学专题	2	学位	冬	博	32
58	毒理学进展（二）	1	学位	夏	博	16
59	营养流行病学进展（二）	1	学位	秋	博	16
60	分子营养学进展（二）	1	学位	冬	博	16
61	营养与食品卫生学专题	2	学位	夏	博	32
62	研究生科研技能训练Ⅰ（科研文献阅读与科研论文写作）	1	学位	春、夏、冬	硕、博	16
63	研究生科研技能训练Ⅱ（科学交流与科研项目申报）	1	学位	夏	硕、博	16
64	研究生科研技能训练Ⅲ（组学与大数据分析）	1	学位	春或夏	博	16
65	研究生科研技能训练Ⅳ（科研规范与动物伦理）	1	学位	秋或冬	硕、博	16
66	研究生科研技能训练Ⅴ（大型仪器原理与操作）	1	学位	春、夏、秋、冬	博	16
67	研究生学术素养	2	选修	秋或冬	博	32

续表

序号	课程中文名称	学分	性质	开课学期	博/硕	学时
68	肿瘤研究前沿	2	学位	冬	硕、博	32
69	生物物理学专题	2	学位	春	博	32
70	微生物药物合成生物学	2	选修	秋	硕、博	32
71	高级护理实践	4	学位	秋或冬	硕、博	64
72	护理科研	2	学位	秋或冬	硕、博	32
73	大数据健康科学	2	学位	秋或冬	硕、博	32
74	大数据健康科学应用与实践	2	学位	秋或冬	博	32
75	分子生物学实验技术（实验课）	3	学位	秋	博	48
76	免疫学专题	2	学位	冬	博	32
77	专业外语（临床医学类）	1	学位	春或夏	博	16
78	分子医学Ⅰ	3	学位	秋	硕	48
79	高级病理生理学	2	学位	秋	硕、博	32
80	高级免疫学	2	学位	秋或冬	硕、博	32
81	高级生理学	2	学位	秋	硕、博	32
82	高级细胞生物学	3	学位	春或夏	硕、博	48
83	临床病理学	2	学位	秋或冬	硕、博	32
84	临床药理学	2	学位	冬	硕、博	32
85	高级医学统计学	2	学位	秋	硕、博	32
86	网络生物医学信息获取及应用（高级班）	2	学位	秋或冬	硕、博	32
87	网络生物医学信息获取及应用（初级班）	2	学位	秋	硕、博	32
88	蛋白质科学	3	学位	冬	硕、博	48
89	医学科研方法	2	学位	春或夏	硕、博	32
90	分子医学Ⅲ	3	学位	春或夏	硕、博	48
91	重症医学专题	2	学位	冬	博	32
92	分子医学Ⅱ	3	学位	秋或冬	硕、博	48
93	护理管理和领导力	2	选修	夏	硕、博	32
94	智慧护理	2	选修	春	硕、博	32
95	生理学实验技术（实验课）	1	选修	夏	硕	16
96	医学统计软件的应用	2	选修	冬	博	32
97	干细胞再生医学	2	选修	春	硕、博	32
98	神经生物学	2	选修	夏	硕、博	32
99	医学概论	3	选修	秋或冬	博	48
100	人体结构与功能学	4	选修	春或夏	硕、博	64
101	信息学概论	2	选修	夏	博	32
102	人类分子遗传学	2	选修	秋	硕、博	32
103	组织学与发育生物学	2	学位	春	硕	32
104	现代儿科学	2	学位	秋	硕	32
105	现代麻醉学	2	学位	秋	硕	32
106	现代神经病学	2	学位	秋	硕	32
107	护理心理	2	学位	春	硕、博	32

续表

序号	课程中文名称	学分	性质	开课学期	博 / 硕	学时
108	临床肿瘤学	2	学位	秋	硕	32
109	现代耳鼻咽喉科学	2	学位	秋	硕	32
110	现代妇产科学	2	学位	秋	硕	32
111	现代临床检验诊断学	2	学位	春	硕	32
112	现代皮肤性病学	2	选修	秋	硕	32
113	现代眼科学	2	学位	秋	硕	32
114	护理角色进展	2	学位	秋	硕、博	32
115	高级毒理学	2	学位	冬	硕	32
116	社会医学和卫生事业管理学	2	学位	春	硕	32
117	精神病与精神卫生学进展（一）	2	学位	秋	硕	32
118	高级营养与食品卫生学	2	学位	春	硕	32
119	现代老年医学	2	学位	秋	硕	32
120	口腔急诊医学	1	学位	秋	硕、博	16
121	现代全科医学	2	学位	秋	硕	32
122	口腔种植学	2	选修	秋	硕、博	32
123	现代口腔医学	3	学位	秋或冬	硕、博	48
124	护理教育学	2	学位	夏	硕、博	32
125	护理理论	2	学位	冬	硕、博	32
126	职业卫生学进展（一）	1	学位	夏	硕	16
127	环境医学进展（一）	1	学位	夏	硕	16
128	流行病学进展（一）	1	学位	夏	硕	16
129	卫生统计学进展（一）	1	学位	春	硕	16
130	毒理学进展（一）	1	学位	夏	硕	16
131	营养流行病学进展（一）	1	学位	秋	硕	16
132	分子营养学进展（一）	1	学位	冬	硕	16
133	分子生物物理学	2	学位	冬	硕、博	32
134	生物物理学研究方法与技术	2	学位	秋	硕、博	32
135	现代医学影像学	2	学位	秋	硕	32
136	分子生物学实验技术（实验课）	3	学位	秋或冬	硕	48
137	内科学进展	3	学位	秋	硕	48
138	外科学进展	3	学位	秋	硕	48
139	医学伦理与卫生法学	2	学位	秋	硕	32
140	现代急诊医学	2	学位	秋	硕	32
141	临床科研设计	2	学位	秋	硕	32
142	临床科研设计与循证医学	2	学位	秋或冬	硕	32
143	公共卫生与法律法规	3	学位	秋或冬	硕	48
144	实用临床基础	2	学位	秋或冬	硕	32
145	重症医学进展	2	学位	冬	硕	32
146	医院管理学	2	选修	夏	硕	32
147	循证护理	2	选修	秋或冬	硕、博	32

续表

序号	课程中文名称	学分	性质	开课学期	博 / 硕	学时
148	高级临床护理实践	3	选修	秋或冬	硕、博	48
149	护理哲学	2	学位	秋或冬	博	32
150	健康促进与健康教育	2	选修	秋或冬	硕、博	32
151	高级健康评估	2	选修	春	硕、博	32
152	遗传流行病学	2	选修	冬	硕	32
153	中枢神经系统解剖	2	选修	冬	硕、博	32
154	局部解剖学（腹部）	2	选修	冬	硕、博	32
155	局部解剖学（头颈部）	2	选修	秋	硕、博	32
156	局部解剖学（运动系统）	2	选修	冬	硕、博	32
157	免疫学实验技术（实验课）	1	选修	秋或冬	硕	16
158	生物化学实验技术（实验课）	2	选修	冬	硕	32
159	生物医学科研导论	1	选修	冬	硕	16
160	细胞培养（实验课）	1	选修	秋	硕	16
161	精神病与精神卫生学进展（二）	2	学位	秋	博	32
162	高级健康心理学	2	学位	春或夏	硕	32
163	医学实验动物学	2	选修	春或夏	硕	32
164	循证医学	2	选修	冬	硕	32
165	生物电磁学	2	选修	春	硕、博	32
166	医患沟通学	2	选修	秋	硕	32
167	生物控制论与生物信息论	2	选修	冬	硕	32
168	变态反应性疾病的基础与临床	2	选修	秋	硕	32

1. 全英文课程建设

为进一步推动浙江大学研究生教育的国际化进程，提高研究生课程教学的国际化水平，提升接纳培养外国留学研究生的能力，促进研究生国际学术交流，继 2011 年首批按专业学科建设的基础医学全英文研究生课程模块后，2012 年起陆续申报临床医学、口腔医学学科为试点单位建设全英文课程。2012—2019 年临床医学、口腔临床医学 13 门学位课程获批浙江大学研究生全英文建设项目。2013—2014 学年春夏学期起，按模块建设具有基础性、前沿性、交叉性且受益面广的共享性全英文课程，全面推动浙江大学海外教师主导的研究生全英文课程建设。

2. 课程思政建设

2018 年深入推进研究生课程体系建设，将思政教育融入课堂，开设课程思政项目 2 门课程。2019 年持续推进研究生课程体系建设，开设 2 门课程，充分发挥课堂教学主渠道在高校思想政治工作中的作用，在专业课程中实现知识传授与德行培养的统一。2020 年全面推进以“课程思政”为目标的课堂教学改革 6 门课程，深入挖掘各类课程和教学方式中蕴含的思想政治教育资源。

3. MOOC课程建设

为了推动现代教育技术与教育教学的深度融合，促进优质在线教育资源应用与共享，全面提高教育教学质量，以MOOC课程为依托，推进教学模式改革，打造多元合作的研究生教学新生态。2019 年完成第一批浙江大学校级研究生 MOOC 课程项目申报和建设工作，共计 10 门 MOOC 课程获批立项，如期完成拍摄并上线，其中 9 门荣获浙江省优秀研究生课程认定；2020 年完成第二批浙江大学校级研究生 MOOC 课程项目申报和建设工作，共计 6 门 MOOC 课程获批立项，如期完成拍摄并上线，其中 1 门荣获浙江省优秀研究生课程认定。

4. 素养与能力培养型课程建设

为强化研究生素养与能力培养，进一步优化研究生课程体系，提高人才培养质量，2017—2019 年学院申报浙江大学第一、第二批研究生素养与能力培养型课程建设 9 个项目，2022 年完成终期验收工作。

5. 线上线下课程建设

在 2020—2022 年校园疫情管控时期，学院积极响应学校线上线下教学工作部署，快速推动研究生课程开展线上线下教学，保障正常教学秩序。针对因疫情管控未及时返校的学生开展必修课程线上教学，并开设研究生平台必修课程全英文平行班。主动适应和融入信息化教学方式的变革，推进信息技术与研究生教育教学深度融合，实现线上线下混合教学 100% 覆盖。在确保课程教学质量的同时，保障学生的课程培养、教学、专业实践环节等按时进入正轨。

6. 教材建设

健全教材全过程管理，规范教材编写及选用流程，做到“凡编必审、凡选必审”。2021—2022 学年秋冬学期完成学院已出版研究生教材、教师主编研究生教材的摸底、排查、统计及审核上报工作；完成研究生课程教材使用情况的统计及院系自查工作。

（三）教学改革及教学质量

1. 专业学位硕士两轨合一

为进一步规范临床专业学位硕士研究生的培养，结合国家住院医师规范化培训制度的建立，浙江省卫生厅与医学部共同开展专业学位硕士研究生培养与住院医师规范化培训两轨合一的培养模式。2012 年，启动专业学位研究生教育和住院医师规范化培训相结合的改革项目，严格专业学位研究生考核制度。临床轮转和考核参考浙江省 2012 年住院医师规范化培训标准，轮转时间从 30 个月调整到 33 个月。参加毕业考核的专业学位研究生应在规定时间内完成住院医师规范化培训，以及培训过程考核合格，并取得《医师资格证》。对结业考核合格的住院医师，由浙江省毕业后医学教育委员会颁发卫生部统一印制的《住院医师规范化培训合格证书》，作为培训合格的依据。

2. 完善医学院博士研究生中期考核、年度考核机制

2019 年，为深化研究生培养机制改革，完善博士研究生培养机制，切实提高博士研究生培养质量，学院积极推进博士研究生中期、年度考核制度，形成了以科研创新能力为导向的指标体系，从研究内容、研究方案、研究结果、综合能力四方面考评研究创新能力，综合考察博士研究生思想政治和国际竞争力。博士研究生中期考核分学科进行，考核内容包括核心课程、研究能力和临床技能等方面，考核结果分为优秀、合格、不合格，要求考核优秀的博士研究生科研创新能力强，在思想政治方面表现优秀，谨守学术规范，研究进展及初步结果已在国际、国内权威会议作公开汇报，具有国际视野。

3. 多渠道推进国际化培养

促进学科融合，推动精准医学发展，建立多层次多渠道国际合作与交流资助体系：国家留学基金委联合培养公派项目、研究生赴境外短期学术交流项目、研究生线上国际交流与合作项目、“学术新星”计划、“研究生国际工作坊”、“研究生国际暑期学校”、浙江大学—多伦多大学精准医学人才培养项目等。深化与世界顶尖大学、一流学科伙伴的实质性合作，形成全方位、多渠道、宽领域的国际合作和交流格局。

4. 教改项目

为进一步深化医学教育教学改革，全面带动教学质量和人才培养水平提升，切实提升研究生教育培养质量，研究生教育办公室组织开展各类教育教学改革项目申报工作。2018—2021 年研究生教育教学改革项目汇总见表 1-5-9。

表 1-5-9　2018—2021 年研究生教育教学改革项目汇总

类别	项目名称	负责人	时间
教育部学位与研究生教育发展中心面向有关高校开展主题案例专项征集	新型冠状病毒肺炎临床诊治和疫情管控	王建安	2020 年
	精准研判科学防疫，临床救治经验推广——李兰娟院士团队抗击新冠疫情先进案例	李兰娟	2020 年
	疫情预警预测和防控措施评估	吴息凤	2020 年
	浙大一院新冠疫情综合防控体系的建立与实践	梁廷波	2020 年
全国医学专业学位研究生教育指导委员会研究课题	护理硕士专业学位研究生临床实践形成性评价体系研究	金静芬	2019 年
	“5+3”口腔医学专业学位研究生临床教学中临床胜任力的培养及形成性评价的探索	顾新华	2019 年
	基于大数据分析的全科医学研究生科研能力提升研究	邱艳	2019 年
	基于微课程的教学新模式在医学研究生普外科临床教学中的应用与研究	吴李鸣	2019 年
	临床教学评价工具在全科医学人才培养中的应用研究	刘娟娟	2019 年
	标准化病人（SP）应用于全科医学专业学位研究生医学人文素质培养的研究	任文	2019 年
浙江省教学成果奖	基于 Wet Lab 平台、以临床能力为导向的眼科专业学位研究生教学改革与实践	姚克	2021 年
	儿科专业人才创新培养模式的探索与实践	舒强	2021 年

续表

类别	项目名称	负责人	时间
浙江省高等教育“十三五”教学改革研究项目（研究生教学）	“5+3”口腔医学人才培养模式下3年临床住院医师规范化培训考核评价的信息化管理	王慧明	2018年
	基于互联网＋模拟手术的腹部解剖学“金”课建设	张晓明	2020年
	加强大数据应用能力培养，创新公共卫生硕士培养模式	陈光弟	2020年
	基于人工智能及VR的外科临床教学模拟系统	蔡浩雷	2020年
浙江省专业学位研究生教育优秀教学案例认定	我的孩子是“貔貅”？	舒强	2020年
	儿童常染色体隐性多囊肾病案例	毛建华	2020年
	迟来的幸福	吕卫国	2021年
	“基因编辑婴儿”案件——对一例违规型创新的伦理反思	王赵琛	2021年
	健康促进与健康教育“课程思政”实践和案例——讲好抗疫故事，弘扬中国精神	王薇	2021年

四、师资队伍建设

（一）研究生指导教师招生资格确认

2012年，根据《医学部关于2012年研究生招生资格确认工作实施办法》和《医学部招生资格确认实施细则》，正式启用由研究生指导教师招生资格确认取代以往的导师资格遴选工作，建立有效的导师分类遴选和退出机制，并规定每年常规性进行。教师可以通过人事职称评定同步认定、人才引进确认资格、学院研究生管理部门审定三种方式确认次年招生资格。参照人事晋升高级职称条件，基础医学、公共卫生与预防医学、临床医学、口腔学等学科结合专业特点和发展规律，分别制定研究生招生资格确认定量标准。

自2016年起，已获得相应招生资格的导师，如申请学科、招生类别与上年度一致，其招生资格可免审一年。2019年起，学校人事职称评定不再同步认定招生资格。2020年5月，拟定了全新的《医学院教师申请研究生招生资格实施细则》（浙大医学院发〔2020〕8号），进一步结合不同的学科特点、导师类别、招生类型及导师来源，优化研究生导师资格、招生资格审核标准及程序，并明确教师获得研究生招生资格后，若无特殊情况，其业绩条件两年免审。随着研究生教育的发展，在实践过程中，对研究生指导教师招生资格确认审核标准中的科研业绩、教学业绩等方面进行了多次修改和完善。

此外，为加强浙江大学医学院和合作医院的教学交流与协作，促进合作医院的教学发展，自2014年起，首批启动绍兴医院、金华医院、宁波医院、湖州医院和衢州医院5家合作医院46名教师兼职研究生导师资格认定事宜，每3年重新认定一次。2012—2022年研究生导师数统计见表1-5-10。

表 1-5-10　2012—2022 年研究生导师数统计

单位：人

年份	硕士研究生导师	博士研究生导师	总计
2012	243	196	439
2013	278	221	499
2014	263	250	513
2015	249	312	561
2016	281	388	669
2017	341	389	730
2018	741	459	1200
2019	844	455	1299
2020	852	462	1314
2021	480	538	1018
2022	640	642	1282

（二）导师培训

学院一直以来开展常态化研究生导师培训。自 2019 年起，依托教师发展中心，每年开办“医学院求是导师学校”，建立学校—学院—院系三级培训机制，培训内容包括但不局限于学校和学院规章制度、研究生管理实务、师德师风建设、学业指导和学术规范、导师经验分享、国内外高校考察交流、红色实践等。通过常态化培训不断落实导师立德树人根本职责，将“导师是研究生培养第一责任人”的科学理念深植入心，推动导师更好地参与到研究生培养管理及学院改革发展事务中来。

五、学位工作

（一）学位授予标准

医学院根据学术学位博士、专业学位博士、学术学位硕士、专业学位硕士、长学制（八年制、5+3）等培养类型分级分类制定学位授予标准。研究生需通过课程考试、中期考核、论文评阅和答辩等环节，学术成果和临床技能达到相应标准才能申请学位。

2014 年，根据《浙江大学医学院研究生教育改革方案》要求，制定了《浙江大学医学院研究生学位论文答辩与学位申请有关规定》，细化规定了不同学位类型研究生需取得的研究成果条件及署名要求，并明确学位论文评阅、答辩程序和要求。

2021 年，根据《浙江大学研究生学位申请实施办法（试行）》（浙大发研〔2020〕45 号）文件要求，制定并出台《浙江大学医学院研究生学位申请实施细则（试行）》（浙大医学院发〔2021〕24 号），明确创新性成果标准及认定、学位论文过程管理、学位论文审核、学位论文评阅、学位论文答辩、学位申请与审核、提前答辩申请等方面要求，突出学位论文过程管理和质量控制。

（二）学位授予人数

2012—2021 年，医学院共授予博士学位 3382 人，其中以同等学力在职申请博士学位 537 人；授予硕士学位 7496 人，其中以同等学力在职申请硕士学位 2642 人。2012—2021 年医学院各专业授予博士学位、硕士学位情况见表 1-5-11、表 1-5-12。

表 1-5-11　2012—2021 年医学院各专业授予博士学位人数统计

单位：人

年　份	基础医学 / 生物学	公共卫生与预防医学	口腔医学	临床医学（含八年制）	护理学	合　计
2012	35（1）	9	4	131（22）	—	179（23）
2013	40	4	3	156（26）	—	203（26）
2014	49（1）	6（1）	5（1）	160（41）	—	220（44）
2015	56	5（1）	7	177（34）	—	246（35）
2016	74（1）	10	4（2）	197（27）	—	285（30）
2017	68（1）	10	7（2）	206（58）	—	291（61）
2018	94（2）	14	2（5）	196（71）	3	309（78）
2019	95	10	5（2）	222（70）	—	332（72）
2020	78（1）	14（1）	7（2）	216（62）	2	317（66）
2021	107（1）	8	5（6）	341（95）	2	463（102）
合计	696（8）	90（3）	49（20）	2002（506）	7	2845（537）

注：括号中数字为同等学力在职申请获得博士学位的人数。

表 1-5-12　2012—2021 年医学院各专业授予硕士学位人数统计

单位：人

年　份	基础医学 / 生物学	公共卫生与预防医学	口腔医学	临床医学（含七年制）	护理学	合　计
2012	46（8）	43（24）	46（11）	367（203）	3	505（246）
2013	55（10）	28（34）	29（8）	323（205）	3	435（257）
2014	46（12）	19（23）	23（7）	336（242）	1（18）	425（302）
2015	55（5）	19（31）	23（3）	364（277）	4（27）	465（343）
2016	55（10）	13（20）	17（6）	389（253）	3（23）	477（312）
2017	65（7）	13（4）	20（2）	373（187）	4（25）	475（225）
2018	81（8）	19（4）	12（9）	255（226）	6（17）	373（264）
2019	105（2）	25（1）	37（3）	338（196）	7（29）	512（231）
2020	101（3）	26（2）	39（2）	409（164）	8（9）	583（180）
2021	111（7）	28（1）	59（9）	400（233）	6（32）	604（282）
合计	720（72）	233（144）	305（60）	3554（2186）	41（180）	4854（2642）

注：括号中数字为同等学力在职申请获得硕士学位的人数。

（三）质量监控与优秀博士学位论文

1. 学位论文质量控制

加强学位论文过程管理，以目标监控、过程监控、导师监控为框架的多层面、多模式的学位论文质量监控体系。

一是规范过程管理。2021 年，医学院制定了《医学院关于加强研究生培养环节全过程的实施细则（试行）》，明确规定了研究生在提交学位申请前，必须完成学位论文开题报告、学位论文中期进展报告及学位论文预答辩（预审），并经导师确认和学科委员会审定。其中，博士研究生的学位论文中期进展报告可结合中期考核来开展。

二是导师严格把关。导师是研究生培养第一责任人。充分压实导师在开题报告、进展报告、预答辩、学位论文质量和创新性成果等全过程的质量把关。

三是建立科学公正的学位论文评阅制度。2012 年起，医学院实行学位论文送“985”“211”同层次高校进行盲审评阅。2015 年 12 月开始，医学院试点学位论文送教育部学位中心盲审评阅，博士学位论文隐名评阅比例 100%，硕士学位论文隐名评阅总比例不少于 20%。从 2021 年 12 月起，博士、硕士学位论文全部送教育部学位中心盲审。

四是学位论文抽检。博士学位论文抽检由国务院学位委员会办公室组织实施，硕士学位论文抽检由各省级学位委员会组织实施，学位论文抽检每年进行一次，抽检范围为上一学年度授予博士、硕士学位的论文，博士学位论文的抽检比例为 10% 左右，硕士学位论文的抽检比例为 5% 左右。校学位论文抽检由校学位办组织，在研究生学位论文答辩前的论文送审评阅环节，对当前所有正在申请学校研究生学位的学位论文进行抽检，博士学位论文抽检比例为全校申请博士学位人数的 15% 左右，硕士学位论文抽检比例为全校申请硕士学位人数的 5% 左右。针对以上抽检到的“存在问题学位论文”的单位和个人做出相应处理，提出限期整改要求。

2. 优秀博士学位论文

博士学位论文是反映博士研究生学术水平的重要标志，是博士研究生培养质量的集中体现。为提高浙江大学博士研究生学位论文质量，激励博士研究生的创新精神，促进研究生教育的内涵发展，2015 年 11 月，学校印发《浙江大学优秀博士学位论文评选办法（暂行）》（浙大发研〔2015〕99 号），对优秀博士学位论文评选条件、评选程序和奖励办法等做出了明确的规定。2021 年 11 月，学校印发《浙江大学优秀博士学位论文评选办法（试行）》（浙大发研〔2021〕36 号），将优秀博士学位论文推荐名额提高到一般不超过参评学年博士学位授予人数的 5%，并提出五年内指导学生获得两篇及以上优秀博士学位论文的指导教师，可申请在下一年度的博士研究生招生中额外增列 1 个招生名额。每年在学校优秀博士学位论文评选的基础上，持续开展浙江省优秀博士、硕士学位论文评选工作。

2016 年以来，医学院获浙江省优秀博士学位论文 9 篇，优秀博士学位论文提名 25

篇；获浙江省优秀硕士学位论文16篇；获浙江大学优秀博士学位论文7篇，优秀博士学位论文提名23篇。2016—2020年医学院“浙江省优秀博士学位论文、硕士学位论文”获奖名单见表1-5-13、表1-5-14。

表1-5-13　2016—2020年医学院“浙江省优秀博士学位论文”获奖名单

论文作者	指导教师	论文题目	一级学科	获奖时间
杨鸿斌	段树民	天敌气味诱发的先天性恐惧的神经环路基础探究	生物学	2016
余超	范衡宇	卵母细胞转录组的调节及其在卵泡存活和早期胚胎发育中的作用	生物学	2016
孟凡森	徐平龙	蛋白激酶Mst1调控抗病毒宿主防御的功能与机制研究	生物学	2017
郭传生	王迪	胆酸对NLRP3炎症小体及相关炎症性疾病的调控功能与机制研究	基础医学	2017
陈坤	曹雪涛	组蛋白甲基转移酶SETD2调控干扰素抗病毒效应的分子机制研究	基础医学	2018
曹蔚	罗建红	自闭症模型小鼠前额叶皮层NMDA受体的功能与社交行为关系的研究	生物学	2018
沈晨杰	李晓明	大麻素1型受体对基底外侧杏仁核—伏隔核神经环路的调控及其在抑郁症中的作用	生物学	2019
池哲勖	王迪	巨噬细胞HDAC3调节线粒体脂肪酸代谢和免疫功能的机制研究	基础医学	2020
王超	谷岩	小胶质细胞通过补体依赖的突触清除调控记忆遗忘的研究	基础医学	2020

表1-5-14　2016—2020年医学院“浙江省优秀硕士学位论文”获奖名单

论文作者	指导教师	论文题目	一级学科	获奖时间
徐彩云	张宏	PET评价诱导多功能干细胞联合中药丹红治疗脑梗死的实验研究	临床医学	2016
何佳	王青青	E3泛素酶FBXW7正向调控小鼠炎症性肠病和CX3CR1int炎性巨噬细胞的聚集	基础医学	2016
向尉文	冯新华、徐平龙	蛋白磷酸酶PPM1A调控胞质RNA检测通路的功能与机制研究	生物学	2016
何汉卿	黄俊	RPA1乙酰化修饰在核苷酸切除修复中的功能研究	生物学	2017
张璐雯	管敏鑫	斑马鱼核修饰基因TRMU敲除影响线粒体功能进而导致毛细胞缺失	生物学	2017
平熹源	申屠形超	CX50调控晶状体发育及自噬过程的机制研究	临床医学	2018
陈元雷	李恭会	睾丸孤核受体4通过调节AKT3表达进而影响精原细胞瘤侵袭转移及其临床预后	临床医学	2018
李何阳子	王琳琳	骨髓间充质干细胞来源的线粒体促进脊髓损伤后受损神经元存活的研究	基础医学	2019
陈悠	罗巍	LRP10基因与常染色体显性遗传帕金森病	临床医学	2019
吴秦川	郑树森	缺氧微环境上调巨噬细胞TREM-1促进肝癌免疫抑制机制研究	临床医学	2019

续表

论文作者	指导教师	论文题目	一级学科	获奖时间
郑梦月	陆燕	基于外泌体 miRNA 的宫颈癌诊断标志物筛查	生物学	2019
张艳杰	茵梓	高通量筛选分阶段腱系诱导体系及组织工程修复策略的研究	基础医学	2020
陈思	罗巍	中国原发性家族性脑钙化的遗传学研究	临床医学	2020
杨帆	吴海波	抗 H7N9 禽流感病毒 HA 蛋白单克隆抗体的制备及初步应用	临床医学	2020
王恺岑	李兰娟	长双歧杆菌 R0175 对 D-半乳糖胺诱导的大鼠急性肝衰竭的保护作用	临床医学	2020
贾慧琼	阮陟	全基因组测序在碳青霉烯耐药鲍曼不动杆菌体外药物敏感性预测中的作用研究	临床医学	2020

（四）学位委员会

医药学部学位委员会由 15—25 名具有教授职称的委员组成，设主任 1 人、副主任 1 人、兼职秘书 1 人，兼职秘书由学部秘书担任，负责学部学位委员会日常工作。

医药学部学位委员会下设基础医学与公共卫生学科、临床医学学科、药学学科 3 个学科委员会，各学科委员会由 9—21 名具有教授职称的委员组成，设主任 1 人、副主任 1 人（也可不设）、兼职秘书 1 人，兼职秘书由学院研究生教育办公室主任担任，负责学科学位委员会的日常工作。

历届学科、学部学位委员会委员名单如下：

2012 年 12 月

（1）医学部

主　任：周天华

副主任：沈华浩

委　员（按姓氏笔画排序）：

王建安　王慧明　冯新华　朱善宽　许正平　杜立中　李晓明

来茂德　何　超　沈华浩　陈　忠　姒健敏　欧阳宏伟　周天华

郑树森　段会龙　黄　河　黄荷凤　程翼宇

秘　书：俞　方

（2）基础医学学科

主　任：许正平

副主任：欧阳宏伟

委　员（按姓氏笔画排序）：

王建莉　仓　勇　冯新华　朱善宽　刘　伟　许正平　严　杰

李晓明　李继承　杨卫军　来茂德　陈　坤　欧阳宏伟　柯越海

夏　强

秘　书：徐凌霄

2013 年 12 月，对浙江大学学位委员会下设各学部及学科学位委员会进行调整，医药学部学位委员会下设 3 个学科学位委员会，分别是基础医学学科、临床医学学科和药学学科。

2014 年 3 月

医药学部

主　任：李晓明

副主任：方向明

委　员（按姓氏笔画排序）：

王建安　王慧明　王福俤　方向明　冯新华　许正平　孙　毅
杜立中　李晓明　杨　波　杨小杭　沈华浩　林　俊　欧阳宏伟
罗建红　周天华　郑树森　段会龙　黄　河　程翼宇　蔡秀军

2014 年 7 月

医药学部

主　任：陈　忠

副主任：李晓明

委　员（按姓氏笔画排序）：

王建安　王福俤　王慧明　方向明　冯新华　许正平　孙　毅
杜立中　李晓明　杨　波　杨小杭　沈华浩　陈　忠　林　俊
欧阳宏伟　罗建红　周天华　郑树森　段会龙　黄　河　彭金荣
程翼宇　蔡秀军

2015 年 11 月

（1）基础医学学科

主　任：许正平

副主任：欧阳宏伟

委　员（按姓氏笔画排序）：

王青青　仓　勇　冯新华　刘　伟　许正平　严　杰　李晓明
李继承　杨卫军　陈　坤　陈　智　邵吉民　欧阳宏伟　柯越海
夏　强

（2）临床医学学科

主　任：郑树森

副主任：黄　河

委　员（按姓氏笔画排序）：

王建安　王慧明　方向明　孙　毅　杜立中　李兰娟　沈华浩
张敏鸣　范顺武　林　俊　郑树森　胡　汛　段会龙　姚　克
姚玉峰　黄　河　蔡秀军

2017年12月

（1）医药学部

主　任：陈　忠

副主任：方向明　柯越海

委　员（按姓氏笔画排序）：

王伟林　王青青　王建安　王慧明　方向明　吕卫国　许正平
孙　毅　李劲松　李晓明　杨　波　沈华浩　陈　忠　陈亚岗
欧阳宏伟　罗建红　周天华　郑树森　柯越海　徐　骁　黄　河
彭金荣　程翼宇　舒　强　蔡秀军

秘　书：徐凌霄

（2）基础医学学科

主　任：柯越海

副主任：陈光弟

委　员（按姓氏笔画排序）：

王青青　刘　伟　许正平　那仁满都拉　李晓明　杨　巍
杨小杭　余路阳　陈　坤　陈光弟　邵吉民　欧阳宏伟　赵经纬
柯越海　夏　强　徐平龙　鲁林荣

秘　书：徐凌霄

（3）临床医学学科

主　任：郑树森

副主任：黄　河

委　员（按姓氏笔画排序）：

王伟林　王建安　王慧明　方向明　叶志弘　吕卫国　孙　毅
李兰娟　李劲松　吴志英　沈华浩　张建民　陈亚岗　范顺武
金洪传　郑树森　徐　骁　黄　河　彭金荣　舒　强　蔡秀军

秘　书：徐凌霄

（4）“医药+X”学位评定分委员会（新增）

主　任：陈　忠

副主任：许正平　方向明　范骁辉　柯越海

委　员（按姓氏笔画排序）：

王伟林　王青青　王建安　王慧明　方向明　申有青　宁钢民
吕卫国　许正平　孙　毅　杨　波　吴　健　陈　忠　范骁辉
柯越海　段会龙　高长有　傅建中　舒　强　蔡秀军　潘　纲

秘　书：徐凌霄

2019 年 6 月

（1）医药学部

主　任：陈　忠

副主任：徐　骁

委　员（按姓氏笔画排序）：

王青青　王建安　王慧明　方向明　吕卫国　吕志民　李劲松
李晓明　杨　波　吴志英　吴息凤　陈　忠　欧阳宏伟　罗建红
周天华　郑树森　柯越海　徐　骁　徐　键　黄　河　梁廷波
彭金荣　程翼宇　舒　强　蔡秀军

（2）基础医学、公共卫生学科

主　任：柯越海

副主任：陈光弟

委　员（按姓氏笔画排序）：

王青青　刘　伟　李永泉　杨　巍　杨小杭　吴息凤　余路阳
陈　坤　陈光弟　邵吉民　欧阳宏伟　赵经纬　柯越海　夏　强
夏大静　徐平龙　鲁林荣

秘　书：徐凌霄

（3）临床医学学科

主　任：郑树森

副主任：黄　河

委　员（按姓氏笔画排序）：

王伟林　王建安　王慧明　方向明　叶志弘　吕卫国　吕志民
李兰娟　李劲松　吴志英　张建民　范顺武　金洪传　郑树森
徐　骁　徐　键　黄　河　梁廷波　黄进宇　舒　强　蔡秀军

秘　书：徐凌霄

2022 年 3 月

（1）医药学部

主　任：罗建红

副主任：曾　苏　柯越海

委　员（按姓氏笔画排序）：

王青青　王建安　王慧明　方向明　吕卫国　吕志民　李劲松
李晓明　张翔南　吴志英　吴息凤　余路阳　欧阳宏伟　罗建红
周天华　郑树森　柯越海　徐　骁　徐　键　顾　臻　黄　河
梁廷波　舒　强　曾　苏　蔡秀军

（2）基础医学、公共卫生学科

主　任：柯越海

副主任：陈光弟

委　员（按姓氏笔画排序）：

王青青　刘　伟　李永泉　杨　巍　杨小杭　吴息凤　余路阳
陈　坤　陈光弟　邵吉民　欧阳宏伟　周煜东　赵经纬　柯越海
夏大静　徐平龙　鲁林荣

秘　书：徐凌霄

（3）临床医学学科

主　任：郑树森

副主任：黄　河

委　员（按姓氏笔画排序）：

王伟林　王建安　王慧明　方向明　叶志弘　吕卫国　吕志民
李兰娟　李劲松　吴志英　张建民　范顺武　金洪传　郑树森
徐　骁　徐　键　黄　河　黄进宇　梁廷波　舒　强　蔡秀军

秘　书：徐凌霄

（4）“医药+X”多学科交叉人才培养卓越中心

主　任：罗建红

副主任：许正平　范骁辉　柯越海　徐　骁

委　员（按姓氏笔画排序）：

王青青　王建安　王慧明　申有青　宁钢民　吕卫国　吕志民
许正平　杨　波　吴　健　范骁辉　罗建红　柯越海　段会龙
徐　骁　高长有　梁廷波　傅建中　舒　强　蔡秀军　潘　纲

秘　书：徐凌霄　覃鲁宁

六、学籍管理

2015 年，国务院制定《临床医学硕士专业学位研究生指导性培养方案》（学位〔2015〕9 号），规定：临床医学、口腔医学专业学位硕士，第二年内未获得《医师资格证》的，根据学生意愿，可转入相应专业学术学位研究生渠道培养。医学院参照执行。

2017 年，学校制定《浙江大学研究生学籍管理实施办法》（浙大发研〔2017〕115

号)，对研究生新生入学、注册与请假、转专业与转学、休学与复学、修业年限、退学、毕业与结业、学业证书管理等方面做出规定。其中，文件对以下几点重新做出规定：(1)研究生在学习期间因专业调整、导师变动、对其他专业有兴趣或专长的，可以申请转专业；(2)研究生结业后可于结业证书签注时间起3年内，向原学籍所在学院(系)申请一次答辩。另外，2017年起，学校将学术型硕士学制由2.5年调整为3年，专业型硕士学制由2年调整为3年，且要求各学院(系)对超过最长学习年限研究生作清退处理。医学院研究生学籍管理参照学校规定执行。

2019年12月，学院细化制定了《浙江大学医学院研究生转导师、转专业实施细则(试行)》，同专业内转导师要求经转出、转入导师双方(或导师组主导师)、院(系)同意，报学院研究生教育办公室审核，分管院长签字批准。一级学科内转专业要求经转出专业导师、院(系)和转入专业导师同意，由转入院(系)组织专家面试，并签署意见；专家组要求由至少3名副高及以上职称的相关专业专家组成。跨一级学科转专业要求经转出专业导师、转出院(系)和转入专业导师同意，并在转专业申请表上签署意见后，进行拟转入专业的全国硕士研究生招生考试或博士研究生招生的"申请—考核"，并符合录取标准。

七、教育管理

医学院除贯彻执行国家和学校的有关学位与研究生教育的方针、政策、规章外，根据上级文件精神，结合学院实际，重新修订了《浙江大学医学院研究生教育相关文件及规定汇编》。医学院研究生教育相关文件及规定见表1-5-15。

表1-5-15　医学院研究生教育相关文件及规定

类别	文件名称	发文文号
综合管理	浙江大学医学部关于提高硕士研究生岗位助学金的通知	医学部发〔2011〕14号
	浙江大学医学部关于专业学位硕士研究生岗位助学金的通知	医学部发〔2012〕4号
	浙江大学医学院关于调整硕士研究生岗位助学金及设立免试研究生新生奖学金的通知	医学院发〔2015〕4号
	浙江大学医学院关于调整免试研究生新生奖学金的通知	浙大医学院发〔2021〕2号
教学管理	关于提高临床教学质量实施意见补充规定的通知	医学部发〔2012〕7号
	关于下发《浙江大学医学院学术论文发表规范(修订稿)》《浙江大学医学院关于加强科研行为规范管理的规定(修订稿)》的通知	医学院发〔2017〕19号
	浙江大学医学院关于印发《医学院关于实施高水平教育教学成果奖培育项目的通知》的通知	医学院发〔2019〕5号
	浙江大学医学院关于印发《浙江大学医学院研究生转导师、转专业实施细则(试行)》的通知	医学院发〔2019〕25号
	浙江大学医学院关于成立学科评估领导小组和工作小组的通知	浙大医学院发〔2020〕6号
	浙江大学医学院关于教师申请研究生招生资格的实施细则	浙大医学院发〔2020〕8号
	浙江大学医学院印发《浙江大学医学院关于进一步推进课程思政建设的实施方案》的通知	浙大医学院发〔2021〕18号

续表

类别	文件名称	发文文号
学位管理	关于印发《浙江大学医学院研究生学位论文答辩与学位申请有关规定》的通知	医学院发〔2014〕32号
	浙江大学医学院印发《浙江大学医学院研究生学位申请实施细则（试行）》的通知	浙大医学院发〔2021〕24号
学术规范管理	关于成立医学院学术委员会的通知	医学院发〔2014〕30号
学科建设	浙江大学医学院关于调整部分学科学位点负责人及秘书的通知	医学院发〔2014〕4号
	医学院关于调整学术委员会组成人员的通知	医学院发〔2017〕22号
	医学院关于调整学术委员会组成人员的通知	医学院发〔2018〕12号
	浙江大学医学院关于调整医学院学术委员会组成人员的通知	医学院发〔2019〕10号
	浙江大学医学院关于成立医学院临床医学专业建设委员会及下设工作小组的通知	医学院发〔2019〕16号
	浙江大学医学院关于印发《浙江大学医学院学术委员会章程》的通知	浙大医学院发〔2020〕2号

八、研究生资助工作

研究生资助类型包括学业奖学金、岗位助学金（包括助研、助教、助管津贴）以及助学贷款、困难补助、专项助学金等，获得岗位助学金的研究生应当完成研究生培养所要求的科学研究、教学实践等工作。

2013年，根据《财政部　国家发展改革委　教育部关于完善研究生教育投入机制的意见》（财教〔2013〕19号）和《财政部　教育部关于印发〈研究生学业奖学金管理暂行办法〉的通知》（财教〔2013〕219号），学校设立浙江大学研究生学业奖学金（简称研究生学业奖学金）。研究生学业奖学金标准为：博士研究生10000元/学年，硕士研究生8000元/学年，按照学制年限奖励。

研究生岗位助学金用于资助研究生基本生活，包括学校资助部分（含国家助学金和学校统筹经费）、导师资助部分。2014年，根据《关于印发浙江大学研究生资助管理办法（试行）的通知》（浙大发研〔2014〕81号），学校资助部分博士研究生标准为中期考核前1300元/月，中期考核通过后2100元/月，硕士研究生标准为700元/月；导师资助部分博士研究生标准为中期考核前500元/月，中期考核通过后800元/月，硕士研究生标准为100元/月。从2017年3月起，根据《财政部　教育部关于进一步提高博士研究生国家助学金资助标准的通知》（财科教〔2017〕5号）要求，提高全国研究生招生计划内的全日制博士研究生（有固定工资收入的除外）岗位助学金标准如下：中期考核前提高至每生每月1550元，中期考核通过后提高至每生每月2350元。

为吸引更多优秀的“985”“211”高校推荐免试本科毕业生来浙江大学医学院攻读研究生，2015年学院制定《浙江大学医学院关于调整硕士研究生岗位助学金的通知》，调整学院统招硕士研究生岗位助学金资助额度，自2015级起统招硕士研究生岗位助学金调整为 1300 元/月；设立“免试研究生新生奖学金”资助优秀研究生新生，免试直接攻读博士研究生的新生奖学金 2 万元/人，免试硕士研究生的新生奖学金 1 万元/人，分两年发放。根据 2021 年 2 月学院下发的《浙江大学医学院关于调整免试研究生新生奖学金的通知》规定，自 2022 级起，取消免试硕士研究生新生奖学金，直接攻读博士研究生（不含长学制）的新生奖学金 2 万元/人，分两年发放。同年 11 月，医学院党政联席会议决定自 2022 级起取消医学院免试直接攻读博士研究生新生奖学金。

第六章
留学生教育

医学院自2006年开设来华留学生临床医学专业本科教育（英语授课）项目（简称MBBS项目）成建制招收来华留学生以来，充分利用综合性大学资源优势，不断优化课程体系，培养了一批临床能力强并具备良好职业素养和专业胜任能力的医学本科毕业生。在2013年、2019年教育部组织的两次MBBS项目专项巡查中，教育部专项工作组对学校MBBS项目给予了高度评价。MBBS项目是学校招收国际学生人数最多的本科项目，也是学校最具代表性的成建制英语授课国际学生品牌项目。

一、招生

近十年来，MBBS项目入学标准不断提高，申请者须提供官方出具的高中成绩单或本国大学入学考试成绩单，其中数学、物理、化学、生物等课程须达到一定分数要求，并且在此基础上新增了A-level、IB考试、SAT等国际标准化考试成绩证明作为入学申请材料。2019年起，将雅思、托福等国际英语考试成绩纳入必须提供的材料之中，即母语为非英语的申请者，须有雅思学术类（不低于6.0，各单项不低于5.0）、托福（网络考试Internet based不低于70分，各单项不低于15分）或其他同等水平英语测试成绩证明。

2012年至今，MBBS项目共招收了来自全世界53个国家的1007名国际学生，有11届700余名学生毕业，生源分布较广，生源结构不断优化。近十年来，生源国增加了斯里兰卡、伊朗等南亚、中东国家，以及摩洛哥、瑞士、德国、巴西等欧美国家。近十年来，在校生常年保持在500人左右规模，占全校本科国际学生比例增加至约20%，相比2012年之前翻了一番。每年录取学生80—100人，其中2020年和2021年，学校MBBS项目招生计划名额达到110人，为全国45所教育部认证开办MBBS项目高校中招生计划人数最多的学校。目前MBBS项目在校生534人，生源分布较广，“一带一路”国家生源占比约80%，其中人数排名前五的国家为泰国、伊朗、斯里兰卡、印度和印度尼西亚。

2012—2019年，医学院MBBS项目不断深化招生机制改革，优化招生布局。2020年，制定了《医学院MBBS项目留学生招生工作改进方案》，成立了招生工作组专门负责MBBS项目国际学生招生事宜，进一步做好MBBS留学生招生工作，实现医学院MBBS留学生结构持续优化、生源质量不断提高，并首次试点进行了申请者视频面试考核制度，旨在进一步测试申请者英语交流能力、中文水平，以及反应能力、学习动机、个性倾向等综合素质，以期对申请者形成更为全面的评价。

2021年，进一步健全视频面试考试制度，将视频面试覆盖所有申请者，聘请临床医学院专家和留学生教育办管理人员共同组成面试小组，优化选拔机制，综合招生计划、学生申请材料审核情况、学生高中阶段成绩、国际标准化考试成绩、面试成绩等因素分批完成录取工作，进一步保障了生源质量。MBBS项目招生视频面试也已成为学校国际学生招生的典范，并且也已成为医学院不断巩固和提高MBBS项目生源质量的重要途径之一。2012—2022年医学院MBBS项目招生情况见表1-6-1。

表1-6-1　2012—2022年医学院MBBS项目招生情况

单位：人

项目		2012级	2013级	2014级	2015级	2016级	2017级	2018级	2019级	2020级	2021级	总数
性别	男	48	36	39	33	43	39	39	36	38	30	381
	女	45	55	58	56	46	55	59	58	63	51	546
生源国	泰国	25	32	27	19	17	23	9	15	15	12	194
	印度	9	4	4	24	17	15	3	2	4	1	83
	巴基斯坦	0	0	1	2	0	0	2	3	5	2	15
	巴林	19	25	8	7	1	0	0	0	0	0	60
	斯里兰卡	0	0	1	0	1	20	30	17	9	14	92
	伊朗	0	1	1	0	0	4	14	26	37	21	104
	其他亚洲国家	16	12	36	25	47	23	35	19	16	19	248
	美洲	11	2	3	1	0	2	1	3	4	6	33
	欧洲	5	3	2	2	1	0	0	0	4	2	19
	大洋洲	2	1	0	1	0	1	0	1	2	0	8
	非洲	6	11	14	8	5	6	4	8	5	4	71
总数		93	91	97	89	89	94	98	94	101	81	927

二、教学计划与课程设置

从2014年起，MBBS项目学制改为六年，修业年限为6—8年，毕业最低学分为243分，其中专业课程228学分（包括专业必修课程174学分，专业选修课程2学分，实践教学环节52学分）。2014级起，学生进入临床实习前须通过汉语水平考试（HSK）4级（195分以上）及汉语水平口语考试（HSKK）中级。2016级起，培养方案中增加“医学汉语”系列课程，汉语课程和医学汉语课程贯穿临床实习前教学全过程，以满足留学生在华学习、实践和生活需要。为进一步全方位提高国际学生汉语水平，2020级起，新增“HSK综合”课程并纳入培养方案，定为专业必修课。

MBBS项目依托医学院5家附属医院和3家社区医院为临床实习基地，实习时间为48—52周，包括48周通科轮转（其中44周为指定轮转科室，4周为必须选修轮转科室）和4周选修轮转。结合来华留学生教育的规律和特点，参照来华留学生来源国的医疗卫生需求、疾病谱和流行病特征及执业医师资格考试的规定和核心内容，2014 级起，明确全科医学为项目学生必修课，安排在社区医院进行实习，并统一纳入 44 周指定轮转科室计划；2016 级起，增加临床技能考试作为毕业考试的一部分。

2016 级起，规定来华留学生须在本校附属医院完成临床实习。考虑到全球疫情的持续影响，2021 年制定《新冠疫情下医学院 MBBS 项目留学生海外实习补充规定》，在疫情特殊条件下，允许无法返校的留学生在海外教学医院进行临床实习，并进一步统筹好实习教学组织管理工作，确保实习教学有序平稳推进。留学生正常返校后，必须在学校附属医院完成临床实习。

近十年来，医学院针对 MBBS 项目建立了完善的教学质量保障和监督体系，包括制定教学质量评价体系及考核办法，实行三级听课制度、教学督导制度，开展教学检查、评教、评学等。医学院每年组织和支持教师参与各种英语授课培训，不断加强师资队伍建设。医学院 MBBS 课程计划调整情况见表 1-6-2。

表 1-6-2　医学院 MBBS 课程计划调整情况

课程分类	课程名称	学分	开课学期	开课年级	调整类型	备注说明	调整汇总
大类课程（15 学分）	Basic Mathematics for Medicine Ⅰ	1.5	秋	自 2014 级起	新增		新增 15 学分
	Introduction to Modern Biological Science	2	秋冬	自 2014 级起	新增		
	General Physics	3	秋冬	自 2014 级起	新增		
	Basic Mathematics for Medicine Ⅱ	1.5	冬	自 2014 级起	新增		
	General Physics Lab	1	春	自 2014 级起	新增		
	Cell Biology	3	春夏	自 2014 级起	新增		
	Organic Chemistry	3	春夏	自 2014 级起	新增		
中文课程（45 学分）	Chinese Ⅰ，Ⅱ，Ⅲ，Ⅳ	24	秋冬春夏	自 2012 级起	无变动		29 学分调整至 45 学分
	Survey of China	3	秋冬	自 2012 级起	无变动		
	Medical Chinese	2	秋冬	2017 年 9 月	停开	用医学汉语系列课程替代	
	Medical Chinese Ⅰ，Ⅱ，Ⅲ，Ⅳ，Ⅴ	15	秋冬春夏	自 2016 级起	新增		
	HSK 综合	3	秋冬	自 2020 级起	新增		

续表

课程分类		课程名称	学分	开课学期	开课年级	调整类型	备注说明	调整汇总
专业课程（129学分）	基础医学类（54.5学分）	Biochemistry	4.5	秋冬	自2012级起	无变动		53.5学分调整至54.5学分
		Histology & Embryology	4.5	秋冬	自2012级起	无变动		
		Systematic Anatomy	5	秋冬	自2014级起	课程名称更正		
		Biochemistry Lab	1.5	春	自2012级起	无变动		
		Medical Genetics	2	春	自2012级起	无变动		
		Physiology	7	春夏	自2012级起	无变动		
		Regional Anatomy	3	春夏	自2014级起	课程名称更正		
		Medical Immunology	2.5	秋	自2012级起	无变动		
		Pathology	6	秋冬	自2012级起	无变动		
		Medical Microbiology & Parasitology	5	秋冬	自2012级起	无变动		
		Pathophysiology	2.5	春	自2012级起	无变动		
		Pharmacology	6	春夏	自2012级起	无变动		
		Forensic medicine	3	夏	自2013级起	课程学分变更	原2学分调整至3学分	
		Biomedical Informatics	2	秋	自2014级起	新增		
	临床医学类（61.5学分）	Internal Medicine Ⅰ	6	春夏	自2012级起	无变动		58.5学分调整至61.5学分
		Basic Traditional Chinese Medicine	2	秋	自2012级起	无变动		
		Surgery Ⅰ	3	秋冬	自2014级起	课程学分变更	原4.5学分调整至3学分	
		Surgery Ⅱ	4.5	春夏	自2012级起	无变动		
		Radiology	4	春夏	自2012级起	无变动		
		Obstetrics & Gynecology	4.5	春夏	自2012级起	无变动		

续表

课程分类		课程名称	学分	开课学期	开课年级	调整类型	备注说明	调整汇总
专业课程(129学分)	临床医学类(61.5学分)	Internal Medicine Ⅱ	6	春夏	自2012级起	无变动		58.5学分调整至61.5学分
		Infectious Diseases	2	秋	自2012级起	无变动		
		Otorhinolaryngology	1.5	秋	自2012级起	无变动		
		Pediatrics	4.5	秋冬	自2012级起	无变动		
		Internal Medicine Ⅲ	6	秋冬	自2012级起	无变动		
		Surgery Ⅲ	4.5	秋冬	自2012级起	无变动		
		Ophthalmology	1.5	冬	自2012级起	无变动		
		Emergency Medicine	2	冬	自2016级起	课程学分变更	原1.5学分调整至2学分	
		Dermatology and Venereology	2	春	自2012级起	无变动		
		Psychiatry	2	春	自2012级起	无变动		
		Neurology	2	春	自2012级起	无变动		
		Stomatology	1.5	春	自2012级起	无变动		
		Clinical Training	2	春	自2013级起	新增		
	社会科学与公共卫生类(13学分)	Medical Psychology	2	夏	自2012级起	无变动		11学分调整至13学分
		Biostatistics	2	夏	自2012级起	无变动		
		Preventive Medicine	3	秋冬	自2012级起	无变动		
		Social Medicine & Ethics	2	冬	自2012级起	无变动		
		Epidemiology	2	冬	自2012级起	无变动		
		Community Medicine	2	夏	自2014级起	选修调整为必修		

续表

课程分类		课程名称	学分	开课学期	开课年级	调整类型	备注说明	调整汇总
选修课程（2学分）	全校开设的课程均可修读	History of Medicine	2	春	自 2012 级起	无变动		4 学分调整至 2 学分
		Medical Philosophy	2	春	自 2018 级起	新增		
		Global Health	2	夏	自 2017 级起	新增		
实践教学环节	早期接触临床（1 学分）	Early Clinical Contact	1	夏	自 2016 级起	新增		
临床实习（48 学分）	必修（44 学分）	Internal Medicine Clerkship	12	秋冬春夏	自 2012 级起	无变动		38 学分调整至 44 学分
		Surgery Clerkship	8	秋冬春夏	自 2012 级起	无变动		
		Obstetrics & Gynecology Clerkship	6	秋冬春夏	自 2012 级起	无变动		
		Pediatrics Clerkship	6	秋冬春夏	自 2012 级起	无变动		
		Neurology Clerkship	2	秋冬春夏	自 2012 级起 无	变动		
		Community Diseases Clerkship	2	秋冬春夏	自 2017 级起	选修调整为必修		
		Emergency Medicine Clerkship	2	秋冬春夏	自 2012 级起	无变动		
		Communicable Diseases Clerkship	2	秋冬春夏	自 2012 级起	无变动		
		Orthopedics Clerkship	2	秋冬春夏	自 2014 级起	选修调整为必修		
		Psychiatry Clerkship	2	秋冬春夏	自 2014 级起	选修调整为必修		
	选修（4 学分）	Clinical Pathology Clerkship	2	秋冬春夏	自 2012 级起	无变动		10 学分调整至 4 学分
		Otorhinolaryngology Clerkship	2	秋冬春夏	自 2012 级起	无变动		
		Medical Imaging Clerkship	2	秋冬春夏	自 2012 级起	无变动		
		Anorectal Surgery Clerkship	2	秋冬春夏	自 2012 级起	无变动		
		Anesthesiology Clerkship	2	秋冬春夏	自 2012 级起	无变动		
		Urology Surgery Clerkship	2	秋冬春夏	自 2012 级起	无变动		

续表

课程分类		课程名称	学分	开课学期	开课年级	调整类型	备注说明	调整汇总
临床实习（48学分）	选修（4学分）	Dermatovenereology Clerkship	2	秋冬春夏	自2012级起	无变动		10学分调整至4学分
		Neurosurgery Clerkship	2	秋冬春夏	自2012级起	无变动		
		Cardiothoracic Surgery Clerkship	2	秋冬春夏	自2012级起	无变动		
		Ophthalmology Clerkship	2	秋冬春夏	自2012级起	无变动		
		Plastic Surgery Clerkship	2	秋冬春夏	自2012级起	无变动		
		Surgical Oncology Clerkship	2	秋冬春夏	自2012级起	无变动		
		Burn Surgery Clerkship	2	秋冬春夏	自2012级起	无变动		
		Rheumatology Clerkship	2	秋冬春夏	自2012级起	无变动		
分阶段考试（3学分）		Basic Medical Sciences Exam	1	冬	自2012级起	无变动		2学分调整至3学分
		Clinical Sciences Exam	1	夏	自2012级起	无变动		
		Comprehensive Clinical Skills Exam	1	夏	自2018级起	新增		
总学分要求		243						

三、管理

2012年起，医学院通过推进国际学生教育管理机制体制改革，逐步将管理模式从以课程为主向以院系为主推进。医学院设有留学生教育办公室（2022年起，职能划归本科生教育办公室），统筹MBBS项目国际学生教学管理工作，医学院各院系（基础医学系、公共卫生学院、第一临床医学院、第二临床医学院、第三临床医学院、妇产科学院、儿科学院教学部门）分别设有专人管理国际学生教学事务。为了确保课程任务的有效落实，加强课程的过程管理，提高课程的教学质量，学院为临床医学（留学生）每门课程配备了一名教学秘书，并制定了《关于临床医学（留学生）课程教学秘书和助教岗位的管理办法》。为进一步激发广大教师教学积极性，提升医学教育质量，2020年起，上调教师课酬基本标准，并鼓励各院系在此标准上进一步上浮。

2016年，制定了《MBBS项目留学生班主任工作规定》，为每个年级的留学生配备了年级主任。2019年，创新国际学生临床班主任工作制度并制定《医学院留学生临床班主任工作规定》和《医学院留学生临床班主任考核细则》，从各临床医学院选聘优秀的临床医生担任每个年级三个行政小班的班主任，为学生提供学习习惯、医学知识及升学就业等方面的指导。

2016年，制定《浙江大学医学院临床医学（留学生）奖学金评定及管理办法》，设立全校首个院设留学生专项奖学金，奖学金覆盖率达20%，进一步激发了留学生刻苦学习、奋发向上的精神，促进其综合素质全面发展。

四、师资培训与课程建设

医学院作为教育部来华留学英语师资培训中心（医学），自2016年起，共承担了10期英语师资培训，培训了来自全国各医学院校的429名英文授课教师，进一步提高了我国高校来华留学临床医学本科教育教学质量和教师英语授课技能，提升了项目教材选编和课程设置水平。

医学院2017年正式成为中国教育国际交流协会国际医学教育分会的副理事长单位，积极参与来华留学生医学本科教育（英语授课）质量控制标准制定，主编了《精神病学》《急诊医学》《全科医学》《传染病学》等4门MBBS教学大纲，积极推进全国来华留学医学教育高质量发展。

MBBS项目始终坚持推进一流课程建设，"病理学"和"医学免疫学""妇产科学"等三门课程分别于2013年和2016年获来华留学生全英文品牌课程；2019年，"系统解剖学"获省级精品在线开放课程、国家级一流本科课程；2020年，"妇产科学"获浙江大学一流本科课程，"精神病学""药理学实验""全球卫生"获校级MOOC立项；2020—2021年，"内科学""妇产科学""急诊医学"等3门课程获来华留学生临床医学本科专业教育（英语授课）精品在线课程；2021年，"妇产科学"获省级一流本科国际化课程，"儿科学"获浙江大学第二批本科线上线下混合式课程培育项目，"中医学""遗传学""妇产科学"获浙江大学第二批高水平国际化课程，"病理生理学"成功申报了2021春季环太平洋大学联盟线上交换项目。

在全国MBBS项目青年教师全英文授课比赛中，医学院教师连续三届获得比赛最高奖项，其中公共卫生学院赵璐老师获2016年大赛特等奖，第二临床医学院葛子瑜老师获2019年大赛一等奖，第二临床医学院任礽老师获2021年大赛一等奖。

第七章

毕业后医学教育和继续医学教育

一、组织架构

2013年，部门名称从医学部继续教育中心调整为医学院继续医学教育科。2018年12月调整为毕业后医学教育办公室，主要负责医学院毕业后医学教育和继续医学教育工作。2022年4月，部门拆分为毕业后医学教育办公室和继续教育中心，其中毕业后医学教育主要承担住院医师规范化培训行政相关工作，隶属教学办公室，受浙江省卫生行政部门和中国医师协会等行业管理部门的业务指导；继续教育中心主要承担医学及大健康相关培训工作，承担国家医学考试中心隶属的执业医师考试任务，其校级管理部门为学校继续教育管理处。

二、毕业后医学教育

（一）住院医师规范化培训

1.部门职能

住院医师规范化培训是毕业后医学教育的重要组成部分。2011年，浙江省率先推出新模式住院医师规范化培训，形成了在省毕业后医学教育委员会的统一领导下，实行分层分级、属地化和统分结合的管理模式。在浙江省卫生健康委员会（简称卫健委）的指导下，学院参与省级层面新模式住院医师规范化培训的建设性工作，如培训专业的大纲修订、培训基地标准制定、培训考试方案设计、住院医师带教师资培训等。2010年制度建设之初，参与编写《浙江省住院医师规范化培训制度建设实践》。2014年始，参与结业考核方案与各项评分表的设计，参编《住院医师规范化培训——临床实践能力结业考核规程》。组织附属医院专家参与临床实践能力考核的各类命题，组织专家撰写临床实践能力考核SP病例脚本等，并承担全省的临床实践能力考核考官培训工作。

根据浙江省属地化管理的原则，部门负责附属医院各培训基地的管理，如组织基地申报、招录报名、年度考核、结业考试资格审核及考试实施、结业证书发放相关任务。在制度建设之初，部门和附属医院通过不定期例会、讨论协商，在住院医师的经费管理、人事保障、执业注册、请假制度等问题上做了统一的规定和要求。2018年，由方向明、陈韶华主编，附属医院教师参与编写的《住院医师规范化培训你问我答》出版。

同时，部门继续承担老模式住院医师规范化培训的培训、考核、发证等工作，履行浙江省继续医学教育中心的工作，2012—2020 年，共核发浙江省临床住院医师规范化培训合格证书 13308 人。

在中国医师协会指导下，部门积极选派专家参与国家住院医师规范化培训基地评估工作，承办教学主任和教学管理人员的培训任务，还参与了中国医师协会组织的住院医师规范化培训专业基地标准、住院医师规范化培训内容与标准修订工作，参加了中国医师协会组织开展的《住院医师规范化培训教学活动指南》编写工作。

2. 培训基地

2011 年，组织 6 家在杭附属医院进行培训基地和专业基地的申报，6 家附属医院均获批浙江省住院医师规范化培训基地并开始招录住院医师。2011—2021 年共招录 11263 人，8669 人结业并获得国家级住院医师规范化培训证书。

2013 年，国家建立住院医师规范化培训制度。2014 年，开展国家级住院医师规范化培训基地申报，附属第一医院、附属第二医院、附属邵逸夫医院、附属妇产科医院、附属儿童医院、附属口腔医院成为首批国家级住院医师规范化培训基地，同时获批了 56 个专业基地。2015 年，组织申报国家级住院医师规范化培训示范基地，附属第一医院成为全国首批 24 家示范基地之一。2021 年，附属第四医院成功获批为第三批国家级住院医师规范化培训基地。至此，学校的 7 家附属医院均为国家级住院医师规范化培训基地。

3. 专业基地

2011 年，浙江大学医学院在杭 6 家附属医院获批省级住院医师规范化培训基地，同时获批的培训专业有内科、外科、妇产科、儿科、急诊科、神经内科、皮肤科、眼科、耳鼻咽喉科、精神科、小儿外科、康复医学科、麻醉科、医学检验科、临床病理科、口腔科、全科医学科、医学影像等 18 个。2016 年，按国家要求，将医学影像专业分设放射科、超声医学科、核医学科三个培训专业；2017 年，国家新增骨科、神经外科、肿瘤放射等三个专业；2020 年再增重症医学专业，学校的培训专业覆盖了除助理全科外的所有专业。医学院国家级住院医师规范化培训基地和培训专业获批情况见表 1-7-1。

表 1-7-1　医学院国家级住院医师规范化培训基地和培训专业获批情况

	内科	外科	妇产科	儿科	急诊科	神经内科	皮肤科	眼科	耳鼻咽喉科	精神科	小儿外科	康复医学科	麻醉科	医学检验科	临床病理科	口腔科	全科医学科	助理全科	放射科	超声医学科	核医学科	骨科	神经外科	放射肿瘤科	重症医学
附属第一医院	√	√	√	√	√	√	√	√	√	√		√	√	√	√	√	√		√	√	√	√	√	√	√

续表

	内科	外科	妇产科	儿科	急诊科	神经内科	皮肤科	眼科	耳鼻咽喉科	精神科	小儿外科	康复医学科	麻醉科	医学检验科	临床病理科	口腔科	全科医学科	助理全科	放射科	超声医学科	核医学科	骨科	神经外科	放射肿瘤科	重症医学
附属第二医院	√	√	√	√	√	√	√	√	√	√		√	√	√	√	√	√		√	√	√	√	√	√	√
附属邵逸夫医院	√	√	√		√	√	√	√	√	√		√	√	√	√	√	√		√	√	√	√	√	√	√
附属第四医院	√	√	√			√							√			√	√		√	√		√			
附属妇产科医院			√										√		√					√					
附属儿童医院				√							√		√			√			√						
附属口腔医院																√									

2011 年，医学院开始新模式住院医师的招录，2011—2021 年共招录 11263 人，8669 人结业并获得国家级住院医师规范化培训证书。2020 年，国家开展重点专业基地评审，学校入选首批国家重点专业基地 8 个；2021 年，第二批国家重点专业基地遴选，学校入

选 14 个专业基地。浙江大学共有 22 个国家住培重点专业基地，数量居全国高校首位。医学院国家住院医师规范化培训重点专业基地入选情况见表 1-7-2。

表 1-7-2　医学院国家住院医师规范化培训重点专业基地入选情况

培训医院	2020 年重点专业基地培训专业			2021 年重点专业基地培训专业				
附属第一医院	全科			内科学	外科	康复医学	急诊	临床病理
附属第二医院	全科	麻醉	精神科	内科学	外科	康复医学	急诊	临床病理
附属邵逸夫医院	全科	妇产科		内科学	外科	康复医学		
附属妇产科医院		妇产科						
附属儿童医院		儿科						
附属口腔医院				口腔科				

4. 考核

2012 年起，学院开展附属医院的住院医师规范化培训年度考试，制定年度考核方案，组织考核及成绩上报。同时对住院医师规范化培训基地进行基地评估和指导及年度考核，指导和督促培训基地和专业基地的工作。

2012 年起，浙江大学开始承担浙江省住院医师规范化培训的结业考核工作。同年 12 月，组织首次新模式住院医师规范化培训临床实践能力考试。2012—2021 年，浙江大学共承担了 21362 人次的结业理论考试和临床实践能力结业考试任务。

5. 师资培训

2013 年 4 月，学院首次面向浙江全省开展住院医师规范化培训师资培训。至 2022 年 6 月，共有 12170 人次参加了培训。2016 年开始，在浙江省卫健委科教处的指导下，探索住院医师规范化培训高级师资培训，设计模块化、小班化、专业化的高级师资培训模式，侧重从临床教学能力、考核评估能力和教学研究能力三个模块提高师资的教学能力和水平。2017 年启动第一模块，2018 年启动第二模块，2019 年启动第三模块。2019 年 12 月，浙江省首批 284 位高级师资完成三个模块的培训，在浙江大学医学院顺利结业，获得由浙江省卫健委统一颁发的浙江省住院医师规范化培训高级师资培训证书。截至 2022 年 6 月，已有 6826 人次的带教师资参加了高级师资各个模块的培训。浙江大学积极支援西部地区开展师资培训，2015—2021 年，先后选派了师资赴贵州、内蒙古、新疆、西藏等地，指导当地的师资培训，促进西部地区师资水平提高。

6. 支援西部

为新疆维吾尔自治区培养住院医师，2015—2019 年，共有 4 批次 59 名新疆住院医师在附属第一医院、附属第二医院、附属邵逸夫医院培训。在基地建设方面，2016—2017 年，通过奔赴新疆现场指导、举办师资培训、结业考核指导、远程视频对接和交流沟通，医学院为新疆答疑解惑，提供改进方案，不断完善住院医师规范化培训基地建设，助力新疆生产建设兵团第一师医院在2017年获评第二批国家级住院医师规范化培训基地。

（二）专科医师规范化培训

2015年，国家卫生和计划生育委员会等8部门发文开展专科医师规范化培训试点，开放9个专科医师培训试点专业：心血管病学、呼吸与危重症医学、神经外科、重症医学、老年医学、新生儿围产期医学、普通外科学、小儿麻醉学、口腔颌面外科学。2017年，学院第一批获批的专科基地有附属第一医院（神经外科、心血管病学、呼吸与危重症医学）、附属第二医院（神经外科、心血管病学、呼吸与危重症医学）、附属邵逸夫医院（呼吸与危重症病学）；2018年，附属第一医院4个专业（重症医学、老年医学、普通外科学、口腔颌面外科学）、附属第二医院3个专业（重症医学、普通外科学、口腔颌面外科学）、附属邵逸夫医院1个专业（普通外科学）、附属儿童医院（新生儿围产期医学、小儿麻醉学）获批第二批国家级专科医师规范化培训基地。至此，学院已经获得17个国家级专科医师规范化培训基地，覆盖所有正在试点的国家级专科医师规范化培训（简称专培）门类。医学院国家级专科医师规范化培训基地获批情况见表1-7-3。

表1-7-3　医学院国家级专科医师规范化培训基地获批情况

培训医院	心血管病学	呼吸与危重症医学	神经外科	重症医学	老年医学	新生儿围产期医学	普通外科学	小儿麻醉学	口腔颌面外科学
附属第一医院	√	√	√	√	√		√		√
附属第二医院	√	√	√	√			√		√
附属邵逸夫医院		√					√		
附属儿童医院						√		√	

（三）临床医学博士后

2015年，在人力资源和社会保障部（简称人社部）、卫健委等部门的大力支持下，浙江大学成为全国首家“临床医学博士后”培养项目试点实施单位。当年进行了首批招生，覆盖内科、儿科、神经内科、外科、神经外科、骨科、儿外科、妇产科、眼科、耳鼻咽喉科、麻醉科、放射科、超声医学科、放射肿瘤科、口腔医学科等36个临床学科。在管理上，形成了由学校—学院—附属医院联合管理的模式，制定了一大批的管理规范和制度，如《临床医学博士后管理办法》《浙江大学临床医学博士后培养内容与标准》，有序推进临床博士后项目的发展。不断完善过程培养，创建以岗位胜任力为导向的全方位课程培养体系。积极探索出站考试，有效评估临床博士后的水平。

2018年，23名2015级临床医学博士后作为中国第一批临床医学博士后，如期完成了全部的培养计划，顺利出站。同年9月，项目率先通过人社部专家组评估。同年11月，教育部副部长林蕙青同志来学校调研时对项目给予充分肯定，并要求学校形成经验总结，在全国示范推广。

2019年11月，举办全国临床医学博士后论坛，邀请北京协和医学院、北京协和医院、上海交通大学、复旦大学、中山大学等各家单位管理者和博士后前来交流，为综合性大学的医学院校提供可复制可借鉴的模式。

至2021年，学院共招收临床医学博士后351名，出站117名。经过临床博士后项目的培训和学习，临床医学博士后在临床、教学、科研等方面取得了很好的成绩。截至2021年12月，临床医学博士后在站期间主持国家自然科学基金（青年项目）、中国博士后科学基金等课题共计343项，累计获得资助4465.8万元，其中国家自然科学基金资助率达45%；以第一作者或通讯作者发表高水平的研究论文534篇，累计影响因子2700.9分，最高影响因子（Article）20.8分；授权专利35项。多人获得国家科学技术进步奖、教育部科学技术进步奖、浙江省科学技术进步奖，以及“中国五四青年集体奖章”“全国科技系统抗击新冠疫情先进个人”等荣誉称号。

2020年3月，全国博士后管委会办公室发布公告：肯定浙大医学院临床医学博士后培养五年成绩，并将该模式进一步推广应用，在全国范围内扩大招收数量和规模，加大对临床医学博士后的倾斜支持。

2021年，“临床医学博士后培养体系的构建与实践”获浙江大学教学成果一等奖。

三、继续医学教育

（一）医学人才培养

医学院继续教育中心（简称中心）于2013年创新研制了“医疗系统学科人才高级研修班”，项目通过一对一导师制，1个月集中理论学习+X个月临床实践，为各地培养学术视野宽、创新能力强、学科引领佳的医疗系统学科带头人与后备人才队伍。项目取得了很好成效，于2019年获批浙江大学首批继续教育品牌项目。截至2022年，已成功举办8期，结业学员214人，有9位入选浙江省卫生高层次人才。

（二）临床师资培养

师资能力提升培训是继续医学教育的重要部分，中心自2012年起承担浙江省住院医师规范化培训师资培训工作，并于2017年进阶到“模块化、专业化、小组化”住培高级师资培训新模式，通过理论授课、工作坊与临床教学实践相结合的方式，进一步提高临床带教师资的教学技能和水平，师资培训范围涵盖浙江、海南、重庆、新疆、贵州、湖北等多个省份，培育了近3万名临床带教师资。

（三）其他社会服务项目

2016年，成立“浙江大学医学院继续教育中心南疆分中心”，通过多次点对点帮扶提升当地临床师资带教水平及医院教学管理能力。2022年，贯彻落实《贵州省人民政府 浙江大学深化合作协议》精神，通过“线上+线下+送教上门”方式积极帮扶师资能力提升，为贵州省技能大赛提供核心技术支持，并荣获“特殊贡献奖”。

拓展继续教育培训覆盖面，逐步开展医院管理人员培训、专项技能培训、大健康领域卫生人才培训等。2019—2022 年，先后多次举办衢州市、重庆市、四川省剑阁县、四川省甘孜州等地市卫健系统管理干部培训班。2021 年，杭州市企业经营管理人才培训（杭商学堂）之大健康产业高级人才研修班竞标成功，将培训对象扩大至大健康产业的医药卫生领域，进一步拓宽了继续教育的覆盖面和影响力。

四、全科医师培养

浙江大学一直是浙江省全科医师培训的基地。2012—2016 年，经过培训和考核，有 6739 名全科转岗医师获得了浙江省全科医师岗位培训合格证书。全科骨干师资从 2012 年第三期到 2016 年第六期结业，共计培训 601 人。2017 年，浙江省推行新型的全科转岗培训，浙江大学作为培养单位之一，承担理论培训、临床实践培训等任务，继续为全省全科人才培养努力。

五、远程教育

浙江大学远程医学学历教育 2001 年首次招生，2018 年停止招生。远程医学教育中心在学校继续教育学院的统一管理下，开展远程教育的各项工作，有护理学和药学两个专业，含高中起点专科、高中起点本科、专科起点本科、第二本科四个层次。医学院远程教育秉承浙大的求是学风、严谨教学、严把质量关，在继续教育学院每年开展的评奖评优活动中均获得了多项奖励，深受用人单位和学生的好评。2012—2022 年共有 3124 名学生毕业，有 773 名学生获得了学士学位。

六、全国性的医学考试工作

（一）全国执业医师考试

医师资格考试是国家行业准入考试。浙江大学医学院作为国家医师资格考试浙江省省直考点和实践技能考试基地（简称浙大考试基地），自 1999 年始，考点一直承担着学校各附属医院、浙江省中医药大学各附属医院、省级（直）各医疗机构的医师资格考试报名、实践技能考试及医学综合考试的考务组织和执考任务。2020 年起，湖州地区的考生纳入学校考点考试，2011—2022 年学校累计承担了 34612 人次的考试。浙大考试基地考务组织规范有序，2013—2018 年连续 6 次获得省级优秀考点称号。2015 年，浙江大学医学院考点获批国家级医师资格考试实践技能考试与考官培训基地称号。2016 年，考点积极探索考务管理信息化改革与创新，引入智能化考务管理系统，采用人脸识别系统、智能抽签系统、iPad 打分系统等信息化技术，实现考试无纸化评分。2018 年，考点申报“国家级实践技能考试基地（临床类别）”，再次成功获批，成为浙江省 5 个临床类别国家级考试基地之一。

（二）全国卫生专业技术考试

浙江大学是浙江省卫生专业技术考试考点之一，考点由学校人事处牵头，协同医学院、附属医院共同完成考试的报名和考试实施工作。2011 年起，考试报名由学院人事部门负责，医学院继续教育中心承担考试的具体实施工作。2011—2022 年，累计承担近 39595 名考生的考试工作。

全国卫生专业技术考试为国家机密级、秘密级考试，保密要求高，浙江大学严格按照国家相关规定进行管理，同时做好考试的协调、实施、考生服务及应急预案等工作，确保考试工作规范有序平稳进行。多年来，浙江大学的考试工作也得到了省里的肯定，并于 2011 年、2019 年、2021 年三次被评为优秀考点。

第八章
学科建设与科学研究

一、学科建设

（一）学科评估

学科评估是教育部学位与研究生教育发展中心按照国务院学位委员会和教育部颁布的《学位授予与人才培养学科目录》，对全国具有博士或硕士学位授予权的一级学科开展的整体水平评估，反映了我国高校学科建设总体水平和阶段性进展。

十年来，浙江大学医学学科门类坚持高质量内涵式发展，从第三轮学科评估（2012年启动）到第四轮学科评估（2016年启动），基础医学、临床医学、口腔医学、公共卫生与预防医学、护理学等五个一级学科的综合实力得到显著提升。特别是在第四轮学科评估中，临床医学获A+，并列全国第一；基础医学获A-，并列全国第四。医学院第三、第四轮学科评估情况见表1-8-1。

表1-8-1　医学院第三、第四轮学科评估情况

一级学科	第三轮学科评估		第四轮学科评估	
	整体水平得分	全国排名	评估结果	全国排名
基础医学	79	10	A-	并4
临床医学	83	并7	A+	并1
口腔医学	71	并8	B	并8
公共卫生与预防医学	73	并17	B	并11
护理学	72	并17	B+	并6

（二）“双一流”建设学科

1995年以来，我国先后实施了“985工程”“211工程”等重点建设项目，一批高水平大学建设取得重大进展。2015年，中央全面深化改革领导小组审议通过《统筹推进世界一流大学和一流学科建设总体方案》，决定统筹推进建设世界一流大学和一流学科，推动实现我国从高等教育大国到高等教育强国的历史性跨越。

2017年9月，根据国务院《统筹推进世界一流大学和一流学科建设总体方案》及教育部等三部委《统筹推进世界一流大学和一流学科建设实施办法（暂行）》，经专家委员会遴选认定，教育部、财政部、国家发展改革委研究并报国务院批准，世界一流大学和

一流学科建设高校及建设学科名单公布，本次全国共认定遴选出465个“双一流”建设学科，医学院基础医学学科位列其中。“双一流”建设每5年一个周期，2021年启动新一轮建设，医学院临床医学入选“双一流”建设学科。

基础医学作为首批“双一流”建设学科，围绕国家战略目标、国际科学前沿及区域重大需求，汇聚了一支“信念坚定、师德高尚、业务精良”的高素质教师队伍，建成国家健康与疾病人脑组织资源库、“脑与脑机融合”教育部前沿科学中心等高能级科创平台，“双一流”建设考核优秀。学科在脑科学与脑医学、感染与免疫学、分子肿瘤学、干细胞与再生医学等方向，取得系列具有国际影响力的原创成果，利用自主研发的单细胞技术平台，构建首个哺乳动物细胞和人类细胞图谱；首次使用冷冻电镜技术获得GPCR信号转导复合物的高分辨率结构，被《自然》杂志誉为结构生物学领域的里程碑；“揭示抑郁发生及氯胺酮快速抗抑郁机制”入选2018年度“中国十大科学进展”。

临床医学学科凝聚了一支由两院院士领衔、国家级高层次人才为骨干，实力雄厚、特色鲜明的高水平师资队伍，建有国家重点实验室、国家工程研究中心、国家临床医学研究中心、国际科技合作基地、国家协同创新中心等国家级科研基地。学科坚持临床问题和需求导向，在传染病、器官移植、眼科、妇儿疾病及医工信结合等领域优势特色显著，创建新发突发传染病防治“中国模式”和“中国技术”，获国家科技进步特等奖，实现我国医药卫生和高等教育领域“零”的突破；创建肝癌肝移植“杭州标准”，增加52%受益人群，成人肝移植数量全国第一；切实解决老百姓看病难、看病贵问题，三家附属医院在全国三级公立医院绩效考核中位列A++等级，数量居全国高校第一。

（三）学科交叉会聚

浙江大学顺应全球科技创新趋势和国家创新战略需求，加快推进“双一流”建设，启动实施面向2030的学科会聚研究计划（简称“创新2030计划”），充分利用学科综合优势打造交叉研究创新高地，促进学科会聚造峰和跨领域融合创新，面向未来培育一批世界领先的研究成果和优势学科。

医学院面向未来科技、产业、社会的重大需求，围绕学校“创新2030”建设总体部署及“双一流”建设的整体目标，实施脑科学与人工智能会聚研究计划（简称“双脑计划”）与精准医学会聚研究计划（简称“精准医学计划”）。

1.脑科学与人工智能会聚研究计划

2018年9月14日，“双脑计划”正式发布启动，段树民院士任首席科学家。“双脑计划”旨在探索脑认知、意识及智能的本质和自然规律，人工智能致力于以机器为载体实现人类智能，两者的发展正在呈现交叉会聚的趋势。

2018年10月，“双脑计划”举办首次浙江大学学科会聚系列论坛。2019年3月，“双脑计划”成立15个交叉创新团队，推进人文社会科学与“双脑”深度融合。团队重点建设四大研究方向：脑与决策、脑与认知、人工智能与应用、意识与伦理。同年8月，“双脑计划”发布十大科学问题，引领国内外学术界的思考，推动意识、脑与人工智能交叉领域的研究。2020 年 1 月，实现国内首例临床志愿者通过侵入式脑控机械手完成喝水、进食等动作。同年 9 月，发布亿级神经元类脑计算机重大成果。

几年来，“双脑计划”推进脑科学与人工智能的交互探索和融合创新，聚集全校生命科学、信息科学、物质科学和哲学社会科学众多领域的专家学者，开启探索脑认知、意识及智能的本质和规律。承担国家自然科学基金重点重大项目 10 余项，在*Nature*、*Neuron*、*Medicine*、*Advances*、*Brain*、*Pans* 等一大批国际高质量学术期刊上发表了学术成果，获得国家发明专利授权 20 余项，并取得了良好的经济效益和社会效益。

2. 精准医学会聚研究计划

2020 年 4 月 8 日，精准医学计划正式启动，刘志红院士任首席科学家。精准医学计划以临床重大需求为导向，聚焦重点攻关疾病，打通疾病精准诊疗的技术路线，为多层次解析疾病提供理论基础，并带动重大慢性疾病发病机制研究的突破及诊疗范式的变革。

2019 年 10 月，医学院正式成为未诊断疾病国际联盟（UDNI）成员单位，是该组织批准的中国首家UNDI成员单位（Clinical Member），牵头启动未诊断疾病中国中心建设。2020 年 7 月，浙江大学牵头建设的良渚实验室（系统医学与精准诊治浙江省实验室）正式授牌，落户浙江大学医学中心。2020 年 11 月，举办第一期精准医学大讲堂。2020 年 12 月，基因—细胞治疗与基因组医学浙江省工程研究中心正式获批。2020 年，精准医学计划探索新型人才培养模式，获批交叉学科博士研究生增量指标 5 个/年，并获批新增医学遗传学专业学位点。2021 年，建立了未诊断疾病的临床数据库与生物样本库和疑难未诊断疾病的诱导多能干细胞资源库。

几年来，精准医学计划依托浙江大学医学中心，强化临床医学、基础医学、转化医学和生物学的精准会聚，推进医工信交叉融合创新。先后荣获浙江省自然科学一等奖和科学技术进步一等奖，承担国家自然科学基金重点重大项目数十项，在*Cell*、*Nature*、*Science*、*Blood* 等一大批国际高质量学术期刊上发表了学术成果。

二、科学研究

（一）科研机构与研究基地

1. 政府批建基地

医学院历来重视高能级科创平台的组织申报和建设工作，并取得了十分可喜的成绩。近十年新增各类政府批建基地 77 个，其中国家工程研究中心、国家临床医学研究中心、国际科技合作基地、国家“一带一路”联合实验室、国家协同创新中心、国家科技资源共享服务平台等国家级科研基地 8 个。2012—2021 年医学院新增政府批建科研基地情况见表 1-8-2。

表 1-8-2　2012—2021 年医学院新增政府批建科研基地一览

基地级别	基地名称	依托单位	批建年份
国家级基地（8 个）	感染性疾病诊治国家协同创新中心	附属第一医院	2014
	肝病和肝移植研究国际科技合作基地	附属第一医院	2016
	国家感染性疾病临床医学研究中心	附属第一医院	2018
	国家儿童健康与疾病临床医学研究中心	附属儿童医院	2018
	出生缺陷诊治国际科技合作基地	附属儿童医院	2018
	国家健康和疾病人脑组织资源库	医学院	2019
	中国—新加坡传染病防治与药物研发“一带一路”联合实验室	附属第一医院	2020
	微创器械创新及应用国家工程研究中心	附属邵逸夫医院	2021
部委级基地（3 个）	教育部细胞微环境互作创新引智基地	基础医学系	2012
	教育部电子病历与智能专家系统工程研究中心	附属第一医院	2013
	教育部脑与脑机融合前沿科学中心	基础医学系	2018
省级基地（66 个）	肝病和肝移植研究浙江国际科技合作基地	附属第一医院	2013
	微生物制药浙江省工程实验室	基础医学系	2013
	感染性疾病诊治浙江省协同创新中心	附属第一医院	2014
	浙江省精神障碍诊疗和防治技术重点实验室	附属第一医院	2014
	浙江省临床体外诊断技术研究重点实验室	附属第一医院	2015
	消化道肿瘤研究浙江省国际科技合作基地	附属第一医院	2016
	浙江省胰腺病研究重点实验室	附属第一医院	2016
	浙江省肝胆胰肿瘤精准诊治研究重点实验室	附属第二医院	2016
	浙江省认知医疗工程技术研究中心	附属邵逸夫医院	2016
	出生缺陷诊治浙江省国际科技合作基地	附属儿童医院	2016
	浙江省口腔生物医学研究重点实验室	附属口腔医院	2016
	医学人工智能浙江省工程实验室	附属第一医院	2017
	干细胞与细胞免疫治疗浙江省工程实验室	附属第一医院	2017
	浙江省肝胆胰疾病临床医学研究中心	附属第一医院	2017
	浙江省呼吸疾病诊治及研究重点实验室	附属第二医院	2017
	浙江省心脑血管疾病临床医学研究中心	附属第二医院	2017
	浙江省生殖障碍诊治研究重点实验室	附属邵逸夫医院	2017
	浙江省腹腔脏器微创诊治临床医学研究中心	附属邵逸夫医院	2017
	浙江省药物临床研究与评价技术重点实验室	附属第一医院	2018
	浙江省感染性疾病临床医学研究中心	附属第一医院	2018
	浙江省肿瘤微环境与免疫治疗重点实验室	附属第二医院	2018
	心血管疾病研究浙江省国际科技合作基地	附属第二医院	2018
	心血管疾病浙江省工程实验室	附属第二医院	2018
	口腔生物材料与器械浙江省工程研究中心	附属口腔医院	2021
	未来病理浙江省工程研究中心	国际健康医学研究院	2021
	微创医学浙江省国际科技合作基地	附属邵逸夫医院	2018
	浙江省骨骼肌肉退变与再生修复转化研究重点实验室	附属邵逸夫医院	2018

续表

基地级别	基地名称	依托单位	批建年份
省级基地（66 个）	微创技术与装备研发浙江省工程实验室	附属邵逸夫医院	2018
	浙江省儿童健康与疾病临床医学研究中心	附属儿童医院	2018
	系统医学与精准诊治浙江省实验室（良渚实验室）	医学院	2019
	浙江省免疫与炎症疾病重点实验室	基础医学系	2019
	浙江省智能预防医学重点实验室	公共卫生学院	2019
	数理心理健康浙江省工程研究中心	附属第一医院	2019
	浙江省增龄与理化损伤性疾病诊治研究重点实验室	附属第一医院	2019
	浙江省运动系统疾病研究与精准诊治重点实验室	附属第二医院	2019
	肿瘤免疫诊断与治疗新技术创新基地	附属第二医院	2019
	浙江省心血管介入与再生修复研究重点实验室	附属邵逸夫医院	2019
	浙江省遗传缺陷与发育障碍研究重点实验室	基础医学系	2020
	情绪和情感研究国际科技合作基地	脑科学与脑医学系	2020
	浙江省医疗器械临床评价技术研究重点实验室	附属第一医院	2020
	浙江省肾脏与泌尿系统疾病临床医学研究中心	附属第一医院	2020
	浙江省血液病临床医学研究中心	附属第一医院	2020
	浙江—新加坡重大新发传染病诊治联合实验室	附属第一医院	2020
	浙江省急危重症临床医学研究中心	附属第二医院	2020
	浙江省神经系统疾病临床医学研究中心	附属第二医院	2020
	浙江省眼部疾病临床医学研究中心	附属第二医院	2020
	浙江省运动系统疾病临床医学研究中心	附属第二医院	2020
	浙江—意大利心血管医学联合实验室	附属第二医院	2020
	医学影像国际科技合作基地	附属邵逸夫医院	2020
	浙江省角膜病研究重点实验室	附属邵逸夫医院	2020
	生殖健康国际科技合作基地	附属妇产科医院	2020
	浙江省口腔疾病临床医学研究中心	附属口腔医院	2020
	基因—细胞治疗与基因组医学浙江省工程研究中心	良渚实验室	2020
	浙江省消化系统疾病临床医学研究中心	附属第一医院	2021
	恶性血液疾病研究国际科技合作基地	附属第一医院	2021
	浙江省呼吸系统疾病临床医学研究中心	附属第一医院	2021
	浙江省恶性肿瘤临床医学研究中心	附属第二医院	2021
	浙江省神经外科疾病精准诊治及临床转化重点实验室	附属第二医院	2021
	肝胆胰肿瘤精准诊治国际科技合作基地	附属第二医院	2021
	浙江省严重创伤与烧伤诊治重点实验室	附属第二医院	2021
	浙江省医学精准检验与监测研究重点实验室	附属邵逸夫医院	2021
	浙江省妇产疾病临床医学研究中心	附属邵逸夫医院	2021
	浙江省妇科重大疾病精准诊治研究重点实验室	附属妇产科医院	2021
	浙江省妇产疾病临床医学研究中心	附属妇产科医院	2021
	浙江省儿科疾病临床医学研究中心	附属妇产科医院	2021
	浙江—芬兰儿童健康人工智能联合实验室	附属儿童医院	2021

2.校设研究机构

校设研究机构是科研综合实力和创新能力发展的重要抓手，校设研究所是学校科研活动的基层学术组织，研究中心是学校促进学科交叉的重要学术组织，研究院是学校顶层设计、汇聚人才的重要载体。近十年医学院新增校设研究机构 20 个。2012—2021 年医学院新增校设机构情况见表 1-8-3。

表 1-8-3　2012—2021 年医学院新增校设机构一览表

基地类型	机构名称	负责人	批建年份
校设研究所（8 个）	浙江大学胃肠病研究所	姒健敏	2012
	浙江大学系统神经与认知科学研究所	王菁	2013
	浙江大学药物生物技术研究所	李永泉	2016
	浙江大学器官移植研究所	郑树森	2016
	浙江大学口腔医学研究所	王慧明	2016
	浙江大学肾脏病研究所	陈江华	2016
	浙江大学检验医学研究所	陈瑜	2019
	浙江大学运动医学研究所	欧阳宏伟	2020
校设研究中心（8 个）	浙江大学李达三·叶耀珍干细胞与再生医学研究中心	欧阳宏伟	2016
	浙江大学肝胆胰疾病精准诊治临床医学创新中心	梁廷波 王伟林	2017
	浙江大学心脏功能重建临床医学创新中心	王建安	2017
	浙江大学微创技术与器械临床医学创新中心	蔡秀军	2017
	浙江大学医疗保障大数据和政策研究中心	吴息凤	2019
	浙江大学核医学创新研究中心	田梅	2021
	浙江大学航天医学研究中心	张丹	2021
	浙江大学生物演化研究中心	张国捷	2022
校设研究院（4 个）	浙江大学转化医学研究院	吕志民	2012
	浙江大学健康医疗大数据国家研究院	吴息凤	2018
	浙江大学（余杭）基础医学创新研究院	罗建红	2019
	浙江大学癌症研究院	丁健 周天华	2020

医学院各级各类科研基地面向国家重大需求和人民生命健康，以临床问题为牵引，凝练重点方向，突出学科交叉会聚，为近年申报和承担国家重点重大科研项目、产生重要标志性研究成果、促进科研能力和学科实力提升、扩大学术影响和声誉提供了强有力的技术支撑。

（二）科研项目与经费

1.承担国家自然科学基金项目和国家重点重大项目情况

医学院承担科研项目和科研经费持续增长，获国家自然科学基金资助项目数从 2012

年的 238 项增加至 2021 年的 481 项，占学校国家自然科学基金项目总数的比重从 2012 年（794 项）的近 30% 上升到 2021 年（1211 项）的 39.72%。2012—2021 年医学院承担国家自然科学基金项目情况见表 1–8–4。

表 1–8–4　2012—2021 年医学院承担国家自然科学基金项目数

单位：项

年度	2012	2013	2014	2015	2016	2017	2018	2019	2020	2021
项目	238	228	249	234	251	300	343	351	405	481

医学院承担国家自然科学基金重点重大项目、“973”项目、“863”项目、国家支撑计划项目、国家重点研发计划项目等近 130 余项。2012—2021 年医学院承担国家重点重大项目情况见表 1–8–5。

表 1–8–5　2012—2021 年医学院承担国家重点重大项目情况

年份	名称及编号	主持人	项目类别
2012	解偶联蛋白家族在非酒精性脂肪性肝病慢性化过程中的作用及其机制研究（81230012）	厉有名	国家自然科学基金重点项目
	PTPN21 基因突变和 NKG2D 为核心的免疫网络失衡在急性淋巴细胞白血病异基因干细胞移植后复发中的作用及机制（81230014）	黄河	国家自然科学基金重点项目
	鲍曼不动杆菌主要抗菌药物耐药机制研究（81230039）	俞云松	国家自然科学基金重点项目
	抗原提呈细胞分化发育功能调控及参与炎症性自身免疫性疾病的表观遗传机制研究（81230074）	王青青	国家自然科学基金重点项目
	突触和神经环路调控的分子机制及其在神经精神疾病中的作用（81221003）	段树民	国家自然科学基金创新研究群体项目
	突触亚群形成及其环路功能组建与情感障碍行为的基础（91232303）	罗建红	国家自然科学基金重大研究计划重点项目
	指导专家组调研和组织学术交流会费用（91232000）	段树民	国家自然科学基金重大研究计划指导专家组调研项目
	神经精神疾病的基础研究（81225007）	李晓明	国家杰出青年科学基金项目
	微量元素稳态代谢（31225013）	王福俤	国家杰出青年科学基金项目
	分子免疫 /T 细胞发育（31222020）	汪洌	优秀青年科学基金项目
	肝病发生发展与肝癌转移复发的蛋白质分子标志物的临床应用研究（2012AA020204）	徐骁	“863”计划项目
	数字化医疗医院示范（2012AA02A611）	裘云庆	“863”计划项目
	组织再生关键实用技术和前瞻技术及产品研发（2012AA020503）	欧阳宏伟	“863”计划项目
	结直肠癌分子分型和个体化诊疗技术（2012AA02A506）	陈丽荣	“863”计划项目
	活体肝移植等器官移植规范化诊疗关键技术研究（2012AA021002）	吴健	“863”计划项目
	细胞移植与治疗关键技术及产品研发（2012AA020905）	罗依	“863”计划项目
	脑机接口技术在神经系统疾病及损伤相关疾病的开发应用（2012AA020408）	张建民	“863”计划项目

续表

年份	名称及编号	主持人	项目类别
2012	避孕节育措施对生殖健康的影响及助孕新技术和新方法研究（2012BAI32B04）	徐键	国家科技支撑计划项目
	代谢综合征早期识别和干预技术应用评价与推广示范（2012BAI02B03）	朱益民	国家科技支撑计划项目
	新生儿重症呼吸衰竭的综合救治术研究（2012BAI04B04）	杜立中	国家科技支撑计划项目
	提高新生儿重症复杂先心病手术疗效及新生儿感染早期综合救治体系研究（2012BAI04B05）	舒强	国家科技支撑计划项目
	国人脂肪性肝病早期诊断和筛查技术研究(2012BAI06B04)	厉有名	国家科技支撑计划项目
	基于多模态MRI的神经退行性疾病影像学生物标志研究和评估体系的构建（2012BAI10B04）	张敏鸣	国家科技支撑计划项目
	辅助生殖致胚胎源性疾病的技术风险因素研究（2012CB944901）	黄荷凤	“973”计划项目
	阐明中胚层干细胞在病理条件下的作用和机制（2012CB966603）	汪洌	“973”计划项目
	上皮组织细胞的迁移与癌症（2012CB945004）	周天华	“973”计划项目
	低氧相关的神经内分泌调控网络（2012CB518204）	杜继增	“973”计划项目
	脂代谢紊乱疾病发生发展进程中的标志性代谢产物研究（2012CB524905）	厉有名	“973”计划项目
	病毒性肝炎转归预警预测的研究（2012ZX10002007）	陈智	国家科技重大专项
	重型乙型肝炎（肝衰竭）临床治疗新方案的研究（2012ZX10002004）	黄建荣	国家科技重大专项
	肝癌抗复发转移治疗临床新体系的研究和应用推广（2012ZX10002017）	郑树森	国家科技重大专项
	浙江及周边省传染病病原谱流行规律研究（2012ZX10004210）	陈瑜	国家科技重大专项
2013	肠道稳态变化与肝病重症化的因果关系及相互作用机制研究（81330011）	李兰娟	国家自然科学基金重点项目
	基于微流控技术的PET显像剂模块化集成合成系统的研发（81327004）	张宏	国家自然科学基金国家重大科研仪器研制项目
	血管紧张素原对动脉粥样硬化的作用及机制研究（81320108003）	王建安	国家自然科学基金国际（地区）合作与交流项目
	动物与人类细菌耐药性相互影响、传播（81361138021）	肖永红	国家自然科学基金国际（地区）合作与交流项目
	分子免疫学（31325009）	鲁林荣	国家杰出青年科学基金项目
	干细胞和生物人工肝治疗终末期肝病的转化研究（2013AA020102）	盛吉芳	“863”计划项目
	干细胞技术治疗缺血性心脏病的转化研究(2013AA020101)	胡新央	“863”计划项目
	数字化临床路径知识系统的关键技术和示范应用（2013BAI05B06）	张珉	国家科技支撑计划项目
	结直肠癌个体化用药生物标志物的筛选及产业化研究（2013ZX09506015）	滕理送	国家科技重大专项
	浙江省防治艾滋病、病毒性肝炎和结核病等重大传染病规模化现场流行病学和干预研究（2013ZX10004904）	阮冰	国家科技重大专项

续表

年份	名称及编号	主持人	项目类别
2013	提高 HBeAg 阳性慢性乙型肝炎患者 HBsAg 阴转率新方案和新方法的研究（2013ZX10002001）	杨益大	国家科技重大专项
	肠道微生态菌群重建及功能基因鉴定研究（2013CB531404）	项春生	“973”计划项目
	突触蛋白功能异常在老年痴呆症发病过程中的作用（2013CB530902）	周煜东	“973”计划项目
	老年痴呆症的分子机制研究（2013CB530904）	张宝荣	“973”计划项目
	活细胞中探测蛋白质动态学的新技术新方法（2013CB910204）	杨巍	“973”计划项目
	氧化还原蛋白的信号调控网络研究（2013CB911303）	胡汛	“973”计划项目
	神经前体细胞命运决定、分化及环路形成的调控机制（2013CB945603）	康利军	“973”计划项目
	肠道微生态失衡与肝病发生发展的机制研究（2013CB531401）	阮冰	“973”计划项目
	器官移植感染与肠道微生态相关性研究（2013CB531403）	王伟林	“973”计划项目
2014	胆道内多模态分子磁共振导航 / 射频增强恶性肿瘤介入基因治疗的基础研究（81430040）	杨晓明	国家自然科学基金重点项目
	前额叶皮层非 parvalbumin 阳性 GABA 能神经元的发育与神经调节素 1 对其功能的调控（31430034）	李晓明	国家自然科学基金重点项目
	基底外侧杏仁核抑制性神经环路的构建及其在恐惧中的作用和机制（91432306）	李晓明	国家自然科学基金国家重大研究计划集成项目
	超声靶向 GLP-1 基因释放对高血糖肥胖 2 型糖尿病食蟹猴胰岛β细胞再生和血糖控制的研究（81420108018）	黄品同	国家自然科学基金国际（地区）合作与交流项目
	嗜酸性粒细胞调控气道慢性炎症与肿瘤的分子机制（81420108001）	沈华浩	国家自然科学基金国际（地区）合作与交流项目
	急性肺损伤时肺部炎症信号传导通路中的关键节点（81490532）	沈华浩	国家自然科学基金重大项目
	核医学分子影像（8142500077）	张宏	国家杰出青年科学基金项目
	分子肿瘤学（81422031）	应颂敏	优秀青年科学基金项目
	基于蛋白质组学的常见消化道恶性肿瘤预警、干预及个体化综合诊治研究（2014BAI09B07）	袁瑛	国家科技支撑计划项目
	骨髓增生异常综合征分子学规范诊断与优化治疗（2014BAI09B13）	金洁	国家科技支撑计划项目
	纳米靶向调控肝癌组织内肿瘤相关巨噬细胞表型的技术研发及应用价值研究（2014AA020533）	陈伟	“863”计划项目
	炎性微环境促肿瘤免疫逃逸的新机制、肿瘤与免疫细胞交互调控的信号转导的研究（2014CB542101）	王青青	“973”计划项目
	多模态评估临床前 hESCs 衍生细胞移植安全性、有效性和功能整合（2014CB965103）	王建安	“973”计划项目
	基于影像实时动态多元分子分型的乳腺癌精准治疗疗效评估和诊疗一体化研究（2014CB744505）	杨晓明	“973”计划项目
	滋阴降火方药治疗阴虚“上火”的作用机制研究（2014CB543002）	李继承	“973”计划项目

续表

年份	名称及编号	主持人	项目类别
2014	微环境与成体神经干细胞的命运调控网络研究（2014CB964602）	孙秉贵	“973”计划项目
	肿瘤异质性的代谢机制（2014CB542003）	骆严	“973”计划项目
	示范区“重大传染病规模化现场流行病学调查和干预”质量控制研究（2014ZX10004008）	任菁菁	国家科技重大专项
	新发突发严重急性呼吸道传染病临床救治体系研究（2014ZX10004006）	梁伟峰	国家科技重大专项
	新佐剂抗肿瘤多肽疫苗（2014ZX09102041-009）	黄建	国家科技重大专项
2015	Msn 家族激酶在 Th17 细胞分化及自身免疫炎症中的功能及机制研究（31530019）	鲁林荣	国家自然科学基金重点项目
	自噬蛋白乙酰化修饰在自噬膜泡形成中的功能和调控（31530040）	刘伟	国家自然科学基金重点项目
	一个新型的共刺激通路 B7-H5/CD28H 在胰腺癌微环境中的免疫编辑作用及机制研究（81530079）	梁廷波	国家自然科学基金重点项目
	铁稳态代谢感应新基因功能及分子机制研究（31530034）	王福俤	国家自然科学基金重点项目
	肺泡微环境磷酸酶 Shp2 信号复合体调控上皮损伤介导肺纤维化的分子机制研究（81530001）	柯越海	国家自然科学基金重点项目
	突触和神经环路调控的分子机制及其在神经精神疾病中的作用（81521062）	段树民	国家自然科学基金创新研究群体项目
	低频低强度聚焦超声介导液汽相变微泡空化肿瘤治疗仪（81527803）	黄品同	国家自然科学基金国家重大科研仪器研制项目
	肝脏树突状细胞在移植肝区域免疫中的作用及机制研究（91542205）	郑树森	国家自然科学基金重大研究计划重点支持项目
	WAS-iPSCs 突变基因通过 CRISPR/Cas9 靶向修复并向造血细胞定向分化研究（81520108002）	黄河	国家自然科学基金国际（地区）合作与交流项目
	基于 iPSC 和基因靶向修饰研究 Parkin 基因突变致 DA 神经元变性的分子机制（81520108010）	张宝荣	国家自然科学基金国际（地区）合作与交流项目
	人新型 CD39+ γ δ Treg 细胞在促进大肠癌免疫抑制微环境形成中的作用及机制研究（81520108024）	黄建	国家自然科学基金国际（地区）合作与交流项目
	细胞免疫（31522020）	王迪	优秀青年科学基金项目
	免疫细胞的机械力信号传导（31522021）	陈伟	优秀青年科学基金项目
	心脏移植（81522006）	龚渭华	优秀青年科学基金项目
	运动医学（81522029）	陈晓	优秀青年科学基金项目
	单细胞基因组测序在胰腺癌诊治中的应用研究（2015AA020405）	梁廷波	“863”计划项目
	SIRT1 靶向优化老年骨髓间充质干细胞功能的技术研发及应用价值研究（2015AA020922）	刘先宝	“863”计划项目
	体外供肝控制性灌流复苏技术体系的建立和应用（2015AA020923）	李建辉	“863”计划项目
	新一代高灵活性定量锥束 CT 医学成像技术研究（2015AA020917）	牛田野	“863”计划项目
	多能干细胞分化来源的造血干细胞的生理功能分析和机理研究（2015CB964903）	黄河	“973”计划项目

续表

年份	名称及编号	主持人	项目类别
2015	单分子膜蛋白原位定量检测技术的研发及其在神经突触膜蛋白研究中的应用（2015CB910800）	陈伟	“973”计划项目
	基因组不稳定性在大气细颗粒物导致肺损伤中的机制与干预研究（2015CB553405）	陈志华	“973”计划项目
	CRC 发生和侵袭的前瞻性分子流行病学研究（2015CB554003）	陈坤	“973”计划项目
2016	围产期营养因素对早产儿肺血管发育的调控机制及干预策略（81630037）	杜立中	国家自然科学基金重点项目
	退行性骨关节炎的亚型识别和再生研究（81630065）	欧阳宏伟	国家自然科学基金重点项目
	FBXW7 与 LSD1 非降解结合调节 DNA 损伤修复和肺癌形成的作用及机理（81630076）	孙毅	国家自然科学基金重点项目
	角质形成细胞在银屑病发病机制中的作用研究（81630082）	郑敏	国家自然科学基金重点项目
	细胞命运可塑性在胃癌肝转移中的作用及机制研究（31620103911）	周天华	国家自然科学基金国际（地区）合作研究项目
	嗜酸性粒细胞调控肺局部免疫反应的作用和分子机制研究（91642202）	李雯	国家自然科学基金重大研究计划重点项目
	指导专家组调研和组织学术交流会费用（91632000）	段树民	国家自然科学基金重大研究计划战略研究项目
	肝移植原病复发的分子机制及防治研究（81625003）	徐骁	国家杰出青年科学基金项目
	运动和精神疾病的小脑调控机制（81625006）	沈颖	国家杰出青年科学基金项目
	神经生物学（31622027）	汪浩	优秀青年科学基金项目
	干细胞与心肌修复（81622006）	胡新央	优秀青年科学基金项目
	脑血管病（81622017）	楼敏	优秀青年科学基金项目
	移植后干细胞的在体示踪及功能分析的分子影像研究（2016YFA0100900）	张宏	国家重点研发计划项目
	囊泡蛋白质机器在神经发育中的作用（2016YFA0501000）	段树民	国家重点研发计划项目
	Neddylation-CRL 蛋白质机器的结构解析及靶向先导化合物研发（2016YFA0501800）	孙毅	国家重点研发计划项目
	针对不同抗抑郁药物的精准医疗靶点的发现及作用机制研究（2016YFC0906300）	李明定	国家重点研发计划项目
	具有原位组织诱导及修复再生功能的聚乙交酯及其共聚物纤维网复合真皮替代物的研发（2016YFC1100800）	韩春茂	国家重点研发计划项目
	儿童青少年糖尿病患病与营养及影响因素研究（2016YFC1305300）	傅君芬	国家重点研发计划项目
	宫颈癌筛查与干预新技术及方案的研究（2016YFC1302900）	吕卫国	国家重点研发计划项目
	帕金森病早期诊断生物标记及综合诊断指标体系研发（2016YFC1306600）	张敏鸣	国家重点研发计划项目

续表

年份	名称及编号	主持人	项目类别
2017	CD44/CD49d 介导骨髓微环境庇护和 MIRL 抵抗穿孔素/颗粒酶杀伤途径在 CAR-T 细胞治疗后急性淋巴细胞白血病 CD19 阳性复发中的作用和机制（81730008）	黄河	国家自然科学基金重点项目
	胆固醇感受器 SCAP/SREBP2/Insig-1 在 NLRP3 炎症小体活化及其相关炎症代谢性疾病中的功能和机制研究（81730047）	王迪	国家自然科学基金重点项目
	达托霉素生物合成过程的时序调控机制（31730002）	李永泉	国家自然科学基金重点项目
	人工肝与肝移植治疗终末期肝病的基础应用研究（81721091）	郑树森	国家自然科学基金创新研究群体项目
	肠道微生态影响慢性重大炎症性肠肝疾病的机制研究（81790630）	李兰娟	国家自然科学基金重大项目
	磷脂酰肌醇-3-磷酸介导自噬前体形成和生长延伸的分子机制研究（31790402）	刘伟	国家自然科学基金重大项目
	肠道微生态影响“肠肝对话”的机制研究（81790631）	李兰娟	国家自然科学基金重大项目
	肠道稳态调控肝脏炎症和免疫反应的机制研究（81790634）	高海女	国家自然科学基金重大项目
	基于分子影像的细胞治疗基础研究（81761148029）	田梅	国家自然科学基金国际（地区）合作与交流项目
	髓系细胞触发受体 2（TREM-2）介导巨噬细胞免疫重塑在内脏型肥胖合并脓毒症发生发展中的作用及机制研究（81720108025）	方向明	国家自然科学基金国际（地区）合作与交流项目
	正义 lncRNA PET 在靶基因翻译过程中的分子调控机制及功能研究（91740205）	周天华	国家自然科学基金重大研究计划项目
	负性情绪调控中枢神经环路的战略调查研究（91732000）	段树民	国家自然科学基金重大研究计划项目
	分子影像与核医学（81725009）	田梅	国家杰出青年科学基金项目
	神经生物学（31722023）	马欢	优秀青年科学基金项目
	人类血液细胞图谱的构建与应用（31722027）	郭国骥	优秀青年科学基金项目
	非酒精性脂肪性肝病（81722009）	徐承富	优秀青年科学基金项目
	糖尿病的分子机制（81722012）	孟卓贤	优秀青年科学基金项目
	神经药理学（81722045）	胡薇薇	优秀青年科学基金项目
	免疫调节/抗病毒联合治疗新方案提高慢性乙型肝炎临床治愈率及其对远期转归影响的研究（2017ZX10202202）	杨益大	国家科技重大专项
	突发急性重症呼吸道传染病救治新技术和新方案研究（2017ZX10204401）	汤灵玲	国家科技重大专项
	浙江省防治艾滋病、病毒性肝炎和结核病等重大传染病规模化现场流行病学和干预研究（2017ZX10105001）	徐凯进	国家科技重大专项
	浙江及周边省传染病病原谱流行规律研究（2017ZX10103008）	陈晓	国家科技重大专项
	乙肝相关肝癌肝移植临床诊疗新体系研究及应用推广（2017ZX100203205）	徐骁	国家科技重大专项
	重型乙型肝炎（肝衰竭）诊治新技术新设备新方案研究及应用（2017ZX10203201）	黄建荣	国家科技重大专项
	干细胞体外自动化、规模化培养及扩增体系（2017YFA0104900）	欧阳宏伟	国家重点研发计划项目

续表

年份	名称及编号	主持人	项目类别
2017	结直肠癌专病队列研究（2017YFC0908200）	丁克峰	国家重点研发计划项目
	基于脑机接口的脑血管病主动康复技术研究及应用（2017YFC1308500）	张建民	国家重点研发计划项目
	重要疫源微生物组学研究（2017YFC1200200）	肖永红	国家重点研发计划项目
2018	外侧缰核胶质细胞在抑郁症中的作用及机制研究（31830032）	胡海岚	国家自然科学基金重点项目
	新型溶瘤病毒为基础多靶点治疗 DLBCL 的免疫疗法策略研究（81830006）	钱文斌	国家自然科学基金重点项目
	基于多组学的乙肝慢加急性肝衰竭预警预测多重分子标志物精准检验方法的研究（81830073）	李君	国家自然科学基金重点项目
	碳青霉烯耐药肺炎克雷伯菌耐药机制与毒力因子及其进化研究（81830069）	俞云松	国家自然科学基金重点项目
	多功能纳米载体介导肝癌免疫微环境的靶向协同作用和机制研究（81830089）	梁廷波	国家自然科学基金重点项目
	运动系统复杂连接结构的高清解析与精准再生（31830029）	欧阳宏伟	国家自然科学基金重点项目
	代谢调控血管外膜干 / 祖细胞参与血管重塑的作用及机制研究（31830039）	徐清波	国家自然科学基金重点项目
	MCR 基因家族：多粘菌素耐药的新机制（31830001）	冯友军	国家自然科学基金重点项目
	突触和神经环路调控的分子机制及其在神经精神疾病中的作用（81821091）	段树民	国家自然科学基金创新研究群体项目
	人体组织器官区域免疫图谱的绘制（91842301）	郭国骥	国家自然科学基金重大研究计划集成项目
	情感环路调控的战略调查研究（91832000）	段树民	国家自然科学基金重大研究计划战略研究项目
	祖细胞移植治疗脆性 X 综合征的认知和运动障碍及其机制（31820103005）	沈颖	国家自然科学基金国际（地区）合作与交流项目
	TET1 在高三尖杉酯碱治疗急性髓细胞白血病中的作用及分子机制（81820108004）	金洁	国家自然科学基金国际（地区）合作与交流项目
	EFNB3 基因变异作为风险标志物管理雌激素相关的高血压的可行性研究（81861128021）	朱建华	国家自然科学基金国际（地区）合作与交流项目
	重要肠杆菌科细菌广泛耐药株 / 耐药基因在医院及相关环境中的传播及危害研究（81861138052）	张嵘	国家自然科学基金国际（地区）合作与交流项目
	碳青霉烯耐药鲍曼不动杆菌传播及耐药机制研究（81861138054）	俞云松	国家自然科学基金国际（地区）合作与交流项目
	DNA 损伤修复（31822031）	刘婷	优秀青年科学基金项目
	原始创新型纳米刀精准消融肝癌抗复发转移的研发及临床应用研究（2018ZX10301-201）	陈新华	国家科技重大专项
	重症乙肝精准诊疗的新技术和新方案研究（2018ZX10302-206）	郑敏	国家科技重大专项
	示范区“重大传染病规模化现场流行病学调查和干预”质量控制研究（2018ZX10715-014）	任菁菁	国家科技重大专项
	遗传性血液病蛋白质机器及标志物的发现与机制研究（2018YFA0507800）	王福俤	国家重点研发计划项目

续表

年份	名称及编号	主持人	项目类别
2018	小片段非编码RNA对造血干细胞稳态的表观精密调控研究（2018YFA0109300）	钱鹏旭	国家重点研发计划项目
	肌肉—骨骼系统修复材料和植入器械及其表面改性的工程化技术（2018YFC1105400）	叶招明	国家重点研发计划项目
	开展出生缺陷综合防治技术的应用示范和评价研究（2018YFC1002700）	杨茹莱	国家重点研发计划项目
	基于影像组学的脑出血微创治疗规范化体系建立及应用评价（2018YFC1312600）	陈高	国家重点研发计划项目
	超声空化生物学效应评价的关键技术研究（2018YFC0115900）	黄品同	国家重点研发计划项目
	人体增龄过程中微生态影响机体健康的机制及对策研究（2018YFC2000500）	吴仲文	国家重点研发计划项目
	辅助生殖的遗传安全性研究（2018YFC1004900）	金帆	国家重点研发计划项目
	生殖器官功能障碍与生育力重塑（2018YFC1004800）	张松英	国家重点研发计划项目
	排卵异常的发生机制及临床干预研究（2018YFC1003200）	朱依敏	国家重点研发计划项目
2019	CTLA-4突变相关自身免疫性疾病的发病机制研究（31930038）	鲁林荣	国家自然科学基金重点项目
	丝氨酸/甘氨酸/一碳代谢网络（SGOC metabolic network）调控炎症性巨噬细胞活化及脓毒症病理发生的机制研究（81930042）	王迪	国家自然科学基金重点项目
	FXYD3介导的信号网络对肠道黏膜免疫稳态的调控研究（81930041）	王青青	国家自然科学基金重点项目
	HJV-Hepcidin-FPN核心轴调控铁稳态的新机制（31930057）	王福俤	国家自然科学基金重点项目
	靶向炎症细胞凋亡与铁死亡调控急慢性肺损伤的作用及机制研究（81930003）	沈华浩	国家自然科学基金重点项目
	移植血管的免疫炎症损伤及再生的机理研究（81930010）	张力	国家自然科学基金重点项目
	免疫代谢稳态失衡在移植肝早期功能不全中的作用及机制研究（81930016）	徐骁	国家自然科学基金重点项目
	神经活动-基因转录偶联失调参与学习记忆能力受损及智力障碍的机理研究（81930030）	马欢	国家自然科学基金重点项目
	CRF和CRFR1在高原低氧诱导的HPA轴功能快速适应中的作用和机制（81930054）	陈学群	国家自然科学基金重点项目
	γδT细胞异质性介导微生境失衡促进大肠癌演进的关键机理（81930079）	黄建	国家自然科学基金重点项目
	表皮角质形成细胞与表皮免疫微环境相互作用在银屑病发生发展和转归过程中的功能及机制研究（81930089）	满孝勇	国家自然科学基金重点项目
	利用微孔板测序技术绘制人类细胞图谱（31930028）	郭国骥	国家自然科学基金重点项目
	攻击行为的神经环路机制研究（31920103008）	罗建红	国家自然科学基金国际（地区）合作与交流项目
	PICH介导的粒细胞分化对慢性气道炎症的病理生理调控作用及其分子机制研究（81920108001）	应颂敏	国家自然科学基金国际（地区）合作与交流项目

续表

年份	名称及编号	主持人	项目类别
2019	猕猴青少年期的杏仁核—前额叶皮层连接的发育研究（81961128029）	Anna Wang Roe	国家自然科学基金国际（地区）合作与交流项目
	基于功能柱的视觉脑机借口系统的基础理论和关键技术研究（U1909205）	陈岗	国家自然科学基金浙江两化融合联合基金
	神经生物学（31922031）	崔一卉	优秀青年科学基金项目
	单细胞技术（31922049）	韩晓平	优秀青年科学基金项目
	心脏离子通道病（81922006）	梁平	优秀青年科学基金项目
	结构药理学（81922071）	张岩	优秀青年科学基金项目
	小胶质细胞如何维护自身群落（2019YFA0803000）	盛剑鹏	国家重点研发计划项目
	组胺 H3R 精准调控神经干细胞特化的机制研究及其药物发现（2019YFA0508800）	张岩	国家重点研发计划项目
	新型人工智能算法及其眼部肿瘤病理诊断应用研究（2019YFC0118400）	叶娟	国家重点研发计划项目
	新型人工智能算法及其神经退行性疾病应用研究（2019YFC0118200）	周泓	国家重点研发计划项目
	新型溶瘤病毒恶性肿瘤治疗制品研发及关键技术研究（2019YFC1316000）	梁廷波	国家重点研发计划项目
	RNA 修饰介导的单细胞转录异常和神经回路紊乱在阿尔兹海默病中的作用和机制（2017YFE0196600）	李学坤	国家重点研发计划项目
	基于微流控和单细胞拉曼技术的快速病原菌诊断体系建立及应用研究（2018YFE0101800）	俞云松	国家重点研发计划项目
	基于肿瘤微环境稳态的均一尺寸多功能栓塞微球的研发及其介入协同疗效研究（2018YFE0126900）	纪建松	国家重点研发计划项目
	基于机械敏感性离子通道的超声遗传学方法的建立及其脑功能调控研究（2018YFE0112900）	李月舟	国家重点研发计划项目
	基于多自由度四维双能锥束 CT 的胰腺癌放射治疗运动控制（2018YFE0114800）	牛田野	国家重点研发计划项目
2020	PD1 介导免疫炎症反应调控心肌梗死后心脏重构作用机制的研究（82030014）	王建安	国家自然科学基金重点项目
	PET 分子影像在体评价缺血性脑梗再生修复的机制研究（82030049）	张宏	国家自然科学基金重点项目
	PGK1 的自磷酸化对肿瘤代谢重编程及肝癌发生的调控及机制研究（82030074）	吕志民	国家自然科学基金重点项目
	TRPM2 通道在帕金森病发生中的作用机制及其特异性抑制剂研究（82030108）	杨巍	国家自然科学基金重点项目
	超高帧频微血管成像可视化评价超声介导靶向 CD39 纳米泡空化对胰腺癌免疫微环境影响的研究（82030048）	黄品同	国家自然科学基金重点项目
	维生素 D 受体差异性调控肠肝轴参与非酒精性脂肪性肝病的机制研究（82030019）	虞朝辉	国家自然科学基金重点项目
	线粒体 tRNA 代谢障碍导致耳聋的发生机制与干预新策略（82030028）	管敏鑫	国家自然科学基金重点项目
	新型核仁蛋白在 T 淋巴细胞中的功能机制研究（32030035）	汪洌	国家自然科学基金重点项目

续表

年份	名称及编号	主持人	项目类别
2020	祖细胞在搭桥血管病变形成中的作用机理研究（82030008）	徐清波	国家自然科学基金重点项目
	放射性分子影像探针多功能集成快速在线质控系统的研制（32027802）	张宏	国家自然科学基金国家重大科研仪器研制项目
	声光内镜引导的胰腺癌脉冲电场消融治疗系统研发（82027803）	蒋天安	国家自然科学基金国家重大科研仪器研制项目
	焦虑障碍发病机制及临床转化研究（82090030）	李晓明	国家自然科学基金重大项目
	焦虑障碍的基本神经环路和分子机制研究（82090031）	李晓明	国家自然科学基金重大项目
	焦虑对神经—内分泌—免疫系统的影响及机制和意义（82090033）	段树民	国家自然科学基金重大项目
	慢阻肺早期疾病演进的细胞及组织异质性研究（82090012）	沈华浩	国家自然科学基金重大项目
	ORP8 调控脂滴自噬的作用和机制研究（92057203）	刘伟	国家自然科学基金重大研究计划重点项目
	情感记忆调控环路解析的战略调查研究（92032000）	段树民	国家自然科学基金重大研究计划项目
	新型光控流体组织工程材料促进种植体周骨缺损修复的作用及机制研究（82020108011）	王慧明	国家自然科学基金国际（地区）合作与交流项目
	星形胶质细胞来源的细胞外囊泡在α突触核蛋白病的早期诊断及鉴别诊断中的意义及相关机制研究（82020108012）	章京	国家自然科学基金国际（地区）合作与交流项目
	形态发生素体外诱导胚胎和器官生成（32050109）	徐鹏飞	国家自然科学基金专项项目
	免疫代谢（82025017）	王迪	国家杰出青年科学基金项目
	细胞器互作网络与细胞稳态（32025012）	孙启明	国家杰出青年科学基金项目
	神经药理学（82022071）	汪仪	优秀青年科学基金项目
	基于 INS-fMRI 技术绘制活体猴脑皮层介观网络连接组：功能和计算（U20A20221）	Anna Wang Roe	国家自然科学基金联合基金项目—浙江区创
	融合知识引导和数据驱动的人工智能角膜模型算法和诊断系统研究（U20A20386）	叶娟	国家自然科学基金联合基金项目—浙江区创
	新型冠状病毒感染疾病（COVID-19）发生发展机制及重症化预警和防治的基础研究（U20A20343）	李兰娟	国家自然科学基金联合基金项目—浙江区创
	营养失衡致线粒体功能障碍并促进 NAFLD 的机制研究（U20A20347）	厉有名	国家自然科学基金联合基金项目—浙江区创
	肝脏巨噬细胞分子图谱及调控乙肝重症化机制研究（U20A20348）	郑敏	国家自然科学基金联合基金项目—浙江区创
	新冠状病毒通用疫苗的基础和临床前研究（U20A20362）	邵一鸣	国家自然科学基金联合基金项目—浙江区创
	胰腺癌免疫抑制微环境动态重塑机制和干预策略研究（U20A20378）	梁廷波	国家自然科学基金联合基金项目—浙江区创
	儿童免疫性肾病综合征足细胞自身抗体的探索、鉴定及分子致病机制研究（U20A20351）	毛建华	国家自然科学基金联合基金项目—浙江区创
	氧化应激在子宫内膜异位症相关性不孕中的作用机制及干预研究（U20A20349）	张松英	国家自然科学基金联合基金项目—浙江区创
	数据驱动与知识引导结合的角膜病智能诊断模型与系统（U20A20387）	姚玉峰	国家自然科学基金联合基金项目—浙江区创

续表

年份	名称及编号	主持人	项目类别
2020	放线菌药物合成生物体系的网络重构与系统优化（2019YFA0905400）	李永泉	国家重点研发计划项目
	人多能干细胞分化心脏谱系的调控及其移植后疗效及安全性研究（2019YFA0110400）	王建安	国家重点研发计划项目
	内源生物活性小分子在组织稳态调控及肿瘤发生发展中的作用及机制研究（2020YFA0803300）	吕志民	国家重点研发计划项目
	实体瘤免疫抑制微环境的稳态形成与动态调节机制（2020YFA0804300）	章琦	国家重点研发计划项目
	医用聚芳醚酮材料的量产关键技术及其骨科植入器械表面仿生改性技术研发（2020YFC1107100）	范顺武	国家重点研发计划项目
	以咳嗽为第一主诉症状的儿童疾病智能分析平台及应用（2019YFE0126200）	俞刚	国家重点研发计划项目
2021	社会竞争的神经环路基础和情绪效应（32130042）	胡海岚	国家自然科学基金重点项目
	基于合成生物学多基因操作的抵抗 NK 和 T 细胞杀伤、PD1-TCF1+ 通用型 CAR-T 细胞治疗 B 系恶性血液病（82130003）	黄河	国家自然科学基金重点项目
	工程化外泌体治疗 Her2 阳性乳腺癌的研究（82130053）	蔡志坚	国家自然科学基金重点项目
	肿瘤物质与能量动态的介尺度研究（82188102）	吕志民	基础科学中心项目
	运动系统组织工程与再生研究（T2121004）	欧阳宏伟	国家自然科学基金创新研究群体项目
	不同生境鼢鼠和鼹鼠（地下鼠）的低氧适应和抗 DNA 损伤机制（32120103007）	陈学群	国家自然科学基金国际（地区）合作与交流项目
	细胞因子分泌型 CAR-T 细胞的开发及其抗耗竭机制研究（82161138028）	孙洁	国家自然科学基金国际（地区）合作与交流项目
	肝癌肝移植诊疗关键分子智能可视化研究（92159202）	徐骁	国家自然科学基金重大研究计划项目
	多种人类冠状病毒调节宿主免疫的共性和特性及干预靶点研究（92169203）	于晓方	国家自然科学基金重大研究计划项目
	系统性红斑狼疮发病机制及诊疗新策略研究（32141004）	刘志红	国家自然科学基金专项项目
	新的病毒源性肿瘤免疫检查点分子鉴定及其作用机制的研究（82150116）	徐荣臻	国家自然科学基金专项项目
	RNA 颗粒重编程消除神经细胞的疾病易损性（82150003）	白戈	国家自然科学基金专项项目
	蛋白质异戊二烯化在力学信号介导心脏纤维化中的作用及机制研究（U21A20337）	郭晓纲	国家自然科学基金联合基金项目
	新型 RNA 甲基化修饰在纤毛及其相关疾病中的作用及分子机制研究（U21A20197）	周天华	国家自然科学基金联合基金项目
	靶向抑制 Mi-2β 激发黑色素瘤免疫治疗反应的研究（U21A20379）	崔儒涛	国家自然科学基金联合基金项目
	骨质疏松易感基因 Msx1 和 Fbxo6 的表观遗传调控在骨代谢失衡中的作用机制及靶向治疗研究（U21A20351）	范顺武	国家自然科学基金联合基金项目
	胸腺发育障碍和自身免疫炎症导致病理性胸腺萎缩的机制研究（U21A20199）	鲁林荣	国家自然科学基金联合基金项目

续表

年份	名称及编号	主持人	项目类别
2021	新型肠道抗菌肽的发现及其在肠道菌群稳态维持中的作用及机制（U21A20202）	许正平	国家自然科学基金联合基金项目
	肾脏移植排斥的免疫激活—慢性化巨噬细胞调控机制研究（U21A20350）	陈江华	国家自然科学基金联合基金项目
	STING 介导先天性免疫反应调控心脏纤维化的作用机制研究（U21A20338）	陈静海	国家自然科学基金联合基金项目
	细菌耐药的分子机制（32125003）	冯友军	国家杰出青年科学基金
	社交行为的神经机制（32125018）	徐晗	国家杰出青年科学基金
	微生物次级代谢生物化学（32122005）	杜艺岭	优秀青年科学基金项目
	非编码核酸的功能及作用机制研究（32122019）	尹亚飞	优秀青年科学基金项目
	细胞自噬（32122028）	易聪	优秀青年科学基金项目
	温度感受的生理学（32122040）	杨帆	优秀青年科学基金项目
	颅颌面组织缺损修复及再生（82122014）	俞梦飞	优秀青年科学基金项目
	肠道菌群的代谢重塑在组织稳态调控及肿瘤发生发展中的作用及机制研究（2021YFA0805600）	许大千	国家重点研发计划项目
	神经前体细胞移植治疗缺血性脑卒中促进神经环路重建研究（2021YFA1101700）	张宏	国家重点研发计划项目
	皮肤干细胞异质性和命运调控的分子机制及临床转化研究（2021YFA1101000）	崔儒涛	国家重点研发计划项目
	中内胚层来源组织器官间互作对干细胞命运的转录调控（2021YFA1100500）	徐骁	国家重点研发计划项目
	重要病原细菌致病因子的系统发现（2021YFC2300300）	肖永红	国家重点研发计划项目
	“口岸与物流”病原检测和防御技术示范研究（2021YFC2301200）	周林福	国家重点研发计划项目
	线粒体功能障碍导致出生缺陷的基因治疗临床前研究和产品研发（2021YFC2700900）	管敏鑫	国家重点研发计划项目
	儿童肥胖代谢性疾病发生机制与精准防治示范研究（2021YFC2701900）	傅君芬	国家重点研发计划项目
	宫颈病变的精准筛查和防治研究（2021YFC2701200）	汪辉	国家重点研发计划项目
	基于分子影像的阿尔兹海默病诊治实验研究（2021YFE108300）	张宏	国家重点研发计划项目
	恐惧情绪的神经环路机制研究（2021ZD0202700）	李晓明	科技创新 2030“脑科学与类脑研究”重大项目
	情感障碍新治疗策略的机制研究（2021ZD0203000）	胡海岚	科技创新 2030“脑科学与类脑研究”重大项目

2.科研经费数

在科研项目数量增加的同时，经费总数也有很大提升，从 2012 年的 4.92 亿元增加到 2021 年的 9.24 亿元，增长率高达 87.90%。2012—2021 年医学院科研经费到位情况见表 1-8-6。

表 1-8-6　2012—2021 年医学院科研经费到位情况

年度	2012	2013	2014	2015	2016	2017	2018	2019	2020	2021
经费（万元）	49200	41463	35494	42981	43807	48296	69344	70069	70701	92448
占校比（%）	15.98	13.42	11.37	12.96	12.45	12.02	15.21	13.10	11.65	13.18

（三）科研成果

2012—2021 年，医学院李兰娟、郑树森等教授等分别获国家级科技奖 9 项。此外，学院获各类省部级奖项近 170 项，发表SCI收录论文从 2012 年的 1150 篇增加到 2021 年的 3052 篇。

1. 国家级科研奖励

在承担科研项目数和科研经费数均有大幅提升的同时，科研产出无论是质量还是数量也都有提高。在这一时期，以浙江大学医学院为第一完成单位的研究成果共有 9 项获得国家级科研奖励。2012—2021 年医学院获国家级奖励情况见表 1-8-7。

表 1-8-7　2012—2021 年医学院获国家级奖励情况

年度	获奖项目名称	主持人	获奖类型
2012	心肌梗死后心肌组织修复和功能重建的机制研究及临床应用	王建安	国家科技进步奖二等奖
2013	重症肝病诊治的理论创新与技术突破	李兰娟	国家科技进步奖一等奖
2013	支气管哮喘分子发病机制及诊治新技术应用	沈华浩	国家科技进步奖二等奖
2014	终末期肾病肾脏替代治疗关键技术创新与推广应用	陈江华	国家科技进步奖二等奖
2015	浙江大学医学院附属第一医院终末期肝病综合诊治创新团队	郑树森	国家科技进步奖一等奖
2015	异基因造血干细胞移植关键技术创新与推广应用	黄河	国家科技进步奖二等奖
2017	以防控人感染 H7N9 禽流感为代表的新发传染病防治体系重大创新和技术突破	李兰娟	国家科技进步奖特等奖
2019	白内障精准防治关键技术及策略的创新和应用	姚克	国家科技进步奖二等奖
2019	围术期脓毒症预警与救治关键技术的建立和应用	方向明	国家科技进步奖二等奖

2. 省部级科技进步奖

2012—2021 年，浙江大学医学院共有近 170 项成果获得浙江省科技进步奖，其中，蔡秀军教授获 2013 年度浙江省科技重大贡献奖，李兰娟院士获 2019 年度浙江科技大奖。参加了教育部、卫生部和中华医学会组织的科技成果评奖，获得各级各类奖励 20 余项。获奖情况见表 1-8-8 至表 1-8-10。

表 1-8-8　2012—2021 年医学院获浙江省科学技术奖情况

年度	总数	一等奖数	二等奖数	三等奖数
2012	17	3	7	7
2013	12	4	4	4
2014	10	3	4	3

续表

年度	总数	一等奖数	二等奖数	三等奖数
2015	10	1	6	3
2016	19	5	4	10
2017	19	5	6	8
2018	15	2	8	5
2019	18	3	5	10
2020	27	7	12	8
2021	19	6	6	7

表 1-8-9　2012—2021 年医学院获浙江省科学技术奖一等奖情况

年度	获奖项目名称	主持人	获奖类型
2012	终末期肾病一体化治疗体系创建与推广应用	陈江华	科技进步奖一等奖
2012	胃癌前病变癌变准确监测和有效阻断评估体系的建立	姒健敏	科技进步奖一等奖
2012	小儿先天性心脏病围手术期重要器官损伤的临床与基础研究	舒强	科技进步奖一等奖
2013	肝移植后原病复发的预警评估体系研究	郑树森	科技进步奖一等奖
2013	多发性骨髓瘤危险度分层新模式的建立及应用研究	蔡真	科技进步奖一等奖
2013	缺血性心脏病发病机制的基础和临床研究	王建安	科技进步奖一等奖
2013	30 种新生儿遗传代谢病早期筛查与干预技术的创建与应用	赵正言	科技进步奖一等奖
2014	国家数字卫生关键技术和区域示范应用研究	李兰娟	科技进步奖一等奖
2014	危重新生儿综合救治技术的临床基础研究及推广应用	杜立中	科技进步奖一等奖
2014	出血性脑卒中的病理机制及诊治策略研究	张建民	科技进步奖一等奖
2015	优化内皮祖细胞移植术治疗冠心病的基础和临床研究	傅国胜	科技进步奖一等奖
2016	慢性气道疾病分子机制研究	沈华浩	自然科学奖一等奖
2016	急性髓细胞白血病分子靶标及新疗法的基础和临床应用研究	金洁	科技进步奖一等奖
2016	七氟烷后处理对正常和病理性心肌的作用及其分子机制的研究	严敏	科技进步奖一等奖
2016	腰椎退变性疾患微创化治疗的技术和应用	范顺武	科技进步奖一等奖
2016	出生缺陷干预资源创新整合研究及推广应用	舒强	科技进步奖一等奖
2017	肝癌微环境与癌细胞耐药关系机制及其治疗策略研究	梁廷波	自然科学奖一等奖
2017	大肠癌微环境的关键免疫调控机制及其干预研究	黄建	自然科学奖一等奖
2017	抗肿瘤分子靶向新药 BZG 和光热消融——化疗靶向治疗新模式的研究	裘云庆	科技进步奖一等奖
2017	肾小球疾病治疗关键技术创新及推广应用	陈江华	科技进步奖一等奖
2017	儿童青少年代谢综合征预警及防治技术研究	傅君芬	科技进步奖一等奖
2018	白内障精准防治关键技术及策略的创新和推广	姚克	科技进步奖一等奖
2018	多重耐药菌耐药机制及防治策略研究	俞云松	科技进步奖一等奖
2019	基于乙型肝炎特异性免疫应答机制的诊治新策略研究	陈瑜	自然科学奖一等奖
2019	运动系统软组织疾病的病理机制和再生研究	欧阳宏伟	自然科学奖一等奖
2019	胰腺疾病诊治关键技术研究及其推广应用	梁廷波	科技进步奖一等奖
2020	T 细胞发育分化及在疾病过程中的效应机制研究	鲁林荣	自然科学奖一等奖
2020	嵌合抗原受体 T 细胞治疗恶性血液病关键技术的建立及其临床应用	黄河	科技进步奖一等奖

续表

年度	获奖项目名称	主持人	获奖类型
2020	提高辅助生殖治疗效率、改善出生结局的系列技术研究和应用	张松英	科技进步奖一等奖
2020	新型冠状病毒病防治策略重大创新和技术突破	李兰娟	科技进步奖一等奖
2020	经导管心脏瓣膜病治疗新技术的创新及推广	王建安	科技进步奖一等奖
2020	肝胆胰肿瘤精准诊治关键技术创新和应用	王伟林	科技进步奖一等奖
2020	肝癌肝移植精准治疗关键技术创新与应用	徐骁	科技进步奖一等奖
2021	肝细胞癌免疫逃逸机制	梁廷波	自然科学奖一等奖
2021	新冠病毒等重要疫源微生物组研究	肖永红	自然科学奖一等奖
2021	肝衰竭精准诊治的理论创新与推广应用	李君	科技进步奖一等奖
2021	生殖障碍精准诊疗、促进子代健康关键技术体系的创建与推广应用	张丹	科技进步奖一等奖
2021	情绪和社会行为的脑机制	胡海岚	自然科学奖一等奖
2021	可降解支架的研制与支架法空腔脏器吻合术的创建及应用	蔡秀军	技术发明奖一等奖

表 1-8-10　2012—2021 年医学院获部级及社会力量奖励代表性项目情况

年度	获奖项目名称	主持人	获奖类型
2012	运动系统组织工程技术	欧阳宏伟	高校科学技术奖一等奖
2012	支气管哮喘诊断和治疗新技术及临床应用	沈华浩	高校科学技术奖一等奖
2013	异基因造血干细胞移植重要并发症的预警与诊治新技术	黄河	高校科学技术奖一等奖
2013	器官移植中靶器官功能损伤及其保护的研究	梁廷波	高校科学技术奖一等奖
2013	H7N9 禽流感的病原学及临床诊治研究	李兰娟	中国高等学校十大科技进展
2014	肝硬化中肠道菌群的改变的研究	李兰娟	中国高等学校十大科技进展
2015	非酒精性脂肪性肝病发病机制与诊治的研究	虞朝辉	高校科学技术进步奖一等奖
2016	肝癌肝移植新型分子分层体系研究	郑树森	中国高等学校十大科技进展
2017	宫颈癌筛查新技术研发与防控体系的建立及应用	吕卫国	高校科学技术进步奖一等奖
2018	围术期脓毒症预警体系与救治关键技术的创立和应用	方向明	高校科学技术进步奖一等奖
2018	分子影像介导的神经损伤修复与脑功能可视化研究	田梅	高校科学技术进步奖一等奖
2018	医学药学奖	王建安	何梁何利基金科学与技术进步奖
2019	骨软骨原位修复与再生技术	欧阳宏伟	高校技术发明奖一等奖
2019	医学药学奖	胡海岚	何梁何利基金科学与技术进步奖
2019	放线菌药物高校生物合成关键技术及其产业应用	李永泉	中国石油和化学工业联合会科学技术奖一等奖
2020	肝移植疗效提升的技术创新与临床应用	徐骁	中华医学科技奖二等奖
2020	李兰娟	李兰娟	第二届创新争先奖
2020	蔡秀军	蔡秀军	第二届创新争先奖
2020	胡海岚	胡海岚	第二届创新争先奖
2021	儿童青少年肥胖代谢综合征预警及综合防治技术研究	傅君芬	中华医学科技奖二等奖
2021	基于新型眼用植入材料的眼部结构整复与功能重建技术创新及应用	叶娟	中华医学科技奖二等奖

3.发表论文数

2012—2021 年，浙江大学医学院发表科研论文的质量和数量均有大幅提高。

2012—2013 年共计发表高水平论文 14 篇，其中李兰娟、曹雪涛、陈瑜、高海女、陈玮琳等在 *Cell*、*Lancet*、*New England Journal of Medicine* 等期刊上发表高质量研究论文 3 篇。

2014 年共计发表高水平论文 16 篇，其中李兰娟为通讯作者、秦楠为第一作者在期刊 *Nature* 上发表高质量研究论文 1 篇。

2015—2017 年分别发表高水平论文 14 篇、21 篇、26 篇，其中曹雪涛为通讯作者、陈坤为第一作者于 2017 年在期刊 *Cell* 上发表高质量研究论文 1 篇。

2018 年共计发表高水平论文 48 篇，其中韩晓平、郭国骥、胡海岚等在 *Cell*、*Nature* 等期刊上发表高质量研究论文 3 篇。

2019 年共计发表高水平论文 71 篇，其中郭江涛、刘斯、常圣海、孙启明、Dante Neculai、陆嵒、郑裕萍、张超等在期刊 *Science* 上发表高质量研究论文 3 篇。

2020 年，李兰娟、梁廷波、韩晓平、郭国骥、许大千、吕志民、王朗、谷岩、张兴等在 *British Medical Journal*、*Cell*、*Nature*、*Science* 等期刊上发表高质量研究论文 7 篇。

2021 年，浙大医学院以第一作者单位发表高水平原创性论文 130 篇，同比增加 85.71%。其中朱永群、张兴、张岩等在 *Cell*、*Nature* 等期刊上发表高质量研究论文 2 篇。

此外，这十年医学院发表SCI收录论文也在逐年增长，从 2012 年 1150 篇增加到 2021 年的 3052 篇。2012—2021 年发表SCI收录论文情况见表 1-8-11。

表 1-8-11　2012—2021 年发表SCI收录论文情况

单位：篇

年度	2012	2013	2014	2015	2016	2017	2018	2019	2020	2021
论文数量	1150	1214	1573	1775	1949	2063	2252	2687	3087	3052

4.专利与著作

2012—2021 年，医学院出版各类专著和获得国家授权发明专利一批，具体情况见表 1-8-12。

表 1-8-12　2012—2021 年出版专著与获得国家专利情况

年度	出版专著（部）	国家专利	
		授权发明专利（项）	其他专利（项）
2012	8	45	77
2013	5	38	26
2014	3	31	26
2015	2	49	2
2016	9	42	9
2017	9	41	27

续表

年度	出版专著（部）	国家专利	
		授权发明专利（项）	其他专利（项）
2018	2	48	29
2019	2	63	72
2020	5	124	82
2021	1	85	142

（四）管理

1.科研管理体系

2012 年以来，科研办公室在原有科研管理的体系内，持续提升管理内涵。同时，随着新时代科研形势的发展，不断拓展管理的职能。2018 年，科研办公室下设学科与基地建设办公室、项目与成果管理办公室、实验室与设备管理办公室。2022 年，学科与基地建设办公室部分职能移交新成立的发展规划与学科建设办公室，三个办公室重新合并成为科研办公室。

2.管理规章制度

为加强科学管理，医学院制定了一系列科研与学科建设制度和条例，包括《浙江大学医学院学术论文发表规范（修订稿）》《浙江大学医学院关于加强科研行为规范管理的规定（修订稿）》《浙江大学医学院院设研究机构管理办法（试行）》《浙江大学医学院临床拔尖青年人才培育项目实施方案》《浙江大学医学院临床医学创新团队培育项目实施方案》《浙江大学医学院护理学科专项基金实施方案（试行）》《浙江大学医学院关于校设研究所运行与管理细则（试行）》《浙江大学医学院非直属附属医院联合预研基金项目管理办法（试行）》《浙江大学医学院“杏林论坛”系列学术活动管理办法》等。

第九章

地方合作与社会服务

一、直属附属医院

浙江大学医学院现有 7 家附属医院，其中浙江大学医学院附属第四医院筹建于 2009 年 1 月，2014 年 10 月开业，医院地处浙中义乌市，是浙江大学医学院第七家直属附属医院，也是首家异地建设直属附属医院。医院于 2022 年 1 月通过三级甲等综合医院评审。

附属医院高质量发展取得显著成效，总体稳居国家队“第一方阵”。在 2018、2019 和 2020 年度全国三级公立医院绩效考核中，附属第一医院、附属第二医院、附属邵逸夫医院 3 家综合医院获评 A++；附属第四医院跃居全国前 10%，成为全国最年轻的 A+ 等级医院之一；附属妇产科医院、附属儿童医院获评专科医院最高等级 A。2018—2020 年度全国三级公立医院绩效考核结果见表 1–9–1。

表 1–9–1　2018—2020 年度全国三级公立医院绩效考核结果

医院	2018 年度 等级分布（排名）	2019 年度 等级分布（排名）	2020 年度 等级分布（排名）
附属第一医院	A++（12）	A++（6）	A++（7）
附属第二医院	A++（9）	A++（7）	A++（8）
附属邵逸夫医院	A++（11）	A++（11）	A++（10）
附属妇产科医院	A（3）	A（3）	A（3）
附属儿童医院	A（5）	A（4）	A（3）
附属第四医院	A（185）	A+（114）	A+（80）

2019 年，依托附属医院建设 1 个国家传染病医学中心、6 个国家区域医疗中心（综合类别国家区域医疗中心、国家心血管病区域医疗中心、国家创伤区域医疗中心、国家呼吸疾病区域医疗中心、国家儿童区域医疗中心、国家妇产区域医疗中心）和 2 个国家临床医学研究中心（国家感染性疾病临床医学研究中心、国家儿童健康与疾病临床医学研究中心）。2021 年，附属第一医院获批国家公立医院高质量发展试点医院（全国仅 13 家）和国家医学中心“辅导类”创建单位（全国仅 8 家）。在 2021 年 11 月发布的《2020 年度中国医院综合排行榜》《2020 年度中国医院专科声誉排行榜》中，附属第一医院、附属第二医院、附属邵逸夫医院、附属妇产科医院和附属儿童医院进入中国医院排行榜

前 100 位，其中，附属第一医院、附属第二医院综合排名分列全国第 10 名、第 16 名，附属邵逸夫医院成为连续两年全国进步最快的医院（位列全国第 48 名）；共有 19 个专科进入全国专科综合排行榜前 10，其中附属第一医院传染感染科位居排行榜第一、附属邵逸夫医院全科医学位居全国第二。2012—2021 年浙江大学医学院直属附属医院概况见表 1–9–2。

表 1–9–2　2012—2021 年浙江大学医学院直属附属医院概况

年份	直属附属医院（家）	开放床位（张）	门急诊人数（万人次）	住院治疗人数（万人次）	业务总收入（亿元）
2012	6	8243	1111.47	35.99	92.13
2013	6	8667	1213.39	38.09	98.99
2014	7	9456	1329.32	43.42	119.35
2015	7	10974	1463.08	49.76	140.00
2016	7	11586	1523.10	56.08	156.46
2017	7	12000	1755.10	62.81	182.00
2018	7	12606	1887.66	70.08	218.25
2019	7	12892	2099.36	77.74	232.07
2020	7	14345	1796.18	76.52	234.80
2021	7	15619	2645.16	101.62	303.48

加强附属医院相关制度建设，先后发布《浙江大学关于加强医学院附属医院高水平临床教学科研队伍建设的办法》（浙大发人〔2013〕21 号）、《中共浙江大学委员会浙江大学关于推动医学院附属医院深化改革促进内涵发展的指导意见》（党委发〔2016〕8 号）、《浙江大学关于规范医学院附属医院医师多点执业的管理办法（试行）》（浙大发〔2016〕2 号）、《中共浙江大学委员会浙江大学关于成立医学院有关临床教学科研机构及负责人任职的通知》（党委发〔2018〕5 号）、《关于加强浙江大学医学院附属医院党的建设工作的实施办法》（党委发〔2018〕79 号）、《浙江大学医学院附属医院合同管理细则（试行）》（浙大发〔2018〕45 号）、《浙江大学医学院附属医院岗位设置管理实施办法》（浙大发人〔2018〕17 号）、《关于规范浙江大学医学院附属医院接受及使用社会公益捐赠资助的指导意见（试行）》（浙大校办〔2021〕2 号）、《浙江大学医学院附属医院内设机构设置及负责人选拔任用管理办法》（党委发〔2021〕106 号）文件。

二、非直属附属医院

截至 2021 年底，浙江大学医学院共挂牌非直属附属医院 9 家。2015 年 6 月，学校授权医学院与杭州市第七人民医院合作签约，授牌“浙江大学医学院精神卫生中心”。2018 年 6 月，杭州市第一人民医院挂牌“浙江大学医学院附属杭州市第一人民医院”，标志着学校开启非直属附属医院建设新模式。

为贯彻落实 2019 年 6 月签署的《杭州市—浙江大学关于新时代进一步深化全面战略

合作协议》精神，有效推进卫生健康领域的市校合作。2019 年 10 月，浙江大学与杭州市卫生健康委员会签署合作协议，双方同意将杭州市第一人民医院、杭州市第三人民医院、杭州市肿瘤医院、杭州市红十字会医院、杭州市西溪医院、杭州市第七人民医院纳入浙江大学非直属附属医院管理，依托各医院共建专病研究院，联动附属医院相关专科，推动特色专科的发展。此后，“浙江大学医学院附属杭州市胸科医院”“浙江大学医学院附属杭州市皮肤病医院”“浙江大学医学院附属杭州市肿瘤医院”“浙江大学医学院附属杭州市西溪医院”“浙江大学医学院附属精神卫生中心”相继签约挂牌。

择优选择部分合作医院建设为非直属附属医院。2020 年 7 月和 8 月，浙江大学金华医院和浙江大学湖州医院先后签约挂牌为“浙江大学医学院附属金华医院”和“浙江大学医学院附属湖州医院”。同年 12 月，浙江大学与浙江省卫生健康委员会签署共建“浙江大学医学院附属浙江医院”合作协议。

为加强非直属附属医院相关制度建设，先后出台《浙江大学医学院非直属附属医院建设与管理办法（试行）》（浙大发〔2020〕15 号）、《浙江大学医学院非直属附属医院联合预研基金项目管理办法（试行）》（浙大医学院发〔2020〕17 号）、《关于向非直属附属医院推荐干部和干部管理的若干意见》（浙大组发〔2021〕3 号）、《浙江大学医学院非直属附属医院特聘研究员岗位制度试行办法》（浙大医学院发〔2021〕16 号）、《浙江大学医学院非直属附属医院管理细则（试行）》（浙大医学院发〔2021〕21 号）等文件。非直属附属医院列表见表 1-9-3。

表 1-9-3　非直属附属医院列表

序号	非直属附属医院名称	合作单位	签约时间
1	浙江大学医学院附属浙江医院	浙江医院	2020 年 12 月 29 日
2	浙江大学医学院附属杭州市第一人民医院	杭州市第一人民医院	2018 年 6 月 8 日
3	浙江大学医学院附属杭州市皮肤病医院	杭州市第三人民医院	2020 年 12 月 19 日
4	浙江大学医学院附属杭州市肿瘤医院	杭州市肿瘤医院	2020 年 12 月 23 日
5	浙江大学医学院附属杭州市胸科医院	杭州市红十字会医院	2020 年 12 月 9 日
6	浙江大学医学院附属杭州市西溪医院	杭州市西溪医院	2021 年 3 月 17 日
7	浙江大学医学院附属精神卫生中心	杭州市第七人民医院	2021 年 3 月 6 日
8	浙江大学医学院附属金华医院	金华市中心医院	2020 年 7 月 9 日
9	浙江大学医学院附属湖州医院	湖州市中心医院	2020 年 8 月 20 日

三、合作医院

为贯彻落实浙江省委、省政府关于“双下沉、两提高”重大决策部署，促进浙江省医疗卫生事业发展，自 2010 年起，浙江大学与省内各地市人民政府签署《医学战略合作协议》，在合作期间内，地市级三甲医院挂牌浙江大学合作医院。通过发挥浙江大学医学院学科的品牌、人才、技术和管理优势，以重点学科（专科）建设为抓手，通过建立院士/专家工作站、打造本科生实习基地、联合培养全日制研究生、搭建进修平台等举措，优化合作医院的医疗资源配置，强化人才队伍建设，增强其医疗水平和服务能力，建立特色鲜明的校地医疗合作体系，协助地方政府将合作医院建设成为区域性医疗卫生中心。

先后有浙江大学绍兴医院、浙江大学金华医院、浙江大学宁波医院、浙江大学丽水医院、浙江大学湖州医院、浙江大学衢州医院、浙江大学舟山医院、浙江大学台州医院共 8 家合作医院挂牌成立。其中，浙江大学衢州医院未续约，在 2021 年 1 月摘牌。2015 年，为提升合作医院学科队伍建设和医疗服务水平，出台《浙江大学合作医院建设与管理办法（试行）》（浙大发〔2015〕21 号）等文件。具体合作医院见表 1-9-4。

表 1-9-4　合作医院列表

序号	合作医院名称	医院名称	首次签约时间	续签约时间
1	浙江大学绍兴医院	绍兴市人民医院	2010 年 10 月 27 日	2016 年 5 月 13 日、2021 月 12 月 29 日
2	浙江大学金华医院	金华市中心医院	2012 年 10 月 24 日	2020 年 7 月 9 日签约为非直属
3	浙江大学宁波医院	宁波市第一医院	2013 年 11 月 18 日	2020 年 6 月 10 日
4	浙江大学丽水医院	丽水市中心医院	2013 年 12 月 9 日	2020 年 6 月 10 日
5	浙江大学湖州医院	湖州市中心医院	2013 年 12 月 27 日	2020 年 8 月 20 日签约为非直属
6	浙江大学衢州医院	衢州市人民医院	2014 年 5 月 13 日	未续签，2021 年 1 月摘牌
7	浙江大学舟山医院	浙江省舟山医院	2017 年 6 月 30 日	/
8	浙江大学台州医院	浙江省台州医院	2018 年 3 月 30 日	/

四、教学医院

树兰（杭州）医院有限公司［原名东欣（杭州）医院有限公司，2015 年 12 月进行了工商变更］是一家由李兰娟、郑树森院士发起创办的社会办医医院。2015 年 4 月，浙江大学与东欣（杭州）医院有限公司签订合作协议，挂牌“浙江大学国际医院”。2017 年 11 月，浙江大学医学院与树兰（杭州）医院有限公司签署合作协议书并挂牌“浙江大学医学院教学医院”。《浙江大学与东欣（杭州）医院有限公司合作协议书》同时终止，“浙江大学国际医院”的挂牌予以摘除。

2020 年 7 月，医学院与贵州省湄潭县人民政府签署合作协议。湄潭县人民医院挂牌“浙江大学医学院教学医院”。

五、其他合作

对接健康中国战略，发挥引领辐射作用。2019 年 6 月，浙江大学与余杭经济技术开发区管委会签订框架协议，合作共建浙江大学（余杭）基础医学创新研究院；7 月，市校合作共建全国首家公共卫生学院附属疾病预防控制中心——浙江大学公共卫生学院附属杭州市疾病预防控制中心（非直属）；9 月，与中国疾病预防控制中心签署战略合作协议，以大数据国家研究院建设为平台，推动大健康战略下公共卫生领域的新发展。2020 年 1 月，浙江大学与杭州市西湖区人民政府签署战略合作协议，成立脑机智能研究中心；4 月，与杭州高新区（滨江）签署全面战略合作框架协议，成立浙江大学滨江研究院，依托附属第二医院和附属儿童医院分别建设生命与大健康研究中心、儿童健康创新研究中心；7 月，与浙江省疾病预防控制中心签署战略合作框架协议，共同推进“健康浙江”新发展。

为加快推进长三角区域一体化发展国家战略落地，充分发挥长三角区域医学院校在全国医学教育领域的重要作用，2019 年 12 月，浙江大学医学院与复旦大学上海医学院、上海交通大学医学院、上海中医药大学、南京医科大学、苏州大学、南京中医药大学、温州医科大学、中国科技大学、安徽医科大学等联合倡议发起成立长三角医学教育联盟。2021 年 6 月，浙江大学医学院承办首届长三角医学教育联盟大会并牵头签署《长三角医学教育联盟医学教育战略合作协议书》。2012—2021 年院级合作协议签署情况见表 1-9-5。

表 1-9-5　2012—2021 年院级合作协议列表

协议名称	签约时间
浙江大学医学部—湖州市卫生局市校共建湖州市医学重点支撑学科合作备忘录	2012 年 12 月
浙江大学医学院—宁波明州医院合作协议书	2014 年 6 月
浙江大学医学院—宁夏医科大学合作协议	2017 年 4 月
山西医科大学—浙江大学医学院战略合作框架协议	2018 年 1 月
人民卫生出版社有限公司—浙江大学医学院战略合作意向书	2019 年 8 月
浙江大学医学院—网新科创集团战略合作框架协议	2020 年 6 月
浙江大学医学院—遵义医科大学合作框架协议	2020 年 7 月
浙江大学医学院—湄潭县人民政府合作协议	2020 年 7 月
浙江大学医学院—浙江大学管理学院战略合作协议	2021 年 7 月
浙江大学医学院—高等教育出版社有限公司合作框架协议	2021 年 9 月
贵州省卫生健康委—浙江大学医学院毕业后医学教育合作框架协议	2021 年 10 月
浙江大学控股集团有限公司—浙江大学医学院战略合作协议	2021 年 12 月
浙江大学医学院—聚光科技（杭州）股份有限公司合作备忘录	2021 年 12 月
共建浙江大学未来医疗研究院合作备忘录	2021 年 12 月

六、医疗援助

（一）援疆、援青、援非

1. 援疆

浙江大学医学院高度重视医疗人才援疆工作，2012—2021 年，先后选派 7 批、92 人次前往新疆维吾尔自治区人民医院、新疆职业病医院、新疆石河子大学医学院、新疆医科大学附属第二医院、阿克苏地区妇幼保健医院、阿克苏地区第一人民医院、阿克苏地区第二人民医院、新疆生产建设兵团第一师医院等 8 家医院开展医疗援建帮扶。其中，自 2016 年中组部、教育部和国家卫生和计划生育委员会共同组织开展医疗人才“组团式”援疆工作以来，浙江大学医学院整合资源，周密部署，多措并举，扎实推进对新疆生产建设兵团第一师医院（简称第一师医院）的对口支援，先后派出5批、71人次对口支援第一师医院。2016年8月，附属第一医院、附属第二医院及附属邵逸夫医院分别与第一师医院签订医疗技术协作协议；2017年10月，附属口腔医院、附属妇产科医院、附属儿童医院分别与新疆生产建设兵团第一师医院签订“以院包科”协议。从2019年4月开始，先后接收第一师医院4批、61名职能科室管理干部到附属第一医院、附属第二医院和附属邵逸夫医院开展进修培训。

2016年，附属第二医院魏丹宏医师、胡培克医师和潘小宏医师分别获得“浙江省对口支援阿克苏地区指挥部先进个人”“浙江省援疆指挥部先进共产党员”“浙江省援疆指挥部阿克苏地区优秀援疆干部人才”等荣誉称号。2018年，浙江大学医学院“组团式”医疗援疆团队获得浙江省卫生计生系统“最美天使”首个特别奖。2019年，浙江大学医学院对口支援第一师医院“组团式”医疗团队荣获“第九批省市援疆工作先进集体”兵团级荣誉；6家附属医院的陈军、徐正宽、冯金娥、杨春波、陈贤谊、张裕方、吴苕等获“第九批省市援疆工作优秀个人”荣誉称号。2021年，浙江大学医学院对口支援第一师医院“组团式”医疗团队荣获浙江省援疆指挥部“‘兵团先进基层党组织’和‘三学三比三服务’担当作为先进集体”；附属第一医院陈军医师荣获浙江省援疆“优秀共产党员”称号；附属口腔医院朱嘉珺医师荣获“浙江援疆信息宣传工作先进个人”荣誉称号；6家附属医院的陈大进、黄琼、朱嘉珺、唐旭园、谢琳燕、黄啸、章相锋、彭克荣等荣获浙江省援疆“‘三学三比三服务’先进个人”荣誉称号。2012—2022年医学院援疆干部名单见表1-9-6。

表1-9-6 2012—2022年医学院援疆干部名单

序号	派出单位	姓名	性别	科室	援疆单位	援疆时间	批次
1	附属第二医院	宋永茂	男	肿瘤科	阿克苏地区第一人民医院	2012年8月—2014年1月	第七批
2	附属第一医院	谢小军	男	普外	阿克苏地区第二人民医院	2012年8月—2014年1月	第七批
3	附属邵逸夫医院	夏　良	男	心内科	阿克苏地区第二人民医院	2012年8月—2014年1月	第七批
4	附属妇产科医院	王建华	女	妇产科	阿克苏地区妇幼保健医院	2012年8月—2014年1月	第七批
5	附属妇产科医院	余晓燕	女	护理部	新疆石河子大学医学院	2013年2月—2014年7月	第七批
6	附属第二医院	吴祖群	男	呼吸科	新疆职业病医院	2013年2月—2014年7月	第七批
7	附属儿童医院	俞建根	男	儿科（胸外科）	阿克苏地区第一人民医院	2014年2月—2015年6月	第八批（1）
8	附属邵逸夫医院	杨　进	男	普外科	阿克苏地区第二人民医院	2014年2月—2015年6月	第八批（1）

续表

序号	派出单位	姓名	性别	科室	援疆单位	援疆时间	批次
9	附属妇产科医院	张　晶	女	妇产科	阿克苏地区第二人民医院	2014 年 2 月—2015 年 6	第八批（1）
10	附属第二医院	蔡思宇	男	心内科	阿克苏地区第二人民医院	2014 年 2 月—2015 年 6 月	第八批（1）
11	附属第一医院	方丹波	男	泌尿外科	阿克苏地区第二人民医院	2014 年 2 月—2015 年 6	第八批（1）
12	附属儿童医院	杨世隆	男	儿科（血液科）	阿克苏地区第一人民医院	2015 年 7 月—2017 年 1 月	第八批（2）
13	附属邵逸夫医院	蔡柳新	男	普外科	阿克苏地区第二人民医院	2015 年 7 月—2017 年 1	第八批（2）
14	附属妇产科医院	何荣环	女	妇产科	阿克苏地区第二人民医院	2015 年 7 月—2017 年 1 月	第八批（2）
15	附属第二医院	潘小宏	男	心内科	阿克苏地区第二人民医院	2015 年 7 月—2017 年 1 月	第八批（2）
16	附属第一医院	蒋　鹏	男	泌尿外科	阿克苏地区第二人民医院	2015 年 7 月—2017 年 1 月	第八批（2）
17	附属第一医院	沈月洪	女	泌尿科	新疆生产建设兵团第一师医院	2016 年 3 月—2017 年 1 月	第八批（2）
18	附属第一医院	魏海燕	女	乳腺外科	新疆生产建设兵团第一师医院	2016 年 3 月—2017 年 1 月	第八批（2）
19	附属第一医院	李修义	男	眼科	新疆生产建设兵团第一师医院	2016 年 3 月—2017 年 1 月	第八批（2）
20	附属第二医院	魏丹宏	女	脑重症医学科	新疆生产建设兵团第一师医院	2016 年 3 月—2017 年 1 月	第八批（2）
21	附属第二医院	胡培克	男	眼科	新疆生产建设兵团第一师医院	2016 年 3 月—2017 年 1	第八批（2）
22	附属邵逸夫医院	潘　滔	男	肿瘤外科	新疆生产建设兵团第一师医院	2016 年 3 月—2017 年 1 月	第八批（2）
23	附属邵逸夫医院	王建民	男	妇产科	新疆生产建设兵团第一师医院	2016 年 3 月—2017 年 1 月	第八批（2）
24	附属妇产科医院	钱志大	男	妇产科	新疆生产建设兵团第一师医院	2016 年 3 月—2017 年 1 月	第八批（2）
25	附属妇产科医院	朱晓军	男	妇产科	新疆生产建设兵团第一师医院	2016 年 3 月—2017 年 1 月	第八批（2）
26	附属儿童医院	陈　正	男	新生儿科	新疆生产建设兵团第一师医院	2016 年 3 月—2017 年 1 月	第八批（2）
27	附属第二医院	戴安卢	男	手术麻醉科	新疆医科大学附属第二医院	2017 年 7 月—2019 年 1 月	第九批（1）
28	附属第一医院	方家杰	男	泌尿外科	新疆生产建设兵团第一师医院	2017 年 2 月—2018 年 7 月	第九批（1）
29	附属第一医院	张德林	男	麻醉科	新疆生产建设兵团第一师医院	2017 年 2 月—2018 年 7 月	第九批（1）
30	附属第一医院	孔　梅	女	病理科	新疆生产建设兵团第一师医院	2017 年 2 月—2018 年 7 月	第九批（1）

续表

序号	派出单位	姓名	性别	科室	援疆单位	援疆时间	批次
31	附属第一医院	应　俊	男	妇产科	新疆生产建设兵团第一师医院	2017年2月—2018年7月	第九批（1）
32	附属第二医院	师永祥	男	骨科	新疆生产建设兵团第一师医院	2017年2月—2018年7月	第九批（1）
33	附属第二医院	陈贤谊	男	神经外科介入	新疆生产建设兵团第一师医院	2017年2月—2018年7月	第九批（1）
34	附属第二医院	张裕方	男	急诊科	新疆生产建设兵团第一师医院	2017年2月—2018年7月	第九批（1）
35	附属邵逸夫医院	冯金娥	女	临床护理	新疆生产建设兵团第一师医院	2017年2月—2018年7月	第九批（1）
36	附属邵逸夫医院	邓燕勇	男	消化内科	新疆生产建设兵团第一师医院	2017年2月—2018年7月	第九批（1）
37	附属邵逸夫医院	陈灵华	男	普外科	新疆生产建设兵团第一师医院	2017年2月—2018年7月	第九批（1）
38	附属妇产科医院	上官雪军	男	妇产科	新疆生产建设兵团第一师医院	2017年2月—2018年7月	第九批（1）
39	附属妇产科医院	何赛男	女	妇产科	新疆生产建设兵团第一师医院	2017年2月—2018年7月	第九批（1）
40	附属儿童医院	陈　正	男	新生儿科	新疆生产建设兵团第一师医院	2017年2月—2018年7月	第九批（1）
41	附属儿童医院	钱云忠	男	儿科（普外）	新疆生产建设兵团第一师医院	2017年2月—2018年7月	第九批（1）
42	附属口腔医院	毛英杰	男	口腔科	新疆生产建设兵团第一师医院	2017年2月—2018年7月	第九批（1）
43	附属第一医院	陈　军	男	泌尿外科	新疆生产建设兵团第一师医院	2018年4月—2018年7月	第九批（1）
44	附属第二医院	张　梁	男	神经内科	新疆医科大学附属第二医院	2019年3月—2020年7月	第九批（2）
45	附属第一医院	陈　军	男	泌尿外科	新疆生产建设兵团第一师医院	2018年8月—2020年1月	第九批（2）
46	附属第一医院	孔德波	男	泌尿外科	新疆生产建设兵团第一师医院	2018年8月—2020年1月	第九批（2）
47	附属第一医院	吴益和	男	心胸外科	新疆生产建设兵团第一师医院	2018年8月—2020年1月	第九批（2）
48	附属第一医院	王艳丽	女	病理科	新疆生产建设兵团第一师医院	2018年8月—2020年1月	第九批（2）
49	附属第二医院	张裕方	男	急诊科	新疆生产建设兵团第一师医院	2018年8月—2020年1月	第九批（2）
50	附属第二医院	陈贤谊	男	神经外科介入	新疆生产建设兵团第一师医院	2018年8月—2020年1月	第九批（2）
51	附属第二医院	徐正宽	男	骨科	新疆生产建设兵团第一师医院	2018年8月—2020年1月	第九批（2）
52	附属邵逸夫医院	冯金娥	女	护士长	新疆生产建设兵团第一师医院	2018年8月—2020年1月	第九批（2）

续表

序号	派出单位	姓名	性别	科室	援疆单位	援疆时间	批次
53	附属邵逸夫医院	林　讷	男	消化内科	新疆生产建设兵团第一师医院	2018 年 8 月—2020 年 1 月	第九批（2）
54	附属邵逸夫医院	吴峥嵘	男	普外科	新疆生产建设兵团第一师医院	2018 年 8 月—2020 年 1 月	第九批（2）
55	附属妇产科医院	徐建云	男	妇产科	新疆生产建设兵团第一师医院	2018 年 8 月—2020 年 1 月	第九批（2）
56	附属妇产科医院	杨春波	男	妇产科	新疆生产建设兵团第一师医院	2018 年 8 月—2020 年 1 月	第九批（2）
57	附属儿童医院	吴　苔	女	新生儿科	新疆生产建设兵团第一师医院	2018 年 8 月—2020 年 1 月	第九批（2）
58	附属儿童医院	杨翠微	女	小儿神经内科	新疆生产建设兵团第一师医院	2018 年 8 月—2020 年 1 月	第九批（2）
59	附属口腔医院	陈卫星	男	口腔科	新疆生产建设兵团第一师医院	2018 年 8 月—2020 年 1 月	第九批（2）
60	附属第一医院	陈　军	男	泌尿外科	新疆生产建设兵团第一师医院	2020 年 4 月—2021 年 7 月	第十批（1）
61	附属口腔医院	葛巍立	男	口腔颌面外科	新疆生产建设兵团第一师医院	2020 年 4 月—2021 年 7 月	第十批（1）
62	附属第二医院	周光居	男	急诊科	新疆生产建设兵团第一师医院	2020 年 4 月—2021 年 7 月	第十批（1）
63	附属第一医院	谢　波	男	泌尿外科	新疆生产建设兵团第一师医院	2020 年 4 月—2021 年 7 月	第十批（1）
64	附属第一医院	王志田	男	胸腔外科	新疆生产建设兵团第一师医院	2020 年 4 月—2021 年 7 月	第十批（1）
65	附属第一医院	王艳丽	女	病理科	新疆生产建设兵团第一师医院	2020 年 4 月—2021 年 7 月	第十批（1）
66	附属第二医院	方　兵	男	神经外科	新疆生产建设兵团第一师医院	2020 年 4 月—2021 年 7 月	第十批（1）
67	附属邵逸夫医院	王　侃	男	消化科	新疆生产建设兵团第一师医院	2020 年 4 月—2021 年 7 月	第十批（1）
68	附属邵逸夫医院	蒋金伟	男	肝胆外科	新疆生产建设兵团第一师医院	2020 年 4 月—2021 年 7 月	第十批（1）
69	附属儿童医院	洪　芳	男	新生儿科	新疆生产建设兵团第一师医院	2020 年 4 月—2021 年 7 月	第十批（1）
70	附属儿童医院	傅松龄	男	儿童心内科	新疆生产建设兵团第一师医院	2020 年 4 月—2021 年 7 月	第十批（1）
71	附属妇产科医院	汪银锋	男	妇产科	新疆生产建设兵团第一师医院	2020 年 4 月—2021 年 7 月	第十批（1）
72	附属妇产科医院	俞　颖	女	妇产科	新疆生产建设兵团第一师医院	2020 年 4 月—2021 年 7 月	第十批（1）
73	附属邵逸夫医院	叶　丹	女	手术室	新疆生产建设兵团第一师医院	2020 年 4 月—2021 年 7 月	第十批（1）
74	附属第二医院	朱苏南	男	骨科	新疆生产建设兵团第一师医院	2020 年 4 月—2021 年 7 月	第十批（1）

续表

序号	派出单位	姓名	性别	科室	援疆单位	援疆时间	批次
75	附属妇产科医院	冯国芳	女	生殖内分泌科	新疆维吾尔自治区人民医院	2020 年 9 月—2021 年 9 月	第十批（1）
76	附属第一医院	连江山	男	感染病科	新疆维吾尔自治区人民医院	2021 年 2 月—2022 年 1	第十批（1）
77	附属第一医院	陈大进	男	肾内科	新疆生产建设兵团第一师医院	2021 年 6 月—2023 年 1 月	第十批（2）
78	附属第二医院	徐锦芳	男	神经外科	新疆生产建设兵团第一师医院	2021 年 7 月—2023 年 1 月	第十批（2）
79	附属第二医院	赵光锋	男	急诊科	新疆生产建设兵团第一师医院	2021 年 7 月—2023 年 1 月	第十批（2）
80	附属第一医院	黄　啸	男	泌尿外科	新疆生产建设兵团第一师医院	2021 年 7 月—2023 年 1 月	第十批（2）
81	附属第一医院	唐旭园	女	眼科	新疆生产建设兵团第一师医院	2021 年 7 月—2023 年 1 月	第十批（2）
82	附属第一医院	杨含金	男	病理科	新疆生产建设兵团第一师医院	2021 年 7 月—2023 年 1 月	第十批（2）
83	附属第二医院	章相锋	男	骨科	新疆生产建设兵团第一师医院	2021 年 7 月—2023 年 1 月	第十批（2）
84	附属邵逸夫医院	梅思斌	男	消化内科	新疆生产建设兵团第一师医院	2021 年 7 月—2023 年 1 月	第十批（2）
85	附属邵逸夫医院	周慧江	男	普外科	新疆生产建设兵团第一师医院	2021 年 7 月—2023 年 1 月	第十批（2）
86	附属儿童医院	彭克荣	男	消化内科	新疆生产建设兵团第一师医院	2021 年 7 月—2023 年 1 月	第十批（2）
87	附属儿童医院	徐　丹	女	呼吸内科	新疆生产建设兵团第一师医院	2021 年 7 月—2023 年 1 月	第十批（2）
88	附属妇产科医院	潘子旻	女	妇产科	新疆生产建设兵团第一师医院	2021 年 7 月—2023 年 1 月	第十批（2）
89	附属妇产科医院	黄　琼	女	妇产科	新疆生产建设兵团第一师医院	2021 年 7 月—2023 年 1 月	第十批（2）
90	附属口腔医院	朱嘉珺	女	正畸科	新疆生产建设兵团第一师医院	2021 年 7 月—2023 年 1 月	第十批（2）
91	附属邵逸夫医院	谢琳燕	女	护理	新疆生产建设兵团第一师医院	2021 年 7 月—2023 年 1 月	第十批（2）
92	附属妇产科医院	刘爱霞	女	生殖科	新疆维吾尔自治区人民医院	2022 年 3 月—2023 年 3 月	第十批（2）

2. 援青

2016 年以来，医疗援助工作在“组团式”医疗援疆工作基础上向青海省海西州延伸，立足海西州地域辽阔、卫生基础相对薄弱的现状，深入实施“组团式帮扶”“互联网+医疗”“1+X 传帮带”三大举措，充分利用各附属医院优质医疗资源，对标建设国内一流医院和青海省区域医疗龙头，不断提高青海省海西州医疗服务能力，推动“健康海西”事业持续发展。2016 年 3 月至 2021 年底，先后选派 3 批、17 人次专家管理团队长期帮扶海西州人民医院，挂职任院长和业务副院长，从管理和技术两方面着手，促进海西州人民医院全方位提升。

2021 年，浙江大学医学院援青医疗团队被评为“援派铁军”，第四批援青医疗队领队、青海省海西州人民医院院长、附属第一医院陈水芳医师先后被评为青海省优秀共产党员、青海省脱贫攻坚先进个人、最美浙江人·最美天使、中国好医生、最美浙江人·2021 浙江骄傲人物、浙江大学优秀共产党员等，还被浙江援青指挥部党委、海西州委组织部、西宁市委组织部、海西州红十字会及附属第一医院党委等单位发文号召学习。附属第一医院陈春医师、龚江标医师和附属妇产科医院李恩春医师荣获 2020 年青海省委省政府“对口支援青海荣誉纪念章”；附属第一医院范剑医师荣获青海省委省政府“对口支援青海先进个人”荣誉称号。2016—2021 年医学院支援青海省海西州人民医院干部名单见表 1-9-7。

表 1-9-7　2016—2021 年医学院支援青海省海西州人民医院干部名单

序号	派出单位	姓名	性别	科室	担任职务	援青时间	批次
1	附属第一医院	范　剑	男	检验科	副院长	2016 年 3 月—2017 年 12 月	第二批
2	附属第一医院	汪超军	男	泌尿外科	泌尿外科主任	2016 年 7 月—2017 年 12 月	第二批
3	附属第一医院	聂文成	男	心内科	心内科主任	2016 年 7 月—2017 年 12 月	第二批
4	附属第一医院	罗秋平	男	呼吸内科	院长	2018 年 3 月—2018 年 9 月	第三批
5	附属第一医院	聂文成	男	心内科	副院长	2018 年 3 月—2019 年 7 月	第三批
6	附属第一医院	姚晓霖	男	泌尿外科	泌尿外科主任	2018 年 3 月—2019 年 7 月	第三批
7	附属第一医院	唐小平	女	呼吸内科	呼吸内科主任	2018 年 3 月—2019 年 7 月	第三批
8	附属第一医院	曹　飞	男	神经外科	神经外科主任	2018 年 3 月—2019 年 7 月	第三批
9	附属第一医院	范　剑	男	检验科	院长	2018 年 9 月—2019 年 7 月	第三批
10	附属第一医院	陈水芳	男	呼吸内科	院长	2019 年 7 月—2021 年 2 月	第四批
11	附属第一医院	龚江标	男	神经外科	神经外科医师	2019 年 7 月—2021 年 1 月	第四批
12	附属第一医院	陈　春	女	儿科	儿科医师	2019 年 7 月—2021 年 1 月	第四批
13	附属妇产科医院	李恩春	男	妇产科	妇科医师	2019 年 7 月—2021 年 1 月	第四批
14	附属第一医院	陈水芳	男	呼吸内科	院长	2021 年 2 月—2022 年 7 月	第四批
15	附属第一医院	陈　博	男	手足外科	手足外科医师	2021 年 2 月—2022 年 7 月	第四批
16	附属儿童医院	周书来	男	儿科	儿科医师	2021 年 2 月—2022 年 7 月	第四批
17	附属妇产科医院	尹立军	男	妇产科	妇产科医师	2021 年 2 月—2022 年 7 月	第四批

3. 援非

2012—2021 年，浙江大学医学院先后向非洲马里、利比亚、塞拉利昂等国家派出医疗救援队 7 批、医疗队员 40 人次。

2018 年 6 月，马里共和国在总统府举办了隆重的庆祝活动，纪念中国政府派遣援马里医疗队五十周年，附属第二医院魏建功医师被授予马里国家最高荣誉——马里“国家骑士勋章”。同年 12 月，附属第一医院获“浙江省援外医疗先进集体”荣誉；附属第一医院陈水芳医师、附属第二医院刘凤强医师分别获浙江省援外 50 周年“优秀援外先进个人”荣誉称号。2012—2022 年医学院援非医疗队名单见表 1-9-8。

表 1-9-8　2012—2022 年医学院援非医疗队名单

序号	姓名	性别	科别	派出单位	援外批次	派出时间	援外时间	医疗队名称
1	戴宇文	男	儿内科	附属儿童医院	23	2013 年 7 月	2 年	援马里医疗队
2	黄夏娣	女	妇产科	附属妇产科医院	23	2013 年 7 月	2 年	援马里医疗队
3	李　谷	男	神经外科	附属第一医院	23	2013 年 7 月	2 年	援马里医疗队
4	李　星	男	胸外科	附属第二医院	23	2013 年 7 月	2 年	援马里医疗队
5	姚其红	男	厨师	附属邵逸夫医院	23	2013 年 7 月	2 年	援马里医疗队
6	程丽丽	女	主管护师	附属邵逸夫医院	10	2014 年 5 月	2 年	援纳米比亚医疗队
7	冯金娥	女	副主任护师	附属邵逸夫医院	10	2014 年 5 月	2 年	援纳米比亚医疗队
8	陈军民	男	儿内科	附属儿童医院	24	2015 年 7 月	2 年	援马里医疗队
9	楼险峰	男	骨科	附属第一医院	24	2015 年 7 月	2 年	援马里医疗队
10	陆秀娥	女	妇产科	附属妇产科医院	24	2015 年 7 月	2 年	援马里医疗队
11	周　峰	男	神经外科	附属第二医院	24	2015 年 7 月	2 年	援马里医疗队
12	姚其红	男	厨师	附属邵逸夫医院	24	2015 年 7 月	2 年	援马里医疗队
13	陆　群	女	感染科	附属第二医院	埃博拉	2015 年 1 月	2 个月	马里抗埃博拉医疗队
14	徐　峰	男	感染科	附属第二医院	埃博拉	2015 年 1 月	2 个月	塞拉利昂抗埃博拉医疗队
15	卞丽芳	女	感染科	附属第一医院	埃博拉	2015 年 1 月	2 个月	利比亚抗埃博拉医疗队
16	高春华	女	感染科	附属第一医院	埃博拉	2015 年 1 月	2 个月	利比亚抗埃博拉医疗队
17	汤灵玲	女	感染科	附属第一医院	埃博拉	2015 年 1 月	2 个月	利比亚抗埃博拉医疗队
18	徐小微	女	感染科	附属第一医院	埃博拉	2015 年 1 月	2 个月	利比亚抗埃博拉医疗队
19	赵雪红	女	感染科	附属第一医院	埃博拉	2015 年 1 月	2 个月	利比亚抗埃博拉医疗队
20	黄建荣	男	感染科	附属第一医院	埃博拉	2015 年 1 月	2 个月	利比亚抗埃博拉医疗队
21	丁献军	男	骨科	附属邵逸夫医院	25	2017 年 7 月	1.5 年	援马里医疗队
22	魏建功	男	放射科	附属第二医院	25	2017 年 7 月	1.5 年	援马里医疗队
23	赵小环	女	妇产科	附属妇产科医院	25	2017 年 7 月	1.5 年	援马里医疗队
24	周天安	男	眼科	附属第一医院	25	2017 年 7 月	1.5 年	援马里医疗队
25	褚叶远	女	主管护师	附属邵逸夫医院	26	2019 年 1 月	1.5 年	援马里医疗队
26	冯晶晶	女	病理科	附属第二医院	26	2019 年 1 月	1.5 年	援马里医疗队

续表

序号	姓名	性别	科别	派出单位	援外批次	派出时间	援外时间	医疗队名称
27	潘彩飞	女	麻醉科	附属第一医院	26	2019年1月	1.5年	援马里医疗队
28	翁　燕	女	眼科	附属第二医院	26	2019年1月	1.5年	援马里医疗队
29	余列道	男	骨科	附属第一医院	26	2019年1月	1.5年	援马里医疗队
30	陈清宇	男	消化内科	附属第二医院	27	2020年10月	1.5年	援马里医疗队
31	李　旋	男	耳鼻咽喉科	附属邵逸夫医院	27	2020年10月	1.5年	援马里医疗队
32	林仿芳	女	妇产科	附属妇产科医院	27	2020年10月	1.5年	援马里医疗队
33	陆　斌	男	眼科	附属儿童医院	27	2020年10月	1.5年	援马里医疗队
34	郭仁勇	男	检验科	附属第一医院	27	2020年10月	1.5年	援马里医疗队
35	陈聪聪	女	麻醉科	附属第二医院	28	2022年4月	1.5年	援马里医疗队
36	冯立国	男	眼科	附属邵逸夫医院	28	2022年4月	1.5年	援马里医疗队
37	宋佳乐	男	心内科	附属邵逸夫医院	28	2022年4月	1.5年	援马里医疗队
38	吴　俊	男	超声科	附属第一医院	28	2022年4月	1.5年	援马里医疗队
39	杨光叠	男	呼吸内科	附属第一医院	28	2022年4月	1.5年	援马里医疗队
40	祝磊波	男	骨科	附属第二医院	28	2022年4月	1.5年	援马里医疗队

（二）抗击新冠疫情

2020年，医学院各附属医院500余人驰援湖北，2678名医护投身一线，在新冠疫情全球蔓延的严峻时刻，驰援意大利，连线海外700余所医疗、教育机构，出版20多个语种的防控和诊疗方案手册，为全球抗疫注入“浙大方案”、贡献“浙大力量”。李兰娟、郑霞、崔巍、虞洪、陈亚岗获“全国抗击新冠疫情先进个人”，中共浙江大学医学院附属第一医院委员会、浙江大学医学院附属第二医院重症救治医疗队（援鄂）、浙江大学医学院附属邵逸夫医院援助湖北荆门医疗队获“全国抗击新冠疫情先进集体”，累计获国家级抗击新冠疫情个人表彰12人次，集体表彰6项；获省级抗击新冠疫情个人表彰81人次，集体表彰28项。另外，浙江大学举办“记疫”——抗击新冠疫情主题展览，同步发布新书《浙大战疫》。

2021年，医学院各附属医院先后组建49个外派应急医疗队，累计外派2243名医护人员奔赴河北、河南、江苏、重庆、云南、辽宁、黑龙江、内蒙古等兄弟省市及省内“战场”参与新冠采样、检测和医疗救治工作，齐心协力打好疫情防控遭遇战和阻击战。充分运用多学科技术综合干预、精准施策，多措并举规范流程布局，根据疫情变化及时调整防控举措，确保疫情防控和正常医疗两不误。

七、发展联络

十年来，医学发展联络工作紧紧围绕创建世界一流医学学科建设目标，积极构建筹资拓展新生态，挖掘医学板块新潜力，开创发展联络新局面，不断将社会资源引入一流学科创新发展，为学院迈向世界一流医学院前列提供了坚实的资源保障。

（一）社会捐赠

2012—2021 年，医学院捐赠项目累计到款逾 23 亿元，其中，部分捐赠签约金额达到亿级及以上的项目如下。

2013 年，邵逸夫基金捐资支持建设浙江大学邵逸夫医疗中心和邵逸夫医学研究中心。

2015 年，李达三博士、叶耀珍女士伉俪捐资支持李达三·叶耀珍干细胞与再生医学研究中心建设。

2017 年，浙江通策控股集团有限公司捐资支持浙江大学医学等学科建设和人才培养及 120 周年校庆活动；浙江马云公益基金会、阿里巴巴 17 位创始人及合伙人、阿里巴巴（中国）有限公司、云锋基金捐资支持浙江大学医学教育、人才培养、科研事业和附属第一医院余杭院区建设。

2019 年，富春控股集团有限公司捐资支持浙江大学医学及相关学科发展和附属第一医院建设与发展。

2020 年，上海寻梦信息技术有限公司捐资支持开展病毒感染及呼吸道传染性疾病防治，特别是疫情支援保障和科学研究等；浙江鑫禾实业集团有限公司捐资支持浙江大学医学及相关学科发展和附属妇产科医院的建设与发展。绍兴市上虞区建设发展有限公司捐资支持附属邵逸夫医院绍兴院区建设与发展和浙江大学“双一流”建设；陈廷骅基金会捐资支持浙江大学陈廷骅大健康学院建设；浙江城建集团股份有限公司捐资支持浙江大学医学人才培养及学科建设。

2021 年，回音必集团有限公司捐资支持女性健康相关社会公益活动；绍兴市柯桥区人民政府捐资支持浙江大学“双一流”建设和附属第二医院柯桥院区建设与发展；齐鲁制药集团有限公司捐资支持浙江大学人类健康及动植物健康领域科学研究、人才引进和培养、智库建设等；德清县人民政府捐资支持附属儿童医院莫干山院区“双一流”建设。

（二）医德医风奖

浙江大学于 2014 年启动“医德医风奖”评选，包括“浙江大学好医生特别奖”“浙江大学好护士特别奖”“浙江大学好医生奖”“浙江大学好护士奖”四个类别奖项。该奖项设立专项奖励基金，奖励医德高尚、医术高明的好医生、好护士，并通过宣传来扩大“浙江大学好医生”“浙江大学好护士”品牌影响力，深入挖掘先进典型事迹，弘扬社会正能量，激励每一位医务工作者。

参评医院从 2014 年的 8 家扩展到 2019 年的 18 家，获奖名额从好医生、好护士各 5 名增加至各 8 名。2022 年度浙江大学医德医风奖评选参评单位包括附属医院、合作医院和校医院共 22 家。2014—2021 年“医德医风奖”评选结果见表 1-9-9。

表 1-9-9　2014—2021 年“医德医风奖”评选结果

年份	好医生奖		好护士奖	
	姓名	医院	姓名	医院
2014	刘　丽	附属口腔医院	王叶华	附属邵逸夫医院
	张建民	附属第二医院	冯志仙	附属第一医院
	范顺武	附属邵逸夫医院	周敏燕	附属第四医院
	倪一鸣	附属第一医院	徐萌艳	附属妇产科医院
	韩春茂	附属第二医院	楼晓芳	附属儿童医院
2015	石　卓	附属儿童医院	沈秀兰	附属第四医院
	周建英	附属第一医院	邵红玉	附属邵逸夫医院
	胡颖红	附属第二医院	项海燕	附属第二医院
	黄夏娣	附属妇产科医院	徐鑫芬	附属妇产科医院
	傅国胜	附属邵逸夫医院	高春华	附属第一医院
2016	严　敏	附属第二医院	金静芬	附属第二医院
	吴加国	附属邵逸夫医院	赵雪红	附属第一医院
	何荣环	附属妇产科医院	胡宏鸯	附属邵逸夫医院
	陈志敏	附属儿童医院	徐凌燕	附属妇产科医院
	金　洁	附属第一医院	盛洁华	附属第四医院
2017	姚玉峰	附属邵逸夫医院(好医生特别奖)	冯素文	附属妇产科医院
	刘　进	附属第二医院	朱陈萍	附属邵逸夫医院
	吴明远	附属妇产科医院	汪四花	附属第二医院
	沈　岩	附属第一医院	金爱云	附属第一医院
	陈　晖	附属口腔医院	徐红贞	附属儿童医院
	夏淑东	附属第四医院		
2019	郑　树	附属第二医院（好医生特别奖）	马冬梅	附属妇产科医院
	王先法	附属邵逸夫医院	孙彩虹	附属第一医院
	张筱凤	附属杭州市第一人民医院	张剑春	附属第四医院
	陈水芳	附属第一医院	陈水红	附属第二医院
	陈丹青	附属妇产科医院	俞雪芬	附属口腔医院
	郑新宇	浙大校医院	诸纪华	附属儿童医院
	钭金法	附属儿童医院	章秋萍	浙大精神卫生中心
	蔡学礼	浙大丽水医院	潘红英	附属邵逸夫医院
2020	叶　盛	附属儿童医院	羊炜霞	附属第一医院
	吕芳芳	附属邵逸夫医院	沈丽华	附属邵逸夫医院
	李立斌	附属第二医院	宋剑平	附属第二医院
	吴晓虹	附属邵逸夫医院	宫晓艳	附属邵逸夫医院
	何建国	附属第四医院	翁晨曦	附属第四医院
	陆　群	附属第二医院	黄国兰	附属儿童医院
	郑　霞	附属第一医院	曾妃	附属第二医院
	蔡洪流	附属第一医院	潘向滢	附属第一医院

八、国家临床重点专科的创建

开展国家临床重点专科建设是党和国家加强医疗卫生服务体系顶层设计，推动优质医疗资源扩容和均衡布局，提升医疗服务能力，解决人民群众看病难就医难问题的系统性、全局性工程。卫生部于 2010 年启动国家临床重点专科申报工作，各附属医院积极参与和申报，牢牢把握国家临床重点专科建设契机，全面加强医院临床专科能力建设，整体临床服务能力实现倍增。截至 2022 年底，医学院各附属医院已有 55 个专科入选国家临床重点专科，具体见表 1–9–10。

表 1–9–10 浙江大学医学院各附属医院国家临床重点专科建设情况

单 位	重点专科数（个）	重点专科名称	申报年份	专科负责人	立项经费（万元）
附属第一医院	26	重点医学科	2010	方强	500
		检验科	2010	陈瑜	500
		心血管内科	2011	朱建华	500
		血液内科	2011	金洁	500
		心脏大血管外科	2011	倪一鸣	500
		口腔颌面外科	2011	王慧明	500
		临床护理	2011	冯志仙	300
		消化内科	2010	厉有名	500
		麻醉科	2010	祝胜美	500
		卫生部多器官联合移植研究重点实验室	2012	郑树森	500
		呼吸内科	2012	周建英	500
		泌尿外科	2012	谢立平	500
		普外科	2012	郑树森	500
		肾病科	2012	陈江华	500
		病理科	2010	任国平	500
		神经外科	2011	詹仁雅	500
		卫生部传染病重点实验室	2013	李兰娟	500
		感染病科	2013	李兰娟	500
		老年病科	2013	杨云梅	500
		临床药学	2013	张幸国	500
		器官移植科	2013	郑树森	500
		肿瘤科	2013	滕理送	500
		普外科 ※	2021	梁廷波	500
		普胸外科 ※	2021	屠政良	500
		医学影像科 ※	2022	肖文波	500
		骨科 ※	2022	胡懿郃	自筹

续表

单　位	重点专科数（个）	重点专科名称	申报年份	专科负责人	立项经费（万元）
附属第二医院	15	骨科	2010	严世贵	500
		专科护理	2010	金静芬	400
		心血管内科	2011	王建安	500
		神经外科	2011	张建民	500
		皮肤科	2012	郑敏	500
		眼科	2012	姚克	500
		呼吸内科	2012	沈华浩	500
		急诊医学科	2012	张茂	500
		烧伤科	2012	韩春茂	500
		普外科	2012	梁廷波	500
		肿瘤科	2013	邓甬川	500
		神经内科	2013	张宝荣	500
		变态反应科	2013	汪慧英	500
		麻醉科 ※	2021	严敏	500
		重症医学科 ※	2022	黄曼	500
附属邵逸夫医院	5	病理科	2010	来茂德	500
		普通外科	2012	蔡秀军	500
		临床护理	2013	庄一渝	500
		呼吸内科 ※	2021	陈恩国	500
		生殖健康与不孕症 ※	2022	张松英	500
附属儿童医院	5	儿科重症	2010	张晨美	500
		新生儿科	2011	杜立中	500
		小儿呼吸科	2011	陈志敏	500
		小儿消化科	2011	陈浩	500
		儿外科 ※	2022	舒强	自筹
附属妇产科医院	2	妇科	2010	万小云	500
		产科	2010	贺晶	500
附属口腔医院	2	牙体牙髓病科	2011	陈晖	500
		口腔黏膜科 ※	2022	陈谦明	500

注：※表示正式列为国家临床重点专科建设项目。

第十章
国际合作与交流

2009 年 10 月，医学院成立国际合作与交流办公室，撤销国际教育项目管理办公室。2014 年，国际合作与交流办公室归入党政办公室（含国际合作与交流办公室）。

2012—2021 年，医学院签署海外合作交流协议 32 份，举办高水平国际会议 80 场、海峡两岸会议 10 场；接待国外访问团组 870 批 1500 人次；师生出国交流共计 13500 人次，各项国际化指标位居全校前列。

一、合作办学

实施卓越国际医学人才培养计划，增强医学生的全球胜任力，与加州大学洛杉矶分校、多伦多大学、西澳大学等开展联合授予学位合作办学。

（一）浙江大学—加州大学洛杉矶分校联合培养MD/PhD双学位项目

2013 年，浙江大学医学院与美国加州大学洛杉矶分校（UCLA）合作设立了“浙江大学—加州大学洛杉矶分校联合培养MD/PhD双学位医学生”项目，该项目主要招收临床医学八年制学生，实行双导师制，学生完成前 6 年学业，至UCLA攻读PhD学位后，回浙江大学继续 2 年学习，获浙江大学 MD 学位。

MD/PhD双学位项目的培养模式，旨在培养临床医师—科学家复合型人才，医学生思维广度和深度并重，临床和科研能力兼具，既能用实验技术探究临床问题，又能从临床角度设计实验研究，从而打破基础医学和临床医疗的屏障，实现“病床—实验台”紧密对接。

参与项目的两位学生杜雨棽和周全分别在 2017 年和 2019 年取得美国加州大学洛杉矶分校（UCLA）分子与医学药理学博士学位。

（二）浙江大学—西澳大学联合医学双学士学位项目

2015 年 11 月，医学院代表团在访问澳大利亚西澳大学期间探讨了开展双学位联合培养项目的可能性。之后，双方就培养方案、课程匹配等问题商讨论证。2017 年 5 月，西澳大学Dawn Freshwater校长率团在参加浙江大学为庆祝 120 周年校庆举办的全球校长论坛之际，两校医学院正式签署了联合医学双学士学位项目协议。同年 11 月，在浙江省和澳大利亚西澳州结成友好省州 30 周年之际，浙江大学—西澳大学联合医学双学士学位项目正式启动，西澳州州长Hon Mark McGowan、西澳大学校长Dawn Freshwater、浙江大学校长吴朝晖出席仪式并致辞。

该项目学制为 5 年，其中 1.5 年学生在西澳大学培养，主修基础医学课程，毕业后学生可同时获得西澳大学生物医学学士学位和浙江大学临床医学学士学位，是国内首个临床医学本科双学位项目。

2018 年，首批 7 名医学生前往西澳大学学习。2021 年项目因新冠疫情影响而暂停，2022 年恢复选派。截至 2021 年底，项目共招收 3 批次 12 名学生。

（三）浙江大学—多伦多大学双博士学位项目

2012 年，浙江大学与多伦多大学签署校际合作框架协议，双方医学院在教学及科研领域开展深入合作，从遗传与基因组学，逐步拓展到神经生物学、干细胞与再生医学、免疫学、转化医学、儿科、护理、口腔等领域。依托“海外一流学科伙伴提升计划”，从基础到临床，从教授互聘到博士研究生联合培养，相继成立浙江大学—多伦多大学遗传与基因组医学联合研究所、浙江大学—多伦多大学联合神经科学研究所。2019 年 6 月，两校医学院相继签署“医 +X”学位教育合作协议及博士研究生联合培养学位项目协议，共同探索新时代背景下的复合型研究生培养体系。该创新性人才培养项目于 2019 年获批教育部留学基金委“创新型人才国际合作培养项目”。2022 年初，复评通过，继续资助 3 年。截至 2021 年底，培养双博士学位项目 2 人，联合培养博士研究生 3 人。

（四）浙江大学—爱丁堡联合学院项目

2012 年 6 月，浙江大学医学院基础医学试点学院与英国爱丁堡大学医学部签订“3+1 本硕学位合作协议”，合作在中国大陆首开生物医学专业（3+1），学生通过在浙江大学学习 3 年，在爱丁堡大学学习 1 年，获得浙江大学本科学位和爱丁堡大学硕士学位。2015 年，经面试选拔首批生物医学 2012 级本科生 11 人进入爱丁堡大学攻读 1 年期研究型硕士学位。

2014 年 2 月，两校签署在生物医学领域确立合作伙伴关系谅解备忘录和保密协议。同年 12 月，双方签订合作文本协议和联合学院办学章程。2015 年 5 月，“浙江大学—爱丁堡大学联合学院”启动仪式在浙大紫金港校区举行，宣布在浙江大学海宁国际校区筹划设立联合学院。2016 年 2 月，教育部正式批复同意设立浙江大学—爱丁堡大学联合学院，合作开展生物医学本科学位教育。2016 年联合学院首批招生 22 人，采用英文授课，由浙江大学和爱丁堡大学的教师共同授课，学生毕业同时获得爱丁堡大学颁发的生物医学荣誉学士学位和浙江大学颁发的生物医学学士学位。

截至 2021 年 9 月，联合学院共设有生物医学、生物信息学两个双学位本科专业，一个双学位博士项目，一个浙江大学单学位硕士项目，一个爱丁堡大学单学位博士项目，以及一个爱丁堡大学单学位硕士项目。在校本科生 432 人（含留学生 10 人），在校研究生 107 人（含留学生 7 人）。

（五）其他

医学院公共卫生系（公共卫生学院）与麦吉尔大学公共卫生学院于 2016 年合作建立“4.5（3.5）+0.5+X”本硕连续培养模式。浙大本科生在校完成 4 年半（医学类专业）或 3 年半（其他相关专业）学习，将分别获得浙江大学本科学士学位和麦吉尔大学职业卫生科学硕士学位。截至 2022 年底，培养学生 2 人。

浙江大学与耶鲁大学于 2017 年 5 月首度签署校际合作谅解备忘录，并启动了在公共卫生领域的“3+X”本硕联合培养项目。自 2017 年起，国家留学基金委与耶鲁大学公共卫生世界学者项目面向浙江大学公共卫生学院等国内 6 所大学公共卫生学院招收博士研究生，项目得到国家留学基金委和耶鲁大学的全额资助。

二、人员交流

（一）学生海外交流

学院积极为学生参与国际化医学教育创造机会，安排本科生参加海外医院实习、实验室科研训练和暑期海外课程；鼓励研究生到海外高水平大学、研究机构进行科研训练和学术研讨，实行联合培养，提高学生国际化培养质量。

2014 年起，学院启动本科生海外交流奖学金，是校内首个致力于国际交流的院级奖学金。2019 年出台《全额资助本科生自主申请赴世界排名 TOP5 医学院校临床见实习》；2020 年出台《医学院本科生（含八年制）海外临床见实习交流项目管理办法》。新冠疫情期间，推动在线交流项目培育和开展，拓展跨时空、打造线上线下交互式学生交流。

截至 2021 年底，学院与美国、加拿大、英国、法国、德国、澳大利亚、以色列、泰国等 18 个国家（地区）、33 所高校开展暑期交流和临床见习项目共计 38 个（较十年前新增 29 个），交流院校包括哈佛大学、剑桥大学、普林斯顿大学等世界顶尖院校。学生交流人数从 2012 年的 126 人次（本科生 19 人，研究生 107 人）上升至 2021 年的 1027 人次（含线上）（本科生 39 人，研究生 988 人次）。

与此同时，随着海外影响力不断提升，来华进行医学生短期交流与住院医师、专科医生培训人数不断攀升，每年有 100 余位来自毛里求斯、伊朗、俄罗斯、希腊、马来西亚等国的医学人才来浙大医学院临床医学院进行非学历交流培训。

（二）师资海外培训

在临床医学八年制和临床医学留学生项目创建的初期，医学院通过“走出去、请进来”双管齐下的形式，全力打造一流的国际化师资队伍。与美国加州大学洛杉矶分校、布朗大学、罗马林达大学就课程设置和英文教学开展师资培训项目，累计派出 100 余名教师赴美培训。聘请英国籍神经学专家 Iain Bruce 教授全职加盟浙江大学医学院。医学院还邀请南卡罗莱纳医科大学 Jeffery Wong 教授、加州大学洛杉矶分校分管医学教育副院长 LuAnn Wilkerson 教授、哥伦比亚大学 Leonard Stern 教授等来杭指导床边教学、专业认证、考核评估等。

此外，学院与美国康奈尔大学、加拿大阿尔伯塔大学、日本静冈县立病院机构等开展临床专科医生培训项目；与日本山形大学、美国匹兹堡大学开展临床医生科研培训项目；与加拿大多伦多大学开展护理高层次人才培育项目。

三、师资打造

汇聚世界学术大师，打造国际化师资队伍。2012—2021年，医学院全职引进Stijn van der Veen（2014年）、Dante Neculai（2014年）、Therese Hesketh（2016年，原英国伦敦大学学院全球卫生研究所教授、所长）和Daniel Henry Scharf（2018年）等6位外籍非华裔教师；聘请名誉教授7人、客座教授77人，具体名单见表1-10-1。

表1-10-1　2012—2021年医学院聘请浙江大学客座教授、名誉教授名单

序号	年度	姓名	国籍	类别
1	2012	Fukunaga Kohji	日本	客座教授
2	2012	Zheng Zhiming	美国	客座研究员
3	2012	Makoto Ojika	日本	客座教授
4	2012	Guohua Xi	美国	客座教授
5	2012	Christian Schreiber	德国	客座教授
6	2012	Gerald M. Edelman	美国	名誉教授
7	2012	Eli Y. Adashi	美国	客座教授
8	2012	Steve P. Lee	美国	客座教授
9	2013	李天照	英国	客座教授
10	2013	Michael Howard. Gold	美国	客座教授
11	2013	Aman Mahajan	美国	客座教授
12	2013	陈建德	美国	客座教授
13	2013	高汉	法国	客座教授
14	2013	Kandel Rita	加拿大	客座教授
15	2013	Ronald Busuttil	美国	客座教授
16	2013	Hideki Kohno	日本	客座教授
17	2013	Robert C. Griggs	美国	客座教授
18	2013	Sinmin Liu	美国	客座教授
19	2014	Fernando Vinuela	美国	客座教授
20	2014	Sean Xiao Leng	美国	客座教授
21	2014	Boxiong Tang	美国	客座研究员
22	2014	Matthias Mannig	德国	客座教授
23	2014	Feifan Ouyang	中国	客座教授
24	2015	Arya Nick Shamie	美国	客座教授
25	2015	Peter Rene Mertens	德国	客座教授
26	2015	Mark Robert Fox	英国	客座教授
27	2015	Wang Xunzhang	美国	客座教授
28	2015	Sunny Po	美国	客座教授
29	2015	Ko-Pen Wang	美国	客座教授

续表

序号	年度	姓名	国籍	类别
30	2015	Ronald Rousseau	比利时	名誉教授
31	2015	Savio L-Y Woo	美国	名誉教授
32	2015	Andreas Hoeft	德国	客座教授
33	2015	Alfred O. Mueck	德国	客座教授
34	2015	Peter CK Leung	加拿大	客座教授
35	2015	Geoffrey William Cundif	加拿大	客座教授
36	2015	Fengyu Zhang	美国	客座研究员
37	2015	Paul M. Magtibay	美国	客座教授
38	2015	Stephen T. Warren	美国	名誉教授
39	2016	Richard David Schulick	美国	客座教授
40	2016	Christopher L. Wolfgang	美国	客座教授
41	2016	John Lemuel Cameron	美国	名誉教授
42	2016	Ashok K. Saluja	美国	客座教授
43	2016	Yuman Fong	美国	客座教授
44	2016	Wayne W. Zhang	美国	客座教授
45	2016	Min Li	美国	客座教授
46	2016	Roderick Tung	美国	客座教授
47	2016	Michael（Luhua）Wang	美国	客座教授
48	2016	Min Zhuo	美国	客座教授
49	2016	Thomas Flohr	德国	客座研究员
50	2016	Chung Owyang	美国	客座教授
51	2017	Albert C. Koong	美国	客座教授
52	2017	Rita Kandel	加拿大	客座教授
53	2017	Bo Shen	中国	客座教授
54	2017	Christian S. Stohler	美国	客座教授
55	2017	Timothy Lane Pruett	美国	客座教授
56	2017	George Church	美国	名誉教授
57	2018	Ken He Young	美国	客座教授
58	2018	Wu Hao	美国	名誉教授
59	2018	Richard Louis Maas	美国	客座教授
60	2018	Tony D. James	英国	客座教授
61	2018	Xunzhang Wang	美国	客座教授
62	2019	Catherine Racowsky	美国	客座教授
63	2019	Diana Lee Farmer	美国	客座教授
64	2019	Karen B. Haller	美国	客座教授
65	2019	Yang Chai	美国	客座教授
66	2019	Charles Chapron	法国	客座教授
67	2019	Alan C. Yeung	美国	客座教授
68	2019	Constantin Polychronakos	加拿大	客座教授
69	2020	Radha S. Chari	加拿大	客座教授

续表

序号	年度	姓名	国籍	类别
70	2020	Marie-Madeleine Dolmans	比利时	客座教授
71	2020	Jacques Ghislain Donnez	比利时	客座教授
72	2021	Shen. Bo	美国	客座教授
73	2021	Dexter Y. Sun	美国	客座教授

为汇聚海外名人名家，营造校园国际化氛围，医学院邀请美国国家科学院、工程院、医学院、自然与艺术学院“四院”院士钱煦教授，2014 年诺贝尔生理学或医学奖获得者、挪威特隆赫姆KAVLI系统神经科学研究所主任、挪威科学技术大学Edvard I. Moser教授，2014 年诺贝尔生理学或医学奖得主、伦敦大学学院认知与神经科学John O’Keefe教授，2004 年诺贝尔化学奖得主、以色列人类学和科学院院士、以色列理工学院杰出教授Aaron Ciehanover等做客“海外名师大讲堂”，面向全校师生举办公众讲座 15 场。

浙江大学医学院附属邵逸夫医院董事会主席、美国罗马琳达大学校长Richard H. Hart博士荣获 2016 年度“中国政府友谊奖”。英国伦敦大学学院Therese Hesketh教授被授予 2018 年浙江省政府“西湖友谊奖”及“杭州市荣誉市民”称号。加拿大英属哥伦比亚大学医学院妇产科系Peter Leung教授和比利时鲁汶大学Ronald Joseph E. Rousseau教授荣获 2020 年度浙江省“西湖友谊奖”。

四、学科合作

学院通过实施教育部“直属高校外国文教专家特色项目”和“创新引智基地项目”、浙江大学“世界顶尖大学战略合作计划”和“海外一流学科伙伴计划”（后升级为“海外一流学科伙伴提升计划”），开拓了一批世界顶尖合作伙伴，并形成常态化深入合作关系，大幅提升学科国际竞争力。

2012—2013 年，医学院相继与美国加州大学洛杉矶分校、美国普林斯顿大学、英国爱丁堡大学、加拿大英属哥伦比亚大学四所院校开展合作并申请获批学校“海外一流学科伙伴计划”资助。2014 年，项目升级为“海外一流学科伙伴提升计划”，医学院拓展与加拿大多伦多大学、澳大利亚墨尔本大学和美国哥伦比亚大学的合作获得该计划支持。2016 年，学校启动“世界顶尖大学合作计划”，在此合作基金的支持下，学院与哈佛大学合作成立疑难未诊断疾病联合研究中心，与耶鲁大学成立环境相关疾病联合研究中心，与斯坦福大学成立健康联合实验室。与学科发展密切相关的国际组织合作取得新突破，学院获未诊断疾病国际联盟（UDNI）成员委员会批准成为中国首家UDNI成员单位，牵头启动未诊断疾病中国中心建设。

2013 年，医学院以“细胞—微环境互作”为题成功申报了教育部、国家外国专家局联合实施的“高等学校学科创新引智计划”（简称“111 计划”）。项目建设期五年，因项目成效良好，2018 年获得滚动支持。

2014 年，教育部直属高校外国文教专家聘请计划“浙江大学与美国加州大学洛杉矶分校联合医学研究教学中心特色项目”正式结题，项目执行周期三年。以联合中心为平台，两校在八年制临床医学教育、学生见习实习交流、科学研究和远程医疗会诊等领域开展了全方位的深入交流与合作，具体合作情况见表1-10-2至表1-10-4。

表1-10-2 海外一流学科伙伴计划列表

年度	合作高校
2012—2013	加州大学洛杉矶分校、普林斯顿大学、爱丁堡大学、英属哥伦比亚大学

表1-10-3 海外一流学科伙伴计划提升计划列表

年度	合作高校
2014—2015	加州大学洛杉矶分校、普林斯顿大学、爱丁堡大学、英属哥伦比亚大学
2016—2017	多伦多大学、哥伦比亚大学
2018—2019	多伦多大学、哥伦比亚大学、墨尔本大学
2020	多伦多大学

表1-10-4 世界顶尖大学合作计划列表

年度	合作高校	项目名称
2016—2017	斯坦福大学	“WELL-China”项目
2018—2022	耶鲁大学	浙江大学—耶鲁大学环境相关疾病联合研究中心
2018—2022	斯坦福大学	浙江大学斯坦福大学人群健康联合项目
2018—2022	斯坦福大学	斯坦福大学联合研究项目
2018—2022	斯坦福大学	斯坦福大学医学中心全面合作项目
2018—2019	斯坦福大学	神经细胞与免疫细胞在神经退行性疾病中的作用机制
2018—2019	斯坦福大学	肿瘤和心血管疾病的智能诊疗技术开发和转化研究
2019—2020	斯坦福大学	生命科学前沿交叉技术建立与发展
2019—2022	剑桥大学	肝脏移植国际合作平台建设
2019—2020	剑桥大学	营养代谢的分子与遗传机制研究
2019—2022	哈佛大学	生殖障碍疾病及辅助生殖患者的联合临床及基础研究
2019—2020	哈佛大学	细胞命运决定重大疾病的分子与遗传机制研究
2019—2020	哈佛大学	口腔医学院—哈佛牙医学院本科与研究生教育合作计划
2020—2022	哈佛大学	浙江大学—哈佛大学基因组医学和未诊治疾病联合项目
2020—2022	牛津大学	浙江大学基础医学系与牛津大学深化合作项目
2020—2022	剑桥大学	基础医学系与剑桥大学合作项目
2021—2022	哈佛大学	基于前瞻性队列的膳食营养与老年痴呆发生发展的关联及潜在机制研究
2021—2022	麻省理工学院	脑科学研究与本科教学国际合作
2021—2022	剑桥大学	基于影像、血液动力学和人工智能的颅内粥样硬化斑块稳定性评估平台建设
2021—2022	牛津大学	色素细胞生物学研究和黑色素瘤靶向干预小分子的研发
2021—2022	牛津大学	基于微流控和单细胞拉曼技术的快速病原菌诊断体系建立及应用研究

五、专项合作

（一）“一带一路”沿线合作

积极服务国家“一带一路”倡议，学院携手中国—东盟高校医学联盟、中俄医科大学联盟、中国—中东欧国家医院合作联盟、“一带一路”医学人才培养联盟等高校和医疗机构开展多学科、多领域广泛辐射的“一带一路”共建国家之间的合作。2014 年，加入中俄医科大学联盟；2019 年，作为联盟创始单位和理事单位加盟东盟中心指导建立的“中国—东盟高校医学联盟”。开展师生交流，自 2017 年起，与以色列希伯来大学、泰国玛希隆大学等“一带一路”共建国家学校互派学生，每年定期开展临床见习交流；预防医学专业学生赴马里开展公共卫生课题研究。开展非学历医学培训项目，接收毛里求斯、印度尼西亚、伊朗、俄罗斯、希腊、匈牙利等“一带一路”共建国家医学生进行临床见习交流，开展住院医生、专科医生培训。2020 年 1 月，附属第一医院、附属第二医院、附属儿童医院获批教育部与卫健委共同设立的“中非友谊”专科医生短期培训项目。提供医疗服务，开展医疗援助，在心血管、器官移植、血液病等多个学科领域向马来西亚、以色列、黎巴嫩、巴西、希腊等国患者提供医疗服务，在传染病防控方面进行技术援助。

2018 年，附属第一医院与马来西亚卫生部临床研究院签署谅解备忘录，旨在多领域探索建立临床研究中心，开展疑难病症远程会诊，并为马方培养重症肝炎诊治等方面的优秀人才。2019 年，附属第一医院与匈牙利乌若基医院举行重症肝病早期诊断技术创新研究中心揭牌仪式，并与匈牙利国家心血管病中心签订合作备忘录，探索心血管疾病领域的临床科研合作契机，随后与匈牙利塞姆维斯大学合作签订学生交流协议。2019 年，附属第二医院与意大利国家高等卫生研究院签署“中意联合心血管医学实验室”合作框架协议，双方以瓣膜疾病等心血管疾病为重点攻关方向展开合作，进行多中心临床研究、基础研究、新药和新器械研发等；与印度尼西亚国家心脏中心签订合作意向书，将在心血管学科领域展开合作。

2019 年，附属第一医院、附属第二医院和附属邵逸夫医院加入由国家卫健委国际司指导，卫健委人才交流服务中心牵头成立的“一带一路”医学人才培养联盟。附属第一医院和附属邵逸夫医院同时担任副理事长单位。2020 年，附属第一医院获批成为“一带一路”医学人才培养联盟微创外科技术发展分会副会长单位。附属邵逸夫医院与卫健委人才交流服务中心及阿拉伯语区泌尿外科协会共同开展“一带一路”微创医学学院项目启动暨泌尿外科国际医学人才线上培训项目。

2019 年 10 月，在教育部、浙江省委省政府的支持下，浙江大学与义乌市人民政府签约共建浙江大学“一带一路”国际医学院。2020 年 12 月，“一带一路”国际医学院正式开工建设，形成与浙江大学国际健康医学研究院、浙江大学医学院附属第四医院“三院一体”的发展模式。

（二）美国中华医学基金会项目

自2012年起，由美国CMB资助，共举办了四届西湖青年论坛，其中浙大医学院主办了三届（见表1-10-5）。2012年，浙江大学医学院举办第一届西湖青年论坛，该论坛为青年学者们提供了一个与中外资深学者交流的机会，促进了青年学者在卫生政策研究方面的创新。

表1-10-5 2012年以来历届西湖青年论坛举办情况

届数	时间	地点	参加人数	主办单位
第一届	2012年8月3—6日	杭州	100	浙江大学
第二届	2015年6月16—17日	杭州	80	浙江大学
第三届	2016年6月20—24日	成都	100	四川大学
第四届	2019年6月11—12日	海宁	120	浙江大学

2012年以来，浙江大学医学院共获得CMB资助9项，总金额为145.4万美元（见表1-10-6）。

表1-10-6 中华医学基金会（CMB）资助项目一览表（2012—2022年）

项目名称	编号	金额（美元）	起止年限	负责人
1. 西湖青年论坛 Westlake Summer Youth Workshop on HPSS	12—93 12—93supp	100000 （79750+20250）	2012年1月—2012年12月	余 海
2. CMB合作项目：慢性病危险因素控制和健康促进 CMB Collaborating Program on Modifiable Chronic Disease Related Risk Control and Health Promotion	12—108	300000	2013年—2017年	朱善宽
3. 减少发热儿童抗菌素应用 Comprehensive intervention to reduce unnecessary antibiotic use for childhood fever at rural health facilities in Zhejiang Province	12—117	105000	2013年—2016年	周旭东
4. 医疗保健的可及性和心血管疾病事件 Healthcare Access and Acute Cardiovascular Event in China （HACE）	14—197	150000	2015年—2018年	马晓光
5. 西湖青年论坛Ⅱ Westlake Youth Forum 2015（Westlake Youth Forum Ⅱ）	15—206	179000	2015年1月—2015年12月	余 海
6. CMB合作项目：慢性病危险因素控制和健康促进（二期） CMB Collaborating Program on Modifiable Chronic Disease Related Risk Control and Health Promotion （2nd round）	15—216	300000	2017年—2020年	朱善宽
7. 全球卫生人员培训 Global Health Fellowship	18—286	200000	2018年—2020年	Therese Hesketh

续表

项目名称	编号	金额（美元）	起止年限	负责人
8. 慢性 HIV 感染者的心血管危险因素筛查 Improving chronic HIV care: integrating cardiovascular disease risk factor screening in HIV service	20—391	40000	2021 年 1 月—2023 年 12 月	徐俊芳
9. 妊娠期多种高危因素共存及其对孕产妇和子代健康的影响 Causes and consequences of multiple high-risk factors in pregnancy on mothers and their children’s health	21—416	80000	2022 年 1 月—2024 年 12 月	徐晓林

第十一章

学生思想政治工作及管理

一、组织育人

（一）学生党建

2012—2021 年，医学院学生党建随着学院新发展和工作新要求，不断梳理完善学生党建工作的管理体制和运行机制，依托中共浙江大学医学院学生总支委员会（简称学生党总支）、中共浙江大学医学院学生党建工作指导委员会，以马克思列宁主义、毛泽东思想、邓小平理论、“三个代表”重要思想、科学发展观和习近平新时代中国特色社会主义思想作为行动指南，加强规范化制度化建设，认真做好党员发展和教育工作，积极开展特色党日活动和党支部建设，充分发挥党组织的政治核心作用和党员先锋模范作用。

1. 学生党建机构

学生党建依托医学部紫金港学生党总支、华家池学生党总支开展工作，2012 年共有学生党支部 35 个。

2013 年 11 月，报经学院党委同意，原医学院紫金港学生党总支、华家池学生党总支合并为医学院学生党总支。2013 年 12 月，学生党总支召开党员代表大会，选举产生第一届学生党总支委员会，选举结果如下。

党总支委员（按姓氏笔画排序）：王黎芳、李娜、杜悦、陈超、张雅雯、沈燕、侯百谦、章琦君、韩永亮

书记：陈超

副书记：杜悦、韩永亮

2017 年 10 月，学生党总支召开第二次党员大会，选举产生了新一届中共浙江大学医学院学生党总支委员会，选举结果如下。

党总支委员（按姓氏笔画排序）：王雪婷、朱吉如、孙秀娜、陈卉卉、陈超、周钰珊、徐晓晨、高金峰、蒋少佳

书记：陈超

副书记：周钰珊

2017 年，学生党总支建立学生党建工作督导队伍，对学生党建工作计划的落实、主题教育活动的实施、规章制度的贯彻、基础党务工作的开展、入党积极分子的培养、发

展党员工作的流程及学生党员参与工作和活动的情况等全过程进行督查和指导。学生党总支优化支部设置，共设党支部 27 个，专业覆盖临床医学、预防医学、口腔医学以及转化医学研究院生命科学研究院的多个学科，其中，本科生党支部 9 个，研究生党支部 18 个，支部书记均由学生担任。除本科生口腔预防医学联合党支部及生命科学研究院 3 个研究生党支部外，其余支部均以年级或班级为单位横向建立。

2018 年，学生党总支共设党支部 28 个，其中本科生党支部 13 个，研究生党支部 15 个，所有档案均建立对应的电子数据库，分别为党员基础数据库、入党积极分子基础数据库、递交入党申请书学生基础数据库，实现全国党员信息系统和党建档案专人负责和管理。

2019 年，学生党总支除完成日常党务党建工作外，逐步统筹医学院所有学生的党建工作，包括组织关系在各附属医院党委、系所党总支的学生党建工作。截至 2019 年底，医学院及各附属医院共设立学生或师生联合党支部 95 个，有学生党员 2124 人。

2020 年 3 月，经学院党委会研究决定，撤销中共浙江大学医学院委员会下设的中共浙江大学医学院机关总支部委员会和中共浙江大学医学院学生总支部委员会，成立机关党建工作指导委员会和学生党建工作指导委员会。陈周闻任学生党建工作指导委员会主任，陈超任学生党建工作指导委员会副主任。2020 年底，医学院及各临床医学院共设立学生或师生联合党支部 94 个，有学生党员 1993 人。

截至 2021 年底，医学院及各临床医学院共设立学生或师生联合党支部 100 个，有学生党员 2357 人。

2. 学生党员的教育管理及医学院分党校培训

2016 年，学生党总支根据学校、学院党委的工作要求，在全体党员中开展了“学党章党规、学系列讲话，做合格党员”学习教育。2016 年 5 月，医学院党委根据《中共浙江大学委员会关于实施“先锋学子”全员培训计划的通知》要求，制定浙江大学医学院“先锋学子”全员培训计划实施方案。

2016 年 11 月，经中共浙江大学委员会党校研究，决定增设中共浙江大学委员会党校医学院分校。医学院分党校接受医学院党委领导，并接受中共浙江大学委员会党校的业务指导。经医学院党委研究，决定黄河同志任浙江大学医学院分党校校长（兼），邵吉民、吴弘萍、陈国忠、陈周闻同志任浙江大学医学院分党校副校长（兼），陈超、朱媛媛同志任浙江大学医学院分党校办公室主任。

2017 年，医学院分党校在本科生、研究生中开展入党积极分子培训班、发展对象培训班、预备党员培训班、党建骨干培训班四类培训。至 2021 年，医学院分党校已经形成“两大平台”（理论学习、实践锻炼）、“四大体系”（管理体系、课程体系、师资体系、保障体系）、“八大班次”（积极分子培训班、发展对象培训班、预备党员培训班、先锋学子全员培训、党建骨干培训班、支部书记培训班、管理人员培训、新教职工培训）的党员培养架构。

2018—2021 年，医学院分党校开设入党积极分子培训班 8 期，培训 1583 人；开设发展对象培训班 10 期，培训 1280 人；开设预备党员培训班 16 期，培训 855 人；开设研究生及本科生党建骨干培训班 11 期，培训 665 人。

3. 学生党员发展

医学院学生党员发展严格按照《中国共产党章程》及《中国共产党发展党员工作细则》规定，各党总支、学生党建工作指导委员会指导和督促各支部有计划开展党员发展工作。党总支编制《发展党员工作手册》，通过支部推荐、群众调查、教师评议、组织员谈话、总支审批等环节，严格把好党员入口关、程序关、纪律关，把政治标准放在首位，坚持慎重发展、均衡发展，成熟一个发展一个。

2012—2021 年医学院学生党员发展情况见表 1-11-1。

表 1-11-1　2012—2021 年医学院学生党员发展情况

年份	2012	2013	2014	2015	2016	2017	2018	2019	2020	2021
发展党员人数	41	66	75*	89*	97*	115*	120*	175*	147*	349*

注：标*数字为医学院党委与临床医学院党委学生党员发展数据。

（二）党建项目

1. 思政十大特色平台

为了全面贯彻落实党的十九大和十九届历次全会精神，深入学习贯彻习近平总书记关于教育的重要论述，更好地贯彻《关于加快新时代研究生教育改革发展的意见》，结合教育部党组《高校思想政治工作质量提升工程实施纲要》（教党〔2017〕62 号）文件要求，重点围绕课程、科研、实践、文化、网络、心理、管理、服务、资助、组织等十大育人体系，建立有医学院特色的“思想引领平台”“人文心理平台”“健康平台”“创新平台”等 10 个靶向明确的指导特色平台。

2. 医学院“杏林思行”研究生思想政治工作质量提升工程

为深入贯彻全国教育大会、全国卫生与健康大会精神和《“健康中国 2030”规划纲要》，落实“立德树人”根本任务，扎实推进双一流建设目标实现，进一步加强高层次医学人才培养，医学院 2019 年起建立“杏林思行”研究生思想政治教育特色平台，2019 年举办第一期，共 14 个项目；2020 年举办第二期，共 16 个项目；2022 年举办第三期，共 16 个项目。

二、文体活动

（一）文化活动

2012—2021 年，医学院各学生组织、社团，围绕良好学风班风建设、医学人文教育、创新思维培养、健康身心养成等方面，打造“医学节”“医学艺术节”“体育文化节”“名师名医大讲堂”“杏林舞会”“新生合唱比赛”等学生活动品牌，开展了形式多样的文化活动，促进学生德、智、体、美、劳全面发展。

2009 年，举办首届班级交谊舞会。

2010 年，举办首届研究生新生校歌合唱比赛。

2011 年，举办“杏叶飞舞济昌世，浙医百年春满”迎新晚会。

2012 年，开展首届医学艺术节舞蹈培训暨迎新元旦舞会活动。

2013 年，举办首届医学生礼仪大赛。

2018 年，实施“爱乐以诚，明礼修身”的医学生音乐与礼仪素养提升计划。

2020 年，新冠疫情期间组织 2020 届毕业生拍摄“青春不散·医路同行”毕业视频。

2021 年，开设各类艺术实践课程，报名学生达 1000 余人。

2013 年起，推出“名师名医大讲堂”思政系列讲座，邀请国内外医学名师、名医给学生畅谈医学历史与前沿，分享从医之道与实践经验，将人文素养、科学精神、创新意识融入医学教育中，弘扬医德医风与职业精神，培育学生科学思维与人文素养，截至 2021 年已成功举办 14 期。

此外，医学生走向社会参加浙江省红会文艺志愿活动、浙江省全国爱国卫生月志愿活动等，展示出医学生良好的精神风貌，扩大了学校的社会声誉和知名度。

（二）体育活动

2014 年，学院制定学生体育运动指导性文件《医学院学生体育运动实施方案》：坚持并完善学生体育俱乐部组织形式，以队伍建设带动全员参与；建立学院学生体育工作激励机制，调动医学院各单位积极性；全面参与学校各项赛事，以竞技体育进一步促进学院学生体育整体水平的提高。

2017 年，医学院首次面向全体学生举办医学生篮球联赛，后以年度赛事的形式运行至今。

2012—2021 年，医学院多次被学校抽调选派参加浙江省学生体质健康检测。2021 年，医学院作为全校唯一被抽调的学院，选派 300 名学生代表学校参加 2021 年浙江省学生体质健康检测，并创造了学校历史最佳优良率。

三、心理工作

医学院深化“一个中心、两个阵地、三个系列活动”：以医学院心理健康工作室为中心，以线上“浙医心理”公众号、“浙医树洞”QQ 咨询热线和线下寝室宣传为阵地，以“解忧杂货铺”团体心理辅导、门诊式个别心理咨询服务和“‘医’见倾心”心理素质拓展训练等方式开展医学院大学生心理健康教育工作。点面结合，逐步形成精度与广度并重、教育与指导结合的心理健康教育工作体系，培养学生良好个性心理品质，促进学生的全面和谐发展。

学院充分运用自身专业和资源优势，2007 年 4 月成立心理健康教育工作室，由教师和学生共同运营，多方拓展资源、引进专家力量，邀请附属第一医院精神卫生科心理治疗师王中、胡婵婵、陈京凯和附属第二医院精神卫生科主治医师禹华良、附属邵逸夫医院内镜中心主管护师程萌芽等心理专家作为顾问，协助辅导站开展工作。2019 年，建设完成医学院华家池校区心理工作室，并根据相关专业要求进行规划和布置，由学校心理健康教育与咨询中心审核通过。充分落实制度化建设，制定《浙江大学医学院全日制学生突发事件应急预案（试行）》《浙江大学医学院危机事件处理流程》《浙江大学医学院心理委员工作制度》《浙江大学医学院"需要特别关心学生"工作办法》《浙江大学医学院心理委员考核评分表》等工作制度对心理委员进行常规化培训，对突发事件第一时间进行及时有效的处理，全方位落实心理健康教育工作的制度化建设。

四、队伍建设

（一）辅导员及专职思政人员队伍建设

医学院学生思想政治教育工作，实行本科生以年级为单位横向管理、研究生以系所或附属医院为单位纵向管理的模式。2012—2021 年，学校配备专职辅导员编制 6—9 人，由学校统一招聘，校辅导员队伍建设工作小组与医学院共同管理。2018 年 5 月，学院党委印发《浙江大学医学院临床教学科研机构专职学生思政工作人员任职及管理规定（试行）》（医学院党委〔2018〕7 号）。各临床教学科研机构原则上以 1∶200 的师生比例配备专职思政工作人员，学生数少于 200 的单位需配备 1 名，学生数超过 200 的单位需配备 2—3 名。其中，第一临床医学院、第二临床医学院、第三临床医学院、妇产科学院教育办公室，儿科学院、口腔医学院、第四临床医学院科教办公室需各专设 1 名副主任负责学生思政工作。2018 年下半年，学院完成第一批专职思政人员招聘，2019 年思政人员基本配备到位。至 2021 年底，医学院共有专职辅导员 9 人，临床医学院专职思政人员 15 人。

2020 年，出台《浙江大学医学院思政人员年度考核工作实施细则》，对专职思政人员工作进行量化考核。第一临床医学院闻优瑜（思政人员）、第二临床医学院禹华良（思政副主任）和梁一凡（思政人员）、妇产科学院汪晓（思政人员）获评"2020 年浙江大学医学院优秀思政人员"。

2021 年，施行《浙江大学医学院系所、临床医学院思政人员培训方案》，对思政人员进行系统化、规范化、职业化培训，思政人员获得浙江大学颁发培训合格证书。第一临床医学院胡建波（思政副主任）、第二临床医学院郑晨乐（思政人员）、第三临床医学院黄怡菲（思政人员）、妇产科学院汪晓（思政人员）、儿科学院余益超（思政人员）获评"2021 年浙江大学医学院优秀思政人员"。

2012—2021 年学生专职辅导员与思政人员名单见表 1-11-2。

表 1-11-2　2012—2021 年学生专职辅导员与思政人员名单

学生类型	年级	辅导员或专兼职思政人员人数	辅导员更替
临床医学 口腔医学 基础医学 预防医学 本科生	2012 级本科生	1	梁思姝、吴行、陈辰星
	2013 级本科生	1	沈小晶、贾红蕾、徐晓晨
	2014 级本科生	1	邵欣、熊思尘、刘傲然
	2015 级本科生	1	邵欣、陈超
	2016 级本科生	1	蒋少佳、徐晓晨、邓豪
	2017 级本科生	1	陈翠苹、陈辰星、刘源、刘傲然、田宇倩
	2018 级本科生	1	孙大雁、徐意棋、祁嘉霜、田子钰
	2019 级本科生	1	徐意棋、西仁古、孙丰柯、魏至男
	2020 级本科生	1	赵小姝、西仁古、吴涵韬
	2021 级本科生	1	孙丰柯、西仁古
临床医学八年制	2012 级八年制	1	杜悦、贾红蕾
	2013 级八年制		杜悦、贾红蕾
	2014 级八年制		杜悦、贾红蕾、周钰珊
	2015 级八年制		杜悦、贾红蕾、周钰珊
	2016 级八年制		杜悦、贾红蕾、周钰珊
	2017 级八年制		杜悦、周钰珊
	2018 级八年制		周钰珊、贾红蕾、刘康宁
	2019 级八年制		周钰珊、贾红蕾、刘康宁
	2020 级八年制		贾红蕾、刘康宁
	2021 级八年制		贾红蕾、刘康宁
统招研究生	基础医学系	1	王黎芳、周钰珊、朱薇、潘海斌、邓豪、陈超、陈婉琳
	脑科学与脑医学系	1	王黎芳、周钰珊、刘源、邓豪、陈超、陈婉琳
	公共卫生学院	1	王黎芳、周钰珊、伍思佳、魏小鸣、李佳、彭丽娟、曾玉航、邓豪、陈超、杨琨、王紫、李贯然、范凯歌
	第一临床医学院	3	王黎芳、周钰珊、胡健波、陈华瑞、闻优瑜
	第二临床医学院	3	王黎芳、周钰珊、禹华良、梁一凡、郑晨乐
	第三临床医学院	2	王黎芳、周钰珊、陈艺成、黄怡菲
	第四临床医学院	2	王黎芳、周钰珊、朱冰花、蒋桢桢、柴烈
	妇产科学院	2	王黎芳、周钰珊、徐向荣、汪晓
	儿科学院	2	王黎芳、周钰珊、张凌、余益超
	口腔医学院	2	王黎芳、周钰珊、陈泽佳、王柏翔、王慧慧
	转化医学研究院	1	王黎芳、周钰珊、朱美洁、金怡雯
	系统神经与认知科学研究所	1	郑婵颖、赵彤茜、王子涵
	遗传学研究所	1	孙吉吉
	杭州市第一人民医院	1	张方捷、陈丽萍
	杭州市第七人民医院	1	谢燕
	生命科学研究院	1	黄莉、于晓燕、刘婷、周雯晶

（二）班主任队伍建设

班主任是学院深入本科学生班级中进行思想政治教育，服务学生，指导学生完成大学本科期间学习任务，引导学生德智体美劳全面发展的教师；是学院开展本科学生思想政治教育和发展指导的骨干力量。依据学校相关规定要求，学院为所有本科生班级配备班主任，班主任对班级工作负有全面责任，负责开展班级学生思想政治教育和学习、生活指导工作，并负责做好与本科生辅导员的联系、沟通工作。2012—2021 年本科生班主任名单见表 1-11-3。

表 1-11-3　2012—2021 年本科生班主任名单

年级	名单
2012	陈大进、陈作兵、王跃、陈佳琦、李晓、张丹丹、陈贤祯、姜支农、林旭瑷、余沛霖、何虹
2013	石卓、陈新、崔雯研、程晓东、柳萌、陈学军、张丹、李达、李景平、何福明、樊立洁、徐玉英、柯越海
2014	吴益和、苏锟楷、徐伟来、王晓晨、包祺、龚渭华、刘军辉、施伟、盛远见、王鑫慧、梁成振、陈一芳、丁佩惠、郑莲顺、王青青
2015	郭晓纲、朱伟国、徐承富、卢永超、吴一华、张红河、许文侠、冯利锋、许师明、汪伟、王心华、石珏、王建炳、沈筱筠、苏俊威、鲁林荣
2016	王杭祥、蔡哲钧、毛姗姗、徐靖宏、彭国平、郭谊、潘驰、陈艺成、夏李群、黄新文、陈卓、杨菲、唐梦龄、杜来玲
2017	蔡晓璐、秦佳乐、卫赛赛、沈晔、吴健、王凯军、单鹏飞、张迪亚、林贤丰、徐玮泽、陈亚栋、朱斌、杨芊、盛静浩
2018	吴爽、黄丞一、王悦、施毓、许冠华、薛德挺、薛静、潘熠斌、宋立江、陈正、陈学鹏、宿凌恺、周旭东、高向伟、蒋磊
2019	梁朝霞、卢荟、陶轶卿、蒋利锋、金仁安、褚俊杰、王保红、乔建军、张宇杰、严慎强、单治、朱晓军、韦佳、董灵庆、刘超、杨敏、雷浩、韦巧慧、王迪
2020	傅琦涵、黄路、黄慧倩、马菁晶、岑栋、张珍珍、王权、李檬、梁成振、王卫、栾毅、许君芬、盛远见、王英男、罗巧洁、王赵琛、陈辰、胡可嘉、杨巍、张岩
2021	蒋东海、韩海杰、宋章法、姜治伟、李栋林、徐鑫、虞军、张佳炜、张杰、贾盛楠、叶青、俞梦飞、朱亚芬、宋培歌、徐欣、李雪、刘祥瑞、王青青
八年制	高志华、王跃、程洪强、何雪心、邱爽、叶盛、胡晓兰、韩卫东、卓巍、徐峰、刘怿君、徐向荣、沈逸、胡晓晟、周婧、佟红艳、王本、邱福铭、徐芳英、谢万灼、牛田野、曲凡、柳华、徐骁、沈静、胡颖红、诗音、程宝莉、程洪强、马涛、汪军、丁国平、齐宏妍、刘原兴、仓晓慧、胡振华、许均瑜、骆靖峰、周俊、厉智威、连虹、刘亚静、张宁、董敏俊、周泉、罗琼、龚薇、汤佳城、王绪化、宗一

（三）德育导师队伍建设

研究生德育导师是学校从事研究生思想政治教育和对研究生学习、生活及就业进行指导的重要力量，是指导学生完成研究生期间学习任务、引导学生德智体美劳全面发展的教师。2012—2021 年研究生德育导师名单见表 1-11-4。

表 1-11-4　2012—2021 年研究生德育导师名单

学年	名单
2012—2013	虞朝辉、张力、王碧浪、徐雯、王良静、吴峥嵘、许颂霄、胡文献、杨巍、虞燕琴、张冰凌、周水洪、王雪芬、王敏、刘和平、王薇、李雯、周炯、孙立峰、董颖、王爽、朱永坚、周伟、王娴、张钧、林辉、段树民、齐宏妍、欧阳宏伟、陆平、李月舟、徐恩萍、焦晶晶、杜亚平、杨芊、许泓、陈志敏、樊立洁、陆远强、杨敏、谭付清、汪洌、沈炜亮、李静、杨富春、赵斌
2016—2017	王雪芬、周琳、王跃、赵海格、虞朝辉、张冰凌、黄满丽、徐承富、刘凡隆、王敏、宋朋红、王薇、胡晓晟、陈俊春、王伟斌、丁颖果、董颖、汤霞靖、李军、袁瑛、张一栋、浦佳丽、周炯、胡新央、陈盛、沈炜亮、孙崇然、白雪莉、张钧、林辉、赵凤东、孙雅逊、朱洪波、梁霄、陆海琦、蒋桂星、徐向荣、陈新忠、陈志敏、胡济安、虞燕琴、李月舟、应颂敏、刘杨、韩晓平、邱爽、周以侹、孙丽、沈静、汤慧芳、茵梓、谷岩、焦晶晶、杨芊、马晓光、夏枯丹、姜薇、汪方炜、朱永群、李静、杨富春、金希、王凯峰、王银儿、杨小锋、朱小明、钱景、牛田野、王本、汤在明、许师明、林伟强
2017—2018	王雪芬、周琳、王跃、赵海格、黄满丽、徐承富、王敏、宋朋红、王薇、胡晓晟、陈俊春、王伟斌、丁颖果、周琳、方维佳、吴李鸣、凌琪、周建娅、徐凯进、汤霞靖、张一栋、浦佳丽、周炯、胡新央、陈盛、沈炜亮、孙崇然、白雪莉、俞一波、王新刚、钟丹丹、柳萌、严雅萍、赵翔、张钧、赵凤东、朱洪波、梁霄、陆海琦、蒋桂星、林辉、方向前、张文斌、赵兴、徐向荣、陈新忠、陈志敏、张园园、胡济安、李月舟、应颂敏、刘杨、韩晓平、邱爽、周以侹、孙丽、沈静、汤慧芳、茵梓、谷岩、齐宏妍、蒋磊、陈晓、蔡志坚、来利华、杨芊、马晓光、夏枯丹、姜薇、金明娟、王猛、牛田野、熊秀芳、林伟强、王本、金希、周钰珊、王银儿、杨小锋、朱小明、钱景、王跃、何雪心、叶盛、汪方炜、朱永群
2018—2019	王跃、何雪心、张一栋、周炯、陈盛、沈炜亮、孙崇然、白雪莉、俞一波、王新刚、钟丹丹、柳萌、严雅萍、赵翔、洪远、邵安文、刘震杰、李超、章琦、申屠形超、黄昕、刘先宝、傅秋黎、胡奇达、吴学杰、朱洪波、陆海琦、蒋桂星、林辉、方向前、张文斌、赵兴、李达、姜支农、马力、韩卫东、徐承富、宋朋红、王薇、胡晓晟、陈俊春、王伟斌、丁颖果、方维佳、吴李鸣、凌琪、周建娅、徐凯进、杨小锋、周琳、周华、胡少华、饶跃峰、梁星光、毕玲、陆邵佳、王启闻、陈志敏、张园园、叶盛、徐向荣、朱小明、张丹、夏枯丹、姜薇、金明娟、余沛霖、应颂敏、周以侹、孙丽、沈静、汤慧芳、茵梓、谷岩、齐宏妍、蒋磊、陈晓、蔡志坚、来利华、崔一卉、胡玮琳、章淑芳、林文龙、朱赴东、汪方炜、王银儿、王猛、陈烨、熊秀芳、林伟强、王本、冯晔
2019—2020	王跃、徐承富、宋朋红、王薇、方维佳、吴李鸣、凌琪、周建娅、徐凯进、周琳、周华、胡少华、饶跃峰、梁星光、毕玲、陆邵佳、胡奇达、章琦、石海飞、赵文权、郑跃英、路静、徐唯玮、俞一波、申屠形超、冯蕾、陈艳杏、严雅萍、傅秋黎、赵翔、胡涵光、刘震杰、王新刚、周炯、张根生、许永安、黄昕、刘先宝、柳萌、沈炜亮、邵安文、洪远、李超、朱锦辉、钟丹丹、朱洪波、林辉、方向前、张文斌、赵兴、李达、姜支农、马力、胡子昂、吴皓、谈伟强、曹淑霞、冯超、张丹、徐向荣、朱小明、陈志敏、张园园、叶盛、丁佩惠、周以侹、孙丽、沈静、谷岩、齐宏妍、蒋磊、陈晓、蔡志坚、来利华、崔一卉、胡玮琳、章淑芳、林文龙、龚薇、汤慧芳、茵梓、万伟、夏枯丹、伍思佳、金明娟、余沛霖、余运贤、王猛、陈烨、徐鹏飞、林伟强、王本、冯晔、吴迪、熊秀芳、白瑞良、韩卫东、吴学杰、王启闻、何雪心、胡晓晟、佟红艳、邱福铭

续表

学年	名单
2020—2021	宋朋红、王薇、方维佳、周琳、周华、胡少华、饶跃峰、梁星光、毕玲、陆邵佳、胡奇达、章琦、石海飞、赵文权、郑跃英、路静、徐唯玮、马量、赵青威、陈韶华、李恒、魏栋、吴子衡、陈屹一、王政、曹林平、康仙慧、俞一波、申屠形超、冯蕾、陈艳杏、傅秋黎、胡涵光、刘震杰、周炯、许永安、黄昕、刘先宝、邵安文、洪远、李超、朱锦辉、黄晓丹、田均、王亚萍、柳夫义、伍品、曹生龙、陈婷、林辉 方向前、李达、姜支农、马力、胡子昂、吴皓、谈伟强、曹淑霞、徐建斌、胡志军、徐文斌、周启银、冯超、蒋思懿、厉彩霞、方嘉佳、张丹、徐向荣、曲凡、陈志敏、张园园、叶盛、丁佩惠、朱嘉珺、沈静、谷岩、陈晓、蔡志坚、来利华、胡玮琳、章淑芳、林文龙、龚薇、汤慧芳、茵梓、万伟、洪逸、张世红、周婧、连虹、伍思佳、金明娟、余沛霖、余运贤、徐俊芳、何威、宋培歌、王猛、陈烨、徐鹏飞、贾子冬、冯晔、吴迪、熊秀芳、梁平、王本、白瑞良、韩卫东、吴学杰、谢万灼、何雪心、胡晓晟、佟红艳、邱福铭、崔一卉、高志华、汪军、杨艳、王银儿
2021—2022	韩卫东、吴学杰、胡晓晟、佟红艳、邱福铭、谢万灼、曲凡、徐骁、胡颖红、程宝莉、陈晓、蔡志坚、来利华、崔一卉、胡玮琳、龚薇、汤慧芳、茵梓、万伟、洪逸、张世红、周婧、连虹、陈建忠、章淑芳、张雪、钱鹏旭、陈家东、汪军、杨艳、刘怿君、王银儿、刘足云、杨菲、余运贤、余沛霖、何威、徐俊芳、夏琦、姚铭飞、羊正纲、陈佳佳、刘艳宁、陈屹一、曹林平、胡奇达、吴子衡、章琦、罗依、余建、王华锋、陈韶华、李恒、杨剑、赵鹏、魏栋、马量、赵文权、王政、路静、周华、石海飞、郑跃英、康仙慧、赵青威、俞一波、冯蕾、陈艳杏、傅秋黎、胡涵光、刘震杰、许永安、黄昕、洪远、李超、朱锦辉、黄晓丹、田均、王亚萍、柳夫义、伍品、曹生龙、陈婷、陶青青、叶盼盼、陈炜平、吴昊、张靖莹、方向前、李达、胡子昂、吴皓、谈伟强、曹淑霞、徐建斌、胡志军、徐文斌、朱丽媛、魏群、华孝挺、阮陟、张银丽、江玲玲、冯超、方嘉佳、蒋思懿、厉彩霞、傅晶晶、莫俊、白洁、张丹、吴瑞瑾、徐向荣、汪晓、陈志敏、张园园、赖登明、丁佩惠、杨国利、陈小燕、张玲、吴梦婕、张灏、徐鹏飞、陈烨、贾子冬、王本、冯晔、熊秀芳、吴迪、梁平、许大千、高利霞、张佳敏

（四）新生之友队伍建设

“新生之友”是帮助新生尽快适应大学生活，养成良好学习、生活习惯的重要育人力量。2012—2021 年，学院以工作体系“全”、人员配备“精”、集体见面“早”、专业指导“强”、组织协调“好”的特点，鼓励教师、职能部门管理人员和临床医生加入新生之友队伍，召开新生之友见面会、培训会，完善全流程考核体制机制，为新生搭建良好交流平台，为新生适应大学学习打下良好的基础，有效发挥新生之友育人作用。2012—2021 年新生之友名单见表 1-11-5。

表 1-11-5　2012—2021 年新生之友名单

年份	名单
2012	郑树森、李兰娟、王伟林、徐骁、童向民、潘志杰、赵毅、丁颖果、杨凯、彭文翰、罗本燕、黄朝阳、朱慧勇、钱家杰、金日龙、季峰、蔡洪流、张珉、王剑勇、楼海燕、张苏展、王建安、赵小英、方曙、黄建、陈正英、游向东、梁廷波、丁美萍、杨蓓蓓、陈维善、刘进、项美香、徐雯、袁瑛、胡红杰、孔向红、钱聪、鲁建华、戴立萍、程浩、王凯峰、李恭会、周庆利、孙美燕、冯素文、洪水玲、马冬梅、鲁红、李雅岑、程晓东、陈凤英、谢菊仙、俞惠民、汤永民、杨茹莱、汪天林、张晨美、谈林华、张泽伟、陈婉珍、王慧明、傅柏平、胡济安、葛巍立、张凯、孙威、董玲玲、董恒进、余运贤、沈晓红、焦晶晶、李颖、李勤、卢韵碧、齐宏妍、沈逸、徐芳英、许均瑜、张喆、邓红、胡晓兰、黄朴、沈静、闫小毅、李仲杰、陆平、柳华、林海燕、朱薇、姒健敏、来茂德、段树民

续表

年份	名单
2013	李兰娟、郑树森、吴健、陈江华、王建安、梁廷波、游向东、刘进、项美香、袁瑛、张建民、韩春茂、程浩、黄学锋、王娴、王利权、朱以琳、魏健、江克文、张小玲、杜悦、高志华、陈玮琳、丁世萍、茵梓、林海燕、马伟宁、谢万灼、陈水芳、谭付清、刘小孙、金日龙、张晓琛、朱慧勇、吴国琳、赵青威、严建华、盛国平、周权、张晓红、崔巍、张片红、王惠琴、王凯、林秾、黄雅萍、雷支兵、庄亚玲、郑开颜、方华芳、暴忠坤、胡引、徐兰波、孔向红、鲁建华、戴立萍、曹倩、刘利民、朱越锋、马建军、钟幼泉、杨兴惠、凌云、王财富、章毅英、沈美萍、吴妙莲、俞建根、赵阳、陈晓、周婧、吴晶晶、张红河、郑莉灵、卓巍、张伟、杨月红、应颂敏、韩曙、王福俤、朱善宽、李菊花、朱心强、夏大静、王红妹、陈晔、俞雪芬、李愔愔、俞杨海、郑轶、张莎、江路华、耿晓北、韩魏、王慧明、傅柏平、刘冕、张凯、葛巍立、樊立洁、谢志坚、姚碧文
2014	丁光超、唐兰芳、毛珊珊、马鸣、黄轲、蒋国平、赵国强、高志刚、杨子浩、袁天明、阮文华、赵水爱、钮渭明、吕华、刘朝晖、朱依敏、王薇莉、王虹、徐红艳、章昉、徐晶锦、李恩书、邵卫红、周素芬、徐向荣、张宝荣、王建安、梁廷波、张建民、金静芬、项美香、周建维、丁克峰、王凯、陈焰、陶志华、周权、郑敏、李万里、黄建、王建炳、王鑫慧、杨芊、杨敏、马晓光、夏桂丹、徐玉英、林海燕、马伟宁、丁世萍、冯友军、王晓东、陆平、朱薇、邓红、沈逸、孙启明、柳华、叶治国、虞燕琴、黄朴、许均瑜、赵经纬、龚薇、姚碧文、何虹、黄昕、张凯、杨国利、谢志坚、葛巍立、朱海华、李怡宁、施培华、蔡秀军、何超、王义荣、刘利民、俞云松、王青青、曹倩、王娴、程浩、潘宏铭、李恭会、戴宁、马建军、徐骁、徐向明、陈作兵、王临润、陈水芳、盛吉芳、李兰娟、陈江华、陈海红、许国强、曹红翠、陆远强、马跃辉、高丹忱、梁辉、蒋天安、张勤、章云涛、吴李鸣、俞文娟、顾颖杰、高玲玲、李晓东、朱越锋、陈玮琳、高志华、陈晓、吴晶晶、刘进
2015	郑树森、李兰娟、王伟林、邵浙新、陈江华、胡振华、曹红翠、陈水芳、高丹忱、梁辉、陈瑜、耿磊、方维佳、何慧梁、刘晓艳、刘辉、罗金旦、刘小孙、叶科、林进、胡丹娜、章静、杨劲松、赵雪红、冯靖祎、宋朋红、柯庆宏、余建、李志勇、陈海红、王建安、梁廷波、王凯、丁克峰、黄建、项美香、严敏、郑敏、张建民、张敏鸣、张宝荣、张茂、李万里、陶志华、周建维、宋震亚、潘文胜、谷卫、陈莉丽、黄品同、蔡秀军、刘利民、俞云松、曹倩、胡红杰、朱越锋、郑雪咏、吴皓、朱可建、叶伟文、马建军、陆明晰、徐文斌、施晓通、韩卫东、胡鹏、张文明、余华君、吕卫国、杨峰亮、马雅丰、江川、陈音、邵红妹、张润驹、俞颖、吴建尔、卜惠莲、邹朝春、解春红、竺智伟、郑晓雨、钭金法、陈学军、徐红贞、陈秀萍、赵杭燕、吴鹏、王慧明、傅柏平、刘冕、葛巍立、何虹、孙平、朱赴东、张烈焚、曹桂芬、陈飞、富丹丽、王芳、陈亚岗、王新宇、张新跃、陈绣瑛、谈伟强、徐江锋、叶杏浓、张永明、周慧江、庄根鹰、夏大静、朱益民、余运贤、周旭东、余沛霖、焦晶晶、那仁满都拉、吴一华、杨菲、赵璐、孙文均、汤慧芳、马伟宁、林海燕、叶治国、顾颖杰、朱薇、张小玲、傅强、刘有恃
2016	王建安、黄建、王凯、项美香、丁克峰、宋震亚、吴志英、严敏、张建民、张宝荣、张茂、郑敏、李万里、张敏鸣、黄品同、李颖、高向伟、焦晶晶、赵璐、鲁燕霞、姜薇、毛建华、叶菁菁、沈红强、徐玮泽、王颖硕、楼金玕、黄玉芬、程晓英、虞露艳、施骏、吴瑞瑾、石依群、朱波、张晓辉、王芳、章瑜、谢臻蔚、包铧、上官雪军、华九月、李兰娟、陈瑜、曹红翠、徐凯进、王伟林、张珉、孙军辉、吴李鸣、何慧梁、陈水芳、高丹忱、陈江华、罗金旦、张勤、吴登唱、章宏、谢小军、叶科、赵琼、张晓琛、姚华、杨小锋、赵雪红、蒋天安、陆远强、顾国煜、邵浙新、王其玲、郑骏、钱永平、蔡秀军、曹倩、吴皓、陆明晰、徐文斌、施晓通、丁国庆、周峰平、沈俊、奚炜炜、蒋汉梁、赵冬冬、杨倩倩、陈江、许晓玲、陈瑶、何福明、陈学鹏、郭钰骢、陈泽佳、葛巍立、方文、张凯、俞梦飞、江琴、吕燕、朱海华、张丽文、徐志豪、王新宇、张永明、何建国、周慧江、夏肖萍、陈剑、姚建根、金祖坚、庄根鹰

续表

年份	名单
2017	顾冠力、俞志勇、田其芳、夏肖萍、卢蕴容、居红珍、何建国、盛洁华、戴慧芬、徐志豪、张永明、杜丽君、陈泽佳、李玥、华晨晨、陆海、张晶、袁健、应淑女、张振亮、朱嘉珺、葛巍立、吴健、滕丽萍、张玲燕、华春珍、徐晓军、汪伟、王春林、张超琅、江佩芳、竺智伟、俞建根、吴妙莲、陈理华、魏健、崔正慧、陈茜、董添、陈希婧、胡颖、顾颖尔、吕宏英、叶海慧、金蕴、林开清、余晓燕、傅东霞、徐键、方伟、杨倩倩、陈周闻、李哲勇、胡志军、陈贤祯、丁国庆、陆启明、黄品同、李万里、严敏、项美香、黄建、宋震亚、丁克峰、王凯、蔡友治、叶科、叶孙益、彭玲、徐伟来、顾海峰、陈水芳、章云涛、李中琦、胡瑛、顾国煜、王其玲、高丹忱、赵雪红、陈黎明、陈瑜、沈晔、吴建永、王伟林、丁奕健、马莎、赵雪音、王建安、张建民、蔡秀军、朱益民、邵浙新、叶怀庄、曾玉航、王浩、叶孙岳、周春、王鑫慧、陈光弟、李颖、高向伟、章军、金明娟、吕萍萍、李兰娟、王伟
2018	丁伟、丁国庆、王达、王江平、王建安、王春林、王海宏、王晨几、王维珊、王锋、王新刚、王瑶、王慧、毛姗姗、叶怀庄、白晓霞、冯立民、邢兰凤、吕中法、吕华、伍思佳、华春珍、刘翔、江佩芳、许志宏、严敏、严雅萍、李万里、李宁、李海峰、李强（附属第二医院）、李强（附属邵逸夫医院）、杨小锋、杨玉梅、杨波云、杨富春、吴一华、吴志芳、吴建永、吴蓉蓉、余运贤、余沛霖、沈向前、沈秀兰、沈益敏、沈筱筠、沈源明、张冰凌、张建民、张持晨、张景峰、陈水芳、陈齐兴、陈君芳、陈周闻、陈学军、陈钢、陈瑜、陈楚、陈新忠、陈毅力、邵浙新、林国芬、林莉莉、林骋、林蓉、罗琼、金冬爱、金明娟、周庆利、周国金、周俊、周振宇、周莲娟、周慧江、郑国管、郑波、郑梅桂、郑敏、项美香、赵雪音、赵璐、赵露艺、胡云珍、茹苑、俞君、俞梦飞、姜虹、姚永兴、姚维妙、栗宝华、钱志大、倪韶青、徐双燕、徐建英、徐婧秋、徐黎明、高丹忱、高向伟、黄广宇、黄秀峰、黄建、黄品同、盛静浩、章伟芳、董敖、傅晶晶、焦晶晶、谢小洁、谢珏、廖晓辉、滕冲、滕晓东、滕燕萍、潘水值、潘吴、戴立萍
2019	汤凝、严森祥、羊红玉、詹宏、夏肖萍、吴息凤、李超、王红妹、梁霄、李金林、叶轶青、蔡霞、任韵清、陈楚、马成坚、朱宇宁、丁王辉、项美香、马跃辉、蒋婧瑾、王林、俞世成、楼航英、王喆、林海燕、许国强、李兰娟、何赛男、孙继红、潘洁、朱意、闫伟、吴卫利、黄健、姜虹、毛舒扬、王芳芳、谢小军、高丹忱、毛建华、祁海鸥、叶怀庄、史明敏、丁瑶、黄罽、陈英虎、叶大炜、沈舒滢、郑炜烽、姚梦琦、韩秀君、刘犇、韦巧慧、王凯、潘志杰、叶杏浓、赵国华、田燕萍、陈君芳、何非方、王建安、石珏、刘超、孙文均、陈齐兴、余飞波、金云鹏、王良、张玲燕、王英男、屠彦、周春、沈筱筠、王伟林、姚红霞、徐俊芳、王家铃、王鑫慧、徐后云、曾玉航、周亮、王雅冰、李宁、盛静浩、郑敏、陈晓春、白雪莉、张丹、王赵琛、伍思佳、沈益敏、张冯江、王建伟、马建军、周云连、郁丽娜、张建民、朱薇、张奇、夏桂丹、何慧梁、张凯、盛羽、周梦宁、蔡洪流、陈光弟、朱长焜、陈晓飞、钱小伟、张丽、孙嫱、谢小洁、童宝琴、方罗、李万里、应力阳、王勤瑛、林华芊
2020	王金玲、盛羽、陆远强、吴婷婷、曹恒、温洁、徐斌、李兰娟、徐丽丽、黄河、虞朝辉、杨益大、吴赛伟、赵艺蕾、马裕、尤启汉、王月红、朱江、夏旸、沈舒滢、徐哲明、张波、蒋琰、许永安、姜治伟、浦佳丽、许伟建、徐建斌、胡涵光、余碧影、王翀、关晓旭、梁朝霞、杨玉梅、徐建红、宋兵华、李乐军、杨旋、孙晓南、谢建胜、阮陟、姜润松、章琦、童钰铃、陶怡、郑彩虹、潘子旻、方优红、林怡含、包盈颖、郁丽娜、杨帆、牛晓岑、蒋鹏、华孝挺、陈键、王建安、吕成杰、张峰彬、朱永坚、沈晔、蒋磊、俞文桥、陈谦明、周炯、马袁英、刘亚静、虞卫华、杨燕、郭莉、施琼玲、朱亚楠、王新刚、代志军、戴永东、王丽华、刘小孙、张永明、张忻、沈志鹏、李万里、王泓越、张宁、夏桂丹、王晓敏、金明娟、姚梦琦、王锋、朱益民、吴叶平、淦达、叶怀庄、韦巧慧、郭仟仟、白荣盘、盛静浩、何威、余运贤、王鑫慧、那仁满都拉、陈玮、张纬萍、张丹丹、陈新爱、邓红、杨艳、韩曙、钱鹏旭、高丹忱、刘欣、项美香、彭国平、陈瑜、陈作兵、裘云庆、戴胜、马建军、潘佳容、黄建、梁廷波、丁克峰、汪辉、王伟林

续表

年份	名单
2021	周天华、张靖莹、陆艳、王林、沈俊慧、钱欢、蔡益婷、王屹、李新建、张佳丽、李冰皓、徐银川、胡健来、满孝勇、薛猛、张超、马锐、钱安瑜、管晓军、项美香、方序、李伟、张永明、傅晶晶、毛丽娟、吴英萍、赵鹏、陈绣瑛、宁陈丹、曹红翠、赵赫、林军、任萍萍、蒋天安、凌琪、彭传会、马成坚、崔瑜、何慧梁、吴胜军、许瑜、王启闻、徐承富、陈瑜、金希、严森祥、陈路芳、顾新华、姜赛平、刘犇、王晶晶、周雪莲、胡丽丹、邹朝春、张峰、唐超、白冠男、姜源、赖登明、林超、李小永、李娜、李赛、吴晓东、苏畅、梁忠炎、应霞、许君芬、陈正云、周一敏、赵轶、廖芸、连璐雅、劳玮炜、杨国利、宿凌恺、陈成、滕飞、周颖、施洁珺、屠彦、张玲、茅飞飞、周娜、王一帆、赖东武、陈江、华孝挺、章仲恒、何正富、蒋晨阳、叶志弘、阮陟、陈丽英、董庆华、魏群、姚莎莎、肖浩文、曾玉航、吴一华、应豪超、刘足云、徐小林、叶怀庄、王赵琛、袁长征、徐俊芳、盛静浩、王鑫慧、丁世萍、陈玮、齐宏妍、孙洁、茵梓、姚雨石、周泉、李相尧、龙鑫琦、邢沁青、许士琪、王荣

（五）兼职辅导员队伍建设

兼职辅导员是高校大学生思想政治工作队伍的重要组成部分，是加强和改进大学生思想政治工作的重要力量。近年来，学院注重从全校优秀的党政管理人员、附属医院职工、全日制研究生和高年级本科生中选聘兼职辅导员，加强兼职辅导员队伍选聘、培训、考核和表彰，规范日常管理，团队采用项目制方式承担各项思政工作，涵盖党建党务、学生组织、就业指导、学生事务、心理健康、对外交流、网络思政等工作，成为学院思政教育力量的有效补充。2016—2021 年兼职辅导员名单见表 1-11-6。

表 1-11-6　2016—2021 年兼职辅导员名单

年份	名单
2016	任志刚、钱聪、施晓通、李檬、陈海燕、孔维烨、孙泽玮、李建儒、韩钢、杨诗舟、杨德华、林海燕、魏小鸣
2017	庄润周、孙泽玮、李檬、陈海燕、李建儒、周丽娟、孔维烨、韩钢、但青、张亚男、杨德华、魏小鸣
2018	丁一敏、王中、王丹、孙苗、沈易、陈京凯、陈雯雯、林泽弘、赵紫暄、胡婵婵、禹华良、程萌芽
2019	周伊晨、周亦颖、应颖超、李梦婷、马一泓、肖驿懿、刘旻雯、古丽米热·艾尼瓦尔、蒋佳焕、孙丰柯、徐周双、沈施臻、吴小雨、张亚男、钟嘉伟、潘鋆、张黎悦、王中、陈京凯、胡婵婵、禹华良、程萌芽
2020	朱佳伟、孙泳、周梦豪、彭嘉惠、寿昊、刘旻雯、孙如愚、古丽米热·艾尼瓦尔、田宇倩、叶影、子菲、刘源、孙丰柯、张弛、黄万蒙、赵鸿辉、潘清、薛亦特、周睿、傅嘉璐、吴小雨
2021	富祯祯、沈哲、马超、金敏、赵文轩、倪婷、泮雯霏、刘宇飞、孙泳、吴聪冲、张弛、李金鑫、潘清、赵鸿辉、高向荣、陈浩、谢启新、张卓舒、徐增豪、瞿凤慧、李婷婷、陈伊伊、顾仁君、江依凡、杨宗明、薛亦特、袁维琪、王静文、汤桑桑、王雪婷、康诠敏、任凌飞、许月丹、徐丽臻、周悠悠、杨思思、倪春晓、张承、沈璋瑾、阮烨玲、林毛宁、李思慧、诸进晋

五、奖助育人

（一）本科生评奖评优

1. 学生评价

大学生综合素质测评与学生评价、奖学金评定密切相关。大学生综合素质评价与评奖评优是学校育人的重要环节，是学校学生管理的主要内容，是评定奖学金的根本依据，也是高校学生思想政治教育的重要手段。

2013—2016 年，医学院为激励学生全面发展，积极落实学校相关规定，同时结合学生学习生活实际，制定综合素质评价与评奖评优的实施细则，各年级综合素质评价与评奖评优均按细则实施。综合素质评价体系包括思想品德、知识水平、综合能力和身体素质等四个方面，作为评奖评优重要依据。

2017 年，按照学校相关要求，学院改革和推进 2017 级及以后本科生评奖评优工作，制定新评奖评优评价考核体系，制定《浙江大学医学院学生评价实施细则》《浙江大学医学院本科学生荣誉称号及奖学金评定管理细则》。改革后的本科学生评价体系包括思想政治素质、学业成绩、能力素养和体质健康四个维度的内容。

2. 本科生各项奖学金及荣誉称号

新评奖评优细则施行后，从 2017 级开始在学生中评定荣誉称号及奖学金。浙江大学学生荣誉称号分个人荣誉称号和集体荣誉称号。个人荣誉称号分四种：学生求是荣誉奖章、优秀学生、“标兵”系列和优秀毕业生；集体荣誉称号分两种：先进班级和文明寝室。

奖学金分为两类：一是国家奖学金，即由教育部出资设立的奖学金（每人 8000 元）；二是校设奖学金，即由学校出资设立的奖学金，包括竺可桢奖学金（每人 20000 元）、浙江大学一等奖学金（每人 6000 元）、浙江大学二等奖学金（每人 4000 元）、浙江大学三等奖学金（每人 2000 元）和专业奖学金。

（1）国家奖学金。2012—2022 年，本科生国家奖学金获得者总计 204 人。

（2）竺可桢奖学金。2012—2021 年竺可桢奖学金本科生获奖者名单见表 1-11-7。

表 1-11-7　2012—2021 年竺可桢奖学金本科生获奖者名单

年度	专业	姓名
2012—2013	临床医学（七年制）专业 2009 级本科生	周翔
2013—2014	临床医学（七年制）专业 2010 级本科生	郑旸
2014—2015	临床医学专业 2011 级本科生	戎佳炳
2015—2016	临床医学专业 2012 级本科生	葛起伟
2016—2017	临床医学专业 2013 级本科生	徐凡
2017—2018	临床医学专业 2014 级本科生	高金峰
2018—2019	临床医学专业 2015 级本科生	黄玥
2019—2020	临床医学专业 2016 级本科生	傅伊甸
2020—2021	预防医学专业 2017 级本科生	严诗钰

（二）研究生评奖评优

1.学生评价

2013年，医学院为鼓励研究生刻苦学习、奋发向上、全面发展，根据《浙江大学优秀研究生评选和奖励办法》（浙大发研〔2008〕113号），结合医学生学习生活实际，制定了《浙江大学医学院研究生评奖评优实施细则》和《浙江大学医学院研究生国家奖学金评选实施细则》。2019—2021年，为深入贯彻落实习近平总书记系列重要讲话精神和全国教育大会等精神，全面落实立德树人根本任务，围绕"培养德智体美劳全面发展、具有全球竞争力的高素质创新人才和领导者"的人才培养目标，医学院积极推进评奖评优体系改革与细则修订。

2.优秀研究生评选和奖励类别

根据《浙江大学优秀研究生评选和奖励办法》（浙大发研〔2008〕113号），优秀研究生评选和奖励分为研究生奖学金和研究生荣誉称号两大类。根据设奖单位不同，荣誉称号主要分为校级荣誉称号和院级荣誉称号两类。根据资金来源的不同，奖学金主要分为国家奖学金、校设奖学金、校级/院级专项奖学金三类。

（1）荣誉称号

校级荣誉称号分为个人荣誉称号和集体荣誉称号。个人荣誉称号包括求是荣誉奖章、十佳大学生、优秀研究生、三好研究生、优秀研究生干部、优秀毕业研究生、社会实践先进个人等；此外，针对党团组织，还设有优秀团员、优秀团干部、优秀共产党员、优秀党务工作者等。集体荣誉称号包括先进班级和文明寝室等；此外，针对党团组织，还设有先进基层党支部、五四红旗团支部等。

院级荣誉称号包括医学院优秀共产党员和医学院优秀党务工作者。

（2）奖学金

研究生国家奖学金由中央财政出资设立，主要用于奖励参评学年表现优异的全日制非在职研究生，奖励博士研究生30000元/学年、硕士研究生20000元/学年。国家奖学金获得者须从当学年"优秀研究生"荣誉称号获得者中产生。

校设奖学金是由学校出资设立的奖学金，包括：①竺可桢奖学金，奖励硕士研究生每人20000元、博士研究生每人30000元，为学校最高层次的奖学金；②单项奖学金，包括创新创业奖、文体活动奖、特殊贡献奖、社会实践奖、社会工作奖等，均为每人500元；③研究生学业奖学金，奖励博士研究生10000元/学年、硕士研究生8000元/学年。此外，还设有毕业研究生奖学金、台湾学生奖学金、港澳及华侨学生奖学金、非全日制研究生奖学金等。

3.研究生各项奖学金及荣誉称号获奖情况

（1）国家奖学金。2012—2022年，研究生国家奖学金获得者总计865人。

（2）竺可桢奖学金。2012—2022年竺可桢奖学金研究生获奖者名单见表1–11–8。

表 1-11-8　2012—2022 年竺可桢奖学金研究生获奖者名单

年度	专业	姓名
2012—2013	生物化学与分子生物学专业 2012 级博士研究生	李颖
2013—2014	内科学专业 2013 级博士研究生	李昂
2014—2015	外科学专业 2013 级博士研究生	鲁迪
2015—2016	临床医学专业 2015 级硕士研究生	陈鹏飞
2016—2017	细胞生物学专业 2013 级博士研究生	黄春峰
2017—2018	神经生物学专业 2016 级博士研究生	董一言
2018—2019	内科学专业 2017 级硕士研究生	夏乐欣
2019—2020	社会医学与卫生事业管理专业 2019 级博士研究生	陈杰
2020—2021	内科学专业 2017 级博士研究生；外科学专业 2019 级硕士研究生	葛起伟、白金武
2021—2022	生物物理学专业 2019 级博士研究生	张会冰

（三）本研专项奖学金

专项奖学金是由企事业单位或者个人出资在浙江大学、医学院设立的奖学金，由浙江大学教育基金会、医学院统一下达，其评定标准、奖励名额和奖励金额根据设奖要求而定。2012—2022 年本研学生学院外设奖学金共 14 项，为徐仁宝—陈宜张奖学金、孙宇政学长奖学金、邓建民学长奖学金、萧国强学长奖学金、邵医学长奖学金、浙一学长奖学金、卫材奖学金、树兰奖学金、树兰国际交流奖学金、七三自强奖学金、雅培医学营养奖学金、迈瑞奖学金、院士博爱奖学金和邹安妮医学教育基金。

其间新增的奖学金为 8 项，主要如下：

2011 年至今，邹安妮女士累计捐赠 1045 万元，在浙江大学设立“邹安妮医学教育基金”，主要用于支持浙江大学医学教育事业，重点用于奖（助）浙江大学医学院临床医学专业追求卓越，成才愿望强烈，品学兼优，家庭经济困难不足以支持其全部学业费用或无法支持其继续海内外留学深造或因经济原因不能参加海外交流的优秀全日制学生。

2016 年，为了资助临床医学品学兼优或家庭贫困的学生，1966 届毕业生萧国强设立了“萧国强学长奖学金”，每年资助 8 名学生，资助金额为 5000 元/人。

2017 年，附属邵逸夫医院员工在浙江大学 120 周年校庆捐款超过 20 万元，设立“邵医学长奖学金”，每年资助 2 名本科生和 2 名研究生，资助金额为 5000 元/人。

2017 年，浙江大学医学院附属第一医院向浙大教育基金会捐款 20 万元设立“浙江大学医学院浙一学长奖学金”，用于奖励浙江大学医学院临床医学专业品学兼优的在读全日制研究生、本科生。家庭经济困难不足以支持其全部学业费用，或因经济原因不能参加海外交流的全日制学生优先考虑。每年资助 4 名学生，资助金额为 5000 元/人。

2017 年，中国红十字基金会在学院设置院士博爱基金，通过专设优秀儿科学生的奖励名额，鼓励有意进入儿科领域的医学人才选择儿科、从事儿科，激励儿科专业在校生继续从事儿科方面的学习、研究，成为儿科医生，改善儿科医生短缺的现状。

2019年，卫材（中国）药业有限公司签订协议，捐赠50万元设立“卫材奖学金”“卫材助学金”。奖学金用于奖励品学兼优的全日制本科生，每年奖励15人，每人每年5000元；助学金用于资助学习态度端正、成绩优秀，有一定经济困难的全日制本科生，每年资助5人，资助金额为5000元/人。

2021年，为进一步鼓励更多优秀青年学生加入医学领域，支持医学青年学生海外学习交流，树兰基金决定设立“树兰奖学金”，致力于全日制医学本科生的培养与奖励。树兰奖学金的奖励标准为一等奖，10000元/人；二等奖，8000元/人；三等奖，5000元/人。其中，一等奖3人，二等奖5人，三等奖6人。树兰国际交流奖学金的奖励标准为10000元/人，奖励人数为每年10人。

2021年，为进一步鼓励致力于影像医学与核医学基础研究的学生勤奋学习、刻苦钻研，推动相关学科发展，深圳迈瑞生物医疗电子股份有限公司设立“迈瑞启瑞奖学金”“迈瑞领瑞奖学金”“迈瑞博瑞奖学金”，每年捐赠60万元，用于奖励品学兼优、励志向上的相关学科学生。

（四）学生资助

学院坚持发展性资助与保障性资助并重原则，采取多种措施，积极有序地组织开展“奖、助、勤、贷、补、减”等工作，有力地保障了家庭经济困难学生的在校生活。成立家庭经济困难学生认定评议小组，结合个人申请、民主评议及学校评审确定困难名单与等级，掌握学生家庭经济状况的变化，及时提出调整其家庭经济困难档次的建议。2021年，随着脱贫攻坚总目标的完成，学院结合学校相关指示精神，革新资助体系，从资助学生正常完成学业转为资助学生多元发展，依托信息化系统更好地管理和维护资助学生相关信息，资助工作由单纯的金额补助逐渐向“扶智、扶志”转变。

六、宣传媒体

2012年5月，“求是医声”文化宣讲队成立，旨在向校内外人士宣扬医学文化及学院历史，是连接医学院及广大师生、国内外来宾的桥梁与纽带。

2014年7月，学院学生工作办公室/团委重点打造微信公众平台“浙江大学医学院团委”，由团委学生团队宣传部负责建设与运营，整合日常资讯及最新动态，成为医学院学生了解事务查询、通知发布、活动预告、文化宣传、生活服务等的重要平台。

2017年9月，学院以团委学生团队宣传部为基础，重组成立学生组织——医视野宣传中心，逐渐形成了以“浙江大学医学院”“浙江大学医学院团委”微信公众号为中心，“浙医先锋”“浙大夫icome”“浙医研究生”“浙医杏林艺术团”“ZJUMed职规中心”“浙医心理”等新媒体平台协同的、具有浙大医学特色的新媒体网络矩阵。

2018年，学院整合多方资源，以医视野宣传中心为依托，积极建设一支坚强有力的学生宣传员队伍。邀请党委宣传部、求是潮等的专业人员，进行新闻稿写作、新闻拍摄、PS等方面的授课，面向党总支宣传委员、班级宣传委员、学生组织宣传骨干等开展了4

期系列培训，共计培训 100 余人次，提升了学生宣传员队伍的宣传能力和水平。

以“发出身边声音、讲好医学故事”为宣传理念，学院宣传员队伍充分开展学院大型活动宣传报道工作。成立学院信息员队伍，共 50 余人。

此外，2018 年起，医视野宣传中心整合“求是医声”文化宣讲队的力量，以院史馆为中心，将全覆盖的院史、院情教育增加到新生始业教育的日程中，并推出“百年浙医”系列新媒体文章，向社会彰显医学院悠久的历史和迅猛的发展势头，树立了学院文化品牌。

2021 年 12 月，学院制定《浙江大学医学院团属新媒体平台改革实施方案》，推动新媒体平台改革整合，以“浙江大学医学院团委”微信公众号为基础，整合原“浙医先锋”“浙大夫 icome”“浙医研究生”“浙医杏林艺术团”“ZJUMed 职规中心”“浙医心理”等学院微信公众号，组建宣传联络员队伍，由医视野宣传中心统一管理，统筹运营。截至 2021 年 12 月，“浙江大学医学院团委”平台关注量超过 1 万人，辐射动能、传播效能、引流势能不断增强。

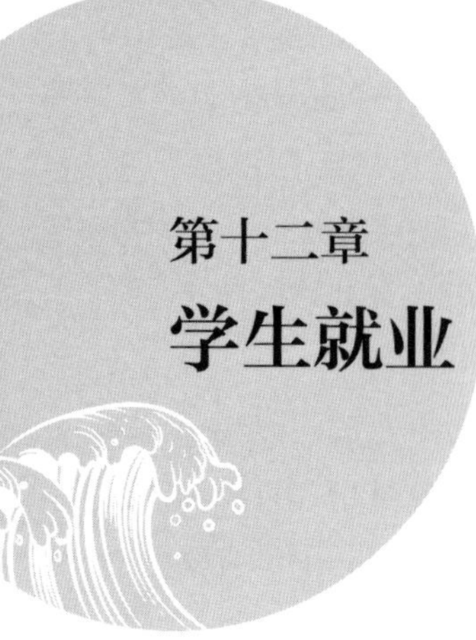

第十二章 学生就业

一、就业工作机制与举措

2012年以来，学院根据医学生就业特点和择业需求，立足浙江大学“大健康”就业战略指导特色平台，以“六个一”工作为指导，完善就业工作体系，加强就业指导与服务，搭建就业指导平台，建立就业品牌项目，制定了有效的政策和措施，形成学生生涯规划有“方向”、健康成长有“榜样”、网络宣传有“平台”、求职训练有“氛围”、职业发展有“实践”的就业育人模式，助推学生高质量就业，为毕业生成长成才提供充分保障。

学院就业工作领导小组根据就业形势和学校的要求，建立了就业工作责任制度、考核制度、奖惩制度，制定医学院促进毕业生高质量就业方案和举措，每年度更新《医学院毕业生就业签约指南》《医学院就业经办老师工作指南》等文件和指导手册。2014年，进行就业工作领导小组成员名单调整；2021年，根据学校最新要求，成立医学院促进毕业生服务国家战略工作领导小组和工作小组，在实践中不断明确学院、各系所、各临床医学院、具体就业工作人员、专兼职辅导员、专职思政人员、专业导师及毕业生在就业工作中的权利和义务，建立和完善就业工作机制。

做深就业指导与服务，形成鼓励毕业生服务国家战略、到祖国最需要的地方去建功立业，引导毕业生进入国际最顶尖、最前沿、最核心的医药关键领域的理念体系，以就业形势课、生涯规划课和求职技能课精准指导就业的课程体系，覆盖教学医院、卫生健康管理部门、行业重要企业实习锻炼的实践体系和“校—院—系所+学生组织”的组织体系，促进毕业生更高质量就业。以少数民族同学职业成长教育平台“石榴英才”就业指导品牌项目为依托，为少数民族学生做实就业帮扶工作。1人获得第十一届浙江省大学生职业生涯规划大赛三等奖，1人获第十三届浙江省大学生职业生涯规划大赛一等奖。

开展就业工作调研，通过走访用人单位、附属医院及召开毕业生座谈会等，不断提高就业指导与服务的针对性和有效性，使五大一级学科就业战略目标更加清晰。确定医学各学科促进高质量就业细则，临床、口腔、护理学科重点引导各省市顶尖三甲医院就业，基础学科重点引导全球顶尖医学院校升学、战略性新兴行业领先企业就业，公卫重点引导国家机关和事业单位、国际组织就业。

优化就业事务管理，规范化就业工作流程，做细就业服务，升级档案库硬件。创建就业工作学生组织，2019 年成立浙江大学医学院职业发展与生涯规划中心（CDPC），打造“ZJUMed职规中心”微信公众号，服务医学生生涯规划与职业成长。加强医学院就业网页建设，建立完善的信息服务网络，为毕业生提供大量的岗位需求信息和就业指导服务信息。新冠疫情期间探索职规教育“云端模式”，开展优秀医学生、优秀医生、优秀企业家、海外发展、创新创业、卫生管理等专题职业生涯发展系列讲座，组织“名师名医大讲堂”思政系列讲座、求职先锋训练营等就业指导服务活动。

2020 年学院重点牵头建立浙江大学“大健康”就业战略指导特色平台（全校共建 9 个平台），加强大健康领域就业研讨规划和推进，按照《浙江大学大健康就业战略指导平台建设方案》常规任务及五项重点任务有序推进平台建设。开展“服务国家战略大力推进医药健康人才”座谈会，与国家卫健委人才中心、军事科学院军事医学研究院、新疆生产建设兵团第一师医院、浙江省卫健委人事处等 8 家单位建立战略合作关系，建设军事医学研究院环境医学与作业医学研究所（军科四所）—浙江大学研究生社会实践基地。开展大健康职业发展讲堂，邀请校友导师指导在校生职业发展。开展线上线下校园宣讲会，联合四川大学、武汉大学等 5 所高校开展卫生人才空中双选会，定向医学生推送全国优质医疗岗位；协助浙江省卫健委科技教育发展中心开展 2020 年浙江省卫生健康行业春季网络招聘会；承办浙江省第三届卫生人才招聘会暨浙江大学大健康领域专场招聘会。各系、各附属医院于每年 11 月中旬分别召开就业动员会，请有关专家介绍当年就业形势、就业政策、就业工作流程及应聘面试技巧，为毕业生提供就业指导服务；每年 11 月下旬召开医学专场招聘会，为毕业生和用人单位提供双选平台。

二、就业工作基本数据

2012—2021 年医学院就业工作基本情况见表 1-12-1。

表 1-12-1　2012—2021 年医学院就业工作基本情况

年份	研究生毕业生（人）	本科生毕业生（人）	研究生初次就业率（%）	本科生初次就业率（%）	本科生境内升学率（%）	本科生出国（境）率（%）	研究生录博/博士后率（%）	研究生出国（境）率（%）
2012	715	14	93.99	100	100	0	8.39	4.06
2013	607	12	98.85	75.00	50.00	8.33	7.08	2.14
2014	713	35	97.24	97.83	31.42	2.86	15.71	2.10
2015	697	26	98.73	100	26.92	11.54	9.33	4.30
2016	808	298	97.97	92.59	57.91	7.74	16.46	3.09
2017	864	277	96.29	90.61	63.54	7.94	16.09	3.00
2018	754	356	98.54	83.38	67.04	3.94	22.41	2.79
2019	830	345	98.43	83.48	61.16	4.93	17.23	3.13
2020	960	410	98.65	83.41	71.46	0.98	19.38	1.67
2021	1139	411	97.89	87.83	81.02	1.46	21.79	1.67

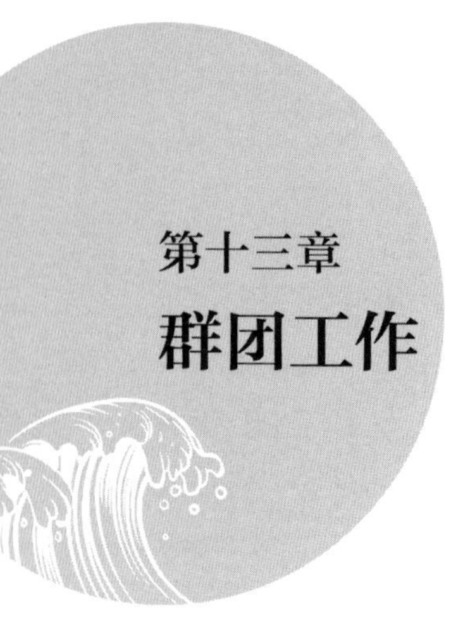

第十三章
群团工作

一、工会组织

学院工会在校工会、学院党委的正确领导和大力支持下，紧紧依靠全院教职工，紧紧围绕发展大局，切实增强政治性、先进性、群众性，团结和动员广大教职员工，创新工作思路和机制，为推进学院各项事业发展奋勇前进。

（一）历届双代会

1. 医学部第三届第四次教职工代表大会、工会会员代表大会

2012 年 12 月 27 日下午在紫金港校区医学院科研辅楼报告厅举行，150 余名“双代会”代表和列席代表参加了大会。会议听取学部党委书记黄河题为“回眸百年征程　续谱时代华章　铸就崭新辉煌”的工作报告，工会工作报告介绍了百年浙医的文化（价值观）传承，并就新时期医学部的核心价值观征求代表们的意见。

2. 医学院第四届第一次教职工代表大会、工会会员代表大会

2014 年 3 月 27 日下午在紫金港校区医学院科研辅楼报告厅召开。常务副院长陈智做了题为“内涵提升谋发展　奋发有为创一流”的工作报告。大会以无记名投票形式选举了新一届工会委员会委员，名单如下。

第四届工会委员会委员（按姓氏笔画排序）

马　英　王新宇　王黎芳　叶怀庄　任桑桑　李　强（邵医）
李月舟　吴瑞瑾　邹朝春　陈国忠　邵浙新　林海燕　林碧峰
金静芬　郑开颜　项美香　胡　军　俞杨海　葛春雷　鲁　俊
薛金增　戴立萍　魏　健

工会主席：陈国忠

工会副主席：任桑桑　王黎芳

第四届工会专门委员会委员（按姓氏笔画排序）

（1）经费审查委员会委员

王黎芳　汤慧芳　李　勤

主　任：王黎芳

（2）提案审理委员会委员

马岳峰　石依群　任桑桑　李　玲　李　强（附属邵院）
李　强（附属义乌医院）　李　勤　林海燕　俞扬海　姚碧文
龚方戚

主　任：任桑桑

（3）青年工作委员会委员

叶怀庄　刘　冕　沈　逸　张　颖　陆明晰　陈　超　陈　瑜
林传水　卓　巍　郑开颜　徐　骁　蒋鸿雁　傅君芬

主　任：陈　超

（4）女工工作委员会委员

马　英　王红妹　叶志弘　冯志仙　朱媛媛　杜　勤　陆　瑛
林碧峰　金静芬　郭　薇　章伟芳　彭慧琴　虞卫华

主　任：朱媛媛

3. 医学院第四届第二次教职工代表大会、工会会员代表大会

2015 年 3 月 26 日下午在紫金港校区医学院科研辅楼报告厅召开，160 余名代表、特邀代表和列席代表参加了会议。常务副院长陈智做了学院年度工作报告，报告从人才队伍、科学研究、教育教学、医疗服务等方面对 2014 年学院工作进行了全面回顾总结。附属第一医院李兰娟院士、附属第二医院王建安院长、附属邵逸夫医院蔡秀军院长、附属儿童医院杜立中院长、附属第四医院张新跃书记向代表们做了专题报告。

4. 医学院第四届第三次教职工代表大会、工会会员代表大会

2015 年 12 月 16 日下午在紫金港校区医学院科研辅楼报告厅举行，共 142 位代表到会。会议听取了学院常务副院长陈智的学院工作报告，审议了学院“十三五”发展规划、工会工作报告等。

5. 医学院第四届第四次教职工代表大会、工会会员代表大会

2017 年 4 月 12 日下午在紫金港校区医学院科研辅楼报告厅举行，136 名代表、特邀代表和列席代表参加了会议。学院常务副院长李晓明做题为“审时度势再出发　凝心聚力谋新篇”的学院工作报告，会议听取了工会工作报告，段树民院长发表讲话。

6. 医学院第五届第一次教职工代表大会、工会会员代表大会

2018 年 3 月 14 日下午在紫金港校区医学院科研辅楼报告厅举行，160 余名代表、特邀代表和列席代表参加了大会。会上，医学院常务副院长李晓明做了题为“凝心聚力谋发展　聚精会神创一流”的主题报告。大会审议了工会工作报告等，以无记名投票形式选举了新一届工会委员会委员。医学院第五届工会委员会及专门委员会委员选举结果和主要负责人任职名单如下。

第五届工会委员会委员（按姓氏笔画排序）

王　凯　王黎芳　毛朝阳　叶志弘　任桑桑　李　强（附属邵院）
李　强（附属四院）李金林　吴瑞瑾　邹朝春　陈国忠　邵浙新
林海燕　林碧峰　金静芬　郑开颜　胡　军　俞杨海　顾国煜
彭永红　彭慧琴　葛芳民　戴惠芬

工会主席：陈国忠

工会副主席：任桑桑　王黎芳　俞杨海

第五届工会专门委员会委员

（1）经费审查委员会

主　任：王黎芳

委　员（按姓氏笔画排序）：

王黎芳　叶怀庄　张　伟

（2）提案审理委员会

主　任：任桑桑

副主任：孙菲菲

委　员（按姓氏笔画排序）：

王其玲　王家铃　石依群　兰美娟　任桑桑　刘　冕　江米足
孙菲菲　余运贤　林海燕　傅晶晶

（3）青年工作委员会

主　任：陈　超

副主任：王兆品

委　员（按姓氏笔画排序）：

王兆品　王洪柱　杜　娟　吴　丹　张　伟　张　钧　陆　海
陈　超　周　春　赵　嵩　钭金法

（4）女工工作委员会

主　任：宋琦琳

副主任：李愔愔

委　员（按姓氏笔画排序）：

王红妹　庄一渝　李愔愔　宋琦琳　陆　瑛　陈朔晖　陈黎明
金静芬　洪丽华　盛洁华　彭慧琴

7. 医学院第五届第二次教职工代表大会、工会会员代表大会

2018 年 6 月在紫金港校区医学院综合楼举行，会议重点研讨并通过了学院聘岗工作方案，促进广大教职员工以主人翁意识切身参与到学院改革发展的决策中来。

8. 医学院第五届第三次教职工代表大会、工会会员代表大会

2019 年 3 月 20 日下午在紫金港校区医学院科研辅楼报告厅举行，142 名“双代会”代表、9 名特邀代表和 18 名列席代表参加了大会。学院常务副院长李晓明做学院工作报告，医学院院长、中国工程院院士刘志红就一流研究对一流附属医院、一流医学院建设的重要意义发表讲话。浙江大学医学院副院长徐骁做“深化临床医学院内涵建设 做高等医学教育创新发展先行者”大会专题报告。

9. 医学院第五届第四次教职工代表大会、工会会员代表大会

2020 年 6 月 2 日下午在紫金港校区医学院科研辅楼报告厅举行。浙江大学党委常委、医学院常务副院长李晓明做题为“登高望远、真抓实干——高质量高水平建设中国特色世界一流医学院”的报告，浙江大学副校长、医学院党委书记周天华出席并讲话。

10. 医学院第五届第五次教职工代表大会、工会会员代表大会

2021 年 3 月 24 日下午在紫金港校区医学院科研辅楼报告厅举行，149 名代表出席本次会议。浙江大学党委常委、医学院常务副院长李晓明做题为“启航‘十四五’奋进新征程”的学院工作报告，报告回顾总结了学院“十三五”期间的主要成绩，对标世界一流大学医学院，剖析了当前学院建设中存在的短板，明确下一步的重点发展方向和主要发展路径。

11. 医学院第六届第一次教职工代表大会、工会会员代表大会

2022 年 3 月 16 日下午举行，因疫情防控要求，本次大会在紫金港校区设主会场，各家附属医院设分会场，160 余名代表参加会议。浙江大学党委常委、统战部部长、工会主席楼成礼出席会议并致辞，浙江大学副校长、医学院党委书记周天华致开幕词，浙江大学党委常委、医学院常务副院长李晓明做学院工作报告，浙江大学医院管理办公室主任、医学院党委常务副书记夏标泉主持开幕式。李晓明做题为“使命引领新征程 踔厉奋发向未来”的学院工作报告，对过去四年各项工作进行了全面系统总结。医学院党委副书记徐凌霄主持正式会议并做学院工会工作报告。大会还听取并审议了学院财务工作报告、学院工会经费使用报告、学院法治工作报告和提案工作报告，通过了大会选举办法、监计票人名单，选举产生了第六届教职工代表大会执行委员会、工会委员会和工会经费审查小组成员。

第六届教职工代表大会执行委员会、工会委员会委员

主　席：徐凌霄

副主席：王银儿　王黎芳　叶怀庄　陈　超　林海燕

委　员（按姓氏笔画排序）：

王晓莹　王银儿　王黎芳　叶怀庄　朱赴东　李　伟　吴李鸣

何庆伟　汪四花　陈　超　陈军辉　陈君芳　陈国忠　陈谦明

陈韶华　林海燕　林碧峰　金　敏　周泽永　赵　嵩　徐凌霄
彭永红　楼　霆　楼建晴　戴立萍

第六届工会经费审查小组组成人员

组长：宋琦琳

成员：厉旭云　杨鸿斌　余沛霖　宋琦琳　施杭珏

（二）特色活动

医学院连续四届获评浙江大学教职工“一院一品”文化品牌项目，具体如下。

1. 青年科学家创新汇客室

医学院“科创汇”平台的搭建旨在促进交叉学科对话交流和协同发展，搭建政产学研共同体，绘就科技创新新蓝图，是医学院“双一流”建设和校地合作的新内容，是加强学院青年教授对外交流与跨学科合作，推动集成、会聚创新的新举措。平台活动主要形式为“思想引领”主题党课、海内外知名科学家报告、科创汇—分子医学高峰论坛、科创汇—生物医学与数字科技青年高峰论坛、“午餐会”学术交流等。

2. 实施六大行动，做伟大抗疫精神的践行者与传播者

学院将抗疫重点时期、后疫情时代的宣传和文化传播工作进行系统化凝练，通过“一信、一访、一书、一展、一评、一讲”六项行动，不仅将抗疫前线的医护人员、后方的师生联系和互动起来，还将浙江贡献、浙大经验进行总结和凝练，营造了全校上下弘扬抗疫精神的氛围，留下了丰富而宝贵的历史资料。

3. 推动全民健身和全民健康深度融合的健康月活动

医学院积极响应全民健身国家战略，从 2009 年开始举办“健康月”活动，具有优秀的历史传统和品牌影响力。其中，“健康月”活动项目中的毅行、消防技能竞赛、健步走、拔河、趣味运动会作为流行的团体运动方式，受众面广，易于推广，锻炼价值高，受到广大师生的热情参与和一致好评。

4. 做好经师，成为人师，打造知行合一“杏林强师”

通过“一院一品”建设，进一步完善常态化、专业化、制度化的教师发展培训体系，不断提升不同层次不同类别的培训服务能力。推广先进教育理念、引领教师道德风尚、提高教师专业能力、营造良好教研氛围、熔铸卓越育人文化，打造一支适应现代医学创新与高水平人才培养需求，师德高尚、理念先进、能力突出并热诚于教育事业的“金师”队伍，为创新建设一流本科、一流专业、一流人才“新医科”基地奠定基础。

此外，从 2021 年起，每年暑期举办“医心相托 无忧工作”公益暑托夏令营。夏令营面向一年级及以上小学生，紧密贴合教职工家长需求，做好四项服务内容：安全管护、特色课程、强身健体、作业辅导，三年共服务学生 175 人次。

“健康强院，医路同行”项目荣获浙江大学首届教职工文化金品牌项目。“健康强院”活动分为强身健体和强心健体两大模块，第一模块是强身健体，包含“健康月”传统品牌、“健康课”运动培训、“健康行”特色活动、“健康杯”体育赛事、“健康园”职工之家；第二模块是强心健体，包含“暖心”行动、“健心”计划、“爱心”小屋等。

（三）获奖情况

2012 年

医学院获评“全国高等医学院校文化建设先进集体”；
附属第一医院呼吸内科获评“全国五一巾帼标兵岗”；
附属儿童医院药剂科获评“全国五一巾帼标兵岗”；
杨小娜获评“全国五一巾帼标兵”和“浙江省五一劳动奖章”；
金陈娣获评“浙江省五一劳动奖章”和“浙江省五一巾帼标兵”；
陈霞获评“浙江省五一巾帼标兵”；
陈翔获评“浙江省五一巾帼标兵”；
李兰娟获评浙江省“三育人”先进个人；
蔡秀军获评浙江省“三育人”先进个人。

2013 年

黄荷凤获评“全国三八红旗手”；
欧阳宏伟获评“浙江省第三届师德先进个人”。

2014 年

李兰娟获评浙江省教育系统“三育人”先进个人；
王建安获评浙江省教育系统“三育人”先进个人；
欧阳宏伟获评浙江省教育系统“三育人”先进个人；
程晓东获评浙江省教育系统“三育人”先进个人；
学校运动会中，医学院教职工男女团体分别获得第一名。

2015 年

钱志大获评“浙江省五一劳动奖章”。

2016 年

张冰凌获评“浙江省五一劳动奖章”；
王青青获评浙江省教育系统“三育人”先进个人；
王伟林获评浙江省教育系统“三育人”先进个人。

2017 年

王建安获评“浙江省劳动模范”；

附属第二医院G20 杭州峰会医疗保障医护团队获评“浙江省工人先锋号”；

附属第一医院工会获评“2016—2017 年度省级模范职工之家”。

2018 年

姚玉峰获评浙江省第三届“最美教师”。

2019 年

附属第二医院护理部获评“全国三八红旗手（集体）”；

附属妇产科医院生殖内分泌科获评“浙江省三八红旗手（集体）”；

梁廷波获评“浙江省第六届师德先进个人”。

2020 年

姚玉峰获评“全国先进工作者”；

胡海岚获评“全国三八红旗手”；

金洁获评“全国三八红旗手”。

2021 年

附属邵逸夫医院护理部获评“全国五一巾帼标兵岗”；

附属妇产科医院生殖内分泌科获评全国“巾帼文明岗”；

附属儿童医院获评全国维护妇女儿童权益先进集体；

陆群获评“全国五一巾帼标兵”；

附属妇产科医院莫妮娜获评浙江省教育系统“最美志愿者”；

附属第二医院汪四花获评“全国脱贫攻坚先进个人”。

2022 年

张丹获评“浙江省巾帼建功标兵”；

郑超获评“浙江省巾帼建功标兵”；

陈丹青获评“浙江省巾帼建功标兵”；

吴秀静获评“浙江省巾帼建功标兵”；

俞雪芬获评“浙江省巾帼建功标兵”。

医学院师生合唱比赛

2019 年浙大庆祝新中国成立 70 周年师生合唱比赛学院组特等奖；

2021 年浙大庆祝中国共产党成立 100 周年合唱比赛学院组决赛第一名，特等奖。

环紫金港跑师生接力赛

2018 年浙大环紫金港师生接力赛学院组第二名；
2019 年浙大环紫金港师生接力赛学院组第三名；
2021 年浙大环紫金港师生接力赛学院组第一名。

教职工气排球比赛

2018 年浙大甲级队综合第四名（学院队排名第一）；
2019 年浙大甲级队学院组第二名；
2020 年浙大甲级队学院组第二名；
2021 年浙大甲级队学院组第二名。

教职工篮球比赛

2018 年浙大教工杯学院组第三名；
2021 年浙大教工杯学院组第一名。

教职工田径比赛

2018 年浙大田径运动会团体总分第一名；
2019 年浙大田径运动会团体总分第一名；
2020 年浙大田径运动会团体总分第一名；
2021 年浙大田径运动会团体总分第一名。

教职工乒乓球比赛

2018 年浙大甲级队第五名；
2019 年浙大乙级队第一名；
2020 年浙大甲级队第四名（学院队排名第一）；
2021 年浙大甲级队第三名（学院队排名第一）。

教职工羽毛球比赛

2018 年浙大乙级队第一名；
2019 年浙大甲级队第四名（学院队排名第二）；
2020 年浙大甲级队第七名（学院队排名第二）。

教职工消防比赛

2018 年浙大紫金港校区消防趣味运动会学院教职工组第一名，特等奖；
2019 年浙大紫金港校区消防趣味运动会学院教职工组第一名，特等奖；
2020 年浙大紫金港校区消防趣味运动会学院教职工组第一名，特等奖；
2021 年浙大紫金港校区消防趣味运动会学院教职工组第一名，特等奖。

二、共青团工作

共青团浙江大学医学院委员会积极发挥党的助手和后备军作用，落实立德树人根本任务，贯彻上级党委、团委相关精神，推动各系所、各临床医学院等基层单位团组织建设，提升创新创业、社会实践、志愿服务的育人功能，完善专兼职团干部的选拔、培育、管理机制，深化团内规章制度的执行与落实，全面提升团组织的政治性、先进性、群众性。

（一）团委设置与历届成员

2013 年 3 月 10 日，召开共青团浙江大学医学部（院）第三次代表大会，选举孔雨佳、尹学青、王林浩、王黎芳、李汶璐、陈鸿斌、陈超、张雅雯、范扬帆、周振宇、章殷希、韩永亮、滕琦蓓等同志为团委委员，选举陈超为书记，王黎芳、韩永亮、孔雨佳（挂职）、滕琦蓓（挂职）为副书记。

2016 年 4 月 23 日，召开共青团浙江大学医学院第四次代表大会，选举丁哲慈、马玺、马烨榕、王潇、王晨宇、王雪岑、杜悦、吴行、张旭阳、陈超、周慧、贾红蕾、熊思尘等同志为团委委员，选举陈超为书记，杜悦、吴行、贾红蕾、熊思尘、马玺（挂职）为副书记。

2017 年 10 月，任命周钰珊、蒋少佳、徐晓晨为团委委员、副书记。

2019 年 1 月，任命陈翠苹、刘傲然、刘源为团委委员、副书记。

2020 年 9 月，任命田宇倩、孙丰柯为团委委员、副书记。

2021 年 9 月，任命陈婉琳、魏至男、吴涵韬、田子钰为团委委员、副书记。

2022 年 3 月，任命周钰珊为书记，刘康宁为团委委员、副书记。

（二）思政教育

医学院团委自 2012 年以来，共推进 10 期青年马克思主义者培养工程（简称“青马工程”）培训班，开展各项理论学习和实践活动 200 余次，培训学员超过 200 人，“青马工程”毕业学员在本、硕、博各学段中都起到了重要的榜样引领作用，在学业、就业、双创等领域涌现出众多优秀人才。2018 年以来，学院团委为全面增强医学拔尖人才的培养，将“十百千”核心人才梯队建设项目与医学院“青马工程”（学生骨干）相结合，推出“杏林之星”这一医学院特色的十佳大学生评选工作。截至 2022 年 10 月，共评选出了四期共 40 位优秀杏林学子。

各类丰富多彩的活动也成为医学院团委开展思政教育的重要载体，名师名医大讲堂、Doc.Talk 名医访谈成为同学们喜闻乐见的学习活动，两种活动充分发挥感召与示范作用，引导和帮助医学生树立正确的人生观与价值观，增强其遵守职业道德的自觉性，进而激发广大医学生仔细思考自身优势，准确定位人生目标，打造自己的生命高度。其中，名师名医大讲堂于 2018 年被浙江大学校报作为学生思政工作特色项目专题报道。

（三）基层团组织建设

截至2022年6月，医学院共有团员5457名，其中本科生1659名、硕士研究生2314名、博士研究生1484名。医学院团委下属团总支共计17个，团支部共计208个，其中包括5个直属团支部。

各系所、临床医学院团总支是医学院团委的特色，也是基层团组织建设的重点、难点。医学院团委通过团委—团总支—团支部的分层管理模式，扎实做好团情统计、团员注册及团费收缴等基础团务工作，完善了包括《医学院团组织经费报销制度》在内的各项工作规范，从制度落实到体系优化全面推进从严治团。为扎实做好各系所、临床医学院的基层团工作，医学院团委每年坚持召开医学院及附属医院团建工作交流会，着重进行共青团工作经验交流与志愿服务工作专题研讨，并开展了共青团干部素质拓展训练。学院团委还通过组织开展"团建五个一"基层团建特色统筹工作，开展一次以支部文化建设为主题的特色活动、提出一条关于基层团组织建设的合理化建议、开展一次社会公益服务、举办一次与医学人文素养相关的学习教育活动及体验一次未来医务与科研工作者之旅，这种喜闻乐见的形式大大强化了基层团组织建设。自2012年以来，医学院团委及各团支部开展了包括理论学习、专题讨论、社会实践、公益服务和学术交流等多种形式的团日活动共计4000余次。

在团组织建设和团学活动中涌现出一批先进个人和集体，自2012年以来，有许瑜等948名团员获评浙江大学"优秀团员"，张锐等640名团干部获评浙江大学"优秀团干部"，临床医学专业七年制0701团支部等108个团支部获评浙江大学"先进团支部"，医学部临床医学1006团支部等50个团支部获评"五四红旗团支部"，医学院团委于2017年和2019年获评浙江大学"基层团组织建设先进单位"，于2017年获评"浙江省先进团委"。

（四）社会实践与志愿者

为深入贯彻落实《浙江大学大学生社会实践示范基地建设方向和要求》《浙江大学大学生社会实践基地管理办法（试行）》等有关文件要求，医学院团委积极加强社会实践基地建设，有效提升学生的实践能力和创新精神，并结合学院实际，积极开展社会实践基地的建设项目。截至2022年6月，已建立6个社会实践基地，与当地共建单位共同制定实践内容与建设目标，合作推进实践育人工作。6个基地分别是在2020年建立的杭州市余杭区卫生局社会实践基地，2021年建立的新疆维吾尔自治区委员会组织部、中国军事科学院军事医学研究院环境医学与作业医学研究所、浙江大学第二附属医院兰溪分院社会实践基地，2022年建立的空军军医大学第三附属医院、贵州省台江县人民医院社会实践基地。学院定期选派学生赴卫生厅、疾控中心等卫健单位挂职锻炼，承担浙江省范围内一定程度的公共卫生知识普及及健康素养干预工作。自2012年以来，医学院团委利用寒暑假期累计派出250余支社会实践团队，6000余名本科生、研究生走出校园，到祖国各地、世界各地学习交流，成果丰硕，学院团委也连续十年获评浙江大学暑期大学生社会实践活动优秀组织奖。

学院团委还高度重视学生志愿服务工作，依托“志愿中国·志愿汇”平台，推进医学院广大青年志愿者活动认证及小时数申报的系统化、规范化，促进志愿者服务和统计工作公平、公正、高效地进行，累计完成近千项活动立项及志愿者活动招募，累计审核并表彰数千名星级志愿者。积极引导各学生组织、社团和团支部开展志愿服务项目，形成“大爱无疆”生命教育基地这一重点建设项目，“社区健康宣讲”“医导志愿服务”“人体博物馆讲解”“社区卫生服务中心志愿者”等长期品牌项目和医学论坛、医学大会志愿者、校友活动志愿者等短期项目相结合的志愿服务新格局。

医学院团员青年冲锋在志愿服务一线。百廿校庆期间，共计 200 余名医学院师生参与校庆志愿服务工作，圆满完成校院两级全方位服务保障。学院品牌项目“人体博物馆讲解服务”，在校庆期间累计服务近千人。在“创青春”浙大双创杯全国大学生创业大赛中，医学院为学校输出了近百位优秀志愿者，为比赛的顺利举办做出重要贡献。面对突如其来的新冠疫情，医学院党员主动请缨、奔赴一线，主动承担并组织返校日华家池校区党员志愿服务岗、教室网格化志愿管理、学生核酸检测工作等，积极参与校园防疫值守，最大限度保护了在校学生的生命安全和身体健康，铸就了医学生的责任和担当。

（五）创新创业

十年来，浙江大学医学院团委逐步探索出“党建引领双创育人、医教研产协同联动、教育中心激励保障”的特色做法，打造浙大医学特色的创新创业沃土。学院 2021 年成立由党委副书记直接指导、专职团干具体负责的创新创业教育中心，下辖多个本研科创类学生组织，聘任海内外高水平导师 60 余名，每年组织“双创”相关论坛、沙龙、比赛等 30 余场。

学院从学生党建体系入手，通过纵向支部来发挥重点学科党支部引领作用，引领“双创”教育。2016 年以来，培育了附属邵逸夫医院骨科“狄赛、智囊”团队、附属口腔医院颌面外科“牙颌建筑师、龋见”、附属儿童医院心胸外科“聆听心声、先心宝贝”团队等国家级“双创”团队。在 2021 年中，各“双创”团队学生负责人党员比例达到 100%。

2020 年，挂牌成立浙大医学院创新创业教育中心，陆续出台对于专任教师的《学生工作认定办法》，将“双创”经历和成果直接与其职称晋升挂钩；出台创新创业教育激励政策，对于指导学生取得国家顶级相关奖项的导师奖励研究生招生名额。

中心逐步搭建了“课程学习+赛事提升+项目实践”的金字塔型“双创”教育工作体系。由专职团干负责通识讲解、资深评委专家提供赛事解读、获奖师生介绍成长经验，三种类型的“双创”课程走进了本科生各年级大会、各研究生培养单位的始业教育中，促进“双创”教育与日常育人工作相结合，迸发出强大活力。中心于 2020 年举办首届大健康创新创业大赛和训练营，建立并完善医学院创新创业导师库，孵化了9支医学院学生“双创”团队。学院团队参加省赛和国赛过程中，校院分级分层指导改进，不断打磨，最终取得了历史性突破。2021年，医学院团队取得创新创业竞赛国家级奖项18项、省级奖项5项。其中，在全国“互联网+”大学生创新创业大赛中获两金一银，在挑战杯大学生课外学生科技作品竞赛省赛中获三个特等奖，代表学校参加国赛。

（六）共青团工作获奖情况

1.集体获奖情况

（1）团组织建设类获奖

2018年，获评“浙江省先进团委”；

2019年，妇产科学院2019级硕士团支部获评浙江省高校“千强团支部”；

2020年，妇产科学院2018级硕士团支部获评浙江省高校优秀示范团支部。

（2）社会实践及活动项目获奖

2019年，赴浙江省援疆指挥部（阿克苏）社会实践团队获评“全国百强社会实践团队”和“浙江省暑期社会实践风采大赛十佳团队”。

（3）志愿服务项目获奖

2021年，“青芽守护”志愿服务队获评共青团中央青年志愿者服务社区行动“七彩四点半”示范团队。

（4）创新创业类获奖

2015年，“关节软骨组织工程生物医学材料研究”获得全国第十四届“挑战杯”特等奖；

2019年，“行动起来，向滥用抗生素说不——中国13省市1345家药店无处方销售抗生素情况调查及应对研究”获得第十六届“挑战杯”全国大学生课外学术科技作品竞赛特等奖；

2019年，“行动起来，向滥用抗生素说不——中国13省市1345家药店无处方销售抗生素情况调查及应对研究”获得第十六届“挑战杯”浙江省大学生课外学术科技作品竞赛一等奖；

2019年，“狄赛生物科技——免疫再生修复领跑者”获得第五届浙江省“互联网+”大学生创新创业大赛师生共创组金奖；

2019年，“英诺赛尔——无血清干细胞领航者”获得第五届浙江省“互联网+”大学生创新创业大赛创意组金奖；

2019年，“Amorphyx——柔性电子器件材料技术引领者”获得第五届浙江省“互联网+”大学生创新创业大赛国际赛道金奖；

2019年，“大鲵——国内首家计算机视觉辅助诊断基因遗传疾病”获得第五届浙江省“互联网+”大学生创新创业大赛创意组银奖；

2020年，“大鲵——国内首家计算机视觉识别基因遗传疾病”获得浙江省第十二届“挑战杯·宁波江北”大学生创业计划竞赛特等奖；

2020年，“青芽守护——全国首个聚焦儿童青少年生殖健康的云端App”获得浙江省第十二届“挑战杯·宁波江北”大学生创业计划竞赛一等奖；

2020年，“微脑科技——微型活体脑成像技术引领者”获得浙江省第十二届“挑战杯·宁波江北”大学生创业计划竞赛一等奖；

2020年，“狄赛生物科技——免疫再生修复领跑者”获得“建行杯”第六届浙江省国际“互联网+”大学生创新创业大赛金奖；

2020年，“大鲵——国内首家计算机视觉识别基因遗传疾病”获得“建行杯”第六届浙江省国际“互联网+”大学生创新创业大赛金奖；

2021年，“狄赛生物科技——全球免疫再生修复领跑者”获得第七届中国国际“互联网+”大学生创新创业大赛金奖；

2021年，“智囊生物科技——全球个性化囊泡医学领航者”获得第七届中国国际“互联网+”大学生创新创业大赛金奖；

2021年，“一拍即合——全球首创通用组织封堵剂”获得第七届中国国际“互联网+”大学生创新创业大赛银奖；

2021年，“狄赛生物科技——全球免疫再生修复领跑者”获得“建行杯”第七届浙江省国际“互联网+”大学生创新创业大赛金奖；

2021年，“一拍即合——全球首创通用组织封堵剂”获得“建行杯”第七届浙江省国际“互联网+”大学生创新创业大赛金奖；

2021年，“智囊生物科技——全球个性化囊泡医学领航者”获得“建行杯”第七届浙江省国际“互联网+”大学生创新创业大赛金奖；

2021年，“牙颌建筑师——三维血管化组织工程骨及一体化仿生种植牙在颌骨重建中的应用”获得“建行杯”第七届浙江省国际“互联网+”大学生创新创业大赛银奖；

2021年，“童心卫士——守护先心宝贝，服务健康未来”获得“建行杯”第七届浙江省国际“互联网+”大学生创新创业大赛银奖；

2021年，“牙颌建筑师——三维血管化组织工程骨及一体化仿生种植牙在颌骨重建中的应用”获得浙江省第十七届“挑战杯”交通银行大学生课外学术科技作品竞赛特等奖；

2021年，“智囊——基于智能纳米囊泡的组织修复平台”获得浙江省第十七届“挑战杯”交通银行大学生课外学术科技作品竞赛特等奖；

2021年，“智囊——基于智能纳米囊泡的组织修复平台”获得浙江省第十七届“挑战杯”交通银行大学生课外学术科技作品竞赛黑科技专项赛“恒星级”优秀作品奖；

2021年，“先心宝贝不掉队——基于浙江经验的“政医慈三点支持模式”助力解决儿童先天性心脏病防控问题”获得浙江省第十七届“挑战杯”交通银行大学生课外学术科技作品竞赛特等奖；

2021 年，“青芽守护——小儿及青少年妇科社会认知及医疗队伍的现状调查及对策建议”获得浙江省第十七届“挑战杯”交通银行大学生课外学术科技作品竞赛一等奖；

2021 年，“基于数字化光处理技术的带仿生骨膜组织工程骨构建”获得浙江省第十七届“挑战杯”交通银行大学生课外学术科技作品竞赛一等奖；

2021 年，“健康人生，从“齿”开始——智能口腔龋齿深度识别系统”获得浙江省第十七届“挑战杯”交通银行大学生课外学术科技作品竞赛二等奖；

2021 年，“光控细胞片层技术研究”获得浙江省第十七届“挑战杯”交通银行大学生课外学术科技作品竞赛三等奖；

2021 年，“腹腔镜肝切除术中的肝脏血流监测与控制设备”获得浙江省第十七届“挑战杯”交通银行大学生课外学术科技作品竞赛三等奖；

2.个人获奖情况

2019 年，蒋佳焕获评浙江省“最美浙江人·青春领袖”；

2020 年，周钰珊获评“浙江省第二届高校团支部风采展示大赛优秀组织工作者”；

2020 年，贾红蕾获评“浙江省第十二届‘挑战杯·宁波江北’大学生创业计划竞赛优秀组织工作者”；

2020 年，陈瑞雪获评“全国优秀共青团员”；

2020 年，陈杰获得第十二届“中国青少年科技创新奖”；

2020 年，赵文轩获评“浙江省红十字工作成绩突出个人”和“浙江省红十字会四星级志愿者”；

2021 年，陈周闻获评第六届“浙江省高校最受师生喜爱的书记”；

2021 年，苏俊威获得 2021 年度浙江省思政微课大赛特等奖；

2021 年，陈瑞雪获得浙江省思政微党课大赛特等奖；

2021 年，涂米雪获得浙江省高校课程思政学生征文特等奖、浙江省全省卫生健康系统青年微党课比赛优秀奖。

三、学生组织

（一）“浙医先锋”学生党建工作中心

“浙医先锋”学生党建工作中心是医学院党委、团委下设的专职负责学生党建工作的学生组织，以加强医学院学生党建流程化、制度化建设，提高学生党建工作水平、工作质量，全心全意为医学院学生党员服务为宗旨，从理论、实践、宣传三方面为医学院学生提供多样的党建工作服务。

“浙医先锋”学生党建工作中心前身“浙医先锋”微信平台工作小组于 2016 年 4 月成立，经过不断完善组织架构与职能分工，2017 年 9 月，医学院专职负责学生党建工作的学生组织——“浙医先锋”学生党建工作中心正式成立。“浙医先锋”学生党建工作中心下设主任团与3个职能部门（组织部、宣传部、办公室），覆盖紫金港和华家池两个校区。历任负责人见表1-13-1。

表1-13-1 2016—2021年“浙医先锋”学生党建工作中心历任负责人一览

主 任	任职时间
林泽弘	2016
林泽弘	2017
孟潇妍	2018
阮烨玲	2019
赵鸿辉	2020
赵鸿辉	2021

“浙医先锋”学生党建工作中心自成立以来，一直以医学院党建活动为工作中心，在工作过程中不断改革创新，在完成分党校培训班、先锋学子讲座、红色寻访、支部风采展示等基础工作以外，还不断创新活动形式，扩大宣传影响，举办微党课大赛、党员知识技能大赛、建党百年主题征文、红色主题社会实践等活动，将党建知识融于其中，加强党性教育，提升党员素养。

（二）医学院团委学生团队

围绕思想引领、服务青年成长成才两大目标，医学院团委参照上级组织的任务分工，结合团队管理的需要，设置医学院团委学生团队，下设办公室、组织部、青年志愿者指导中心、素质拓展部、社会实践部、科技文化指导中心。

办公室成立于2021—2022学年，负责统筹协调团委学生团队的其他5个部门，组织策划医学院十佳大学生——“杏林之星”评选活动、团委全员大会、团支部礼仪风采大赛等系列活动，同时承办“青马工程”及团委年度总结大会等特色活动。

组织部负责医学院的基础团务、团建活动及“智慧团建”系统的管理，主要组织五四红旗团支部争创、青年大学习工作、团总支书记会议、团干部培训大会等活动。

青年志愿者指导中心依托“志愿中国·志愿汇”平台，负责医学院广大青年志愿者活动认证及小时数申报，同时形成“大爱无疆”生命教育基地这一重点建设项目，“社区健康宣讲”“医导志愿服务”“人体博物馆讲解”“社区卫生服务中心志愿者”等长期品牌项目和医学论坛、医学大会志愿者、校友活动志愿者等短期项目相结合的志愿服务新格局。

素质拓展部负责医学院大学生素质拓展训练项目（SQTP），以及进行医学院学生二、三课堂的申请和审核工作，开展学生“综合素质评价分数”收集、公示工作。

社会实践部负责每年寒暑假期间开展社会实践活动，组织引导同学们积极参与社会实践。开展学院社会实践优秀团队答辩会及优秀团队展示，同时负责学生节医学院主题巡游队伍组织，通过表演凸显专业特色、展现学生风采。

科技文化指导中心负责举办“生涯规有路，科研梦起航——浙医竺奖优秀学长分享会”、科研月系列活动，承办“蒲公英杯”创新创业大赛复赛并积极跟进各大型创新创业赛事。

（三）学生会

浙江大学医学院学生会是在医学院党委的领导下和团委的指导下，依靠医学生开展工作，以“一切为了学生、为了学生的一切、为了一切学生”为宗旨的学生组织。每年学生会都积极发挥学院领导和学生之间的纽带作用，体现医学生特色。

2020年，为坚持精简原则，医学院学生会优化机构和人员规模。医学院学生会组织架构为“主席团+工作部门”模式。主席团实行轮值制度，设立执行主席，以一学期为一个轮值周期，负责召集会议、牵头日常工作。

学生会设立办公室、权益与服务部、体育部、宣传部、学术文化部、学业指导中心6个工作部门，部门日常工作和活动由工作人员负责。学生会举办重大工作或活动，根据需要以项目方式招募志愿者，吸收同学参加，因事用人、事完人散。2012—2021年历任学生会负责人见表1-13-2。

表1-13-2　2012—2021年历任学生会负责人一览

主席	任职时间
金雪潇	2012
童宇圣	2013
戚文婷	2014
张黎悦	2015
唐陈曦	2016
葛明杰	2017
乐开心	2018
胡屹杰	2019
江在渊、严若晨、贺加贝	2020
丁奕宏、王孙怡、王泽伟	2021

浙江大学医学院学生会举办的活动坚持与学校、学院工作方针相统一，与历史节点、时代脉搏相统一，与医学院学生学习、成长需求相统一。学生会活动秉承“传承与创新”理念，不断优化原有医学院篮球联赛、新生学长交流会、“曙光杯”辩论赛等精品活动，也持续推出华家池“暖冬热饺”、女生节、医导志愿者等创新活动。

在权益服务方面，已形成了权服官方号、权服委员反馈、月度提案收集、年度学代会提案四大权益服务信息收集桥梁；在学术氛围方面，持续运营2015年创立的医学学习资料共享微信公众号“SLOFFDE”，开展学风建设大赛、学业指导讲座、期末答疑室等，积极落实学风建设，优化学业指导；在内部事务管理方面，建立完善的例会、财务报销、档案管理、物资管理制度，推出“医学院学生骨干培养计划”，增强工作人员素质能力；在交流互鉴方面，积极开展院校合作，与复旦大学、上海交通大学等交流工作经验，与艺术与考古学院等开展联合支教；在宣传工作方面，为学生会活动进行推文排版、宣传品制作、跟拍活动，原“浙大夫icome”医会官方平台，用户量4696人，共发布推文943篇，总浏览量超过80000次。

（四）研究生会

医学院研究生会是在医学院党委的领导和团委的指导下，充分依靠全院研究生会组织和学院全体研究生开展工作，以“全心全意为学院广大研究生服务”为宗旨，积极贯彻执行党的教育方针，发挥学生与学院、学院与学校之间的桥梁作用，促进学生全面素质提高，弘扬“仁心仁术、求是求新”精神，引导和带领学生成长为德才兼备、全面发展的中国特色社会主义事业的合格建设者和可靠接班人的学生组织。

医学院研究生会历经多年积淀，组织结构日益完善，包括主席团与相应的6个部门：办公室、文体部、外联部、宣传部、学术部，以及2020—2021学年新设立的权益与服务部。另外，于2020—2021学年将医学院研博会更名为医学院研究生会，同时将主席团人数减至3人，并建立主席轮值制。2012—2021年历任研究生会负责人见表1-13-3。

表1-13-3　2012—2021年历任研究生会负责人一览

主　席	任职时间
苏俊威、冯雪颖、毛睿智、陈园园、沈琦、王心华	2012
孙川、刘安、徐俊杰、汪曼君、闵捷、张雪明	2013
刘安、唐敏悦、邵静、孙苗、徐永子、韩梦娇	2014
徐俊杰、程溥、韩梦娇、潘宗友、郑力、毛胜男、眭伟浩	2015
唐敏悦、孙苗、邱若琳、许明媛、吴连俊、刘庆年、孙世文	2016
孙苗、蓝燕华、刘庆年、邱若琳、戎佳炳、周璇、张宇翔	2017
张弛、陈宇潇、谢娇娇、张丽琪、史洋、岑梦儿	2018
李梦婷、林旭、胡潇逸、潘姝丞、卢佳玥、姜嘉嘉、曹克磊	2019
贾兴、李思慧、姜睿涵	2020
陆科杰、陈盼盼、何昊天	2021

医学院研究生会参与并服务于医学院的改革、建设和发展，着力于研究生学术文化建设，并组织开展健康有益、丰富多彩的学院文化活动和社会实践活动，引领广大研究生全面发展，在维护学院整体利益的同时，表达和维护研究生自身的合法利益，竭诚为广大研究生服务，增进同兄弟高校研究生会及其他相关组织的友谊与合作，充分展现浙江大学医学院研究生的良好形象。

近十年来，医学院研究生会结合研究生特点，围绕学院的中心任务，开展有利于研究生成长成才的各项有益活动，打造了一系列影响大、效果好、同学们参与面广的品牌活动。“Doc. Talk”名医访创造了与名医近距离交流的机会，带领研究生感知医学背后的内涵和信仰；医学院新生合唱比赛营造了良好文化环境，提高了研究生的艺术修养；博士研究生创新论坛增进了浓厚的学术氛围；大咖面对面、“利器在手”系列讲座、医学英语角系列活动提高了研究生的自身素质，点燃了研究生学术研究的热情；金牌主持人大赛、医学院新年晚会充实了研究生的课余生活；研究生羽毛球赛、研究生三人篮球赛增强了研究生的身体素质；“心动的选择”线下联谊活动，增进了不同专业研究生的情谊，陶冶情操、牵系情缘。以上各类活动均得到了广大研究生的积极参与和诸多好评。

（五）八年制医学生联合会

八年制医学生联合会（简称八医会）是由医学院团委老师负责、临床医学八年制学生组织的专门为八年制同学服务的社团组织。对于八年制同学来说，八医会是能够汇集所有八年制医学生资源的平台，以“为八年制医学生服务”为主旨，为大家解答疑惑，主动提供信息，促进同年级、跨年级同学的交流。同时，八医会注重大家作为医学生对医学事业的情感培养，组织各种与医学生密切相关的志愿者活动，提高大家对自我专业的认同感。

浙大八医会经过多年的更新与发展，内设机构日趋丰富，职能部门从原来的活动组、讲坛组、宣传组转变为学术部、活动部、宣传部，并且八医会的会长一职由原来的一人制转变为二人制。2012—2022 年历届八医会负责人见表 1-13-4。

表 1-13-4　2012—2022 年历届八年制医学生联合会负责人一览

会　长	任职时间
陈钊	2012
励夏炜	2013
范嘉祺	2014
章若夏	2015
赵健强	2016
沈聿青	2017
蒋乐健	2018
董佳贤	2019
朱超杰、刘梦云	2020
励航宇、朱晓霄	2021

八医会历年活动可以分为两部分：一是八年制医学生论坛、专业选择会议、实验室介绍会议、本科课程书籍轮转平台、巴德年万事屋等，均旨在帮助八年制同学更好地开展大学生活。二是名师名医大讲堂、绿城志愿服务、泰迪熊医院志愿服务、安宁疗护志愿服务等活动面向更广大的学生群体，引导其培养锻炼自身素能。

（六）医视野宣传中心

在医学院党政办公室和团委的支持下，于 2017 年筹备成立的医视野宣传中心，设有办公室、编辑部、技术部、“求是医声”文化宣讲队 4 个部门，负责“浙江大学医学院”“浙江大学医学院团委”两个微信公众平台的运营、医学院学生工作网站日常维护、医学院团委微博管理、医学院各级组织宣传团队建设等工作，并联合医学院文化宣讲队做好医学院文化形象建设和传播工作。

浙江大学医学院医视野宣传中心历年活动分两部分：一是加强组织内部文化建设的团体文娱活动；二是于2020—2021学年开创的特色活动——医学院宣传骨干训练营，该活动旨在为医学院各学生组织培养宣传工作人才，目前已成功举办两届。

（七）杏林艺术团

杏林艺术团作为医学院下属学生组织，积极响应学校“培养全面型人才”的号召，在医学院团委的直接领导和指导下，由具有一定文艺基础、热爱艺术的具有正式学籍的在校学生组成，是医学生进行艺术实践的园地，是医学院实施素质教育的重要阵地之一。杏林艺术团以“培养德智体美劳全面发展的医学人才”为宗旨，着力提高医学生艺术修养，展现医学生的精神面貌，丰富校园文化艺术生活，宣传医学院改革发展成果，建设医学院特色的美育品牌，帮助医学生树立正确的审美观。艺术团在主席团的统筹协调下，下设宣传技术部、组织策划部、发展联络部3个行政部门和编创部、合唱团、舞蹈团、器乐团、主持团、礼仪团、语艺部7个艺术部门。在筹办活动和文娱演出方面，艺术团在十余年的探索中已经积累了丰富的经验，能够快速精准响应学院的活动需求；在医学院艺术氛围的形成方面，艺术团多次举办各类艺术形式的培训班，同时形成了杏林交谊舞会、医学院歌手大赛等一系列品牌活动，深受广大同学的喜爱。

（八）职业发展与生涯规划中心

医学院职业发展与生涯规划中心（简称职规中心）是为了更好地服务医学生职业发展与生涯规划，在医学院党委、团委及校职规中心的支持下，于2019年6月正式成立的组织。职规中心以“协力生涯规划，助力求职就业；全力服务同学，合力携手共进”为宗旨，开展学生生涯规划教育、职业启蒙及就业服务等工作。

医学院职规中心由主任团负责统筹规划，并根据职能分为4个部门：生涯规划部、行业信息部、求职指导部和发展联络部，分别负责职业生涯探索、中心宣传工作、求职指导活动及对外联络等事务。2019—2022年历届职规中心负责人见表1-13-5。

表1-13-5　2019—2022年历届医学院职规中心负责人一览

主　任	任职时间
王月	2019—2020
王月	2020—2021
刘美萱	2021—2022

医学院职规中心是面向医学院在校生、校友和用人单位，开展学生生涯规划教育及提供就业服务的组织。主要精品活动有：①石榴英才计划——由职规中心打造的专门服务少数民族学生职业成长的计划，切实服务少数民族学生学业发展、专业成长的急切需求；②求职先锋训练营——主要围绕职场礼仪、面试技巧及简历撰写等内容提供培训，以期提高医学院毕业生求职技能；③生涯规划直播课——采取线上直播模式，分为

优秀医学生、优秀临床医生、优秀医学基础科学家、医院管理、公司企业、政府部门、创新创业及海外发展八大板块，帮助低年级医学生拓宽职业视野，确立未来发展方向；④“遇见”企业走访系列——职规中心联系知名的医疗相关企业进行企业参观走访活动；⑤协助撰写学院《就业质量报告》——职规中心协助学工办老师完成就业事务办理，进行医学院历届就业质量分析报告撰写，并于职规中心网站上发布。

（九）心理健康工作室

在充分贯彻学校学生心理健康教育指导委员会工作会议精神的基础上，为进一步做好医学部本科生和研究生的心理健康教育与咨询服务工作，普及心理卫生知识，宣传心理健康理念，帮助有需要的同学更好地进行自我心理调适，进一步发展和完善自己，于2007 年 4 月 15 日成立医学院心理健康工作室。

心理健康工作室以“真诚、专业、爱”为宗旨，历年活动围绕促进朋辈心理健康、建立学院与同学之间的沟通桥梁、向广大同学普及心理卫生知识等目标展开。其中包括心理讲座的开展、线下团辅的组织、心理委员培训的举办、心理游园会等活动的开展，与线上的趣味科普推文、心理情况月表收集相结合，是医学院心理相关工作和活动的重要一部分。

（十）校级学生社团

1.学生医学进展研究会

浙江大学学生医学进展研究会（简称医进会）是医学院学生于 2000 年 3 月自发成立，经校团委批准的学生学术科技类社团，是十大校级一级重点社团之一，在医学院团委指导下，面向全校所有制学生开展工作。医进会以“求是创新”为宗旨，“人文、专业、科普、交流”为活动主要方向。

医进会由会长领导，下设人博部、医志部、项拓部、文宣部、办公室 5 个职能部门。2012—2022 年历任社团负责人见表 1-13-6。

表 1-13-6　2012—2022 年历任社团负责人一览

负责人	任职时间
阮韦淑怡	2012—2013
冯宜	2013—2014
夏乐欣	2014—2015
杨彬	2015—2016
梁永慧	2016—2017
陈旭日	2017—2018
包昱成	2018—2019
余梦亲	2019—2020
臧睿宸	2020—2021
周晓翔	2021—2022

2.学生营养与健康协会

浙江大学学生营养与健康协会（简称浙大营协）成立于2011年9月，隶属医学院公共卫生系。自成立以来，始终坚守"不挥霍年轻的身体，不透支未来的健康；关注饮食健康，注重生活质量"的宗旨，致力于为广大健康追求者服务，从营养与健康角度提供较为基础的保健指导，助力浙大师生拥有健康的生活。

浙大营协内设有运营部、学术部、宣传部和外联部，四大部门各司其职，共同致力于社团的传承与发展。2012—2022年历任社团负责人见表1-13-7。

表1-13-7　2012—2022年历任社团负责人一览

主　席	任职时间
李晓静	2012
徐挺	2013
程康	2014
	2015
邬晨伟	2016
徐博文	2017
	2018
陈营	2019
马玺媛	2020
王亭予	2021

3.学生吉他协会

浙江大学学生吉他协会（简称吉协）成立于1993年，是由医学院指导下的文化艺术类四星级社团。

吉协自成立至今，主办、参加了各种大型演出，致力于打造校内最大的音乐活动平台。吉协的音乐风格丰富多样，持续为广大吉他爱好者提供丰富的教学资源和广阔的交流平台。

吉协现设会长与5个职能部门：琴艺部、执行部、媒体部、设计部及外联部。2012—2022年历任社团负责人见表1-13-8。

表1-13-8　2012—2022年历任社团负责人一览

会　长	任期时间
梅立霄	2012—2013
张伟	2013—2015
倪圣亮	2015—2017
韦杭钏	2017—2019
马晨阳	2019—2020
赵珈琦	2020—2021
安浩	2021—2022

4.学生青芽守护社团

浙江大学学生青芽守护社团（简称青芽）成立于2021年，是由医学院指导的志愿公益类三星级社团。

青芽创立的概念是促进小儿、青少年学科（PAG）的意识普及和学科发展，通过日常科普、大型活动、志愿服务、讲座、支教、科研等多种形式，增强校内学生及社会大众的健康意识、提升健康水平、探索公益模式，共同护佑儿童青少年健康。

青芽现设会长及主席团与4个职能部门：综合事务部、志愿者中心、宣传部、科研部。2021—2022年社团负责人见表1-13-9。

表1-13-9　2021—2022年社团负责人一览

会长	任期时间
严诗钰	2021—2022

自成立以来，青芽已经成功组织了多次社会实践、公益服务、科普宣教与科研创新活动，开展了社团特色精品课程，并获得多项荣誉与奖项。

第二篇

浙江大学医学院院系发展轨迹

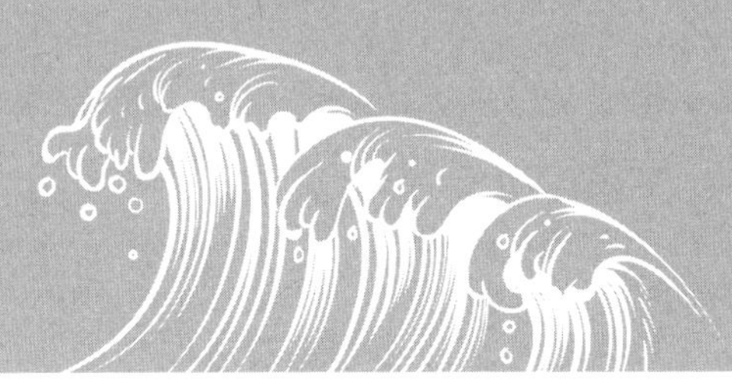

2012—2022

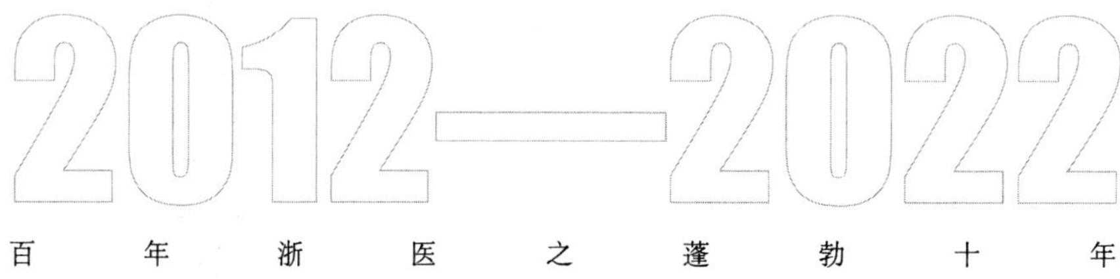

百　年　浙　医　之　蓬　勃　十　年

第一章

基础医学系（基础医学院）

2011 年获批国家试点学院后，基础医学系（基础医学院）致力于学科与队伍建设、教育教学与人才培养、科学研究与社会服务、内部管理机制与支撑保障等方面的建设。

一、师资队伍

基础医学系重视教师队伍建设，根据学科发展需要，制定了创新师资人才队伍规划和引育举措。到 2021 年底，原神经生物学系划归脑科学与脑医学系后，教职工有 379 名，其中教学科研并重师资 157 名，教学为主岗师资 6 名，团队教学岗师资 4 名，实验技术岗 30 名，在站学科博士后 95 名（不含企业博士后），行政管理岗 7 名（包括遗传学研究所 2 名），项目聘用人员 80 名；教职员工中女教工为 199 名。

正高级职称（教授和研究员）102 名。其中，国家级人才计划入选者 3 名，国家“万人计划”入选者 5 名，教育部“长江学者奖励计划”入选者 3 名，国家杰出青年科学基金获得者 7 名，国家优秀青年基金获得者 17 名，国家青年人才计划入选者 32 名，国家“百千万人才工程”入选者 2 名，教育部新世纪优秀人才支持计划 10 名，国务院政府特殊津贴获得者 6 名，浙江省省级教学名师 1 名，浙江省特级专家 1 名，浙江省突出贡献专家 3 名，全职非华裔外籍教师 3 名。专任教师博士学历占比 100%，博士学缘结构比率接近 1∶1∶1。高层次师资占比 50% 以上，国家级人才均衡分布在各主干学科。

2012—2022 年，共引进 114 名教师（含遗传学系和原神经生物学系），其中有浙江大学“百人计划”研究员 52 名（含遗传学系 13 名）、校内转入求是特聘研究员李永泉教授领衔的 8 人团队、世界杰出女科学家胡海岚。培育国家“万人计划”科技创新领军人才 7 名，“长江学者奖励计划”特聘教授 6 名，国家杰出青年科学基金获得者 7 名，优秀青年科学基金获得者 20 名，国家青年人才计划入选者 42 名（含遗传学系 5 名）。

二、教育教学

（一）本科生教学

2012 年，基础医学系开设国内首个生物医学专业（基础医学专业目录下），并与爱丁堡大学合作开展“3+1”本硕联培。为进一步优化基础医学创新人才培养模式，2019 年，根据教育部颁布的“基础学科拔尖学生培养计划 2.0”，创建五年制基础医学求是科学班，每届招收学生 10 名，与英国牛津大学等顶尖高校实施“4+1”本硕联培。2020 年，以教育部发布《关于在部分高校开展基础学科招生改革试点工作的意见》为契机，获批建设“基础医学强基计划”项目，为基础医学领域重大疾病诊治的关键瓶颈和核心技术培养拔尖创新人才，当年起招收八年制基础医学强基计划班学生，每届招收学生20—25名。2021年，基础医学拔尖人才培养基地入选教育部2020年度基础学科拔尖学生培养计划2.0基地；同年，基础医学专业入选教育部2020年度国家级一流本科专业建设点。目前，基础医学专业招生是一个专业两种学制两个班级（求是科学班、强基计划班），前两年依托竺可桢学院，后三年转入专业院系，实施竺可桢学院+专业院系共同管理模式。现有基础医学专业求是科学班三届、强基计划班二届，共有在校学生70名。

1.教学改革

作为医学院前期教学的主体，基础医学系坚持以立德树人为根本任务，努力开展一流教育教学。每年承担临床医学、口腔医学、预防医学、药学等专业的基础医学课程约12000学时；支持浙江大学—爱丁堡大学联合学院的建设，承担基础医学课程2000学时。围绕医学院“培养德智体美劳全面发展、具有全球竞争力的高素质创新人才和领导者”新时代人才培养目标，积极探索课堂教学新方法、新手段和新途径。

（1）专业课与思政人文教育融合的实践

2012年，解剖学课程组率先在人体解剖学教学中开展专业课程与思政教育的融合实践。2018年，在医学院党委支持下，张晓明教授通过党建引领、顶层设计，系统性地将专业课医学知识传授与第二、第三、第四课堂结合，引导学生利用课余时间，参与“无语良师”纪念活动、探访捐献者家属、人体博物馆志愿讲解等丰富多彩的实践活动，让学生理解生命本身的珍贵，懂得理解、宽容、关爱和付出，感受生命的热度与人性的伟大。

2021年起，全院教师结合学科专业特色，梳理各学科专业的价值引领元素，挖掘课程思政元素，进一步明确课程的育人目标，凝练课程思政融入点，全面开展课程思政的育人工作。

（2）临床医学专业教学中的教学方式方法改革实践

在实施基础医学整合课程体系的基础上，2015年，病理学课程组在基础医学整合课程中融入司法鉴定的真实案例，从第一次理论大课老师做简要介绍，到学生课下自主学习和分析，以及在小班实验课中进行小组讨论和答疑，最后进行课堂展示，提交作业报告。通过理论课与实验课联动的方式，让学生进行实战演练，对所学的医学知识进行融合归纳，通过形态与功能、基础与临床结合，做出病理诊断，初步分析死亡原因并吸取其中的经验教训。

2015年，陆源研究员在“生理科学实验”教学中以问题为导向、以实验设计为主线，建立线上线下混合式翻转课堂教学模式，并在创新性实验环节引入“三自主、三不限”的教学方法。2017年，沈静副教授带领教学团队进一步基于器官系统对教学内容进行深度整合，完善在线课程资源，打造虚实结合的人体实验平台。2019年，开展TBL教学试点工作，并建立融合人工智能的“自动评测反馈系统”。经过多年改革，课程形成了以问题探究、知识整合、实践创新为内核的“阶梯式医学科研实验训练”教学过程，建立了一套“基于翻转课堂的多元团队教学法”，并设置多维度评价体系，全方位、闭环式打造优质的医学本科实践课程。

在人体形态学相关实验课程的教学中，以常见疾病的典型案例为先导，既有典型案例临床病理讨论的设计，又通过完整病史、体格检查、实验室检查、病程记录和死亡记录及解剖所见提供真实、复杂综合性案例，引导学生进行知识点串联，并结合文献，独立分析疾病病因、机制、病理变化、临床表现及结局，融会贯通所学知识。

“分子医学实验”课程设计融入与临床疾病相关联的综合性实验，如人类外周血染色体标本的制备及核型分析，Duchenne型肌营养不良症（DMD）基因检测等密切结合临床问题的实验。以临床真实案例研究为引导（例如正常肝细胞和肝癌细胞），进行蛋白质组学研究虚拟仿真实验。

“病原生物学与免疫学实验”课程改变了原有传统的教师讲授、示教和学生操作、验证为主的被动式实验教学模式，采用以学生为中心、基于职业胜任能力培养的案例引导和情景模拟的教学模式。

此外，为培养学生自主学习的能力，基础医学系教师积极开展MOOC课程建设，同时利用线上优质资源，多门课程开展线上、线下混合式教学模式。

（3）临床医学八年制教学中的教学方式方法改革实践

2018年起，为进一步提高学生的国际化能力，基础医学系率先在临床医学八年制教学中开展全英文教学的试点工作。由张晓明教授主讲的“系统解剖学”、周天华教授主讲的“医学细胞生物学”、周俊副教授主讲的“组织胚胎学（甲）”已完成多轮的全英教学实践，积极推进高水平、国际化医学人才的培养。

（4）基础医学专业教学中的教学方式方法改革实践

2012年起，在生物医学专业实施小班化、讨论式教学，将教和学有机结合，鼓励学生大胆质疑、勇于探究，使学生从被动学习向主动学习、自主学习、探究式学习转变。2019年，恢复基础医学专业招生后，在实施小班化、讨论式教学的基础上，多门课程开展不同程度的全英或双语教学。同时，积极推进国际化合作交流，与牛津大学、新加坡国立大学等顶尖高校建立国际合作伙伴关系。2012—2022年基础医学系省级教学改革项目见表2-1-1。

表2-1-1　2012—2022年基础医学系省部级及以上教学改革项目

负责人	项目名称	时间／级别
李冬梅	比较形态学资源库及数字化学习平台的建设	2012年／省级
陆　源	基础医学教学实验室工作质量标准的研究	2013年／省级
张晓明	翻转课堂教学模式在人体结构与功能学教学中的应用研究	2013年／省级

续表

负责人	项目名称	时间 / 级别
柯越海	建构式互动教学在“生命科学基础”课程应用与实践探索	2013 年 / 省级
欧阳宏伟	构建生物医学创新人才培养体系	2013 年 / 省级
欧阳宏伟	专业综合改革试点——基础医学专业	2013 年 / 部级
陆　源	在线课程、翻转课堂与现场实验结合的实验教学模式探索	2015 年 / 省级
张晓明	基于模拟手术的运动系统解剖学课堂教学研究与实践	2015 年 / 省级
王青青	构建培养学生综合实践能力的五年制临床医学专业实验教学体系	2015 年 / 省级
毛峥嵘	“互联网 +”背景下比较人体形态学实验课堂教学改革实践	2016 年 / 省级
包爱民	深化互动式《大脑与社会》课程的课堂建设	2016 年 / 省级
柳　华	基于 TBL 的《系统解剖学》教学研究	2018 年 / 省级
毛峥嵘	“互联网 +”下的通识品牌课程建设——以“人体探秘：认识自己，预防疾病”为例	2019 年 / 省级
赵鲁杭	基于教学大纲的完整线上实验教学资源体系建设	2020 年 / 省级
柳　华	以团队为基础的递进式学习（TBL）	2020 年 / 国家级
周　婧	形态学教学虚拟仿真实验	2021 年 / 省级
方马荣	颈部解剖学虚拟仿真实验教学	2021 年 / 省级
沈　静	全链式数字化转型在医学实践课程中的应用研究	2022 年 / 省级
钟近洁	基础医学拔尖创新人才培养的课程建设与评价	2022 年 / 省级

2. 教学成果

（1）人才培养成果

自 2012 年以来，基础医学系共招收四届生物医学专业学生，在校期间出国交流率超 200%，学生科研兴趣浓厚，国家级、省级大学生创新创业训练及 SRTP 项目获批准立项共计 48 项，100% 的学生参与科研训练。学生毕业时以共同第一作者身份发表高水平论文 3 篇，以共同作者身份发表高水平论文 6 篇。毕业生质量优秀，多位毕业生同时获国际名校 3—6 份全奖博士录取。攻读博士学位 53 人、硕士学位 21 人，就业 5 人；毕业深造率达 93%，出国深造率高达 81%，被学校世界排名前 30 录取多人，其中哈佛大学 3 人、剑桥大学 1 人、普林斯顿大学 3 人、麻省理工学院 2 人、约翰霍普金斯大学 3 人、斯坦福大学 1 人、纽约大学 1 人，位居全校前列。

基础医学系教师通过科研反哺教学，在第二课堂积极培养学生的创新能力，指导学生参加各级大学生创新训练计划，在历届全国基础医学创新研究暨实验设计论坛中，取得了较好的成绩。

（2）教材编写情况

人才培养，教材为先。2012—2022 年基础医学系编写并出版了系列优秀教材。如 2016 年高等教育出版社出版的严杰教授主编的《医学微生物学》，为“十二五”普通高等教育本科国家级规划教材，是本校临床医学五年制、口腔医学、预防医学等专业的指定教材，累计印刷 8000 册。2018 年人民卫生出版社出版的李继承教授主编的《组织学与胚胎学》，为国家卫健委“十三五”规划教材，是学科内唯一一本省部级权威教材，是全国医科院校五年制临床医学等本科专业指定教材，累计印刷380000册。2012—2022年，基础医学系共出版主编教材32部。

（二）研究生教育教学

基础医学系涵盖了人体解剖学与组织胚胎学、病原生物学、免疫学、病理与病理生理学、法医学、微生物学、生理学、生物化学与分子生物学、细胞生物学、生物物理学、遗传学、生物信息学、药理学、干细胞与再生医学14个二级学科。目前，除全日制法医学专业不对外招生外，其他二级学科均正常招生，2012—2022年共计毕业1004名硕士研究生、1019名博士研究生。

1.培养改革

2019年，基础医学系被学校列为研究生培养“统筹招生”“贯通培养”的首批试点改革单位。2020年开始减硕增博，当年博士研究生招生指标124名，保留硕士研究生招生指标32名。2021年，全面停招硕士研究生，招收博士研究生140名。

2. 培养过程

通过全国高校招生宣讲、暑期夏令营等形式，健全研究生优质生源选拔模式，连续10年组织教师赴全国知名高校开展招生宣讲工作、组织暑期夏令营。修订研究生培养方案，启动研究生课程改革，试行2+5+X”模式（2门平台核心课程+5门专业方向课程+若干门特色课程），创建来华留学生品牌课程。实施博士研究生中期评估和年度考核，制定外校专家参与制度；不同实验室轮转制，实行多导师指导。加强与国外名校的联合培养，鼓励学生参加国际学术会议等；搭建学术交流平台，如研究生墙报展、一作论坛、学术年会等，大力提升学生的学术修养。

通过博士研究生资格（中期）考核，强化研究生过程培养管理，提升培养质量，2012—2022年共有1390名研究生完成博士研究生中期考核，278名研究生考核优秀。通过研究生Poster Day和科研技能大赛等学术文化活动，营造良好学术风气和学术氛围，截至2022年，共举办研究生Poster Day活动11届，举办研究生科研技能大赛3届。

3.培养成果

基础医学系致力于为国家基础医学领域培养具有全球竞争力的高素质创新人才，整合现有的研究生教育培养体系，通过激发研究生创新潜能，拓展研究生国际学术视野，培养一批科研素质高、实践能力强、富有创新精神和具有开阔国际视野的优秀研究生，教学改革获浙江省、浙江大学各类奖项；培养的研究生获全国、浙江省、浙江大学优秀博士/硕士论文和优秀博士/硕士论文提名16篇。具体获奖名单见表2-1-2和表2-1-3。

表 2-1-2　2017—2021 年基础医学系教学改革获奖名单

奖励类别	获奖等级	获奖成果名称	完成人	获奖年度
中国学位与研究生教育学会医药学研究生教育成果奖	三等奖	科教协同构建协同建设基础医学研究生大类平台课程群	柯越海、程洪强、鲁林荣等	2017
研究生教育学会教育成果奖（浙江省）	特等奖	以生为本多元融合 构建新颖的研究生培养体系	柯越海、欧阳宏伟、邵吉民、王青青、林海燕	2017
浙江大学教学成果奖	一等奖	基于提升研究生创新学术素养的“2+5+X”专业课程体系构建与实践	杨巍、王青青、李辉、林海燕	2021

表 2-1-3　2012—2020 年基础医学系毕业论文获奖名单

奖励类别	导师	论文题目	完成人	获奖年度
全国优秀博士论文提名	欧阳宏伟	胚胎干细胞与蚕丝——胶原支架促进肌腱再生的研究	陈晓	2012
全国优秀博士论文	段树民	天敌气味诱发的先天性恐惧的神经环路基础探究	杨鸿斌	2016
浙江省 / 浙大优秀博士论文提名	欧阳宏伟	小 G 蛋白 Rac1 及其上游调控分子 OCRL1 在骨关节炎疾病发展及治疗中的作用研究	朱守安	2016
浙江省 / 浙江大学优秀博士论文	王迪	对 NLRP3 炎症小体及相关炎症性疾病的调控功能与机制研究	郭传生	2017
浙江省 / 浙大优秀博士论文提名	刘伟	mTORCI 调控乙酰转移酶 p300 活性的机制和功能研究	万伟	2017
浙江省 / 浙大优秀博士论文提名	鲁林荣	MINK1 激酶抑制 Th17 细胞分化和自身免疫性炎症	付国通	2017
浙江省 / 浙大优秀博士论文	曹雪涛	组蛋白甲基转移酶 SETD2 调控干扰素抗病毒效应的分子机制研究	陈坤	2018
浙江省 / 浙大优秀博士论文	罗建红	自闭症模型小鼠前额叶皮层 NMDA 受体的功能与社交行为关系的研究	曹蔚	2018
浙江省 / 浙大优秀博士论文	李晓明	大麻素 I 型受体对基底外侧杏仁核—伏隔核神经环路的调控及其在抑郁症中的作用	沈晨杰	2019
浙江省 / 浙大优秀博士论文提名	刘伟	TP53INP2 调控自噬的机制研究	尤志远	2019
浙江省 / 浙大优秀博士论文提名	鲁林荣	磷酸酶 PP2A 促进 TH17 细胞的分化及相关自身免疫性疾病	徐琴	2019
浙江省 / 浙大优秀博士论文提名	陈伟	生物力动态调控 TCR 抗原识别及免疫受体分子 CTLA-4 与配体互作的分子机制研究	武鹏	2019
浙江省 / 浙大优秀博士论文	王迪	巨噬细胞 HDAC3 调节线粒体脂肪酸代谢和免疫功能的机制研究	池哲勖	2020
浙江省 / 浙大优秀博士论文	谷岩	小胶质细胞通过补体依赖的突触清除调控记忆遗忘的研究	王超	2020
浙江省 / 浙大优秀博士论文提名	陈伟	细胞膜动态调控膜蛋白与其配体的相互作用	胡炜	2020
浙江省 / 浙大优秀博士论文提名	沈颖	MeCP2 和 Magneto2.0 调控小脑功能及其机制的研究	许方潇	2020

三、科学研究与学科建设

基础医学系紧紧围绕国家和学校发展战略，2006年以教授为课题组负责人，独立开展科学研究。从2012年38个PI课题组，发展到2022年110个PI课题组。2017年起，根据学校“双一流”建设学科发展要求，稳步推进科研能力提升，着力实现基础医学科学源头创新和科研创新内涵式发展。相继组建教育部、浙江省科研服务平台11项；2019年，成立浙江大学（余杭）基础医学创新研究院，推动源头创新与成果转化。

2012年，基础医学学科在全国第三轮学科评估中排名第10；2017年，基础医学学科入选教育部首批“双一流”建设学科，第四轮学科评估获评A-。与基础医学相关的学科药理学与毒理学、生物学与生物化学进入ESI排名前1‰；免疫学、微生物学、神经系统学与行为学、分子生物学与遗传学进入ESI排名前1%。

（一）科研基地

2013年11月，浙江省微生物制药技术工程实验室由浙江省科技厅批准设立。实验室主要从事微生物制药的技术创新和产品开发，以微生物合成生物学为主要研究方向，开展微生物生产菌基因组重塑、药物生物合成体系网络重构和系统优化、生产菌自身耐药机制研究。实验室学术委员会主席为邓子新院士，实验室主任为李永泉教授。

2017年9月，浙江省呼吸疾病诊治及研究重点实验室由浙江省科技厅批复设立。实验室主要围绕慢性气道疾病的发病机制及防治，大气细颗粒物致肺损伤的机制，肺癌的早期诊断、发病机制及治疗三个大方向，开展系统、长期、深入的研究。实验室学术委员会主席为钟南山院士，实验室主任为沈华浩教授。

2018年10月，浙江大学脑与脑机融合前沿科学中心由教育部批复设立。作为教育部首批立项建设的六个国家级前沿科学中心之一，中心充分发挥浙江大学相关学科优势，探索推动脑科学和人工智能的汇聚融合，力争在基础理论、前沿技术、成果转化三个方面取得重大突破。中心实行首席科学家负责制，首席科学家为段树民院士，中心主任为胡海岚教授，管理委员会主任为吴朝晖院士。

2019年6月，原浙江大学医学院中国人脑库成功入选科技部国家科技资源共享服务平台，被命名为“国家健康和疾病人脑组织资源库”，并于同年8月通过了教育部和科技部组织的现场考核论证。脑库严格按照国际脑库建设标准收集、储存各种神经精神疾病患者和正常对照者所捐献的死亡后的脑组织及生前病史资料，同时为这些脑组织样本做好细致、准确的神经病理学诊断。至2021年12月，已向国内60余个省级及以上科研基金项目提供4800余份研究样本，为国内神经科学研究提供重要支撑作用。脑库室学术委员会主席为段树民院士，实验室主任为章京教授。

2020年11月，浙江省免疫与炎症疾病重点实验室由浙江省科技厅批复设立。实验室围绕“感染与固有免疫、免疫调节与自身免疫疾病、肿瘤免疫与免疫治疗”三大既定研究方向，开展了创新性研究工作。实验室学术委员会主席为田志刚院士，实验室主任为王青青教授。

2021 年 11 月，浙江省遗传缺陷与发育障碍研究重点实验室由浙江省科技厅批复设立。实验室研究方向是遗传缺陷与发育障碍疾病中国人群队列建设，分子流行病学研究，新致病基因、修饰基因的鉴定及其生物学功能研究，遗传缺陷与发育障碍的表型校正研究，遗传缺陷与发育障碍的早期干预、精准诊治策略研究。实验室学术委员会主席为杨焕明院士，实验室主任为管敏鑫教授。

另外，建有浙江大学遗传研究所、药物生物技术研究所、免疫学研究所、病理学与法医学研究所、细胞生物学研究所。

（二）科研项目

基础医学系以“质量优先、内涵发展”为导向，打造学术高峰和高地，科学研究成果丰硕。2012—2022 年，共获得国家级项目 539 项，其中科技部重点研发计划项目 20 项，包括青年项目 2 项、政府间合作重点专项项目 2 项、课题 7 项；国家自然科学基金创新群体 2 项，面上项目 297 项、优秀青年科学基金项目 22 项、重点项目 24 项、杰出青年科学基金项目 8 项、国际（地区）合作交流项目 7 项。科研经费逐年增长，2012—2022 年年均新增科研经费超过 6000 万元。

表 2-1-4　2012—2021 年国家自然科学基金获批情况

单位：项

年份	面上项目	青年项目	优秀青年科学基金项目	重点项目	杰出青年科学基金
2012	28	9	1	2	1
2013	19	10	1	1	1
2014	26	5	0	1	0
2015	27	6	3	3	0
2016	28	9	1	1	1
2017	24	5	4	2	0
2018	33	12	1	3	0
2019	41	12	3	6	0
2020	25	20	1	3	2
2021	25	19	4	1	1
2022	21	12	3	1	2

注：2020 年开始，神经生物学系从基础医学系分开，成立脑科学与脑医学系。

（三）科研成果

1. 发表论文

近年来，基础医学系发表并收录在国际SCI的论文逐年增加，高影响因子论文逐年增多。2012—2022 年，共发表了SCI收录论文 1215 篇，SCI论文年均发表量 120 余篇。以通讯单位或第一单位发表在CNS子刊及具有国际影响力的代表性论文 243 篇，连续五年以第一单位在*Science*、*Nature*、*Cell*杂志上发表论文共计 11 篇。2017—2021 年以第一单位在CNS上发表论文情况见表 2-1-5。

表 2-1-5 2012—2022 年以第一单位在CNS上发表论文情况

发表年份	论文题目	杂志	通讯作者
2013	Induction of Siglec-G by RNA Viruses Inhibits the Innate Immune Response by Promoting RIG-I Degradation	*cell*	曹雪涛
2017	Methyltransferase SETD2-Mediated Methylation of STAT1 is Critical for Interferon Antiviral Activity	*Cell*	曹雪涛
2018	Ketamine blocks bursting in the lateral habenula to rapidly relieve depression	*Nature*	胡海岚
2018	Astroglial Kir4.1 in the lateral habenula drives neuronal bursts in depression	*Nature*	胡海岚
2018	Mapping the Mouse Cell Atlas by Microwell-seq	*Cell*	韩晓平、郭国骥
2019	Palmitoylation of NOD1 and NOD2 is required for bacterial sensing	*Science*	Dante Neculai
2019	Cryo-EM structures of the human cation-chloride cotransporter KCC1	*Science*	郭江涛
2020	Construction of a human cell landscape at single-cell level	*Nature*	韩晓平、郭国骥
2020	Microglia mediate forgetting via complement-dependent synaptic elimination	*Science*	谷岩
2020	Architecture of the photosynthetic complex from a green sulfur bacterium	*Science*	张兴
2021	Structural insights into the lipid and ligand regulation of serotonin receptors	*Nature*	张岩
2021	Structural basis of assembly and torque transmission of the bacterial flagellar motor	*Cell*	张兴
2022	Structures of Tetrahymena's respiratory chain reveal the diversity of eukaryotic core metabolism	*Science*	James Letts

2. 重要学术进展

2012—2022 年，基础医学系获得多项重要学术进展，科研成果受到社会广泛认可。其中，国家级重要学术进展 6 项、浙江大学十大学术进展 10 项、浙江大学十大学术进展提名 5 项、浙江大学学术创新奖 1 项。国家级重要学术进展如下：

表 2-1-6 2012—2022 年基础医学系国家级重要学术进展

获奖年度	项目类别	项目名称	获奖人
2018	中国科学十大进展	抑郁发生及氯胺酮快速抗抑郁机制	胡海岚
2019	中国科学十大进展	藻类水下光合作用的蛋白结构和功能	张兴
2020	中央广播电视总台国际十大科技新闻	绘制首张人类细胞图谱	郭国骥
2020	中国重要医学进展	发现依赖于补体的突触消除和遗忘机制	谷岩
2020	中国重要医学进展	构建首个人类单细胞图谱基本框架	郭国骥

续表

获奖年度	项目类别	项目名称	获奖人
2022	中国生物信息学十大进展	Deep learning of cross-species single-cell landscapes identifies conserved regulatory programs underlying cell types	郭国骥

3. 科研奖励

2012—2022 年，基础医学系获各类科研奖励共计 17 项，其中以第一完成单位获得部级奖 4 项、省级奖 11 项、社会力量奖 2 项。

4. 专利项目及转化

2012—2022 年，基础医学系获得国际授权专利 2 项、国家授权专利 76 项，为科学研究转化和服务社会做出积极贡献。专利转化情况见表 2-1-7。

表 2-1-7　2012—2022 年础医学系专利转化情况

专利名称	专利发明人	转化合同签署时间	转化合同金额（万元）
医用橡皮塞生物安全性检测	吴希美	2013	60
烟雾诱导小鼠气道急性炎症模型的建立和可行性研究	吴希美	2013	30
基于纳米级微操的单细胞亚纳米级运动控制系统	陈伟等	2017	21
一种光学散射模拟模型的构建方法及其应用	龚薇等	2020	35
基于偏振光相位调制的结构光生成装置与方法	龚薇等	2020	20
用于研究啮齿类动物注意力的行为装置	李晓明等	2020	20
一种具有表面涂层的细胞培养装置	胡薇薇等	2020	20
一种两亲性共聚物药物前体、制备方法以及包载钙泊三醇的纳米颗粒	刘祥瑞	2020	5
基于细胞周期调控增强高分子聚合物载体基因转染效率的方法	刘祥瑞	2020	5
能够靶向肿瘤细胞的巨噬细胞及其制备方法	张进等	2020	51.3
具有高口服生物利用度及抗氧化活性的橙皮素复合物及其制备方法和应用	刘祥瑞等	2020	100
茚达特罗在治疗结直肠癌中的应用	张红河等	2020	1000
一类具有萘胺结构的小分子化合物及其应用	夏宏光	2022	40
一类具有萘硫酚醚结构的小分子化合物及其应用	夏宏光	2022	

四、社会服务

基础医学系结合学科特色和优势，通过亚洲生物医学大赛、“请学生进来、教授走出去”等系列科普活动，大力推进科学普及工作，不断扩大社会影响力。

（一）承担科普重任，服务社会

基础医学系每年组织教授开展全国知名高中、高校宣讲；2014—2017 年连续举办四届亚洲生物医学未来领袖大赛；定期开放“未来领袖人才实践基地”、人体博物馆；2013—2015年举办生物医学教育高中高校论坛。2012—2022年，赴知名高校宣讲250余场，系列生物医学科普活动辐射近20万大学及中学生，解读医学前沿和未来趋势，提升学子们对解决健康领域“卡脖子”问题的使命感与责任感。包爱民教授等持续在凤凰卫视、浙江电视台、“SELF格致论道”等公益讲坛开展抑郁症等重大精神疾病的科普讲座。与《环球科学》共同制作科普宣传专刊发行10万册。2017年3月，来茂德教授主编的“走进生物技术丛书”获第五届全国优秀科普作品奖科普图书类提名奖。包爱民教授翻译的科普著作《我即我脑》讲述了大脑及其各部分功能。人体医学博物馆是浙江省科普宣传基地。基础医学系努力打造医学科普和生命教育的“前沿阵地”，建成“生命之约 大爱无疆”无语良师文化长廊和生命教育基地。

13名教授在重要国际学术组织任职，如包爱民教授担任国际神经内分泌联合会（INF Secretary General Elect）秘书长，胡海岚教授担任美国神经科学学会（SFN）朱利叶斯·阿克塞尔罗德奖（Julius Axelrod Prize）委员会委员及国际分子和细胞认知学会（MCCS）理事等。担任国内外期刊主编、副主编、编委20多人次，其中，段树民院士担任*Neuroscience Bulletin*主编，胡海岚担任*Science*子刊*Science Advances*副主编、王晓东担任*Stress and Brain*副主编，刘伟担任*Autophagy*副主编等。沈颖教授在*Frontiers Cell Neuroscience*组织特刊，段树民院士、管敏鑫教授、欧阳宏伟教授入选高被引学者榜单。欧阳宏伟教授担任国际软骨修复学会中国区会长，2020年当选美国医学与生物工程院（AIMBE）院士。

（二）输出人力资源，服务兄弟院校

方理本、周韧等教授担任浙江省高校教学督导，在省内高校开展教学培训，指导、评估省内高校教学工作。接收高校的高访生30余名，为提升省内高校师资的科研能力和教学水平做出贡献。李继承教授受邀参与华南理工大学基础医学院创建，夏强教授受邀参与港中深医学院建设，严杰教授受邀参与杭州医学院基础医学院及病原微生物学科建设，等等。

（三）提升医院医疗科研水平

神经科学研究所与杭州市第七人民医院、绍兴市人民医院等结对成立了浙江大学医学院精神卫生中心，为浙江省精神疾病治疗提供强有力的科研支撑。另外，分子医学研究中心教授结对指导江西萍乡人民医院、丽水中心医院、湖州师范学院、温州医科大学基础医学院等，相关单位科研水平显著提升。

（四）推动科技成果转化，服务地方经济建设

创建转基因动物平台、冷冻电镜平台，成立中国人脑库。协助艾森生物公司开展了肺癌药物研发（2013年获一类新药临床批件）。开拓建立再生医学临床示范，探索建立组织工程软骨的临床移植转化途径，团队负责人欧阳宏伟教授作为专家，制定了相关国

家行业标准及管理规范，成果以第一完成单位分别获得2019年教育部高等学校科学研究优秀成果奖一等奖和2019年浙江省自然科学奖一等奖，并入选生物医学工程领域重大科技成就，编入中组部组织编写的“中国科技之路——健康中国（卫生卷）”科普丛书。该成果获得香港富商李达三先生的高度认可，他于2015年欣然决定捐赠浙江大学1亿元人民币，用于发展浙大肌肉骨骼系统的再生医学。

（五）促进产学研一体化，激发生物医药产业新动能

与余杭经济技术开发区签订框架协议，由余杭经济技术开发区出资4.6亿元，成立浙江大学（余杭）基础医学创新研究院。研究院为项目孵化和转化提供一站式服务，并搭建了药物筛选、药效学评价、多肽研发、干细胞研发等六大孵化平台，每年投入3000万元用于项目孵化。已征集到100余个来自日本、瑞典和北京大学等海内外知名科研机构的原创性成果孵化项目。龚薇斯科教授团队自主开发的深穿透显微成像技术和大数据人工智能数据建模方法，获授权专利11项，成果转让金额3000余万元。

李永泉教授团队建立以生产菌基因组重塑和药物合成途径重构为核心的高效生物合成技术，突破关键技术瓶颈。通过与华东医药公司产学研合作，共同研发他克莫司和达托霉素原料药，2种药品近3年累计销售额达17.96亿元，新增利税逾7.27亿元，扭转了日本安斯泰来制药集团主导中国他克莫司临床市场的局面，突破了美国对达托霉素临床市场的垄断。与宝晶生物股份有限公司开展历时10年的产学研合作，率先建立了L-酒石酸高效生物合成技术，近3年销售总收入逾10亿元、利税近3亿元、出口创汇逾1.5亿美元，每年产生间接经济效益60多亿元。

五、国际交流与合作

基础医学系在教育教学上不断与国际接轨，学术研究水平不断提升，国际交流与合作日益频繁。

（一）举办或承办国际学术会议

2014—2022年，基础医学系举办或承办的重要学术会议见表2-1-8。

表2-1-8　重要学术会议一览

时间	会议名称	中方大会主席
2014年3月14—17日	中国德国病理学术年会	来茂德
2014年3月14—17日	中德“丝素蛋白基生物医用材料”研讨会	来茂德
2018年4月16—17日	第一届浙江大学—多伦多大学双边前沿神经科学讨论会	
2018年4月21日	举办第七届国际肌腱韧带会议（International Symposium on Ligaments & Tendons，ISL&T—XVII）	欧阳宏伟
2018年4月22—23日	举办第四届肌肉骨骼系统再生研究国际名校联席会议（Musculoskeletal Regeneration Research Network Symposium，MRN）	欧阳宏伟

续表

时间	会议名称	中方大会主席
2019 年 5 月 14—15 日	浙江大学—牛津大学生物医学系列讲座（主题为“癌症研究：从基础到临床”）	王青青
2019 年 6 月 16—20 日	第七届国际离子通道大会	罗建红　杨巍
2019 年 11 月 7—12 日	国家自然科学基金委重大研究计划“情感和记忆的神经环路基础”2019 年度总结会国际研讨会暨“单细胞功能研究培训班”	段树民 胡海岚 李晓明
2020 年 9 月 22—23 日	“后新冠时代超越国界的感染和免疫研究”的生物医学科学系列线上讲座（与新加坡国立大学联合举办）	王青青
2021 年 6 月 14—15 日	第二届浙江大学—牛津大学癌症生物学联合系列讲座	王青青

（二）与顶尖大学合作

2012 年 1 月，与美国匹兹堡大学签订联合研究、推动交流合作的协议。

2014 年 12 月，与英国爱丁堡大学正式签署联合学院办学协议，并在海宁国际校区筹建浙江大学—爱丁堡大学联合学院，这是浙江大学与国外名校全面开展本科阶段合作教育的重要突破。

2017 年，与澳大利亚墨尔本大学、荷兰伊拉斯姆斯大学签订联合培养、联合研究、推动交流合作的协议。

2018 年 10 月，与新加坡国立大学签署合作备忘录，为进一步推进合作办学等多个方面工作奠定了坚实的基础。

2019 年 12 月，与胡志明国立大学生物系签署合作备忘录，为双方进一步的深入合作奠定了基础。

2020 年，与以色列希伯来大学围绕联合培养、联合研究、联合实验室等方面签署合作备忘录。

2021 年 9 月，与新加坡国立大学医学院签署“4+1”学生联合培养合作协议。

（三）师资国际化

为从全球引进国际化人才，近年来，基础医学系行政团队多次出访世界一流大学，包括牛津大学、剑桥大学、哈佛医学院、麻省理工学院、耶鲁大学、墨尔本大学、新加坡国立大学、苏黎世联邦理工学院、卡洛琳斯卡大学、阿姆斯特丹大学、不列颠哥伦比亚大学等，举办人才引进宣讲会，吸引优秀学者加盟。

2014 年，基础医学系首次引进 2 位非华裔全职教师，分别为荷兰籍 Stijn van der Veen 博士和罗马尼亚籍 Dante Neculai 博士；2018 年引进了德国籍 Daniel Henry Scharf 博士；2020 年引进新加坡籍 YONG Kol Jia 博士（2022 年 9 月入职）。

（四）学术交流

基础医学系为加强学术交流，成立了五大研究中心，分别为肿瘤研究中心、感染与免疫研究中心、干细胞与再生医学研究中心、分子医学研究中心、神经生物学研究中心。

2019年成立脑科学与脑医学学院，神经生物学研究中心改为系统医学研究中心。每年五大研究中心会邀请来自哈佛大学、杜克大学、加州大学（戴维斯分校、伯克利分校、旧金山分校）、普林斯顿大学、美国国家卫生研究院、公爵大学医学中心、荷兰皇家科学院、新加坡国立大学、多伦多大学、加拿大皇家科学院等的50余名知名学者前来，开展学术交流和学术讲座60多次。受邀的荷兰神经所Swaab院士、Fodde教授等分别为临床八年制学生与生物医学专业本科生授课，为研究生做专题报告，极大地拓宽了学生的国际视野，拉近了学生与世界顶尖学术研究者的距离，拓宽了师生对外交流的渠道。

2021年，在浙江大学"世界顶尖大学合作计划"的资助下，剑桥大学知名学者做线上学术报告6场，英国医学研究理事会牛津大学人类免疫学研究中心抗病毒T细胞实验室主任、中国医学科学院—牛津大学转化免疫联合研究中心英方创始主任、中国医学科学院牛津研究所（COI）牛津方创始主任、牛津大学教授董涛也为学生带来了精彩的线上学术报告。

（五）境外来访代表团

2017年4月，美国加州大学戴维斯分校研究团队对神经科学中心进行了访问。同年9月，美国霍普金斯大学教授、美国科学院院士Semenza对基础医学系进行了访问。同年11月，墨尔本大学副校长Dick Strugnell带队的代表团来访，双方就基础医学学科发展、研究生交换与科研合作等相关问题进行了讨论，并达成了意向性意见。

2018年10月，以色列希伯来大学医学院发育生物学系及癌症研究中心副主任Joel Yisraeli教授访问基础医学系，双方围绕国际课程讲授、PI交流及联合研究、博士研究生联合培养等可能展开合作的领域交换了意见。

2019年3月，新加坡国立大学生物力学卓越研究所Yu Hao带队的15名学者和医学院Michael Sheetz教授带队的10名学者到访，召开了相关领域的双边会议。同年5月，牛津大学肿瘤学系主任Mark R. Middleton教授带队的9名学者和行政团队到访，召开了"癌症研究：从基础到临床"的双边会议，并进行了联合培养项目的探讨。

2019年12月，胡志明国立大学生物系主任Nguyen Tri Nhan博士到访基础医学系，商议暑期留学生夏令营及学术合作事宜。

（六）出国交流与深造

2014年，生物医学求是科学班共有25名同学被海外知名高校（哈佛大学及加州大学的圣地亚哥分校、戴维斯分校、洛杉矶分校、伯克利分校等）的暑期课程录取，暑假期间赴海外参加相应的暑期课程或暑期科研项目。

2016年，3名2013级生物医学求是科学班学生参加了"2015—2016年浙江大学—普林斯顿大学分子生物学系本科生交流项目"，赴世界名校普林斯顿大学开展分子生物学和医学等相关领域的科研训练、交流、学习，提升了独立科研能力。

2017年，共有37人次研究生出国进行学术访问，博士研究生海外交流率达到40%。

2018 年，博士研究生海外交流率达到 90% 以上，毕业研究生出国深造率达 32% 以上，本科生出国深造率达 83% 以上。其中，2014 级生物医学班 50% 的学生获得哈佛大学、斯坦福大学、麻省理工学院、普林斯顿大学等世界排名前 30 的知名高校博士研究生奖学金，攻读博士学位；2015 级 7 名学生被爱丁堡大学录取参加“3+1”项目，2 名学生参加了“2017—2018 年浙江大学—普林斯顿大学分子生物学系本科生交流项目”，6 名学生分别赴哈佛大学、剑桥大学及加州大学圣地亚哥分校等高校进行为期一年的毕业设计。

2019 年，博士研究生海外交流率达到 100%，毕业研究生出国深造率达 40% 以上，本科生（2015 级生物医学专业）出国深造率达 58% 以上，分别赴剑桥大学、约翰霍普金斯大学、加州大学圣地亚哥分校、加州大学旧金山分校、贝勒医学院、爱丁堡大学、多伦多大学等世界一流大学学习、交流。

2020 年和 2021 年受新冠疫情影响，基础医学系博士研究生海外交流均通过线上形式参加，完成率达到 100%。

（七）国际化课程

“细胞与分子生物学一”课程邀请加州大学圣地亚哥分校 Kennedy 教授及哈佛大学 Tom Schwarz 教授授课。“生物医学”和“重要疾病与基础”课程邀请英国爱丁堡大学 5 名教授授课。以色列希伯来大学发育生物学教研团队 5 位教授来访，开展联合教学与科研交流，全程参与了研究生“高级细胞生物研讨—发育专题”课程和本科生“发育生物学”课程的教学计划，完整传授一套累计 48 学时的“发育生物学”教学内容，组织了 3 次文献讨论和 5 次专题研讨。

第二章

脑科学与脑医学系（脑科学与脑医学学院）

一、历史沿革

浙江大学医学院神经科学发展可追溯至20世纪80年代末至90年代初。彼时，张荣宝（神经生理方向）、魏尔清（神经药理方向）与从美国乔治城大学医学院药理系学成归来的罗建红三位教授（突触可塑性方向）为浙江医科大学首批开启神经科学研究的科学家。

1998年，浙江大学、浙江医科大学、浙江农业大学和杭州大学四校合并，次年成立浙江大学医学院。浙江大学医学院院长陈宜张院士和副院长罗建红教授推动建立神经生物学教研室，将神经生物学设置为医学院必修课之一。自此，神经生物学作为一门高度交叉的学科，开启"合作共赢、飞速发展"之路。

2003年，浙江大学校长潘云鹤院士和医学院院长陈宜张院士、常务副院长罗建红教授、杜继曾教授（生物医学工程方向）共同筹建脑与智能研究中心。2004年5月，香港实业家、丽新集团创办人林百欣先生捐资1000万元人民币设立了"林百欣脑功能实验室"，支持浙大脑科学研究。其间，陈忠教授从日本归国，加盟林百欣脑功能实验室。2006年5月，医学院搬迁至紫金港校区。在罗建红院长倡导下，医学院率先实行PI制，并正式成立神经生物学系暨神经科学研究所。在此基础上，先后于2007年和2010年获批卫生部医学神经生物学重点实验室和浙江省神经生物学重点实验室，罗建红教授任实验室主任，并于2012年成立神经科学研究中心。其间，神经科学研究团队积极引进多名优秀科研人才，包括中国科学院院士段树民，国家杰出青年科学基金获得者李晓明、沈颖，以及包爱民、孙秉贵、李月舟等多名教授及研究员。2010年，段树民院士任医学院院长，进一步加速推进人才引进工作。自2011年至2018年底，神经科学研究所（神经学科研究中心）分别引进胡海岚（国家杰出青年科学基金获得者）、周煜东、康利军、汪浩、龚哲峰、王晓东、斯科、龚薇、赵经纬、陈伟、徐晗、李相尧、王良、刘冲、谷岩、马欢、王志萍、徐贞仲、陈家东、杨帆、白戈、郭江涛、张岩、郭方、王绪化、崔一卉、高志华等20余名教授及研究员。

2018年9月，校长吴朝晖院士与段树民院士共同领衔建立了脑与脑机融合前沿科学中心（简称"双脑中心"），这是教育部首批立项建设的6个国家级前沿科学中心之一，段树民院士与胡海岚教授分别担任"双脑中心"的首席科学家和主任。"双脑中心"充分整合了医学院、神经科学研究所、计算机学院、求是高等研究院等医工信多学科交叉的优势资源，旨在面向国家重大需求、聚焦国际前沿科学问题，积极探索推动脑科学和人工智能的快速发展与汇聚融合。

脑科学是最具挑战性的前沿学科，也是近年来发展最快的学科。2019 年 10 月 16 日，浙江大学脑科学与脑医学系（脑科学与脑医学学院）正式成立，段树民院士为首任院长、系主任，蒋笑莉研究员任党总支书记兼副院长，斯科、周煜东教授任副院长，学院下设综合办公室，承担脑科学与脑医学系与“双脑中心”的行政综合管理工作。同年 12 月 27 日，脑科学与脑医学系成立仪式在浙江大学紫金港校区举行，会议正式宣告脑科学与脑医学系挂牌运行，成为全国乃至全球首个脑科学和脑医学教学、科研、临床有机结合的院系。

2022 年 1 月，脑科学与脑医学系领导班子进行了换届，胡海岚接任系主任，蒋笑莉任党总支书记兼副系主任，斯科、周煜东任副系主任。

二、师资队伍

截至 2022 年底，脑科学与脑医学系及“双脑中心”共有研究组 37 个，专职研究人员 200 多名，包括中国科学院院士和第三世界国家科学院院士 1 名、何梁何利基金科学与技术进步奖获得者 1 名、“973”项目和科技部重大研究计划项目首席科学家 3 名、国家自然科学奖和科技进步奖二等奖获得者 3 名、国家杰出青年科学基金获得者 3 名、教育部“长江学者奖励计划”特聘教授 3 名、教育部新世纪优秀人才获得者 4 名、国家青年人才计划入选者 11 名、国家优秀青年基金（海外项目）获得者 4 名。自成立以来，脑科学与脑医学系持续加大人才培养和引进力度，积极推动“双脑中心”特区政策落地，支持教师发展与成长，晋升教授 2 名、副教授 2 名。以段树民、胡海岚、李晓明、包爱民等教授为代表的教师获得了浙江大学十大学术进展、竺可桢教师奖、世界女科学家、浙江省“三育人标兵”、全国“三八红旗手”、首届高校教师创新大赛一等奖等系列殊荣。

三、教育教学

（一）本科生教育

自成立以来，脑科学与脑医学系着力推进本科教育建设，在 2020 年浙江大学首次实施的“强基计划”中，“脑科学”与“脑医学”方向分别列入理学类与基础医学类招生组别的“生物科学”与“基础医学”招生专业。2021 年，先后举办强基班开放实验室与专业节活动等。结合临床需求，创建了“临床医学”5+3 专业“神经精神疾病方向”人才培养模式，拓展对神经精神专科方向临床医生的培养；针对医学多学科专业本科生，包括临床医学五年制、临床医学七年制、口腔医学和基础医学的需求，开设“神经科学”“神经生物学”“神经解剖学”等课程；为增进大学生对脑科学的了解和兴趣，增设

“神经科学——探索生命的最深奥秘”课程，面向全校本科一年级新生讲授大脑的奥秘，推进神经科学相关知识的普及。2020 年，“神经生物学”课程作为线上线下混合式课程培育项目入选浙江大学一流本科课程，包爱民教授荣获浙江大学第一届高校教师教学创新大赛一等奖，金静华副教授获第二届全国人卫慕课课程设计大赛二等奖。

（二）研究生教育

早在 2006 年，医学院已获神经生物学二级学科博士点授权。脑科学与脑医学系响应“减硕增博”政策，制定博士研究生招生“申请—考核制”实施方案。自脑科学与脑医学系成立以来，已招收硕士研究生 4 人、博士研究生 76 人。2021 年，制定导师组管理规定，推进研究生实验室轮转制度，强化过程管理，全面提高研究生培养质量；加强教学督导，建设完善教学质量评价体系。2021 届毕业生广泛分布于国内外知名高校、科研和生物医学机构，就业率达 100%。2019 届毕业生沈晨杰的博士学位论文《大麻素 1 型受体对基底外侧杏仁核—伏隔核神经环路的调控及其在抑郁症中的作用》、2020 届毕业生刘玲的博士学位论文《内侧前额叶皮层抑制性神经元在社会交互行为调控中的作用及神经机制研究》均被评为浙江省优秀博士学位论文、浙江大学优秀博士学位论文。此外，8 名学生获得国家奖学金。

（三）创新创业教育

自成立以来，脑科学与脑医学系以创新创业实践为抓手，构建创新创业人才培养大格局，着力强化指导服务，将创新创业教育融入并贯穿人才培养全过程。2021 年，斯科与龚薇教授负责的实验室获第二期浙江大学示范性“研学空间”立项；交叉创新实验室获 2021 年校院联合共建实验室项目。“以‘双脑计划’为支撑的脑科学与脑医学创新研究班教育模式（ICB）”获浙江大学学科（专业）思政特色创新项目立项项目和医学院“杏林思行”重点项目。斯科教授指导的研究生主持的“微脑科技——微型活体脑成像技术的引领者”项目荣获浙江省第十二届挑战杯大学生创业计划大赛（2021 年）一等奖、第十二届浙江省大学生职业生涯规划大赛创新创意类一等奖与最佳书面作品奖、苏州第十三届青年精英创业大赛浙江大学专场第一名、浙江大学首期“雏鹰创新创业培育计划”项目、长三角生物医药创新创业大赛第二名等多个奖项，该团队已入驻浙江大学西投智能孵化基地，获得天使投资 500 万元。徐晓斌博士后主持的“ibrain-多动症闭环诊疗开创者”项目代表浙江大学入围全国博士后创新创业大赛总决赛。

（四）科学研究与学科建设

神经生物学系暨浙江大学神经科学研究所自 2006 年 5 月正式成立以来，强调基础神经生物学与神经系统疾病研究的紧密结合，从分子、突触、细胞、环路、系统与行为等多水平、多层次对大脑开展深入研究，旨在应用研究过程中形成的新概念、开发的新技术与新方法揭示重大神经精神疾病（如抑郁症、社交障碍、睡眠障碍、难治性癫痫、脑缺血等）的发病机制，寻找诊断和治疗新方法，促进解决相关临床问题。围绕重大神经精神疾病，进行临床和基础的整合研究，解决突触功能和脑疾病发病机制的相关科学和技术问题。在大力引进人才之后，科研进展迅速，2014—2019 年的 6 年时间里，神经生物学领域发表的文章达 300 篇之多，其中在*Nature*、*Science*、*Cell*、*Neuron*、*Nature Reviews Neuroscience*、*Nature Communications*、*Science Advances*、*Cell Research*、*Molecular Psychiatry*、*Brain*等国际高水平学术期刊上发表论文 20 多篇，在突触功能调控机制、脑损伤发病机制及抑郁症和自闭症等精神疾病研究领域已达到国际领先水平，为推动我国神经科学研究和提高临床诊治水平做出了重要贡献。

自 2019 年 10 月建系以来，脑科学与脑医学系获批经费 7095.6 万元，新增国家级科研项目 41 项，其中国家自然科学基金委杰出青年科学基金项目 1 项、国家重点研发计划重大项目和重点项目 2 项、重点国际（地区）合作与交流项目 2 项、联合基金项目 1 项。在重大神经精神疾病、脑认知功能与脑神经环路解析等方面取得了重大进展，以第一作者单位发表高质量高水平论文 15 篇；研究成果获授权专利 12 件，其中“用于研究啮齿类动物注意力的行为装置”“一种基于光束整形的结构光生成装置和方法”等 2 项成果分别作为技术转让和独占许可实现成果转化。成功获评浙江省国际科技合作创新载体基地、浙江省领军型创新创业团队。为推动脑科学与临床医学的交叉融合，2021 年，周煜东副院长牵头成立浙江省神经科学学会分子神经生物学分会，进一步依托“双脑中心”，服务国家战略需求，推动脑科学和脑机智能的汇聚融合，在全校范围内鼓励开展脑科学—脑医学—工程学—信息学等学科交叉相关研究，共选拔资助了 36 个项目，资助对象辐射 9 个学院、3 家附属医院，积极推动学科的交叉融合。

脑科学与脑医学系及“双脑中心”拓展学术交流渠道，通过线上线下相结合的形式邀请包括美国麻省理工学院冯国平院士、哈佛大学医学院刘河生教授、斯坦福大学 Aaron D. Gitler教授，以及国内饶子和院士、沈岩院士、苏国辉院士、蒲慕明院士、张明杰院士、徐涛院士、骆清明院士、孟安明院士、李劲松院士、郭爱克院士等多名顶尖学术专家参与“双脑中心”大讲堂、杏林名师名家论坛与“双脑中心”学术报告等学术活动，邀请校内相关领域学者参与“心驰神往”午餐会、“双脑汇”学术报告等专题学术报告 57 场。为构建跨学科交流合作平台，营造浓厚学术氛围。2020 年，承办第二届未来技术与颠覆性创新国际大会暨第 310 场中国工程科技论坛大会；2021 年，分别组织召开第一届“双脑中心”学术年会、第四届中国神经控制代谢学术研讨会、第一届求是精神医学学术论坛、浙江省神经科学学会第九届学术年会神经退行性疾病的分子机制主题分会场等大型学术会议。

四、社会服务

脑科学与脑医学系积极推动公益讲座和科普教育，段树民院士与包爱民教授、王晓东教授等先后参与凤凰卫视《生命密码》系列栏目、CC讲坛《探索触觉世界中的乐与忧》等科普讲座，增加大众对脑科学的了解。

脑科学与脑医学系充分利用脑科学与神经科学的学科、专业优势，以“双脑中心”等为重要抓手，大力开展和脑相关的类脑智能产业、精准治疗脑相关疾病等社会服务，与杭州市西湖区、余杭区等地方政府及阿里巴巴等企业积极开展合作。2020 年 1 月，杭州市西湖区人民政府与浙江大学共同签署了《杭州市西湖区人民政府、浙江大学全面战略合作协议》，致力于建设脑机关键技术与产品原型研发基地。2020 年 5 月，脑机智能研究中心正式注册成立，已开展脑机融合平台、便携式核磁共振、抑郁症神经干预、可穿戴式脑信息光学成像等项目的研发。

五、国际交流与合作

神经生物学系自成立以来，高度重视与国际同行开展学术交流与合作。2011 年起，包爱民等教授和荷兰神经科学研究机构进行了多次互访，与英国爱丁堡大学、美国加州大学等进行学术交流与合作。2013 年，“111 计划”正式启动，脑科学研究团队与美国加州大学圣地亚哥分校、戴维斯分校和弗吉尼亚大学等研究团队达成合作友好关系，其间共有 10 余位国外学术人员来访并举办讲座、进行教学。自 2014 年建立中国人脑库以来，包爱民教授团队与荷兰神经科学研究所建立长期交流关系，与荷兰人脑库 Dick Swaab 教授专家团队常态化开展学术交流、科研合作及学生联合培养等工作。

2019 年，脑科学与脑医学系成立之初便遭遇新冠疫情突发。2020 年疫情期间，利用远程教育手段为学生创造线上的海外学习渠道，开展多项在线专题讲座及培训等。2020 年，脑科学与脑医学系聘任荷兰皇家科学院神经科学研究所、精神神经疾病研究团队主任 Dick F. Swaab 为求是讲座教授，深入开展教学、科研、人才培养、学科建设、国际合作等方面的工作。2020 年，麻省理工学院讲席教授、美国艺术与科学学院院士冯国平教授来访脑科学与脑医学系和“双脑中心”，开展了为期 1 个多月的学术交流、教学、科研等工作。此外，学院还与英国伦敦大学、日本东京大学开展了学术交流。2021 年，与麻省理工学院联合开展的“脑科学研究及本科生教学国际合作”项目获批浙江大学世界顶尖大学合作计划。胡海岚、高志华、马欢、王浩、徐晗、谷岩、崔一卉等教授受美国斯坦福大学等邀请，以线上形式与加州大学、宾夕法尼亚大学开展学术报告交流。刘冲教授受邀参加与英国牛津大学合作开展的线上癌症生物学国际会议。2021 年，组织学生参加由浙江大学、环太平洋大学联盟合办的“全球疫情下的亚太健康发展论坛”，并在论坛上做会议报告。

第三章

公共卫生学院（公共卫生系）

公共卫生学院（公共卫生系）历史悠久、底蕴深厚，最早可追溯至 1912 年开设的卫生学课程与教学实践。为深化院系自主权改革，经学校全面深化改革领导小组研究同意，学院自 2022 年实施“一院一策”深化改革方案，在学院院长吴息凤的带领与全院师生共同努力下，于 2022 年成功入选国家高水平公共卫生学院建设单位。

一、师资队伍

学院师资精良，经过十余年的努力，引育了一支高水平复合型研究团队。截至 2021 年底，教职工共 132 名，其中教学科研并重岗师资 52 名，研究为主岗师资 1 名，团队教学岗师资 1 名，实验技术岗师资 3 名，在站学科博士后 21 名（不含企业博士后），行政管理岗 4 名，项目聘用人员 50 名；女教工 75 名，占教职工总数的 57%。

2012—2022 年，从哈佛大学等世界顶尖名校引进人才近 30 人，聘请“双师型”导师形成结构质量双优的师资队伍。专任教师中，知名华人科学家 1 人、国家级人才计划入选者 1 人、浙江省鲲鹏计划入选者 1 人、国家杰出青年科学基金获得者 1 人、国家“百千万人才工程”入选者 1 人、享受国务院政府特殊津贴专家 3 人、教育部新世纪人才 1 人、国家优秀青年科学基金获得者 1 人、中华医学基金会杰出教授 1 人、浙江省“新世纪 151 人才工程”重点资助 2 人、浙江省卫生高层次创新人才 2 人、浙江大学求是特聘教授 3 人、陈廷骅大健康特聘讲席教授 1 人、全职外籍专家 1 人、浙江大学“百人计划”研究员 15 人等。具有博士学位的教师占专任教师总数的 95%。

二、教育教学

（一）本科生教育

学院招收预防医学专业本科生，是国内最早开展预防医学本科教学的单位之一。2015 年，学院预防医学本科专业由医学大类招生改为单列代码招生，大幅提升本科生源的数量与质量。2016 年，与麦吉尔大学签订联合培养协议，职业卫生硕士班联合培养工作全面启动，首批共有 2 位本科生就读麦吉尔大学职业卫生硕士课程。2018 年，学院与耶鲁大学公共卫生学院签订战略合作协议，首批共选拔 13 名优秀本科生赴耶鲁大学参加暑期交流学习。2021 年，预防医学本科专业入选国家级一流本科专业建设点。

（二）研究生教育

学院拥有公共卫生与预防医学一级学科博士授权点与公共卫生硕士专业学位授权点。2001 年获批教育部首批试点招收非全日制公共卫生硕士（MPH）单位，是浙江省内最早开始从事MPH人才培养的单位。2018 年开始全日制MPH招生。2020 年，学院申请教育部自主设置国内首个二级学科大数据健康科学并成功获批，2021 年，该学位点正式开始招收硕士、博士研究生。学院现有 6 个二级学科学位点，包括大数据健康科学、流行病与卫生统计学、劳动卫生与环境卫生学、营养与食品卫生学、卫生毒理学、社会医学与卫生事业管理。

（三）教学改革

1. 课程教学改革

2017 年，学院夏大静教授和朱心强教授与新加坡国立大学沈汉明教授在合作开展抗肿瘤自噬机制研究的基础上，探索科研与教学融合的教学改革模式，共同开设了学院首门本科生海外原味课程“自噬的基础与临床”，在进行课程教学的同时对研究生课题进行指导，教改取得明显成效。朱益民教授负责的医学类研究生核心课程“临床科研设计”，探索以学生为中心、以问题为基础的理论教学、临床研究案例讨论与课程实践相结合的教学模式，被列入浙江大学研究生素养与能力培养型课程建设。

2019 年，学院王建炳副教授与美国佐治亚大学公共卫生学院流行病与生物统计系 Ye Shen 副教授合作，共同开设本科生海外原味课程“分类数据分析在公共卫生中的应用”。

学院大力推进MOOC课程改革，2020 年以来，“公共卫生与法律法规”“全球卫生”“疫情统计学”“身边的毒物”“饮食与人类”“幸福心理学”“实用营养与保健”等多门课程获得学校MOOC课程改革立项，完成线上课程录制并成功上线；杨敏副教授主讲的“实用营养与保健”入选 2020 年度浙江省线下一流本科课程。

2021 年，吴息凤教授牵头增设研究生全英文课程“大数据健康科学”，并入选浙江省优秀研究生课程建设项目；陈坤教授承担的“流行病学”被认定为 2021 年浙江大学一流本科课程；那仁满都拉教授主讲的“水与健康”和李秀央副教授主讲的“医学统计学”入选 2021 年浙江省线上一流本科课程。

2. 实验/案例教学改革

2014 年，公共卫生教学实验中心贯彻实施“模块化、校地联动”的实验教学新模式，为适应实践技能教学改革需要，构建四大训练模块，包括临床基本技能、现场采样与检测、卫生防护、卫生处理等。

2018 年，公共卫生综合技能大赛训练基地被学校本科生院认定为“全国级”竞赛项目，并成立浙江大学公共卫生大学生技能基地。同年，成立医学院国家级虚拟仿真中心“公共卫生分中心”，并参与“台风灾害卫生应急处置”虚拟仿真项目建设及“现实+虚拟”立体化的实验教学改革。

2020 年，吴息凤教授作为首席专家领衔的“疫情预警预测和防控措施评估”入选教育部专业学位中心案例库，进一步丰富研究生实践教育的模式，填补研究生实践教学国家级案例库建设空白。

2021 年，学院与陈廷骅大健康学院共建“数智健康与虚拟仿真实验室”，为学院师生提供虚拟仿真实验教学平台。

3. 人才培养模式改革

2020 年，学院正式开始谋划实施“公共卫生 +X”人才培养模式，以“大学科、大专业”的新定位，与临床医学、信息科学、法学、公共管理等多学科交叉，强化与中国疾病预防控制中心（CDC）等单位的合作，构建数字赋能的人才培养体系，开展试点交叉联合培养硕士研究生 9 名。

2021 年，学院与陈廷骅大健康学院共同开展研究生交叉联合培养计划，招收硕士研究生 20 名。

2022 年，“公共卫生 +X”人才培养入选浙江大学专业学位项目制改革校级重点项目，同年招收硕士研究生 20 名。

4. 教学获奖

2021 年 12 月，由浙江省教育厅、浙江省教育工会主办，浙江大学承办的浙江省第十二届高校青年教师教学竞赛决赛在浙江大学圆满落幕，共有来自全省 68 所高校的 137 名青年教师同场竞技，卫生毒理学系教师余沛霖获医科组特等奖（第一名）。

（四）教学基地

学院已与国家、省市、区县各级疾病预防控制中心、医疗保障局、医疗卫生机构等 24 家单位共建实践基地。2019 年 5 月，学院探寻公共卫生与预防医学复合型人才培养模式，成立“浙江大学公共卫生学院实践教育协同体”，推动学校—政府—事业单位合作，提高公共卫生人才培养质量。同年 7 月，浙江大学公共卫生学院和杭州市疾病预防控制中心正式签约，首创成立“浙江大学公共卫生学院附属杭州市疾病预防控制中心”，双方在人才培养、科学研究方面形成更加紧密的合作关系，共同探索新时期公共卫生发展的新模式。同年 9 月，浙江大学与中国疾病预防控制中心签署战略合作协议，公共卫生学院为主要参与单位。

2020 年 12 月，学院与浙江省疾病预防控制中心共建浙江大学公共卫生专业科研教学基地。基地成立以来，双方共同开展专业实习 40 多人次，开展现场教学 50 多人次，首批联合培养硕士研究生，邀请基地专家参与“公共卫生基本技能”实践教学改革等。

2021 年 3 月，学院与兰溪市人民医院共建浙江大学“凌云计划”研究生社会实践基地，基地成立以来，已安排超过 30 人次的硕士和博士研究生在暑期赴兰溪开展公共卫生实践活动。

2022 年 5 月，学院与联合国儿童基金会共建本科生和研究生实践基地。

（五）人才培养成效

2019年，学院Therese Hesketh教授指导陈杰博士“行动起来，向滥用抗生素说不——中国13省市1345家零售药店无处方销售抗生素情况调查及应对研究”项目，获第十六届“挑战杯”全国大学生课外学术竞赛特等奖；2020年，吴息凤教授指导贾清清、卞子龙获得“2020SAS中国高校数据分析大赛”的冠军；2021年，流行病与卫生统计学吴梦吟博士“大气污染与脑卒中的关联研究”、营养与食品卫生学韩冰博士“YTHDF1在肠道稳态维持中的作用及机制研究”和余盈盈博士“肝脏来源的转铁蛋白在机体铁代谢和肝损伤中的作用和机制研究”等入选浙江大学优秀博士学位论文；杨杰研究员指导的张家玮、王俊杰的本科生科研创新SRTP项目“新冠疫情期间不同性别群体社交媒体差异研究”入选国家级大学生科研训练计划支持；袁长征研究员指导的严诗钰等学生的“青芽守护——国内小儿、青少年妇科学现状调查及发展路径探究”项目获得第十七届浙江省“挑战杯”大学生课外学术科技作品竞赛一等奖。

三、科学研究

学院依托数智赋能，开展数智健康、重大传染病防控与突发公共卫生事件应急管理、营养环境职业与健康、健康政策与健康促进等方面的研究，以大数据健康科学为龙头带动各学科实现协同发展。

（一）科研基地

2012年，学院与舟山、台州、义乌、海宁等四地的疾病预防控制中心建立战略合作基地；5月，学院在余姚市建立公共卫生科研基地；10月，挂牌成立浙江大学公共卫生学院余姚河姆渡慢病队列研究中心。

2013年10月，慢性病研究所成立了肥胖与慢性病干预中心，并与浙江体育科学研究所、杭州市上城区紫阳社区卫生服务中心共建科研基地，多方合作开展肥胖及其相关慢性病的饮食、运动等生活方式干预研究。

2015年10月，学院与斯坦福大学转化医学中心共建“浙江大学公共卫生学院—斯坦福大学医学院健康大数据研究中心”，利用人群大数据构建健康预测与干预模型；12月，学院与浙江大学肿瘤研究所、嘉善县政府共建“公共健康协同创新中心”。

2018年，学院成立浙江大学健康医疗大数据国家研究院，着力打造数智健康实验室和数智协同创新中心，围绕健康医疗大数据的获取、融合、辨析难题，推进大数据赋能的健康研究。

2019年，吴息凤教授作为首席科学家牵头建设健康浙江百万人群队列，收集从微观的生物分子信息、到中观的个人信息、再到宏观的社会因素的多维度信息，并进行串联加值和长期追踪，着力打造全球顶级的高能级公共卫生与大健康科创平台。截至2022年4月，本项目已纳入近7.5万人，包括自然人群队列6万人、高危人群队列1万人、肿瘤等专病人群队列0.5万人。

2019 年 7 月，学院与杭州市疾病预防控制中心合作成立“浙江大学公共卫生学院附属杭州市疾病预防控制中心”，与浙江省疾病预防控制中心签订战略合作协议。9 月，学院与中国疾病预防控制中心合作建设健康医疗大数据平台，服务于疾病的三级预防。11 月，学院获批浙江省智能预防医学重点实验室，吴息凤教授任实验室主任。12 月，学院与浙江省医疗保障局合作共建全国首个局校合作的医疗保障方向的研究机构——浙江大学医疗保障大数据和政策研究中心，吴息凤教授任中心主任。

2021 年，学院建设健康医疗大数据平台，打造 PROTAC-DB 等大数据库，开展人群队列建设，建有广济大健康体检队列、体检高危人群队列、Well-China 人群队列、兰溪多维队列、嘉善高危人群队列、鄞州区自然人群队列、舟山市出生队列、义乌市出生队列、浙江省代谢综合征研究队列等。

2022 年 2 月，学院与浙江省大数据发展管理局共同构建大数据健康社会服务平台；5 月，学院与杭州市医疗保障局签订战略合作协议，在医保人才培养、医保政策研究等方面精诚合作，加快杭州市医疗保障事业高质量发展。

（二）科研论坛

2012 年，承办第三届亚洲环境诱变剂学术大会暨第十五届中国环境诱变剂学会年会；同年 10 月，举办中德慢性病控制研讨会。

2013 年，举办第七届电磁辐射与健康国际研讨会。

2015 年，举办第六届国际生物铁大会。国际生物铁大会是国际生物铁协会（International BioIron Society）年会，每两年一次，是铁与生命科学领域最权威的专业会议。

2017 年，学院浙江省电磁及复合暴露健康危害重点实验室与中国生物医学工程学会生物电磁学专业委员会联合承办 2017 年国际生物电磁学会学术年会（BioEM2017）。这是国内首次承办生物电磁学领域最高水平的学术会议，来自全球 24 个国家生物电磁学界 300 余位顶尖学者、研究员、产业界代表和政府部门管理人员（其中 211 名来自国外）。

2018 年，举办浙江大学—耶鲁大学环境相关疾病联合研究中心首场双边会议；同年 10 月，“2018 浙江大学—斯坦福大学健康周”活动举行。

2019 年、2021 年举办学院品牌论坛“公共卫生建设与发展高峰论坛”，邀请国内知名医科大学校长、公共卫生学院院长、省市疾病预防控制中心专家等公共卫生领域知名专家共同出席。

2019 年 10 月，学院与附属第二医院、健康医疗大数据国家研究院共同举办 2019 智慧大健康国际会议。

2020 年 6 月，与美国莱斯大学共同主办，耶鲁大学、乔治华盛顿大学、哈佛大学等世界名校公共卫生学院院长以及布什家族基金会等国际知名组织共同发起网络研讨会“Overcoming Challenges of COVID-19 and Evolving Opportunities in the Post-Pandemic Era”，会议由吴息凤教授和莱斯大学Ping Sun律师共同主持。同年10月，与中国教育国际交流协会联合举办2020智慧大健康—公共卫生领域国际研讨会，会议由吴息凤教授召集，此次会议是“第二十一届中国国际教育年会—2020中国国际教育研讨会”的重要组成部分。

2021年，与耶鲁大学公共卫生学院联合举办浙江大学—耶鲁大学环境相关疾病联合研究中心“大公卫、大健康”学术会议暨项目研讨会，大会主席分别为学院吴息凤教授和耶鲁大学公共卫生学院院长Sten Vermund教授；同年12月，双方联合举办研究生学术交流会。通过会议，双方进行了深入的交流研讨，学院与耶鲁大学公共卫生学院达成了新的合作共识。

（三）科研成果

1.发表论文、著作

2012—2022年，学院深耕科研，取得了丰硕的成果，研究成果得到了*Lancet*、*Innovation*、*Gut*、*Cancer Communications*、*Nature Aging*、*EMBO Journal*等国际权威期刊的收录和肯定。

2015年，卫生毒理学系那仁满都拉团队在砷体内代谢机制及其活性含硫砷代谢产物毒性机制研究、三唑类农药毒性机制研究等领域取得重要进展，研究成果分别被美国化学会（ACS）毒理学权威期刊*Chemical Research in Toxicology*及英国皇家化学会（RSC）毒理学期刊*Toxicology Research*选为封面论文。

社会医学系杨廷忠团队在健康社会与行为科学研究方面取得新的研究进展，并运用到控烟项目实践中，研究成果《中国全球健康职业学生控烟调查报告》在*American Journal of Health Behavior*上发表，联合国官网也对其进行报道。该成果在全球控烟研究领域受到广泛关注。

2017年，社会医学系何丽莎团队在中国高血压防治的政策与实践研究、“二胎”政策的影响等领域取得重要进展，研究成果被*The Lancet*收录。董恒进教授以不同的分级优化模式为情境，对分级诊疗系统进行分级优化，分析了分级诊疗带来的成本节约情况。该研究成果被国内著名卫生政策期刊《中国卫生政策研究》收录。

2019年，大数据健康科学系吴息凤团队通过人群大数据分析揭示转氨酶水平升高与死亡及寿命损失的复杂关系，首次发现了AST升高是一种比ALT更强大的全因死亡率及寿命损失预测指标，颠覆了ALT比AST在监测肝脏疾病中更重要这一传统认识；也证实AST升高同部分肝外疾病死亡率上升相关。该研究成果被*American Journal of Gastroenterology*收录。吴息凤团队在揭示肾透明细胞癌复发、生存和T细胞表型相关的预测因子领域取得重要进展，该研究发现可溶性免疫检查点相关蛋白可能与肾透明细胞癌的进展性疾病、复发和生存相关，提示了可溶性免疫检查点相关蛋白的预后价值，该研究成果被肿瘤免疫治疗学会官方期刊*Journal for ImmunoTherapy of Cancer*收录。社会医学系王红妹团队构建中国慢性乙肝患者生命质量概念模型，自主研制CHBQOL量表并充分评价测量性能，探讨慢性乙肝患者生命质量与临床客观指标的关系，为慢性乙肝临床治疗效果提供新的疗效评价工具及其解释意义。该研究成果对我国患者报告结局量表的发展和评价具有较强借鉴意义，被*Quality of Life Research*收录。营养与食品卫生学系朱善宽团队深入阐释了肠道菌群和脂肪分布在不同性别之间的复杂关系，该研究成果被国际著名期刊*Nature Communication*收录。

2020年，大数据健康科学系吴息凤团队揭示了T细胞癌免疫应答相关基因与早期肺癌T细胞表型和临床结局的遗传相关性；T细胞癌免疫应答途径的基因变异可影响预后，并可作为早期NSCLC患者治疗效果的预测因子，免疫基因型与T细胞抗肿瘤免疫之间的相关性表明宿主免疫遗传学与NSCLC预后之间存在生物学联系。该研究成果被肿瘤免疫治疗学会官方期刊*Journal for ImmunoTherapy of Cancer*收录。刘足云团队基于多组学数据首次对目前已报道的11个DNA甲基化时钟进行了系统比较，包括其分子特征、与转录组模式的关系、与蛋白质组模式的关系、与细胞衰老和线粒体耗竭这两个经典的衰老机制的关系，该研究成果被老年医学领域期刊*Aging Cell*收录。

环境医学系高向伟团队开展在mRNA甲基化修饰m6A识别蛋白YTHDF1对肠道发育及肠道肿瘤发生发展的作用机制研究，揭示YTHDF1在肠道中的功能及其分子机制，为研究靶向YTHDF1治疗肠癌奠定了基础。该研究成果被*Embo Reports*收录。周舟团队在镉暴露诱导胰岛β细胞发生脂质代谢障碍并促进糖尿病发展的机制研究中取得重要进展。该研究成果被环境科学领域期刊*Environment International*收录。许正平团队从肠道稳态及其失调在重大疾病中的功能机制展开，发现了肠道固有层巨噬细胞分泌的核糖核酸酶5（RNASE5）可作用于肠上皮细胞，在维持其生存的基础上促进增殖；同时肠腔中的RNASE5又以抗菌肽形式调控肠道细菌，维持肠道菌群稳态。该研究成果被*Gut*、*EMBO Journal*收录。

卫生毒理学系夏大静、吴一华团队揭示了抗血小板药物替格瑞洛抑制NLRP3炎症小体的新功能，并阐明替格瑞洛不依赖抗血小板信号通路的作用新机制。该研究成果被*Cellular & Molecular Immunology*收录。且替格瑞洛这一非经典功能的新发现，于2023年被*Nature Reviews Cardiology*作为亮点工作收录于“Current concepts and novel targets for antiplatelet therapy”中。

营养与食品卫生学系朱善宽团队基于覆盖30个区县90家医院的浙江省出生缺陷监测系统数据，发现随着中国生育政策的变化，孕产妇年龄和总体出生缺陷发生率以及一些年龄相关的出生缺陷亚型的发生率显著增加。该研究成果被国际著名期刊*PLOS Medicine*收录。

2021年，大数据健康科学系徐欣团队探究了多领域生活方式干预对社区老年人躯体衰弱及认知功能的影响，讨论了该干预方式在亚洲国家初级卫生保健系统下大范围推广的接受度及可行性，为阿尔茨海默病防治与干预提供了新思路。该研究成果被《阿尔茨海默病与痴呆》杂志子刊*Alzheimer's & Dementia: Translational Research and Clinical Intervention*收录。营养与食品卫生学系何威团队发现携带CYP2D6超速代谢型基因者在服用他莫昔芬后，有更高的药物转化率及更高的药物中断治疗率。该研究成果被癌症领域顶级期刊*Annals of Oncology*收录。

2022年，大数据健康科学系吴息凤团队针对体重与肿瘤人群预后中存在的“肥胖悖论”现象，在大样本人群中，探索了全癌种患者围诊断期BMI和诊断后全因死亡率之间的前瞻性关联，首次通过泛癌大数据分析发现超重或轻度肥胖的围诊断期BMI与癌症患者生存率的提高有关。研究填补了罕见肿瘤领域“体重—生存关系”研究的不足，为制定基于癌症治疗的体重管理策略提供了支持，强调了医生在建议超重和轻度肥胖患者控制体重时需更为谨慎，有望引领未来的临床实践和研究方向。该研究成果被*Innovation*收录。吴息凤团队还开展了吸烟与癌症生存期相关研究，研究了癌症诊断前或癌症诊断时吸烟与癌症诊断后全因死亡率之间的前瞻性关联，研究结果表明，吸烟与癌症诊断后的总生存期较短有关，尤其是与非吸烟相关癌症；在癌症诊断前戒烟与风险降低有关，长期戒烟接近从不吸烟，系统揭示了吸烟对多种非吸烟相关癌症诊断后生存的危害。该研究成果被*Cancer Communications*收录。袁长征团队首次揭示了中国老年人群植物性膳食模式与全因死亡的前瞻性关联，研究成果被老年医学领域期刊*Nature Aging*收录。

流行病与卫生统计学系杨仕贵团队开展了全球流感特定地区的流行病学特征分析和建模，揭示了全球流感流行在北半球呈现单峰型，南半球呈现双峰型，靠近赤道呈现全年低强度持续；全球流感病毒传播具有明显的七个传播带特征；东亚、南亚和非洲是流感常年流行的主要区域。该研究阐明了流感病毒全球循环和季节性流感起源新机制。研究被传染病领域著名期刊*International Journal of Infectious Diseases*收录。

社会医学系董恒进团队系统评估了基于低剂量螺旋CT（LDCT）和血浆的生物标志物（micro-RNA特征分类器[MSC]）与单独使用LDCT进行肺癌筛查的成本效益，发现增加生物标志物的联合筛查策略的成本效益可能进一步提升，为后续肺癌筛查技术方案和指南的修订提供基于卫生经济学的科学证据。该研究成果被*JAMA Network Open*收录。

2.科研奖励

2012年，社会医学系王伟教授牵头的“反社会型人格障碍的脑部信息加工”项目获浙江省自然科学三等奖。

2013年，社会医学系李鲁教授牵头的“中国人群生命质量评价技术研究”项目获浙江省科学技术奖二等奖、中华预防医学会科学技术奖三等奖。

2014年，社会医学系杨廷忠教授牵头的“Building Tobacco Treatment Capacity in Medical Universities and Affiliated Hospitals in China”项目获2014年Global Bridges烟草依赖治疗项目设计奖。

2016年，社会医学系杨廷忠教授牵头的“中国公共卫生控烟倡导促动模式研究”项目获浙江省科学技术进步三等奖。

2017年，环境医学系许正平教授牵头的“电磁辐射效应的频率和细胞依赖性及其干预研究”项目获浙江省自然科学二等奖。

2018年，营养与食品卫生学系王福俤教授牵头的“机体铁代谢稳态与失衡调控的新机制”项目获教育部高等学校自然科学二等奖。

2020年，环境医学系许正平教授牵头的“应激条件下细胞RNA代谢及调控机制”项目获浙江省自然科学二等奖。

2021年，营养与食品卫生学系王福俤教授牵头的“锌锰稳态代谢分子机制”项目获浙江省自然科学二等奖。

2022年，营养与食品卫生学系王福俤教授牵头的“铁元素依赖的细胞命运调控新机制”项目获浙江省自然科学一等奖。大数据健康科学系吴息凤教授、徐欣研究员团队的“中西医结合的失智症多模态健康管理平台”荣获浙江数据开放创新应用大赛二等奖。

四、社会服务

1.政策咨询

2015年以来，学院教师承担各级政府“十三五”“十四五”卫生事业规划研究项目等20余项，形成良好的校地合作模式。发挥专家智库作用，为国家和地方政府提供专业政策建言和建议50余份。首倡“中国控烟倡导促动能力建设”项目，2007年以来，已在全国98所高校实施，覆盖所有省份，完成了15万余名医学生控烟倡导促动能力教育，并将浙大医学院建成首个无烟院区，在杭州市促成首个政府控烟立法。

2020年，面对新冠疫情形势，吴息凤教授作为学校首批“全球合作大使”，牵头召集召开2020世界名校公共卫生学院院长云会议，从全球角度剖析疫情影响；撰写的报告《开学季校园疫情扩散风险及防控对策建议》被中央办公厅《业务通讯》（2020）9月采用；与WHO领导人共同参与COVID行动平台线上系列会议，受邀参加“联合国成立75周年系列活动之全球对话重疫之下的公共管理研究”会议，介绍学院对公共卫生体系改革的建议；在《达沃斯世界经济论坛》发文介绍浙江经验，在《世界卫生组织公报》发文介绍中国各城市疫情防控策略措施的评估。

2021年，学院组织、参与线上国际研讨，传播中国抗疫经验。在全院师生共同努力下，2021年学院获“浙江大学抗击新冠肺炎疫情先进集体”，吴息凤教授、杨芊副教授及2018级硕士研究生赵灿获“浙江大学抗击新冠肺炎疫情先进个人”。

社会医学系董恒进团队受国家医疗保障局的邀请，参与2020年国家医保药品目录调整工作，推动落实创新药医保准入，让更多的患者以可负担的价格及时用上疗效更好的药物，用专业知识助推创新药惠及更多的老百姓。同时，董恒进作为国家紧密型县域医疗卫生共同体建设专家组成员及CHS-DRG国家技术指导组成员，在促进全国层面县域医共体建设和试点推进DRGs医保支付方式改革中积极发挥了专家组智囊团的作用。董恒进团队建立了健康中国及健康浙江评估指标体系，以指导“健康中国”和“健康省域”的落地。

董恒进教授牵头的“浙江省公立医院综合改革工作”研究被浙江省卫生厅采纳，为政府决策提供了重要依据。

徐俊芳作为世界卫生组织—中国优质高效整合型医疗卫生服务体系试点项目专家，与国家级专家组合作总结凝练了试点县在整合型医疗卫生服务体系建设过程中涌现的经典案例，将在全国和全球范围内展示并供参考实施。

2.继续教育

2010年以来，在全国率先开展全科医生规范化培训、岗位培训、全科医学师资培训、社区护理师资培训四个层次的基层卫生人才培养，为全国培养30730位医学人才。2017年以来，基于浙江基层公卫培训中心实践，出版系列教材《公共卫生服务教学理论与方法》《公共卫生服务基本技术与方法》和《公共卫生服务实践指导案例》，面向基层疾控中心和医疗机构公共卫生骨干开展全面系统培训，累计培训3172人次。2020年，在吴息凤教授的大力推动下，浙江省委组织部授权成立领导干部公共卫生培训基地，基地由浙江大学牵头并联合浙江省卫生健康委、浙江省委党校共同建设，对浙江省所有市、县级分管卫生的领导干部开展公共卫生和应急管理培训，并辐射周边省市，累计共培训1000余名领导干部。

3.健康科普

2013年以来，学院教师创办了由“营养发现”“科学封面”“铁死亡Club”“锌医学Club”“锰虎行Club”“铜生共死”“线粒体Club”“解码长寿”等系列宣教平台组成的科普矩阵，由千余位科学家协同管理，以科研的严谨态度撰写科普短文，致力于公众健康理念和预防思维的构建培养。共发表2500余篇科普文章，关注用户约12万人，累计阅读量28万人次。构建形成了涵盖全国高校及科研机构的60余个科研交流群，累计3000余人，长期开展多种形式的交流活动。

2017年以来，杨敏副教授致力于构建公众健康理念，加强与文汇报、浙江卫视、杭州日报、FM89杭州之声等媒体的深度合作，创建浙江大学、杭州市民中心、杭州第十一中学等多点“营养小屋”。

五、国际合作

学院树立开放办学理念，致力于培养具有国际视野的公共卫生复合型人才，构建国际合作网络，在巩固与哈佛大学、斯坦福大学、耶鲁大学、帝国理工学院、海德堡大学、麦吉尔大学等海外高校伙伴关系的同时，响应国家“一带一路”倡议，寻求新的合作伙伴，探索新的合作模式，不断推进与国际公共卫生院校与学术机构的合作。

（一）与顶尖大学合作

2015 年 10 月，与斯坦福大学签署“WELL-China”项目协议。2017 年 6 月，浙江大学—斯坦福大学健康联合实验室（Zhejiang University-Stanford University Collaborative Laboratory for Health）成立，联合实验室是涵盖预防医学、公共管理、临床医学、计算机应用、农学等多学科的综合性实验室，为双方的科研工作与人才培养提供平台。

2016 年 3 月，与加拿大麦吉尔大学签署合作备忘录，联合开展人才培养，实施浙江大学生命科学及公共健康相关专业本科与麦吉尔大学职业卫生硕士连读项目，培养具有全球视野、掌握国际职业卫生先进理念、通晓中西方文化与语言、熟悉国内外预防医学领域、具备较强创新科研能力的高素质领军人才。

2018 年 1 月，与耶鲁大学公共卫生学院成立“浙江大学—耶鲁大学环境相关疾病联合研究中心”。中心整合两校公共卫生、生命科学、公共管理、临床医学等多学科人才资源与技术优势，着力解决人类面临的环境挑战重大问题，为全球公共卫生领域培养未来领导者。

2020 年 11 月，与新加坡国立大学苏瑞福公共卫生学院云签署五年院际合作协议，围绕公共卫生政策研究制定、健康大数据、精准健康等领域开展合作研究。

2020 年 12 月，与英国利兹大学联合开展中英健康医疗与经济合作项目。

2012—2021 年公共卫生学院与海外顶尖大学开展合作项目汇总见表 2-3-1。

表 2-3-1　2012—2021 年公共卫生学院与海外顶尖大学开展合作项目汇总

合作院校	项目名称	项目负责人
耶鲁大学	浙江大学—耶鲁大学环境相关疾病联合研究中心	吴息凤
斯坦福大学	浙江大学—斯坦福大学人群健康联合平台	朱善宽
剑桥大学	浙江大学—剑桥大学营养代谢的分子与遗传机制研究	王福俤
哈佛大学	浙江大学—哈佛大学细胞命运决定重大疾病的分子与遗传机制研究	王福俤
哈佛大学	浙江大学—哈佛大学基于前瞻性队列的膳食营养与老年痴呆发生发展的关联及潜在机制研究	袁长征

（二）联合培养

学院鼓励优秀本科生和研究生赴海外著名大学和学术机构开展联合培养或参加各类国际学术交流活动，2012—2022 年，累计 100 多人次学生赴美国、加拿大、英国、西班牙、马来西亚、斯洛文尼亚等国参加学术会议或短期交流。

1. 浙江大学—麦吉尔大学职业卫生硕士联合培养

通过实施浙江大学生命科学及公共健康相关专业本科与麦吉尔大学职业卫生硕士连读项目，培养具有全球视野、掌握国际职业卫生先进理念、通晓中西文化与语言、熟悉国内外预防医学领域、具备较强创新能力和科研潜能的高素质领军人才。建立“4.5（3.5）+0.5+X”本硕连续培养模式，即本科生在校完成 4 年半（预防医学或临床医学专业）或3年半（其他相关专业）学习，经录取后先学习两门远程课程，次年赴加拿大麦吉尔大学开始职业卫生科学硕士课程学习。学生将分别获得浙江大学本科学士学位和麦吉尔大学职业卫生科学硕士学位（MSc）。自2016年项目启动至今，已有四批次共63名学生参加了暑期班，2位同学就读麦吉尔大学职业卫生硕士课程。

2.浙江大学—耶鲁大学公共卫生领域本硕联合培养

浙江大学—耶鲁大学环境相关疾病联合研究中心是学院与耶鲁大学公共卫生学院联合搭建的国际合作平台，双方以环境相关疾病研究为主题，深度推进学术交流与合作；联合培养研究生与博士后；整合双方在环境相关疾病研究领域的资源、人才与技术优势，着力解决日益突出的全球环境问题。自2018年项目启动至今，已有4批次共34名学生参加了暑期班。

（三）师资国际化

2012年起，学院陆续派人前往哈佛大学、斯坦福大学、耶鲁大学、加州大学洛杉矶分校、北卡罗莱纳大学、约翰霍普金斯大学、美国国立环境健康科学研究所（NIEHS）、麦吉尔大学等海外高校召开人才招聘宣讲会，成功吸引海外高层次人才、博士后研究人员与应届博士毕业生回国效力。

2016年6月起，全职引进伦敦大学学院全球卫生研究所何丽莎（Therese Hesketh）教授。2018年9月，何丽莎在2018年“杭州国际日”活动中被授予“杭州市荣誉市民”称号；同年10月，获浙江省政府“西湖友谊奖”专家称号；2021年9月，获中国政府友谊奖。

2019年，知名华人科学家吴息凤教授全职加盟浙江大学，受聘为公共卫生学院院长、健康医疗大数据国家研究院院长、附属第二医院副院长。吴息凤曾任职MD安德森癌症中心27年，是癌症预防Betty B. Marcus冠名主席、癌前基因组图谱计划主任、转化医学和公众健康基因组学中心主任、病史数据库主任、流行病学系主任。曾获MD安德森癌症中心从教学到科研到预防的最高奖，以及“休斯顿市50位最具影响力女性奖”等荣誉，担任十多个国家/国际的评审委员会委员及顾问。

（四）学术交流

2015年4月，邀美国斯坦福大学医学院教授、项目主任Randall S. Stafford教授来访，并做“New Upstream Approaches to Public Health Research”学术报告。

2018年3月，邀请德国癌症研究中心肿瘤流行病学主任Rudolf Kaaks教授来院做学术报告；9月，邀请世界家庭医学组织（WONCA）候任主席李国栋教授、美国范德比尔特流行病学主任郑苇教授、范德堡大学英格拉姆癌症研究讲席教授舒晓鸥教授分别来访并做学术报告；12月，邀请芬兰阿尔托大学及赫尔辛基大学联合代表团Paul Lillrank教授一行来访交流。

2019年3月，邀请美国国家医学科学院院士Jack Needleman教授、加州大学洛杉矶分校公共卫生学院副院长张作风教授来访并做学术报告；4月，邀请耶鲁大学公共卫生学院癌症中心预防和控制项目主任祝勇教授来访交流；5月，邀请挪威卑尔根大学哲学系主任、挪威生命伦理学家Reidar Lie教授来访并做学术报告；7月，邀请卡罗琳斯卡医学院传染病与病毒学主任Anders Sönnerborg 来访并做学术报告；10月，乔治华盛顿大学外科转化医学中心主任Lopa Mishra教授、英国利兹大学卫生经济学系主任Chris Bojke来访并做学术报告。

第四章

第一临床医学院（临床医学一系）

第一临床医学院（临床医学一系）从20世纪50年代开始临床医学本科生培养，1963年开始招收研究生，1986年率先开展住院医师培训试点工作，2007年着手开展专科医师规范化培训。

2015年8月，学校对临床医学一系领导班子进行调整，王伟林担任附属第一医院院长、临床医学一系主任；沈晔担任附属第一医院副院长、临床医学一系副主任，主管科教工作；附属第一医院副书记邵浙新分管学生工作；附属儿童医院院长杜立中担任临床医学一系副主任。

2016年7月，医学院对临床医学一系教研室进行设置，并对负责人进行任免。

2018年1月，经学校党委研究决定，不再设置临床医学一系，依托附属第一医院成立第一临床医学院，王伟林任院长，沈晔、郑敏任副院长，陈君芳任党总支书记（党委发〔2018〕5号）。同年4月，根据《浙江大学医学院关于印发临床医学院等实施方案的通知》（医学院发〔2018〕10号）精神，进一步完善第一临床医学院组织架构和岗位设置，职能办公室主要由综合办公室、教育办公室和科研办公室组成，并设有教学中心平台和教研室等教学基层组织。

2021年5月，经学校党委研究决定，由梁廷波任第一临床医学院院长，免去王伟林的第一临床医学院院长职务。

一、师资队伍

截至2022年6月，第一临床医学院有教授64人、副教授16人，博士研究生导师142人、硕士研究生导师404人；拥有中国工程院院士2人，国家级高层次人才计划入选者7人，教育部“长江学者奖励计划”特聘教授4人，国家杰出青年科学基金获得者4人，国家“万人计划”科技创新领军人才6人，国家“百千万人才工程”入选者3人，国家级中青年有突出贡献专家4人，科技部创新人才推进计划—中青年科技创新领军人才/团队6人，国家优秀青年科学基金获得者5人，浙江省特级专家3人，浙江大学求是特聘学者23人。拥有科技部创新人才培养基地1个。

经过不断地探索和传承积淀，第一临床医学院形成了由院士、资深教学专家一线引领，培训导师、骨干师资创新推进的师资发展体系。拥有命题师资、菁英导师、双语导师、病历导师，以及一系列以学科为主线的模块化虚拟仿真师资、腔镜导师等专项师资导师团队。始终坚持严把师资准入关口，所有师资均需通过职称、临床能力、教学能力、师德师风等方面的重重筛选后进行认定，现有已认定师资 2193 人，其中临床带教师资 2028 人。2019 年开始探索院校教育与毕业后医学教育统筹融合的教学岗位制度，制定并印发了《浙江大学医学院附属第一医院关于印发〈浙江大学医学院第一临床医学院教学岗设置方案（试行）〉〈浙江大学医学院第一临床医学院教学秘书岗位设置完善方案（试行）〉的通知》（浙一院发〔2019〕105 号），在临床科室设立专职教学岗 19 个（含秋冬学期诊断学专职教学岗 2 个）、兼职教学岗 47 个、专职教学秘书岗 2 个（内科、外科）、专职教辅 3 人（内科学、外科学、传染病学）、兼职教学秘书 54 人，并从 2022 年起全面执行将教学岗/教学秘书经历作为晋升副高职称的必要条件。

2012—2022 年，第一临床医学院着力建设具有“浙一特色”的教学生态圈，通过打造“中青年教师临床技能竞赛”（2013 年起）、“导学沙龙”（2020 年起）、“附属第一医院教育教学大讲堂”（2021 年起）等一系列品牌活动，从立德树人、师德师风建设、新教学理念、新教学模式、医学人文沟通、医学教育创新等方面助力和引导师资全面发展教学能力，促进全院师资临床技能水平和教学能力的双向转变，并率先探索实施教学能力突出者“优先晋升通道”“‘一招鲜’人才晋升绿色通道”。积极将第一临床医学院标准化师资输送至公益一线、“山海”分院等，充分发挥临床教师的专业知识及教学能力，向全社会推广普及公众急救知识和技能，助力县域基层医护人员危急重症患者救治能力和抢救成功率的提升及“人人学急救、人人会急救”全民风尚的形成，尽己所能助推“健康中国”建设。

第一临床医学院师资建设成果丰硕。2013 年，黄河教授、王慧明教授分别当选全国临床医学类专业教学指导委员会、口腔医学类专业教学指导委员会委员，郑树森院士荣膺浙江大学心平教学贡献奖。2017 年，李兰娟院士荣膺浙江大学永平教学贡献奖。2018 年，梁廷波教授任教育部全国临床实践教学指导分委员会委员，方向明教授任麻醉学专业教学指导分委员会副主任委员，沈晔教授任眼视光医学专业教学指导分委员会委员，王薇主任任护理学类专业教学指导委员会委员。2021 年，梁廷波教授任全国医学专业学位研究生教育指导委员会委员；李兰娟院士获全国教材建设先进个人，其主编的《传染病学（第 9 版）》荣获全国优秀教材（高等教育类）二等奖。2021—2022 年，第一临床医学院师资团队在高校教师教学创新大赛中连续两届斩获全国三等奖、浙江省特等奖。在浙江大学青年教师教学竞赛中连续五年（2017—2021 年）斩获奖项，累计荣获特等奖 1 项（2020 年王杰炜）、一等奖 1 项（2017 年罗金旦）、二等奖 2 项（2017 年施乾锋、2018 年朱定仙）、三等奖 3 项（2018 年胡政麾、2019 年姜波、2021 年李奕）。郑树森、倪一鸣、梁廷波分别荣膺浙江省第四届、第五届、第六届“师德先进个人”称号。2012—2022 年，第一临床医学院两次荣获浙江大学“三育人”先进集体称号（2014 年第七届医学院附属第一医院、2020 年第十届医学院附属第一医院重症医学科），并连续五届（2012—2021 年）获浙江大学“三育人”教书育人标兵称号（2012 年第六届李兰娟、

2014 年第七届李兰娟、2016 年第八届王伟林、2018 年第九届周建英、2020 年第十届黄河）。此外，郑树森（2012 年）、罗本燕（2013 年）、胡申江（2014 年）、沈岩（2014 年）、阮冰（2015 年）、方红（2016 年）、胡春燕（2017 年）、沈晔（2017 年）、胡少华（2018 年）、姜玲玲（2019 年）等教师先后荣获浙江大学优质教学奖。

二、教育教学

（一）本科生教育

第一临床医学院目前主要承担临床医学八年制、临床医学五年制（含 5+3）、预防医学、留学生（MBBS）院校理论课程授课、临床见习、临床实习教学工作，作为合作单位承担浙大城市学院临床医学五年制院校理论课程授课、临床见习、实习教学工作，年均承担本科课程 30 门，培养见习生 400 余人、实习生近千人。2014 年起，恢复临床医学儿科方向（卓越儿科医生计划）招生，每年招收 30 名左右。2012—2022 年，浙江大学临床医学专业学生参加全国医学院校临床医学专业（本科）水平测试和国家执业医师资格考试通过率均名列前茅。截至 2022 年 6 月，第一临床医学院主编/副主编国家级规划教材 45 部。

2012 年，郑树森院士主讲的“肝移植的过去、现在和未来”入选教育部“精品视频公开课”，成为浙江大学入选国家“精品视频公开课”的两门课程之一，也是唯一的临床医学类课程。同年，临床医学一系开始参与医学院本科生招生宣传咨询工作。

2013 年，郑树森院士主讲的“外科学”课程入选教育部第二批“国家级精品资源共享课”；李兰娟院士主讲的“传染病学”课程入选教育部第三批“国家级精品资源共享课”。同年 10 月，临床医学一系通过教育部 MBBS 项目专项检查。

2015 年，临床医学一系受学校委托承办全国大学生临床技能竞赛华东分区赛，来自华东地区六省一市的 28 所医学院校队伍，约 1000 余名选手、裁判、助理裁判及其他工作人员参加了本次竞赛。同年，重新确定金华中心医院、衢州市人民医院（2021 年撤销）、杭州市第一人民医院为临床医学一系实习医院（基地）。

2018 年 12 月，成功入选国家首批临床教学培训示范中心，并成为高校附属医院临床实践教育联盟副理事长单位；同年，第一临床医学院医学教育委员会、教学督导委员会正式成立。

2019 年，浙江大学临床医学专业接受教育部专业认证，第一临床医学院接受认证专家组现场考察，获一致好评，最终浙江大学临床医学专业通过教育部高等学校临床专业认证，有效期 8 年。

2020 年，全国新冠疫情暴发，根据防控形势，第一临床医学院迅速转变思路，快速推进“线上教学”实施建设工作，实现了 22 个学科近 300 名教师线上理论授课、见实习带教和操作示范的稳步落实，有效保证了临床教学教育在疫情下的延续。在课程建设方面，阮冰主任医师为课程负责人的“传染病学”课程入选教育部国家级一流本科课程。

同年，《教学督导委员会工作条例》出台，进一步完善细化督导内容和形式，实现督导工作的常态化。

2021 年，第一临床医学院牵头组织并承担浙江大学参加第十届全国大学生医学技术技能竞赛学生的培训及参赛任务，实现了历史成绩的新突破，临床医学八年制代表队以全国第四名的成绩夺得全国银奖，沈晔副院长获评大赛优秀组织管理者，胡春燕老师获评大赛优秀指导教师。在课程建设方面，“外科学”“眼科学”“皮肤性病学”入选浙江省一流本科课程。陆远强主持的留学生课程“急诊医学”，确立为来华留学生临床医学专业本科教育（英语授课）精品在线开放课程。

（二）研究生教育与思想政治建设

截至 2022 年 6 月，第一临床医学院有在读研究生（含留学生）共 1079 人，其中博士研究生 485 人（科学博士 287 人、专业博士 198 人）、硕士研究生 594 人（科学硕士 181 人、专业硕士 413 人）。

近年来，第一临床医学院致力于营造良好的导学生态环境，将为研究生搭建良好的导学互动、能力提升和素质拓展平台作为持续推进重点工作，先后创建了“临床科研你我谈”“精研浙一”等特色平台和活动。继 2011 年郑树森院士获得首届浙江大学“五好”团队后，李兰娟团队、陈江华团队、梁廷波团队分获第六届、第七届、第九届浙江大学研究生“五好”导学团队殊荣。牵头建设医学院“导学关系”平台 1 项，获资助浙江大学研究生教育研究课题重点项目 1 项。

2013 年，搭建临床医学系首个研究生交流平台——“临床科研你我谈”活动，并获评医学院“杏林思行”重点项目。

2016 年，创建研究生公众号平台“精研浙一”。

2018 年，举办临床医学院首次研究生导师培训会。

2019 年，研究生培养工作获浙江省研究生教育学会教育成果特等奖。同年，设立专职思政岗，由 1 名教学部副主任（思政岗）和 2 名思政工作人员组成，并于 12 月正式成立第一临床医学院研究生会。

2020 年，李兰娟、梁廷波、黄河教授团队立项浙江大学示范性“研学空间”。

2021 年，研究生第一党支部入选浙江省高校首批“研究生样板党支部”培育创建单位。同年 7 月，入选第二批全国高校“百个研究生样板党支部”，相关事迹被《人民日报》纸质版和网络版多次报道。

（三）毕业后医学教育

第一临床医学院是浙江省内唯一一家国家住院医师规范化培训示范基地，是省内拥有最多国家专科医师规范化培训制度试点专科基地的培训基地。截至 2022 年，第一临床医学院拥有国家级住院医师规范化培训专业基地 23 个，其中全科医学科、内科、外科、急诊科、康复医学科和临床病理科 6 个专业基地入选国家住院医师规范化培训重点专业基地；拥有国家专科医师规范化培训制度试点专科基地 8 个。2022 年 6 月，在培住院医师 1133 名（含专业硕士）、专科医师 58 名。

2011 年，成为浙江省首批住院医师规范化培训基地。同年，普通外科和泌尿外科相继通过考察评审，成为通过国际认证的英国爱丁堡皇家外科学院、香港外科医学院高级专科医师培训基地。

2014 年，成为国家首批住院医师规范化培训基地。

2015 年，成为全国首批住院医师规范化培训示范基地，为浙江省内唯一一家。同年 2 月，与香港外科医学院联合举办第三部分会员考试（OSCE 考试），成为首家承办此类考试的内地医院。落实浙江省卫生和计划生育委员会"住培援疆"工作任务，接收第一批新疆住院医师与管理者培训。第一临床医学院同时承担医学院临床医学博士后培养工作，探索"重临床、强教学、促创新"的个性化培养体系，在国家住院医师规范化培训方案基础上，强化临床能力、授课能力的培养。

2017 年，神经外科学、呼吸与危重症医学、心血管病学成为国家首批专科医师规范化培训制度试点基地。2018 年，普通外科学、内科老年医学、内科危重症医学、外科危重症医学、口腔颌面外科学成为国家专科医师规范化培训制度试点培训基地。

2019 年，第一临床医学院成为首批国家疾病预防控制机构公共卫生医师规范化培训基地，为浙江省唯一一家。同年，医院党委决定成立附属第一医院住培生党支部，以提升组织力为重点，将院外住培医师群体动员和组织起来，增强基层党建与住院医师综合管理工作的相互促进。同年开始接收浙江省卫生健康委员会委托的贵州省黔东南州全科医学科住院医师进行培训。

2020 年，全科医学科入选国家重点专业基地。

2021 年，内科、急诊科、康复医学科、外科、临床病理科入选国家重点专业基地。

（四）继续医学教育

第一临床医学院拥有国家级继续医学教育基地 2 个，居浙江省之首；年获批继续教育项目数浙江省第一，并承担基层地区专科医师培养工作。

2012 年，开始搭建信息化平台，停止使用原有的《附属第一医院中高级卫技人员继续医学教育学分登记册》（纸质），将学分登记表以电子化手段嵌入员工技术档案中，由原来的手工登记转为电子化录入。

2016 年，获批立项国家级继续教育项目首次突破百项。

2018 年，开始承担国家紧缺人才和县级医院骨干专科医师培训项目，共涵盖呼吸与危重症医学、心血管病学、超声诊断学、康复医学和麻醉学 5 个专业。

2019 年，开始承担"黔医人才计划"卫生业务骨干培训任务。

2021 年，获批立项国家级继续教育项目 105 项、省级继续教育项目 19 项。同年，在浙江省继续教育办公室开展的省级远程继续教育项目评选中，2 项入选优质项目，16 项入选精品课程。

（五）教学中心平台

临床技能培训中心2004年开始筹建，现已建成大学路院区和总部一期临床技能中心，总面积达6500平方米，是美国心脏协会认证的AHA培训中心。临床技能培训中心配备国际顶尖的模拟教学设备，日常开展多学科的基础技能培训、临床模拟教学的师资培训，进行多学科的高级手术技能培训和团队协作下的综合性技能模拟教学，进行全信息化OSCE考核，在开展医学生、住院医师、专科医师及医院医护人员临床技能培训和考核的同时，新开规范化模拟培训课程，全方位提升医护人员临床专业能力。同时，面向社会和大、中、小学生开展多种急救模拟演练和公益培训。2021年，临床技能培训中心开展各类培训考核965场次，累计培训11779人次。

2014年，临床技能培训中心从庆春院区搬迁到大学路院区，总面积2500平方米，设有基本技能训练室、综合技能训练室、AHA培训中心、微创外科培训中心及OSCE考核站等区块。

2020年，附属第一医院总部一期（附属第一医院余杭院区）临床技能中心开始筹建，总面积4000平方米，总投入约5000万元，并于2021年投入使用，设有基础技能训练中心、虚拟仿真培训中心、急诊创伤培训中心、重症医学培训中心、模拟医院、OSCE考核站、机考中心等，“一院两中心”正式形成。

第一临床医学院教学信息化探索2015年10月开始起步，现已建成的教学管理平台涵盖见习、实习、住院医师、专科医师、继续教育、临床技能中心等主要教学服务模块，包括教学档案管理、培训管理、考核管理、评价管理、教学资源管理、教学质量数据监测等所有教学管理环节。

三、科学研究与学科建设

第一临床医学院现设有内科学、外科学、妇产科学、儿科学等23个二级学科教研室，心血管病学、普通外科学、感染病学等17个三级学科教研室。

第一临床医学院十分重视教学研究，临床教师积极开展教育教学改革，成果丰硕，获省级教学成果一等奖3项，浙江大学教学成果一等奖4项、二等奖6项。

除国家、浙江省、浙江大学和医学院的教育教学和课堂教学改革课题外，从2019年起，第一临床医学院设立院级教学教改项目，提供专项经费支持，资助临床教师进行教育教学研究，截至2022年6月，已立项重点项目14项、一般项目56项，研究经费总计98万元。

教学论文成果逐年增多，据不完全统计，近5年发表教学论文约150篇，其中2021年单年发文57篇。

同时，为培养和提升学生科研素养，鼓励学生开展科研训练计划项目。2015级本科生马天峰在第一临床医学院临床见习期间，在《美国医学会杂志》上发表评论。

四、国际交流与合作

积极开展教学国际交流与合作，鼓励学生参加与浙大、医学院签订校际交流协议或认可的海外大学开展的各类联合培养项目、见习或实习交流项目、海外文化交流、海外毕业设计项目、海外科研训练和学术交流项目等，并将本科生参加海外交流作为推荐免试研究生资格的必要条件之一，八年制学生在前4年和后4年须各参加一次海外交流。

从2008年起，承担来华临床医学留学生教育（MBBS项目）临床课程、见习、实习教学，同时也面向海外招收留学生，已接收来自澳大利亚、加拿大、法国、泰国、印度、马来西亚等国家的留学实习生和研究生。邀请哥伦比亚大学、南卡大学等教授来院进行床边教学和课堂教学的专题培训；加强师资海外培训，出资选派教师赴美国约翰·霍普金斯医院和加州大学、德国慕尼黑大学、新加坡国立大学、西澳大学等进行专项教学培训。2014年，与美国罗马琳达大学语言传播科学团队合作开展了首届中美儿童语言治疗培训课程，并互派学生访问交流。

第五章
第二临床医学院（临床医学二系）

2016 年 7 月，医学院发文调整内科学、外科学等 31 个教研室负责人名单。

2018 年 1 月，经学校党委研究决定，临床医学二系不再设置，依托附属第二医院成立第二临床医学院，王建安任院长，王凯、吴志英任副院长，项美香任党总支书记。同年 4 月，根据《浙江大学医学院关于印发临床医学院等实施方案的通知》（医学院发〔2018〕10 号）精神，进一步完善第二临床医学院组织架构和工作职责，下设综合办公室、教育办公室和科研办公室，成立教学质量管理中心、教学信息技术中心、临床技能中心。

2021 年 5 月，经学校党委研究决定，由胡新央任第二临床医学院副院长，免去王凯的第二临床医学院副院长职务。

一、师资队伍

（一）2012—2017 年

2017 年，临床医学二系有教授 45 人、副教授 21 人，脱产带教老师 22 人，博士研究生导师 110 人、硕士研究生导师 268 人，涵盖所有临床学科。临床医学二系高层次人才包括国内唯一的英、法、美、欧四个外科学院荣誉院士 1 人、国家级人才计划入选者 2 人（含青年）、“长江学者奖励计划”入选者 5 人、国家杰出青年科学基金获得者 5 人、国家“万人计划”领军人才 2 人、国家优秀青年科学基金获得者 4 人、“长江学者奖励计划”青年学者 1 人、科技部中青年科技创新领军人才 2 人、国家卫生和计划生育委员会有突出贡献中青年专家 8 人。

临床医学二系拥有一批临床、教学经验丰富的教师亲临教学一线授课，并注重青年教师培养。2012 年，妇产科黄荷凤教授获“全国三八红旗手”称号，妇产科石一复教授获首届“中国妇产科医师奖”。2013 年，心血管内科王建安教授获浙江大学第三届研究生“五好”导学团队，普外科陈力教授先后获“宝钢教育奖”“浙江省杰出教师”“浙江省级优秀教师暨高校优秀教师”称号。2015—2016 年，麻醉科严敏教授、耳鼻咽喉科杨蓓蓓主任获“全国住院医师心中好导师”称号。2016 年，呼吸内科沈华浩教授获浙江大学第六届研究生“五好”导学团队，陈力教授获“浙江省高校优秀教师”称号。2017 年，口腔外科褚涵文老师获浙江省青年教师教学竞赛特等奖。放射科张敏鸣教授获“全国住院医生规范化培训优秀专业基地主任”称号。2012—2017 年，临床医学二系共有国家级规划教材主编/副主编 5 名、编委委员 15 名。

（二）2018—2022 年

截至 2022 年 6 月，第二临床医学院有博士研究生导师 138 人、硕士研究生导师 346 人，教授 48 人、副教授 24 人，涵盖所有临床学科。自 2018 年第二临床医学院成立以来，脱产带教老师 137 人、兼职带教老师 13 人，已形成以高层次人才领衔、骨干教师为核心、以一般师资为基础的临床师资团队。高层次人才包括国内唯一获英国、法国、美国、欧洲四个外科学院荣誉院士 1 人、国家级人才计划入选者 4 人、国家“万人计划”科技创新领军人才 5 人、国家“百千万人才工程”入选者 1 人、国家杰出青年科学基金获得者 5 人、“长江学者奖励计划”特聘教授 7 人、浙江省特级专家 6 人。第二临床医学院发挥广济名师效应，注重青年教师培养，截至 2022 年，建成 5 支核心骨干师资团队（含专职教学秘书团队、临床实践教学骨干师资团队、临床技能核心师资团队、高级生命支持导师团队和命题骨干教师团队），现有 380 人。2018 年，第二临床医学院成为教育部首批临床教学培训示范中心。2018—2019 年，心血管内科王建安教授、肝胆胰外科王伟林教授获全国住院医师规范化培训“优秀住培基地负责人”称号，急诊医学科张茂教授、麻醉科严敏教授获全国住院医生规范化培训“优秀专业基地主任”称号，心血管内科谢小洁主任、风湿免疫科薛静主任获全国住院医师规范化培训“优秀带教老师”称号。2018—2021 年，心血管内科项美香教授获中国卫生健康思想政治工作促进会医学教育师德师风先进个人、浙江省“三育人”教书育人标兵、浙江省教育系统“事业家庭兼顾型先进个人”称号、浙江大学第八届研究生“五好”导学团队、浙江大学陈小英医学教师奖。2018 年，口腔外科褚涵文老师获全国第八届医学（医药）院校青年教师教学基本功比赛二等奖和最佳教案奖，眼科姚克教师团队获“首批全国高校黄大年式教师团队”称号。2019 年，护理部杨旻斐老师获全国高校（医学类）微课教学比赛一等奖，综合牙科葛子瑜老师和脑重症医学科任礽老师分别在 2019 年和 2021 年全国 MBBS 项目青年教师英语授课获一等奖。2021 年，风湿免疫科薛静主任获浙江大学创新大赛一等奖，呼吸内科华雯老师获浙江省青年教师教学竞赛一等奖。2022 年，风湿免疫科薛静主任获第二届全国高校教师教学创新大赛部属高校正高组二等奖。2018—2022 年，第二临床医学院共有国家级规划教材主编/副主编 5 名、编委委员 9 名。

二、教育教学

（一）本科教学

2016 年，医学院发文调整临床医学二系 31 个教研室负责人名单。临床教学主要承担临床医学专业 5 年制（含 5+3）学生实习任务。

2021 年，第二临床医学院共开设本科生理论课程 29 门，参与理论授课教师共 217 人次，合计授课 1345 学时；参与医学院课程授课 5 门，总课时 2116 学时，参与授课教师 103 人次；每年选派 2 名教师连续脱产 5 个月带教《诊断学》，2—4 名教师带教《外科学总论》，8 名教师参与八年制 PBL 教学；2018 年，第二临床医学院首次面向浙江大学本科生开设通识课程《现场急救知识与技能》，截至 2022 年 3 月，已开设 5 学期课程，共有 210 名来自全校各专业本科生参与上课。

在医学院的总体部署下，临床医学专业五年制见习医生继续采用“见习医生制”（Clerkship）。2019 年，首次将 TBL 教学模式引入实习医生教学查房和病例讨论中，并于 2021 年组建一支 TBL 教师团队，在全院进行师资培训并推广。2019 年开始，第二临床医学院在临床教学中全面实行形成性评价（Mini-CEX 和 DOPs）。2020 年，受新冠疫情影响，临床课程授课从线下转为线上，实现从传统现场授课到网络授课教学形态的转变；建成 6 个虚拟仿真实验教学项目（含国家级 1 项、省级 5 项）和 22 门 MOOC 课程（含 5 门双语课程，其中 13 门已上线）。2021 年，持续探索将角色扮演、叙事医学、SNAPPS 等教学模式应用于临床教学；制定第二临床医学院教学查房标准化操作流程（SOP），进一步明确教学查房步骤、强化参与查房人员职责，并在全院推广。2021 年，全面推进课程思政建设向纵深发展，举办系列课程思政专项专题培训、教研活动，严格落实课程思政“进教学大纲、进教学计划、进教案、进课程”，实现三全（全员、全程和全方位）思政教育模式。

临床医学二系负责培训的学生于 2013 年获第四届全国高等医学院校大学生临床技能竞赛华东赛特等奖和全国赛三等奖，于 2016 年获第七届全国高等医学院校大学生临床技能竞赛华东赛一等奖和全国赛三等奖。2017 年和 2018 年，连续两年包揽浙江大学医学院临床技能竞赛前四名。

2014 年 12 月，“妇产科学”国家级精品资源共享课程获得立项并正式上线，妇产科谢幸教授主编的国家级规划教材《妇产科学(第八版)》荣获“2013 年度浙江大学十大教材”；2016 年，“妇产科学”课程获首批“国家级精品资源共享课”；2017 年，“妇产科学”课程被评为教育部来华留学英语授课品牌课程。心血管内科王建安教授负责建设的“血管急重症的临床思维虚拟仿真教学系统”课程，2018 年被认定为教育部虚拟仿真实验教学项目，2020 被认定为国家级一流课程（虚拟仿真项目）。2019—2020 年，新增 5 门浙江省虚拟仿真实验教学项目。2020 年，“MEDICINE”被认定为国家级来华留学生精品在线开放课程；2021—2022 年，新增 3 门省级一流本科生课程[“骨科学”(线上)、“Dermatovenerology”、“心脏康复学”]，获批浙江省课程思政示范基层教学组织 2 个（含内科学教研室和外科学教研室）。心血管内科王建安教授团队分别于 2016 年、2022 年获浙江省级教学成果奖二等奖、浙江省级教学成果奖一等奖。2012—2022 年，主编国家级规划教材 7 本，副主编教材 9 本，参编 30 本。

（二）研究生教学

2009 年，临床医学二系有 12 个学位点（5 个三级学科、7 个二级学科）；到 2011 年，增加 1 个三级学科学位点；2018 年，增加 1 个二级学科学位点，即有 14 个学位点（6 个三级学科、8 个二级学科）。

第二临床医学院十分重视师资队伍的建设，院内积极举办师德师风培训、教育改革培训等。采用“引进海内外高层次人才、外培骨干核心教师”，推进国际化的研究生师资队伍建设。2018—2022 年，核心师资海外访学交流 1195 人次，外籍师资来院交流 975 人次。

2018—2022 年，第二临床医学院教师获批国家优秀研究生主题案例 1 项、浙江省研究生项目 6 项（含教学改革 4 项、教学成果奖 1 项和主题案例 1 项）、浙江大学研究生教材立项 2 个、浙江大学优秀研究生课程 11 项（含 MOOC 课程 8 项、课程思政项目 2 项、专业学位研究生硕士核心课程 1 项）、浙江大学专业研究生实践基地认定 1 项、浙江大学研究生研究项目 35 项（含海外交流 5 项、教学成果 1 项、教学改革项目 20 项、主题案例 9 项）。2022 年，第二临床医学院被认定为浙江大学专业学位研究生实践基地，眼科姚克教授团队的“基于 Wet Lab 平台、以临床能力为导向的眼科专业学位研究生教学改革与实践”获浙江省教学成果奖特等奖。

研究生培养规模逐步扩大。截至 2022 年 6 月，第二临床医学院有在读研究生（含留学生）共 964 人，其中博士研究生 411 人（科学博士 209 人，专业博士 202 人）、硕士研究生 553 人（科学硕士 174 人，专业硕士 379 人）。2015—2022 年，进站临床型博士后共 97 名，其中 46 名已经完成述职出站，截至 2022 年 6 月，有 51 名临床型博士后在站。

自 2012 年开始举办浙大二院广济学术周青年博士论坛，已成功举办九届。2019 年举办“浙江大学全国临床医学广济博士生学术论坛”，为全国的研究生和青年医生提供一个交流沟通、自我展示的平台。

（三）研究生思政

第二临床医学院落实“立德树人”根本任务，每年选派优秀临床医师担任研究生班级德育导师，2012—2022 年，共有 74 名临床医师担任研究生班级德育老师，其中有 15 名德育导师被浙江大学评选为年度优秀德育导师。

第二临床医学院力争做到学生工作的网格化、队伍建设的制度化、学生活动的品牌化、宣传平台的故事化、心理帮扶的科学化。以研究生党建引领思政教育，2019 年成为医学院思政工作的唯一试点单位，创新了按学科专业分班，党支部、团支部建在班上的模式，形成了党支部、团支部和班级建设三方面共建的格局，使得党团班间的联系更加紧密。以党建促发展，2021 年，在建党 100 周年之际，开展了形式丰富的“党史学习教育”“使命愿景大讨论”等，并启动“党建 1+1”工作；组织研究生前往贵州台江开展集党建、科普义诊、知识传送和调研“四位一体”的医疗帮扶项目，在贵州台江建立了“附属第二医院学生党总支党建基地”和“浙江大学医学院学生社会实践基地”，引导医学生了解基层医疗的现状。

自 2019 年起，第二临床医学院举办“广济医学人文讲坛”，邀请学术大咖进行大型医学人文讲座，包括理想信念、医德医风、科研诚信和医学人文等内容，增强学生对道德、仁爱、感恩的切身感受，塑造优雅心灵。搭建“OMO”（Online Merge Offline）心理健康平台，包括举办“禹你有约”线上团体心理辅导活动，突破地域的限制，聚焦学生的人际交往问题、心理困扰、情绪管理等领域；举办“广济巴林特”线下团体心理辅导活动，以小组的形式针对典型医患关系案例，通过角色转换、遐想、共情等方式分析事件当事人情绪背后的心理过程，学会有效建立医患关系；开展新学期心理筛查、心理健康讲座、心理咨询日等常态化活动，缓解学生情绪困扰。2019 年，开通“广济杏林”微信公众号，构建互联网宣传阵地，发挥良好窗口作用，宣传弘扬正能量。2020 年起，开展“广济之舟+”志愿服务，学生参加院内志愿服务，服务于门急诊导诊、自助机使用、患者满意度调查等，让学生在实践中浸润医学人文精神。举办演讲大赛、合唱比赛、篮球赛、摄影大赛、诗词创作大赛等活动，同时组织研究生开展丰富多彩的班级活动。

2022 年起，开展“领航者——附属第二医院研究生就业指导品牌项目”，提供科学就业规划、个性化就业指导，加强就业技巧、面试技巧培训，让学生在面试中有更多优势；同时开展毕业生分享会，邀请优秀校友做就业咨询和交流，促进学生树立正确择业观。

第二临床医学院注重打造广济思政品牌，2019—2021 年，连续 2 次获得医学院“杏林思行”重点项目：广济医学人文教育体系、广济线上线下融合“OMO”心理健康提升平台；连续 2 次获得医学院“杏林思行”一般项目：“广济之舟+”志愿服务提升医学人文素养工程、“红心 1+1”健康进社区项目。

（四）毕业后医学教育

第二临床医学院住院医师规范化培训基地是国家首批住院医师规范化培训基地。在培住院医师约 1300 人，是浙江省最大的住院医师规范化培训基地，其中外单位委培+社会化培训住院医师占总数的 55%。历年来招录人数均为浙江省第一。师资力量雄厚，多次承担浙江省住培高级师资培训三模块工作。共有 23 个专业基地，分别为内科、外科、妇产科、急诊科、骨科、神经内科、皮肤科、眼科、耳鼻咽喉科、精神科、康复医学科、麻醉科、医学检验科、临床病理科、口腔科、全科医学科、放射科、超声医学科、核医学科、神经外科、放射肿瘤科、儿科、重症医学科，先后有 3 人被评为“全国住培优秀专业基地主任”。其中全科、麻醉科、精神科、内科、外科、急诊科、临床病理科、康复医学科等 8 个专业基地获批全国重点专业基地，数量全省最多，位列全国前列。秉承“3H”，即 Head（Knowledge）知识、Hand（Skill）技术和 Heart（Humanity）仁心的卓越医师培养理念，以阳光培训、阳光考核、阳光资质作为“三步走”战略，锻炼住院医师的岗位胜任力。积极开展海外合作，与英国皇家内科医师学会联盟（FRCP）开展住院医师规范化培训合作，并通过 Level 1 认证。神经外科和麻醉科住院医师培训的质量受到美国毕业后医学教育委员会（ACGME）认可，是众多海外住院医师在中国大陆首选培训基地之一。2019 年，顺利通过国家住院医师培训基地评估。住培结业考总体通过率多次获得省级综合性医院第一名。

第二临床医学院专科医师规范化培训基地是全国首批专科医师规范化培训试点基地，有心血管病学、呼吸与危重症医学、普通外科学、神经外科学、内科危重症医学、外科危重症医学、口腔颌面外科学等 7 个专科基地，在培专科医师总计 88 人，是浙江省最大的专科医师规范化培训基地。

（五）继续医学教育

充分发挥师资优势，第二临床医学院每年举办各种级别的继教班，承担国家级继续教育项目和省级继续教育项目数及培训人员逐年递增。获批项目从 2012 年国家级 41 项、省级 6 项，持续稳步增长到 2022 年国家级 96 项、省级 47 项。每年参加学院继教班的培训人员 3 万余人次，为提高在职人员的业务技术水平做出了重要贡献。

（六）临床技能培训

2012 年，第二临床医学院临床技能培训中心落地附属第二医院行政中心（金钱大厦）9 楼，2015 年又搬迁至 5 楼，拥有 2000 多平方米的模拟培训场地，设置标准模拟手术室、模拟病房、模拟产房、模拟ICU、心肺听诊模拟训练室、计算机医学模拟训练室、内科模拟教学实验室、外科模拟教学实验室、虚拟仿真模拟训练室等不同培训空间，配有音、视频录制系统，可模拟各种临床场景，开展多种形式的情景模拟教学。多年来，培训中心秉承公共平台的服务理念，践行“实施卓越培训、提升服务品质、保障患者安全”的核心价值观，整合多学科教学资源，采用线上线下混合式教学方式，承接院校教育到国家规范化住院医师、专科医师及各层次护理人员的培训，年均培训 2 万余人次。

作为浙江省首批美国心脏协会（AHA）的授权培训基地，中心每年承担 3000 人次以上的BLS（基本生命支持）、ACLS（高级生命支持）、HS（心脏复苏）等培训，曾三次荣获“美国心脏协会大中华区杰出培训中心”称号，标准课程培训人数居全国医疗机构首位。中心的急救培训课程不仅全面覆盖全院医护人员、住院医师行政后勤、见实习生等，提升了员工的急救能力，还进一步辐射到省内外 180 余家单位。

中心近几年深耕住院医师临床实践能力培养，协同教学部构建以岗位胜任力为核心的住院医师临床实践能力培训体系。通过岗前培训、二阶段培训、高阶模拟培训、模拟考核等，淬炼住院医师实践动手能力，2022 年，第二临床医学院住院医师结业考核临床实践能力通过率达 99.22%，创历史新高，并获批国家卫健委医院管理研究所第一批“外科基础技能提升项目培训基地”。

2020 年，中心受中国医师协会专培部邀请，参与并撰写完成“全国专科医师规范化培训结业考核方案”。2021 年，承担浙江省心血管病学及内科危重症、外科危重症的首次全国专科医师规范化培训临床实践能力考核工作。同年，中心与国家人才中心合作，联合各专科培训基地，在国内首创“闯关式”线上考官培训模式，教学影响力辐射全国。截至 2022 年 4 月，已经举办 3 期“全国住院医师规范化培训临床实践能力考核命题及考官线上培训班”，来自全国近千家医疗机构的 7000 多名学员参加了培训班，覆盖除西藏自治区外的所有省、区、市和新疆生产建设兵团，培训满意度高达 99.35%。

三、科学研究与学科建设

（一）教学研究

1. 教学论文

2012—2022 年，共发表教学文章 124 篇，其中 SCI 文章 6 篇、一级期刊 63 篇。

2. 教改项目

2012—2017 年，临床医学二系共立项 12 项（省级 3 项、校级 1 项、院级 8 项）；2018 年 1 月—2022 年 3 月，第二临床医学院共立项 75 项（国家级 1 项、省级 11 项、校级 39 项、院级 24 项）。2020 年，获国家自然社科类教学基金项目 1 项，实现我院在国家级社科类教学基金项目上“零”的突破。2019 年，第二临床医学院首次设立“教育教学改革创新项目基金项目”。截至 2022 年，共立项 105 项（重点项目 12 项、一般项目 93 项）。2021—2022 年，第二临床医学院大力推动与“课程思政”相关的课堂教学改革，获 4 项省级课程思政教学研究项目、5 项校级课程思政项目（本科生项目 3 门、研究生项目 2 门）。

3. 学生科研

2012—2021 年，第二临床医学院博士研究生中，有 9 人获浙江大学优秀博士生学位论文，7 人获浙江大学优秀博士生学位论文提名，5 人获浙江省优秀博士生学位论文提名；4 名硕士研究生获浙江省优秀硕士学位论文。2018—2021 年，第二临床医学院研究生主持浙江省教育厅一般科研项目（专业学位研究生培养模式改革专项）9 项，医学院教育教学改革项目 1 项，浙江大学专业学位优秀实践成果评选 1 项，“浙江省大学生科技创新活动计划（新苗人才计划）”8 项。2012—2021 年，第二临床医学院在读研究生以第一作者发表文章 1700 多篇，占医学院 SCI 文章发表总数的 30%。

（二）学科建设

2020 年获批 3 个国家级住院医师规范化培训重点专业基地（精神科、麻醉科、全科），2021 年新获批 5 个（内科、外科、急诊科、康复科、病理科），为浙江省最多。

四、国际交流与合作

拓展海外交流渠道，形成国际化教学品牌，建立与多个国际知名医学院校的长期稳定合作，包括美国加州大学洛杉矶分校（UCLA）、美国布朗大学、美国上州医科大学、加拿大阿尔伯塔大学、德国切瑞特医学中心、以色列希伯来大学等。自 2012 年起，共接收172名国际本科交流生进行为期1—4个月的交流与学习。

2019年，第二临床医学院设立“学生海外交流奖学金”专项经费（奖学金≥100万元/年），鼓励学生出国交流。

2019年4月，第二临床医学院与英国皇家内科医师学会联盟（FRCP）签订教育合作协议，成为FRCP在中国大陆的首家合作单位；同年，选派3名教师赴英国皇家内科医师学会联盟进行师资培养。2020年，与英国皇家内科医师学会联盟签订新一轮合作协议，开展远程教学专题讨论，完成第一届全英文师资培训。2021年，与英国皇家内科医师学会开展多次远程视频会议，继续推进双方在住院医师培训领域的交流合作；借鉴英国皇家内科医师学会的e-Portfolio系统实践经验，改进完善第二临床医学院住院医师评价和管理系统，该系统已在全科等多个学科推广应用。第二临床医学院有计划、分批次遴选优秀教师赴海外知名院校参加教学培训，2018—2022年共选派13名教师参加医学院出国教学交流项目（含西澳大学、墨尔本大学和新加坡国立大学项目等），扩宽教师国际化视野。

2019年，推动全英文课程建设，培养具有国际竞争力的卓越医学人才。聘请外籍专家参与八年制医学生全英文模块课程，确保课程体系与国际医学教育接轨。全院常态化开展英文教查和英文小讲课（2次/月），营造英文教学的氛围，提高全院临床师生的医学专业英语水平。

此外，第二临床医学院与海外多家大学、研究所开展深度合作，实施“学科共建、项目共研、人才共育”战略计划。增加短期海外交流项目，探讨多元化交流路径。

第六章

第三临床医学院（临床医学三系）

第三临床医学院的前身是成立于1999年的临床医学三系，主要承担医学院各类医学教育和教学任务，是当时医学院最年轻的综合性临床医学系。1998年，临床医学三系开始设立内、外科2个教研室，秉承着高起点、高标准的理念，教学工作从无到有，开始承担1994级重点班30名实习医生教学、1995级临床大课教学及七年制硕士研究生指导培养工作。随后，作为医学院七年制教学改革试点院系，实施“见习医师制度”改革。2003年，在医院科教部门推进下，教研室增加至9个，并在美国医学专家的指导下，国内最早开展了“以问题为导向的教学（PBL）”实践，为后来的八年制整合式教学改革奠定了基础。2018年，医学院教育教学组织架构调整，成立第三临床医学院，设立教育委员会与督导委员会、基层教学管理部门（教育办公室）组织运行管理。同时，成立教学质量管理中心、教学信息技术中心、临床技能中心等机构。共有在编教育管理人员21人。新成立的第三临床医学院进一步整合了教育教学资源，在短短几年时间里发展迅速、亮点突出。

一、师资队伍

临床医学三系多年来坚持国际合作推进医学教育的新理念，打造卓越的师资队伍，构建良好的医学教育氛围。除了让临床师资接受“走进来”的教学交流，医学院还积极把临床老师“派出去”学习。2012年，附属邵逸夫医院内科教师代表团首次参加美国内科教育联盟（AAIM）的年会，创造了该联盟历史上首次有中国临床教师的参会纪录。2017年，全科方力争主任应邀首度参加英国全科医学年度大会，并做题为“中国的全科医师培训”的专题报告。同年，由科教科长王青青主任带队赴英国剑桥大学医学院开展医学教育交流，开启与剑桥大学医学院临床实习教育合作；西澳大学医学院院长Wendy Erber亲自带队来医院洽谈开展临床教学合作事宜，更深入地交流如何实现医学院国际平台的提升。2017年，附属邵逸夫医院成为美国梅奥诊所（Mayo Clinic）在中国唯一的联盟医疗机构（MCCN），开展包括医学教育在内的全方位事业合作。2021年，医学院副院长俞云松教授带队赴美国佛州梅奥诊所（Mayo Clinic）开展教学与科研深入合作事宜。

2018年，第三临床医学院平台搭建完成并开始运行。在蔡秀军院长提出的打造专业的临床教学师资队伍理念指导下，保持了5%临床医师长期参与临床教学与教学学术，建立教学师资库，分类形成高级师资库、骨干师资库、普通师资库、留学生英语教学师资库等若干个专项师资库。高级师资库及骨干师资库给予人事专项教学津贴，设立准入迁出制度。教学师资库定期接受院级、校级、省级或国家级高级师资培训，提升教学学术水平。

2018 年，第三临床医学院重新修订临床教学岗的管理办法和晋升高级职称教育业绩评分分类管理办法。对带教老师的教学工作量、教学成果、教学学术成绩、带教能力和态度开展量化评估，对教学业绩进行分类量化考核，共四部分 20 个对应条款，为临床师资教学工作的定量考核与职称晋升前的教学业绩考核提供合理评价数据与依据。并在此基础上，针对教学工作业绩特别出色的师资，在 2021 年设置了教学“一招鲜”的高级职称晋升破格制度，激发了广大临床师资的教学热情。

2018—2021 年，第三临床医学院的师资队伍逐年扩大，并逐步落实分层管理。2019 年，师资管理制度的修订与落实促进了对 794 名临床师资的分类管理，其中专门负责医学生教学师资 38 人、留学生师资 57 人、核心师资 26 人、骨干师资 58 人、高级师资 50 人。2021 年，拥有临床教学师资 841 人，其中博士研究生导师 69 人、硕士研究生导师 119 人。拥有“长江学者奖励计划”特聘教授 1 人、教育部高校教学指导委员会委员 3 人、教育部新（跨）世纪优秀人才 2 人、浙江省“三育人”岗位建功先进个人 1 人、浙江省省级名师 1 名、浙江省“最美教师”1 人、浙江省杰出教师 1 人、浙江省高校优秀教师 1 人、浙江大学校级名师 1 名、浙江大学优质教学奖获得者 6 名、浙江大学“三育人”教书育人标兵 3 人、浙江大学“五好导师团队”1 个。

二、教育教学

（一）本科生教育

2018 年，医学院教育教学组织架构调整，成立第三临床医学院，教学基层组织规模扩大，设立的教研室与教研组有内科学、心血管病学、呼吸病学、消化病学、肾病学、血液病学、内分泌学、外科学、普通外科学、骨科学、心胸外科学、神经外科学、泌尿外科学、肿瘤学、神经病学、精神病学、急诊医学、眼科学、耳鼻咽喉科学、口腔科学、皮肤性病学、医学影像学、中医学、麻醉学、全科医学、康复医学、医学英语共 27 个，承担各类本科教学任务与学生、教师管理工作。开设的本科生课程包括五年制临床医学理论大课等 9 门，八年制课程 3 门，通识课程 2 门，总课时数达 580 课时，参与理论授课的临床师资 133 人次。另外，第三临床医学院在医学生临床技能培训和模拟培训方面不断加大投入，2016 年斩获全国大学生临床技能竞赛决赛二等奖，是浙江大学代表队参赛以来的最佳成绩。2019 年，第三临床医学院医学生代表队包揽医学院临床技能竞赛前四奖项，并获团体奖荣誉。

（二）研究生教育与思想政治建设

截至 2021 年 12 月，第三临床医学院拥有博士研究生导师 81 名、硕士研究生导师

143 名，在培研究生 470 余人，同等学力约 450 人，开设“实用临床基础”“外科学临床专业实践”“整形外科学专题”“临床检验诊断学专题”“现代临床检验诊断学”“内分泌与代谢病学专题”“内科学进展”等研究生课程共 7 门。2018 年以来，配备专职思政管理工作人员。学生党总支共设党支部 5 个，有党员 178 人，规范做好研究生党员党务工作。2020 年以来，开展了主题鲜明、特色突出的党—团—班主题教育活动，选拔了 49 名优秀医师担任新生之友、班主任、德育导师及兼职辅导员，实现临床培训与思政管理的无缝衔接。在创新创业竞赛中，第三临床医学院研究生获 2020 年中国国际“互联网+”大学生创新创业大赛金奖（全国总决赛医药类第一名）。

（三）毕业后医学教育

2012 年以来，内科与美国罗马琳达大学合作培训住院医师，在全国最早设立住培项目制与专职项目主任职位；最早将胜任力医学教育评价引入，采用了住院医师 360 度评价体系。与美国密歇根州立大学 Genesys 医学中心协作探索符合中国国情的培训方式，逐步形成了特色的全科医师培训模式，这种教学培训模式成为全国全科医师培训的模板。2014 年，医院入选首批国家级住院医师规范化培训基地。截至 2021 年 12 月，拥有专业基地 22 个，其中内科、外科、全科、康复科、妇产科是中国医师协会认证的住院医师规范化培训重点专业基地，在培住院医师 838 人。2016 年，全科成为首个通过英国皇家全科医师协会（RCGP）教学认证的中国项目，同时荣获浙江省教学成果一等奖。2017 年，全科获得“全国十佳全科医生培训基地”称号。2017 年 9 月，蔡秀军院长荣获首届“中国医师协会全国十佳住培基地负责人”称号。呼吸与危重症医学科、普通外科分别于 2017 年和 2018 年入选首批专科医师规范化培训基地，目前在培专科医师 24 人。

（四）教学中心平台

附属邵逸夫医院技能培训中心是浙江省成立最早、规模最大的医院临床技能培训中心。2012 年获得美国心脏协会（AHA）的授权，是美国心脏协会（AHA）在国内第一批授权成立的心血管急救国际培训机构，拥有 AHA 直接聘任的浙江省唯一的一位大中华区的区域主任导师，也是国内拥有导师种类最齐全的培训单位，是全国心肺复苏培训的标杆。2015 年，附属邵逸夫医院外科技能培训中心与腹腔镜手术课程获得英国皇家外科协会（RCS）的认证，在国内模拟教育界首屈一指。2018 年，第三临床医学院由教育部和国家卫健委共同认证为国家临床教学培训示范中心。第三临床医学院新筹建的临床培训中心教学空间近 3000 平方米，拥有临床思维模拟训练系统、实时 3D 重建解剖、影像及手术计划训练系统、高仿真综合模拟训练系统、临床技能综合训练与 OSCE 考核系统、腹腔镜手术模拟训练系统，以及多媒体监控等训练与考核系统与平台。模拟设备总值 650.8 万元，全年开展各类师生的模拟培训达 3075 人次，并利用外科微创模拟中心打造了“柳叶匠心训练营”系列培训课程。

（五）师资队伍建设

第三临床医学院积极开展关于教师能力提升的培训，实施持续性院内临床教师培训项目，营造教学氛围。每月定期组织院内师资培训，针对临床教师能力提升这一目标，设计了基础课程与进阶课程，共计培训 3173 人次，发放培训合格证书 417 份。在推动教师开展教学改革研究与一流课程建设培育方面，第三临床医学院自建成以来共获得省级项目 22 项、校级项目 43 项，荣获国家级教学课题 3 项，并投入 200 多万元设立教育教学改革创新项目基金与研究建设配套经费，2018 年第三临床医学院成立至 2021 年 12 月，共发表医学教育论文 73 篇，获得浙江大学教育成果一等奖 1 项，编写各类临床医学规划教材 12 版、新形态医学教材 4 本。

（六）信息化建设

自 2018 年全面推进教育教学信息化工作以来，第三临床医学院积极推进信息技术与医学教育深度融合，目前已建成MOOC课程 13 项，获得虚拟仿真实验教学培训项目 13 项、优质线上线下混合课程 2 项。为师生免费提供“UpToDate”临床决策系统，鼓励学生开展循证医学信息检索与自主学习，2021 年全年学习阅读量达到 124736 次；还推出网络云图书馆和App，为师生们提供免费中外文献全文检索平台，点击检索访问累计 20 余万次。建立起完善的信息化教学管理平台微信小程序，开通教学活动管理、考勤、教学业绩统计、教学评价、教学资源预约、在线学习等功能，尤其在新冠疫情防控状态下发挥了关键性作用，截至 2021 年底，共上线 371 门课程，累计在线学习次数达 22217 次。

三、科学研究与学科建设

第三临床医学院 2012—2021 年累计到账科研经费达 4.73 亿元。承担各类国家级、省部级、厅局级科研项目 1898 项，其中“三重”项目 23 项：国家重点研发计划 4 项，国家自然科学基金重大科研仪器研制项目 1 项、重点项目 4 项、国际（地区）合作与交流项目 3 项、区域创新发展联合基金项目 4 项、杰出青年科学基金项目 1 项、优秀青年科学基金项目 2 项、外国学者研究基金项目 1 项，科技部国家科技支撑计划 1 项、国际合作项目 1 项，JW 后勤科研项目 1 项，等等。以牵头单位名义获得国家科技进步二等奖 1 项、全国创新争先奖 1 项、浙江省科学技术重大贡献奖 1 项、浙江省科学技术奖一等奖 5 项。

2012—2021 年，第三临床医学院发表SCI收录论文持续上升，论文质量显著提高。学术论文和文献综述两类论文合计 2866 篇，其中发表在国际顶级期刊CNS杂志上的论文 6 篇，学科顶尖期刊共计发表论文 106 篇，高质量期刊共计发表论文 527 篇。2017 年，俞云松教授团队研究成果入选“中国百篇最具影响国际学术论文”；2020 年，骨科范顺武教授团队研究成果入选“中国百篇最具影响国际学术论文”。

2013 年，临床医学三系启动重点学科（亚专科）建设方案，邀请第三方评审确定了医院重点学科和亚专科，并启动学科建设专项经费，其中重点学科 50 万元/年、亚专科

Ⅰ类25万元/年、亚专科Ⅱ类每年15万元/年，5年为一个建设周期，有力支持了学科的人才和学术建设，医院学科建设迎来了全新发展和进步。2014年，承担建设普通外科学、护理学、病理学等3个国家临床重点专科。2021年，呼吸内科成为第4个国家临床重点专科建设对象。现拥有1个浙江省医学重点学科群——腔镜外科。在2011年获批8个第一批浙江省医学支撑学科和创新学科（腔镜外科学、微创妇科学、内分泌代谢学、角膜病学、个体化检验诊断学、心血管再生医学、微创胰胃外科学和临床微生物学）的基础上，2015年，又有4个学科获批第二批浙江省医学重点学科，分别是恶性肿瘤个体化诊治学、消化病学、骨外科学和全科医学。2018年，启动“邵逸夫医院未来四年（2018—2021年）学科建设、人才引育行动计划”，系统推进学科建设。首年投入建设总经费2000万元，之后根据各学科“双一流”指标完成情况进行相应经费投入。2018—2019年，与浙江大学冷冻电镜中心、浙江大学生物医学工程与仪器科学学院签署合作协议，开展战略合作。推进高峰学科建设，微创医学、骨科、心内科、妇产科、肝病感染科、呼吸与危重医学科在微创医学技术与器械装备研发、骨骼肌肉系统再生修复、心血管介入与再生修复、生殖障碍诊治、微生物技术与生物信息、呼吸介入与肺血管疾病领域等研究领域开展前沿研究和重大技术创新。

在承担建设浙江省生物治疗重点实验室、浙江省腔镜技术研究重点实验室的基础上，2016—2021年，附属邵逸夫医院作为依托单位先后获得浙江省认知医疗工程技术研究中心（2016年）、浙江省生殖障碍诊治研究重点实验室（2017年）、浙江省骨骼肌肉退变与再生修复转化研究重点实验室（2018年）、浙江省心血管介入与再生修复研究重点实验室（2019年）、浙江省角膜病研究重点实验室（2020年）和浙江省医学精准检验与监测研究重点实验室（2021年）的认定。2017年，浙江省启动首批临床医学研究中心建设，医院作为牵头单位获批浙江省腹腔脏器微创诊治临床医学研究中心，2021年再次成功获批建设浙江省妇产疾病临床医学研究中心。同时，2016—2020年，先后获批国家卫生和计划生育委员会第二批干细胞临床研究备案机构（2017年）、微创技术与装备研发浙江省工程实验室（2018年）、浙江省微创医学国际科技合作基地（2018年）、浙江省重症肝胆疾病（微创）诊治技术研究中心（2019年）、浙江省医学影像国际科技合作基地（2020年）等科研平台和基地。凭借在微创医学领域的深耕细作，附属邵逸夫医院于2021年获批全国首个微创医学领域的国家工程研究中心——微创器械创新及应用国家工程研究中心。

四、国际交流与合作

2011—2018年，第三临床医学院与美国罗马琳达大学保持长期合作，以每年常规10人次的频率派遣临床医师接受国际医学教育培训。2018年起，建立更多国外的诸多著名的医学院校与医学中心的教学合作，包括剑桥大学医学院、梅奥诊所、美国毕业后医学教育认证委员会（ACGME）、西澳大学医学院、英国皇家全科与外科医师协会、美国密歇根州立大学等，国际合作人才培养进一步加强。率先设置了院级医学生出国交流项目，共计派遣本科生 18 人分别前往美国罗马琳达大学医学院、哥伦比亚大学附属医院、斯坦福大学医院及哈佛大学附属布列根妇女医院等知名医疗机构学习。强化国际医学教育交流，向美国、新加坡、澳大利亚等医学教育发达国家派出临床师资接受培训共计 20 人次。每年接收海外实习生数十人次来院进修实习。

第七章
妇产科学院

2018 年 1 月，依托附属妇产科医院成立妇产科学院，吕卫国任妇产科学院院长，张丹任副院长，吴瑞瑾任党总支书记。2021 年 5 月，免去张丹的妇产科学院副院长职务。

一、师资队伍

妇产科学院拥有中国科学院院士 1 人（名誉院长）、享受国务院特殊津贴 3 人、国家“长江学者奖励计划”特聘教授 1 人、国家卫健委突出贡献中青年专家 2 人、国家自然科学基金优秀青年科学基金（海外）项目获得者 2 人（其中双聘 1 人），以及国家级人才计划入选者 2 人（双聘）、国家青年人才计划入选者 5 人（兼聘/双聘）、国家杰出青年科学基金获得者 2 人（兼聘）、国家优秀青年科学基金获得者 1 人（双聘）。现有博士研究生导师 38 人、硕士研究生导师 73 人，副高级以上职务专家 200 余人。师资队伍中有普通高等教育本科国家级规划教材《妇产科学》第 8 版、第 9 版第一主编谢幸，全国宝钢优秀教师奖获得者、全国高校混合式创新大赛一等奖获得者张丹，中国卫生计生思想政治工作促进会医学教育分会师德师风先进个人徐向荣，浙江省五一劳动奖章获得者钱志大，等等。

二、教育教学

（一）本科生教育

妇产科学院主要承担临床医学八年制、临床医学五年制、预防医学、留学生（MBBS）院校理论课程授课、临床见习、临床实习等教学工作，年均承担学校本科课程 20 门。2021 年，承担见习生 624 人、实习生 1016 人的教学工作。学生参加全国医学院校临床医学专业（本科）水平测试和执业医师考试通过率均名列前茅。

妇产科学院每年参与医学院本科生招生宣传咨询工作。根据医学院总体部署，每年包干完成北京市、浙江省绍兴市招生宣讲咨询任务。

2019 年，张丹主持的“产房分娩及新生儿处理虚拟仿真实验教学”项目入选国家虚拟仿真实验教学项目。同年，“产房分娩及新生儿处理虚拟仿真实验教学”项目入选浙江省“十三五”高校虚拟仿真实验教学项目。吕卫国主持“浙江大学—浙江大学医学院附属妇产科医院临床实践教育基地”获浙江省“十三五”省级大学生校外实践教育基地立项建设。

2020年，妇产科学院积极应对新冠疫情的危机与挑战，推进信息技术支持下的新形态课程建设，开展小班化教学、混合式教学、翻转课堂，打造线上线下相结合的教学模式。张丹主讲的“产房分娩及新生儿处理虚拟仿真实验教学”课程入选教育部国家级一流本科课程。程晓东主持的留学生“Obstetrics & Gynecology”课程入选2020年度来华留学生临床医学专业本科教育（英语授课）精品在线开放课程。

2021年，医学院妇产科学教研中心入选浙江省第一批课程思政示范基层教学组织。“经阴道取卵及胚胎移植术的虚拟仿真教学系统”“胎盘早剥识别和急救虚拟仿真实验教学”入选浙江省虚拟仿真实验教学项目。“妇产科学（甲）”“Obstetrics & Gynecology”“女性生殖健康”入选浙江省一流本科课程。“妇产科学（甲）”入选浙江省第一批课程思政示范课程。“妇产科学课程思政教学的改革与实践”“女性生殖健康”入选浙江省第一批课程思政教学研究项目。

2021年10月20日至11月16日，承办第二十六期教育部来华留学英语师资培训班（医学），广受好评。

（二）研究生教育

截至2022年3月，妇产科学院在读全日制研究生167人（不含留学生），其中，博士研究生74人、硕士研究生93人。

2018年，成立中共浙江大学医学院妇产科学院总支部委员会，下设中共浙江大学医学院妇产科学院研究生第一支部委员会、中共浙江大学医学院妇产科学院研究生第二支部委员会。同年，创立“杏林春暖”“守护花开”等一支部一品牌，持续推进学生党建工作。成立“守护花开”研究生志愿科普宣讲团，前往高校、企业、社区、中学开展科普宣讲活动。首次成立妇产科学院教学指导委员会、教学督导委员会，设立学生工作办公室。

2019年，研究生思政项目获批医学院“杏林思行”研究生思想政治工作质量提升工程项目。研究生涂米雪获中国科协科技社团党委“不忘初心、牢记使命、建功新时代”全国学会征文一等奖。吕时铭、徐向荣等参编第三轮全国高等学校医学专业研究生国家级规划教材《实验诊断学》《临床医学示范案例分析》。浙江大学研究生支教团（团体）荣膺2018年“最美浙江人·青春领袖”称号；研究生陈瑞雪获浙江大学优秀学生共产党员、唐立新奖学金等荣誉。增设研究生海外交流奖学金。组织研究生参加浙江大学庆祝新中国成立70周年合唱比赛，获综合组一等奖。

2020年，自新冠疫情出现以来，首次实施网络远程研究生学位论文答辩、研究生招生网络远程复试。研究生课程“现代妇产科学”获批浙江大学课程思政立项建设。“守护花开”研究生志愿科普宣讲平台获批校级研究生思想政治教育特色平台。学院首次获批学校研究生国际暑期学校和国际工作坊，举办“2020浙大妇产科国际学术线上论坛——青年学者分论坛”。2020年度研究生海外交流率100%。研究生陈瑞雪获评全国优秀共青团员、中国电信奖学金“飞young奖”。2018级硕士团支部获浙江大学2020年“坚定跟党走 奋进新时代”团支部风采展示大赛一等奖、最佳团务实践奖。

2021年，成立妇产科学院研究生会，创建研究生会党员示范岗。“迟来的幸福”获评浙江省研究生优秀教学案例、浙江大学专业学位研究生优秀教学案例。研究生陈瑞雪获2021年度浙江省高校思政微课大赛学生组特等奖，被聘为“浙江共青团党史学习教育宣讲团”成员，入选“强国青年”。研究生涂米雪获浙江省卫生健康系统青年微党课优秀奖、2021年浙江省高校课程思政学生征文特等奖等荣誉。2018级硕士团支部被评为全省优秀示范团支部。“五育春秋”导学育人空间获批浙江大学示范性“研学空间”。

（三）住院医师规范化培训

截至2022年1月，拥有国家级住院医师规范化培训专业基地5个，包括妇产科、超声医学科、麻醉科、检验医学科、临床病理科。2022年，在培住院医师224名。

2018年9月，詹宏被评为2018年度全国住院医师规范化培训“优秀住院医师”。2019年8月，张丹被评为2019年度全国住院医师规范化培训“优秀专业基地主任”，王芬芬被评为2019年度全国住院医师规范化培训“优秀带教老师”。2020年9月，住院医师规范化培训妇产科专业基地被评为国家首批住院医师规范化培训重点专业基地；同年10月，徐向荣被评为2020年度全国住院医师规范化培训“优秀指导医师”。

根据国家卫健委“黔医人才计划”实施要求，学院积极承担贵州省选派的医疗卫生骨干人才培训任务，自2019年以来，累计接收13名黔医人才。

（四）继续医学教育

主要承担全院中高级以上职称卫生专业技术人员的学分管理、继续医学教育项目管理。2018年，学院获批省级以上继续教育项目首次突破20项。2021年，学院获批立项国家级继续教育项目18项、省级继续教育项目7项，入选省级远程继续教育优质项目1项和精品课程1项。

三、科学研究与学科建设

妇产科学院作为浙江省妇产科科研工作的指导中心，拥有3个妇产疾病领域省部级重点实验室（生殖遗传教育部重点实验室、浙江省女性生殖健康研究重点实验室和浙江省妇科重大疾病精准诊治研究重点实验室）、3个妇产疾病领域国际合作研究中心（浙江大学—香港中文大学人类生殖和相关疾病联合研究中心、浙江大学—不列颠哥伦比亚大学生殖医学联合研究中心和浙江省女性生殖健康研究重点实验室—西澳大学公共卫生学院妇科肿瘤分子流行病学联合研究中心）、1个国家食品药品监督管理局（SFDA）认证的临床药物试验机构、1个国家妇产疾病临床医学研究中心分中心、2个省级临床医学研究中心（浙江省妇产疾病临床医学研究中心和浙江省儿科疾病临床医学研究中心）和多个转化医学研究平台。拥有教育部创新团队1个（“生殖安全转化医学研究”项目创新团队）；国家重点（培育）学科 1 个（妇产科学）；浙江省医学重点学科群 1 个（生殖医学）；浙江省医学重点学科 7 个，其中重点支撑学科 4 个（妇科肿瘤学、计划生育学、产科学、生殖内分泌学）、创新学科 3 个（妇科微创学、普通妇科学、围产护理学）。

曾获国家科技进步二等奖 6 项、省部级科研奖励 21 项、中华医学科技奖 2 项、全国妇幼健康科学技术奖 13 项。牵头承担国家重大科学研究计划（973）项目“辅助生殖诱发胚胎源性疾病的风险评估和机制研究”、“十二五”国家科技支撑计划项目“生殖健康状况评估及关键技术研究”、国家重点研发计划项目“宫颈癌筛查与干预新技术及方案的研究”“排卵异常的发生机制及临床干预研究”“辅助生殖的遗传安全性研究”“宫颈病变的精准筛查和防治研究”。

位列 2021 年度中国医院科技量值（STEM）排行榜妇产科榜单第三名，位列中国医院（2017—2021）五年总科技量值（ASTEM）排行榜妇产科榜单第三名；位列复旦大学医院管理研究所 2020 年度妇产科专科综合排行榜第四名，科技标化值优势突出，在妇产科专科综合十强中排名第二。学科建设实力稳居全国妇产科学第一方阵。

四、国际交流与合作

妇产科学院与美国、日本、德国、澳大利亚、英国、新加坡、瑞典、加拿大、比利时等 10 多个国家的近 30 所高水平学术机构和医学院校建立了学术合作关系。邀请国际一流大学、研究机构负责人或学者来院开展访问、讲学、手术观摩等多种形式的交流，2018—2021 年境外专家线上、线下交流共计 175 人次。2018—2022 年，医院聘请 3 位来自美国、法国、加拿大的顶尖妇产科学专家担任浙江大学客座教授，6 位国际知名学者为浙江大学医学院妇产科学院客座教授，在双方感兴趣的领域进行深层次的科研合作和学术交流，不断推动学科整体发展。截至 2022 年，已建立 3 个妇产疾病领域国际合作研究中心，与澳大利亚玛特妇产医院和加拿大英属哥伦比亚大学医学院妇产科系结成姐妹院系，2020 年获批浙江省国际科技合作基地。2019 年，加入“一带一路”医学人才培养联盟，积极承办“一带一路”共建国家妇幼健康官员研修活动，为构建人类卫生健康命运共同体贡献力量。与此同时，借助优质平台和各种交流机会积极开拓与哈佛医学院及其附属医院、耶鲁大学、加拿大英属哥伦比亚大学、鲁汶大学等国际一流院校及医疗机构的合作关系，积极引进国际教育培训课程和标准，如引进国际遗传专科护士培训，与英国皇家妇产科医师学会（RCOG）共建中英妇产科腔镜培训项目，推动与世界顶级妇产机构在教育培训及人才培养等领域的深入交流与合作，全面提升学院国际声誉和影响力。

第八章
儿科学院

2018 年，依托附属儿童医院成立儿科学院。舒强任儿科学院院长，全面负责临床医学学科与人才队伍建设、教学、思政和科研管理工作；毛建华任儿科学院副院长，负责教学管理、教学改革与研究、师资队伍建设、教学支撑体系建设等工作；2018—2021 年，邹朝春任党总支书记，全面负责临床党总支和思政工作。因学校中层干部换届调整，2022 年，王晓莹任儿科学院党总支书记，全面负责学生思政工作。

一、师资队伍

儿科学院承担医学院八年制、五年制、5+3、预防医学专业、MBBS的本科教学工作，也承担儿科学硕士研究生和博士研究生的教学任务，此外还承担浙江中医药大学、温州医科大学、杭州医学院等医学院校儿科、检验、药剂、康复等专业的实习工作。

儿科学院有教授 12 人、副教授 1 人、副研究员 4 人，博士研究生导师 24 人、硕士研究生导师 49 人。临床师资（主治医师以上）566 人，其中临床医生中有高级职称的有 325 人，有博士学位的人员有 244 人，有硕士学位的人员有 920 人。PBL教学团队 2 个，国家医考中心命题教师 2 人，医学院临床实践教学骨干教师 6 人，儿科学院临床实践教学骨干教师 34 人。

二、教育教学

（一）本科教育

1. 教学管理

附属儿童医院一直是医学院临床医学专业学生的儿科教学基地，前期一直由儿科研究室负责学生的教学工作。自 2018 年儿科学院成立后，由教育办公室负责教学管理、师资培养及思政工作，教育办公室配备主任 1 名、副主任 3 名（其中 2021 年新增 1 名副主任主管学生思政），下设教学质量管理中心、教学信息技术中心、临床技能中心等。内设儿内科、儿外科、儿童保健、护理教研室，分别配备主任 1 名、副主任 1—2 名、秘书 1 名。各亚专科配备教学主任 1 名、教学秘书 1 名。同时不断加强教学人员投入，每个有本科见实习的科室均配有专职实习脱产教师 8 人、专职见习脱产教师 4 人，以保证各学科的临床教学质量。

2. 教学改革

为培养卓越儿科人才，推动教学质量的稳步提高，儿科学院在见习医师制的基础上融合多种教学模式，如CBL教学、PBL教学、床边病例讨论、中班病例讨论、教学查房、多媒体教学、双语教学、临床思维和技能训练等。

2019 年起，儿科学院在儿科学理论课程中实施线上线下混合式教学，陆续在儿科临床见习和实习中实施以团队为基础的教学（TBL），在儿科临床技能操作教学中实施同伴互助教学（PAL）；2020 年起，在儿科学课程中进行课程思政建设，在儿科见习中常规开展医患沟通课，培养学生良好的医学人文素养、临床思维能力和医患沟通能力。2019 年起，聘请耶鲁大学姜永辉教授进行八年制模块全英文课程授课，同时资助临床医学（儿科方向）学生出国交流学习，聘请国外名校教授给儿科班同学开设短学期课程和教学讲座，并常规开设全英文小讲课，以提升学生的国际视野。

3. 教学成果

2012—2022 年，通过加大教学经费和教学人员的投入，儿科学院的教学工作取得了一些成果，2018 年获批国家临床教学培训示范中心（分中心），儿科学院院长舒强教授当选为教育部高等学校儿科学专业教学指导分委员会委员。儿科学院以主编或副主编的身份主持编写国家级规划教材 7 部。儿科学院教师获得浙江大学优质教学一等奖 1 人次和二等奖 4 人次。

（二）研究生教育

作为国内首批儿科学硕士学位授予点、博士学位授予点和博士后流动站，可招收儿科学、小儿外科学、耳鼻咽喉科学、麻醉学、口腔临床医学、护理学、临床检验诊断学、流行病与卫生统计学、细胞生物学、生物物理学、医学遗传学等专业研究生。截至 2021 年 12 月，儿科学院在读研究生（含留学生）共 213 人，其中博士研究生 63 人（科学博士 39 人、专业博士 24 人）、硕士研究生 150 人（科学硕士 52 人、专业硕士 98 人）。

2018 年起，加强了研究生的国际化培养，儿科学院与英国帝国理工大学开展“5+3”生物医学硕士联合培养项目，与美国罗马琳达大学开展“5+3”专业型研究生联合培养项目，同时资助获得国家留学基金项目的研究生海外求学。

2019 年起，对研究生课程“现代儿科学”进行了课程思政建设，在原先专业知识传授的基础上新增了医学人文素养、论文写作与伦理、临床思维、医患沟通等课程内容，2020 年被评为浙江大学研究生“课程思政”示范课程。

（三）毕业后教育与继续医学教育

儿科学院 2017 年被评为国家级虚拟仿真实验教学示范中心附属儿童医院分中心，其中临床技能中心是浙江省住院医师规范化培训儿科及儿外科结业技能操作考核考点，是全国专科医师培训实践技能考核考点。儿科学院作为国家首批住院医师规范化培训基地，现有6个国家级住院医师规范化培训专业基地，包括儿科、儿外科、放射科、超声科、口腔科和麻醉科。2018年8月，被中国医师协会评为国家级新生儿围产医学专培基地、国家级小儿麻醉学专培基地，也是国内首家小儿麻醉专业临床药物试验基地。2020年，儿科、儿外科住院医师规范化培训专业基地被评为“浙江省优秀住院医师规范化培训专业基地”，儿科住院医师规范化培训基地被评为首批“全国住院医师规范化培训重点专业基地”。

儿科学院积极接受国家卫健委和浙江省卫健委委托的继续教育任务。2012—2021年，共举办继续教育学习班361期，其中国家级继续教育学习班293项、省级继续教育学习班68项，共计培训学员29872人次。因新冠疫情，2020年起积极探索在疫情常态化管理下继续医学教育学习的发展，积极开展线上学习班以及线上线下结合的学习班。2021年，附属儿童医院荣获浙江省线上继续医学教育优质项目1项、精品课程1项。此外，自2019年以来，平均每年成功申报国家级继续教育项目30余项、省级继续医学教育项目10余项，每年积极开展继续教育相关培训。

（四）学生教育管理

儿科学院成立后，设置了专职思政人员积极开展学生思政教育，并于2021年增设专职思政副主任，进一步完善儿科学院的思政工作框架。同时，通过建章立制，制定思政人员队伍量化考核评价方案，进一步规范专兼职思政人员的工作职责和管理规范，切实提升学生思政管理工作。

儿科学院研究生党支部自成立之日起不断壮大学生党员队伍，于2019年12月由最初的1个研究生党支部拆分为儿科学院第一支部和儿科学院第二支部。党支部结合形势和学生情况有针对性地开展了形式多样的主题党建活动，加强学生党员的思想引领和支部文化建设。2019年，儿科学院第一党支部荣获浙江大学首批“全校党建工作样板支部”培育创建单位。

2021年，儿科学院正式成立儿科学院研究生会，积极筹办丰富多彩的学术文体活动。系列品牌活动如“聆听智者语活动”邀请儿科大咖分享学术前沿和成长经历，“青春接力赛活动”以朋辈教育的形式分享研究生在科研、临床、学习上的各种经验。

2021年，儿科学院在创新创业上获得突破性进展。由舒强、徐玮泽、王颖硕老师指导的张嘉钰等本科生团队的“先心宝贝不掉队——基于浙江经验的‘政医慈三点支持模式’助力解决儿童先天性心脏病防控问题”项目荣获第十七届“挑战杯”浙江省特等奖；张玺城等研究生团队的“童心卫士——守护先心宝贝，服务健康未来”项目荣获第七届浙江省国际“互联网+”大学生创新创业大赛银奖。

三、科学研究与学科建设

儿科学院是国家临床医学研究中心、国家出生缺陷诊治国际科技合作基地、国家儿童早期发展示范基地、国家干细胞临床研究机构、国家药物临床试验机构所在地，拥有国家重点学科 1 个、国家临床重点专科 6 个、教育部重点实验室 1 个、省医学重点学科 11 个（群）、省重点实验室 2 个、省疾病诊治技术研究中心 2 个、省疾病质控中心 6 个。医院专家在中华医学会等行业学术组织中担任重要职务，包括中华医学会儿科学分会前任主委、常委，中华医学会儿科学分会医院管理委员会副主委，中华医学会小儿外科学分会副主委等近 250 人，在业界始终具有较大的影响力。

儿科学院面向国家重大需求、面向人民生命健康，积极承接国家级科研项目，获国家科学技术进步二等奖（第二完成人）1 项，中华医学科技奖二等奖 1 项，宋庆龄儿科医学奖 3 项，浙江省科技进步一等奖 6 项，浙江省科技进步二等奖、三等奖 29 项。医院自主创办的全国首本儿科领域国际期刊 *World Journal of Pediatrics* 是业界公认的权威儿科学国际期刊，影响力稳居亚洲同类期刊之首，连续七年获“中国最具国际影响力学术期刊”称号，学科排名进入 Q1 区，获“第 31 届浙江树人出版奖”“中国高校百佳科技期刊”，入选 2022 中国高校科技期刊建设示范案例，被 SCIE、MEDLINE、PubMed 等数据库收录。2018 年，医院创办了全国首本小儿外科领域全英文开放获取期刊 *World Journal of Pediatric Surgery*，入选“2022 年度中国高校科技期刊建设示范案例库·优秀科技期刊”“浙江大学 2022—2025 年高水平学术期刊建设资助项目”，被 ESCI、Scopus、PubMed Central、DOAJ、CSCD 等国内外重要数据库收录。

2022 年 8 月，在中国医学科学院发布的《2021 年度中国医院科技量值》中，综合排名全国儿童医院第五，14 个专科进入全国前百。同年 11 月，在复旦大学医院管理研究所发布的“2021 年度中国医院排行榜”和“2021 年度中国医院专科综合排行榜”中，儿外科排名跃升为全国前五，儿内科蝉联全国第四，综合排名位居全国第 66 位，较上年进步 11 名，成为全国进步最快的儿童医院。

四、国际交流与合作

2018 年，儿科学院与英国帝国理工大学签署合作协议，在生物医学研究方面共同开展硕士教育项目；儿科学院硕士生孙雅萌赴美国加州大学圣地亚哥分校培训。

2019 年，儿科学院硕士研究生王东杰赴美国罗马琳达大学儿童医院轮转培训；硕士研究生刘乐欣、孙颖赴英国帝国理工大学生物医学科研硕士项目培训。

2021 年，硕士研究生乐开兴赴英国帝国理工大学生物医学科研硕士项目培训。

第九章

口腔医学院（口腔医学系）

浙江大学医学院口腔医学系一脉相承于浙江医科大学口腔医学系，至2012年已发展成为拥有7个学科教研室、1个省级教学示范中心、1家学科齐全的口腔专科医院（附属口腔医院）和4家附属医院的口腔教学临床科室（附属第一医院、附属第二医院、附属邵逸夫医院和附属儿童医院）。2012年起，王慧明任口腔医学系系主任。2018年，口腔医学院成立，王慧明任院长，谢志坚任常务副院长，顾新华、刘雁鸣、盛列平任副院长，黄昕任党总支书记，由附属口腔医院科教部负责学院具体工作的开展。2020年，口腔医学院领导班子调整，陈谦明任口腔医学院院长，免去王慧明的口腔医学院院长职务。2021年，朱赴东任党总支书记，免去黄昕的党总支书记职务。

一、师资队伍

口腔医学院拥有一支由院士指导，国家杰出青年科学基金获得者、“长江学者奖励计划”入选者、浙江大学求是特聘教授、国家优秀青年科学基金获得者和海外优秀青年科学基金获得者组成的高水平专兼职教师队伍。2016年至2022年6月，口腔医学院邀请中国工程院院士张志愿、中国科学院院士王松灵、中国工程院院士赵铱民、中华口腔医学会名誉会长俞光岩、中国医学科学院学术咨询委员会学部委员周学东等国内口腔学科领军人才及美国国家医学院院士柴洋、哥伦比亚大学牙学院院长Stohler等国内外口腔学科精锐人才作为客座教授来院授课，从临床、科研、教学等多方面进行全方位合作，推动一流口腔学科建设。2019年，口腔医学院成立口腔医学专业教育指导委员会及教学督导委员会，形成院系两级、多部门联动的特色教育教学管理机制。2020年，全职引进国家级人才计划入选者、国家规划教材主编陈谦明教授为口腔医学院院长、学科带头人，形成人才雁阵效应。

至2021年底，口腔医学院共有专任教师216名，其中求是特聘岗3人、博士生导师15名（“医药+X”多学科交叉人才培养中心博士研究生导师3名）、硕士研究生导师61名；新引进海外优秀青年科学基金获得者1人、国家级青年人才1名，培养出国家优秀青年科学基金项目获得者1名、浙江大学“新百人计划”研究员1名、浙江大学校内兼聘教授1名、医学院“临床百人”研究员1名、医学院特聘研究员1名、院级特聘研究岗位人员1名。

二、教育教学

口腔医学学科始于1947年肖卓然在附属第二医院创办的浙江省首个口腔科，1976年口腔医学专业开始招生，2000年获得口腔医学博士授予权，2005年获批口腔医学一级学科博士点，2020年恢复招收五年制本科生，建立了本科、硕士、博士、博士后全系列的培养链及完善的培养生态，培育了俞光岩、曹彤、章锦才、沈国芳、金力坚、杨驰、卢晓峰、毛驰、朱亚琴、卢海平、傅开元、余优成、葛明华、祝颂松等国内外知名专家、学者。

（一）本科生教育教学

聚焦“培养什么人、怎样培养人、为谁培养人”的根本问题，着力培育“心中有梦、眼中有光、肩上有责、手上有劲”的新时代卓越口腔人才。

将“早临床、多临床、反复临床”的教育理念深度融入课堂教学与临床培训。2019年以来，口腔医学院优化培养方案，调整课程组织架构，不断加强课程资源整合。2019年，新增“口腔颌面部疼痛”和“牙颌缺损修复重建”模块课程。2020年，将口腔颌面外科学、口腔内科学、口腔修复学、口腔种植学、口腔基础医学、口腔正畸学、口腔预防共7个教研室根据学科发展的需要重新组建为10个课程组，共计开设口腔专业课程35门。深化课程内容改革与创新，2020年增设“口腔公共卫生学”“口腔感染病学”。全面启动“口腔临床医学专业全英文研究生课程建设工程”，打造“海外教师主导全英文课程”。重点建设一批具有浙大特色的本科教材群，建立以MOOC为主体的线上网络课程，构建立体网络课程学习体系，进一步满足学生理论求知需求，开阔学生国际化视野，打开课程体系建设新格局。

2020年，口腔医学院恢复口腔医学专业五年制本科招生，并于同年获批国家一流本科专业建设点，“本科—硕士—博士—博士后”全生命周期培养链条更加清晰，人才培养生态更加完善。健全以职业需求为导向的人才培养体系，高质量完成岗位胜任力培养任务，人才培养质量居全国前列。推进“口腔医学+X”多学科背景复合型创新拔尖人才培养，加大创新驱动，持续保持人才活力。师生创新能力跃级提升，多次在全国青年教师比赛、全国大学生“挑战杯”等大赛中取得一流成绩。

（二）研究生教育教学

以胜任力为核心，口腔医学院致力于打造“宽基础、广交叉、重国际、强实践、深人文”的研究生人才培养体系。2017年，完成七年制向“5+3”一体化培养转换，实现专业学位研究生与住院医师规范化培训并轨培养。以提升创新能力为导向，打造精品课程为抓手，开设“口腔医学专题”“临床科研设计”“循证医学”等课程及“数字化口腔种植”等慕课，结合虚拟仿真等教学手段构建网络化课程体系。2019年，口腔临床医学研究生课程群被列入浙江大学全英文课程建设项目。

健全完善国家虚拟仿真实验室分中心、教育部研究生创新人才培养分中心、浙江省教学实验示范中心（口腔实验教学中心），加大硬件设备设施投入支持力度，2019 年高效率完成教育部 500 余万元虚拟仿真教学设备的安装、调试、验收及师资培训工作，教学仪器设备总价值近 3000 万元。

2019 年 12 月，成立浙大口腔研究生会，覆盖各家临床医学院口腔医学专业学生，为凝聚口腔力量提供了组织平台。成立口腔研究生健康宣教团，组织学生更好地锻炼自我、塑造品德、服务社会。

2020 年，全面启动“口腔临床医学专业全英文研究生课程建设工程”，打造“海外教师主导全英文课程”，定期邀请加拿大英属哥伦比亚大学 Ya Shen 教授、美国华盛顿大学 Daniel Chan 教授等国外知名院校学者来院授课。2020 年至 2022 年 6 月，通过不定期聘请校内外医工信学科教授进行针对性授课，打破学科壁垒，探索“医学+X”培养模式。交叉学科培养的研究生在口腔生物矿化及种植体表面改性等领域共发表 26 篇高质量论文，获得 11 项国家发明专利，2 名毕业生获得省/校优秀博士论文提名奖，1 名毕业生获得校优秀博士论文奖。

2021 年 9 月，制定《浙江大学口腔医学学科研究生创新成果标准与学位申请有关规定》。

（三）口腔医学教育区域引领

2021 年 6 月，口腔医学院作为发起单位，组织省内其他 7 家单位成立浙江省口腔医学协进网。遵循“创新共建、协同发展、合作共赢”的原则，以打造口腔医学教育高质量一体化高地为目标，共同探索和推动新医科建设和医学教育模式转变，为全国口腔医学教育的发展提供“浙大智慧”与“浙江经验”。首批招收 5 名成员单位的优秀学子来院学习深造。

三、科学研究与学科建设

（一）科研平台建设

1. 浙江省口腔生物医学研究重点实验室

始建于 2016 年 9 月，紧紧围绕国家社会发展和人民健康的需要促进学科建设，凝练成“口腔肿瘤与组织重建”“牙颌组织再生”“口腔微生态”“口腔生物材料与生物力学”四个特色的技术方向，形成一支以求是特聘教授王慧明教授为带头人的职称结构、学历结构和年龄结构合理的学术团队，实验室主任为王慧明教授，副主任为谢志坚教授和傅柏平教授。现有科研用房 50 余间，包括专用实验室、科教实验室及办公用房，总用房面积 3027.47 平方米。实验室拥有从事口腔肿瘤实验室、口腔牙颌组织再生实验室、口腔微生态实验室、口腔生物材料与生物力学实验室等方面研究所需要的配套大型仪器和技术手段，现有的各种先进的仪器设备总价值 3436.20 万元。

2. 浙江省口腔疾病临床医学研究中心

2020 年 10 月启动建设，2021 年 3 月建设完成，位于口腔医学中心大楼内，总体面积约 2600 平方米。临床医学研究中心基础设施完善、硬件设备先进，建有细胞生物实验室、生化与分子实验室、生物样本库、暗室、冷库、细胞室、微生物室、天平室、仪器室、化学实验室等，拥有实验仪器设备 431 件，仪器价值 4000 余万元，其中 100 万元以上的大型精密仪器设备 4 套，包括组织成像质谱流式系统、全景多光谱组织扫描定量分析系统、共聚焦成像系统、动物活体成像系统等。

3. 口腔生物材料与器械浙江省工程研究中心

成立于 2021 年，主要聚焦口腔生物材料、口腔医用器械、口腔智能制造技术的研发与产业产品转化。中心依托学校、附属口腔医院、浙江省口腔生物医学研究重点实验室、转化医学研究院，通过与优势企业、科研单位、高等院校、国家级和省部级重点实验室平台开展紧密合作，组建创新联合体，联合学校材料、化学、计算机、航空航天等领域多个学科高新科技人才团队，持续打造医工信交叉创新合作平台。

（二）科研项目与获批经费

口腔医学院承担的科研项目数量和科研经费持续增长，获批国家自然科学基金项目数从 2012 年的 2 项增加至 2021 年的 19 项。自 2019 年以来，增长速度迅速且质数并重，获批国家自然科学基金国际（地区）合作与交流项目 1 项、国家自然科学基金优秀青年科学基金 1 项、国家自然科学基金海外优秀青年科学基金 1 项，承担其他国家重点研发项目课题/子课题、国家科技计划项目子课题 7 项。

（三）科技奖项与科研论文

2012—2021 年，口腔医学院获省部级及以上奖项 15 项。其中，浙江省科学技术奖二等奖 5 项、三等奖 7 项，国家级学会奖项 3 项。科研论文的数量和质量稳步攀升，共发表SCI收录论文 661 篇，其中*Cell*正刊论文 1 篇。

（四）学科建设

2016 年，浙大口腔学科在教育部学位与研究生教育发展中心第四轮学科评估中位列第 8 名。

2019 年，“基于医工信融合的口腔健康”入选浙江大学优势特色学科发展计划。

2021 年初，口腔医学院以口腔医学中心建成为契机，以“创一流口腔学科、建卓越口腔医院、攀国际口腔高峰”为愿景，进一步凝练学科发展方向，夯实学科建设内涵，优化学科布局，为学科建设做出杰出贡献的人员建设“学科足迹之路”，推出“学科休养营”“荣誉车位”，设立伯乐奖、推荐人奖、培养人奖，不断打造卓越的学科和人才发展生态。2021 年，首次当选中华口腔医学会副会长单位，截至 2021 年底，共担任中华口腔医学会专委会委员 102 人次（常委 36 人次）；5 人作为编委受聘于 12 本具有国际影响力的英文期刊，协助创办国内首个生物制造领域SCI收录期刊*Bio-Design and Manufacturing*；参编全国规划教材 12 部。

2020 年度中国医院/中国医学院校科技量值（STEM）榜单上升 9 位，排名第 14 位，创五年最高水平。

四、国际交流与合作

口腔医学院树立全球视野和格局，以深度合作为导向，努力开辟对外交流与合作的渠道，提升学院学科声誉和影响力，促进口腔医学院全面发展。

2012 年，口腔医学院与新加坡国立大学牙医学院正式签订双方合作备忘录，开启两院在教学、科研、临床等方面的全方位合作。2016 年，与哥伦比亚大学牙学院签署合作协议；派出临床交流医师 2 名，分别赴美国哈佛大学、加拿大英属哥伦比亚大学进行为期 1—2 年的临床及科研研究。2017 年，口腔医学院院长王慧明教授随吴朝晖校长访问加拿大多伦多大学，并与多伦多大学牙学院签署合作协议；同年 11 月，多伦多大学牙学院院长 Haas 教授带队访问口腔医学院，全面落实深化双方的合作；同年，派出临床交流医师 2 名，分别赴美国哈佛大学、加拿大英属哥伦比亚大学进行为期 1—2 年的临床及科研研究。2019 年，口腔医学院常务副院长谢志坚教授带队访问多伦多大学并签署MOU 协议，在学生互换交流、联合培养、教学科研等方面开展实质性合作，并于同年 12 月末派出第一批学生 6 名、教师 2 名。国际学术交流与科研合作全面深化，共邀请包括美国加州大学洛杉矶分校、美国罗马琳达大学、新加坡国立大学、日本东北大学、澳大利亚格莱菲斯大学、荷兰阿姆斯特丹大学等的 20 余位知名院校教授来院进行科研学术交流活动及教学指导，组织参加国际会议并进行学术交流 22 人次，包括国际牙科研究会（IADR）大会、欧洲骨整合会议等，派出临床交流医师 6 名，分别赴美国南加州大学、英国剑桥大学、加拿大英属哥伦比亚大学、荷兰阿姆斯特丹牙科学术中心（ACTA）、美国佐治亚大学、美国宾夕法尼亚大学进行为期 6 个月至 2 年的临床及科学研究。

口腔临床医学的研究生课程群被列入浙大全英文课程建设，打造“海外教师主导全英文课程”，定期邀请加拿大英属哥伦比亚大学 Ya Shen 教授、美国华盛顿大学 Daniel Chan 教授等国外知名院校学者来院授课，让学生充分享受国外优质教学资源。

为开拓和提升学生的视野和国际竞争力，设立校院两级出国交流奖学金，用于学生出国学习和参加国际会议，博士研究生出国交流率达到 100%。每年导师、研究生组团参加IADR会议，学生均参与口头报告或壁报展示。2020 年，4 名教师赴加拿大多伦多大学、英属哥伦比亚大学，美国南加州大学进修，其中 1 人获南加州大学“年度最佳研究奖”；与日本东北大学签订合作备忘录。2021 年，口腔医学院常务副院长谢志坚教授牵头举办“口腔医学人才培养及科技前沿国际工作坊”，通过展示国际口腔医学教育及科技创新的最新成果，联合培养国际化复合型人才，提升口腔医学教育的国际化水平。

第十章

第四临床医学院

2018 年 1 月，第四临床医学院成立，陈亚岗任院长，戴慧芬任副院长。2021 年 5 月，徐键任第四临床医学院院长，应颂敏任副院长。2022 年 3 月，院内组织架构和岗位设置进一步完善，设有教学部（含学生工作办公室、研究生办公室、留学生办公室、住院医师规范化培训管理办公室、临床技能培训中心）、科研部［含药物临床试验（GCP）办公室］，全面落实院内临床教学、科学研究、学科建设及师资队伍管理等工作。

一、师资队伍

截至 2022 年 6 月，第四临床医学院有职工 2109 人，其中高级职称 200 余人。现有院内师资 670 人，其中临床带教师资 349 人。

第四临床医学院重视师资队伍建设，根据学科发展需要，制定《医学教学师资管理制度》《教师出国（境）教学研修管理办法》《住院医师规范化培训 360 度评估方案》等制度保障师资人才队伍的培育、发展和评价。设立住院医师规范化培训基地师资培训、国际教师发展项目等专项经费保障师资队伍建设；分层次采用线上线下相结合的形式实施师资培训；建设师资培训课程库，开展教学督导、监控教学领域质量指标、坚持“示范性临床教学”和“新教师试讲”，举办院级教师中英文授课比赛等，提升教师临床教学质量。截至 2022 年 6 月，院级师资培训率达到 100%。2018—2021 年，参加省级及以上师资培训和管理人员培训 218 人次，其中高级师资模块化培训 32 人次，国家级师资培训 28 人次。教师校内外教学竞赛获奖 58 人次，并获浙江省住院医师规范化培训高级师资优秀学员、浙江大学第九届“三育人”先进个人、浙江大学优秀班主任、浙江大学优秀德育导师等荣誉称号。

二、教育教学

第四临床医学院推进医学教学平台、师资队伍建设，提升临床课程建设水平和临床教学能力，深化教学研究改革，构建院校教育、毕业后教育和继续医学教育三阶段一体化的医学教育体系。

（一）本科生教育

第四临床医学院成立以来，依托院内医学教育委员会，统筹临床医学教育工作。先后与浙江大学城市学院、浙江中医药大学、杭州医学院、蚌埠医学院等医学院校签订合作协议，以临床实践教学基地、教学医院等形式共同开展医学类本科生的毕业实践教学。建院以来，年均接收 200 余名实习生来院实习。随着医学教学规模和临床实习专科的不断扩增，教研室数量从原有的内科学、外科学、妇产科学、检验医学等 7 个教研室增加到 14 个，临床实习课程覆盖了内科、外科、妇产科、儿科等 14 个临床学科，累计招收培养实习生 1212 人次。

（二）研究生教育

积极推进研究生教育教学工作。截至 2022 年 6 月，第四临床医学院有在读研究生 234 人，其中博士研究生 32 人（学术学位博士 16 人、专业学位博士 16 人），硕士研究生 202 人（学术学位硕士 13 人、专业学位硕士 189 人）；有博士研究生导师 25 人，硕士研究生导师 65 人。招生学科涵盖内科学、外科学、妇产科学、神经病学、全科医学、肿瘤学、麻醉学、公共卫生等多门学科。

第四临床医学院在“三院一体”建设背景下，持续推进导师组、“1+1”院领导+德育导师制，多措并举严抓研究生全过程管理。研究生工作以党建为引领，通过搭建文体、竞赛等交流平台，深入开展主题党日、师生有约、教学沙龙等主题活动，举办青年教师授课竞赛、研究生技能比武和病例汇报大赛等系列活动，全面促进研究生教学工作提质增量。2021 年研究生执业医师资格考试和结业考核通过率均为 100%。截至 2022 年 6 月，研究生毕业率和就业率均达到 100%。

（三）毕业后教育

2018 年 5 月，第四临床医学院被增列为国家级住院医师规范化培训基地协同单位。内科学、外科学、妇产科学等 3 个专业基地于 2018 年 8 月开始招收学员。2020 年 12 月获批第三批国家级住院医师规范化培训基地，现有 10 个专业基地。

住院医师规范化培训工作领导小组实行党委书记、院长双组长制，全面组织、协调住院医师规范化培训工作。建院以来，住培学员招收规模不断扩大，2018—2021 年分别招收学员 22 名、30 名、64 名、88 名。其中全科、妇产科、麻醉科等紧缺专业招收任务完成率达 100%。连续三年执业医师临床实践技能考试通过率 100%，2021 年，住培学员首次参加执业医师资格考试通过率 100%；2021 年，首批住院医师规范化培训学员参加结业考核通过率为 96.6%，其中内科和妇产科专业基地结业考核通过率 100%。多名住院医师被评为校级先进，发表高影响因子文章，参与重点科研项目研究工作。

（四）继续医学教育

第四临床医学院组织开展多层次、多形式的继续医学教育活动，打造了“紫龙山”国际学术周学术品牌，承担的国家级、省级继续教育项目数量及培训人员逐年增加。

2018 年 12 月，开展义乌市基层全科医生能力提升培训项目，截至 2021 年 12 月，共举办 7 期培训班，培训学员 124 名，覆盖义乌市全域并辐射到金华（磐安、浦江、武义）、丽水（龙泉、莲都区）、绍兴（嵊州）等地市 48 个社区卫生服务中心及卫生院。2020 年承担国家级、省级继续教育项目首次超过 20 项；2021 年承担国家级、省级继续教育项目达到 64 项，其中国家级继续教育项目 28 项，同时入选省级远程继续教育优质项目 1 项和精品课程 1 项；截至 2021 年 12 月，共计承担省级继续教育项目 118 项，国家级继续教育项目 59 项。

（五）教学设施及资源

第四临床医学院现有总教学面积 2800 平方米，临床示教室 36 间（覆盖各病区），多媒体教室 4 间（含远程教学教室 1 间），教学诊室 8 间。建有现代化临床技能培训中心、临床教学中心和临床科研辅助平台。拥有 800 平方米的场地，分为基本技能实训、模拟医学教学和客观结构化临床考试（OSCE 考站）等区域，设置模拟病房、模拟急诊室、模拟手术室、模拟重症监护室（ICU）等单元；按照多站式技能考试标准，建设 OSCE 考站。设有免费的图书阅览室，共享浙江大学图书馆所有资源。图书馆总面积约 400 平方米，24 小时全天开放，供所有学生、学员免费使用。

（六）教学研究及改革

建院以来，第四临床医学院先后开展 CBL 教学、医学模拟教学、翻转课堂、Mini-CEX 等教学活动，推进临床教学水平不断提高。为更好服务医教协同改革，学院于 2019 年启动院内教育改革培育项目申报立项工作。以教学改革为牵引，开展教学质量提升活动，截至 2022 年 6 月，共立项 19 门 MOOC 课程，获得学校、医学院教学竞赛、教学创新大赛奖项 17 人次；立项教改课题 26 项，其中省部级 7 项；发表教学论文 26 篇；主编或副主编人卫版等教材 4 本；获浙江大学教学成果一等奖、“三育人”先进个人、优秀班主任等荣誉。

三、科学研究与学科建设

2020 年，以附属第四医院为主体依托单位，确立浙江大学“一带一路”国际医学院（筹）、浙江大学国际健康医学研究院“三院一体”建设新模式。截至 2022 年 6 月，第四临床医学院共承担各类科研项目 600 余项，其中国家级项目 23 项、省部级项目 40 项，发表高水平论文 300 余篇，获得浙江省科学技术进步三等奖等科技奖励 8 项，授权专利 173 项，其中发明专利 8 项、实用新型专利 165 项。

四、国际交流与合作

第四临床医学院高度重视教师的国际视野和国际化教学能力，全面贯彻落实“双一流”建设总体部署，深化医教协同，打造具有国际水准的师资队伍。2018 年 10 月至 2019 年 10 月，先后选派临床带教老师、教学秘书、基地主任、教研室主任多层次、多角色人员前往墨尔本大学医学院、多伦多大学劳伦斯·布隆伯格护理学院、西澳大学等进行临床教学、教育理论、住院医师规范化教学技能等师资培训。2018—2020 年，与加拿大、美国、英国、意大利、澳大利亚及日本等国交流互访 93 人次，派出人员赴加拿大阿尔伯塔大学医学院心内科、普外科、神经内科等临床科室，日本静冈县立综合医院神经外科、消化内科、口腔科等科室进行临床进修学习 30 余人次；派出 30 余人赴西澳大学及阿尔伯塔大学进行临床带教师资培训，进一步推进了医学教育的国际合作与交流。

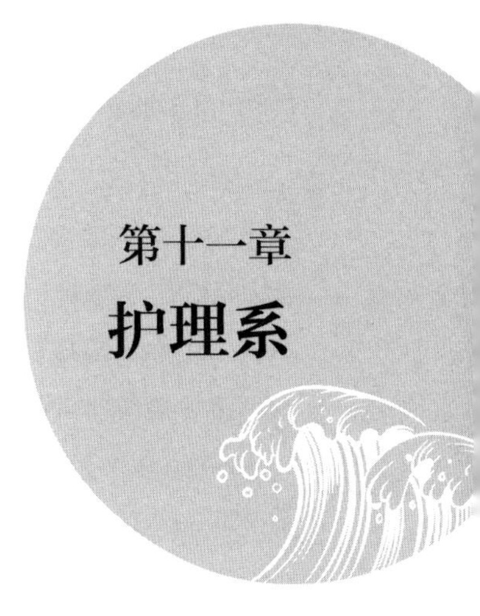

第十一章 护理系

护理系创建于 1987 年，2018 年在原有护理硕士学术学位和博士学术学位授予权的基础上又获批硕士专业学位点，设立护理学研究所和博士后流动站，2020 年开始招收专业学位硕士研究生，2021 年开始招收非全日制专业学位硕士研究生。

一、师资队伍

护理系拥有一支 135 人组成的多学科教师队伍，其中正高职称 39 人、副高职称 67 人，拥有博士学位 54 人，博士研究生导师 14 人，硕士研究生导师 52 人；叶志弘、庄一渝、冯素文获评美国护理科学院院士。近年来，引进具有博士后经历的全职师资 3 人，其中邵静是第一位在本学位点博士后出站且作为浙江大学“新百人计划”研究员引进的护理师资。

2012—2022 年的十年间，护理系涌现了一批道德情操高尚、学识扎实的好教师。2018 年，浙大护理“组团式”援疆医疗队获浙江省卫生计生系统“最美天使”特别奖。汪四花带领团队响应国家脱贫号召，率先实行“长期驻点帮扶模式”，五年助推贵州台江分院发生脱胎换骨的变化，该帮扶项目入选教育部直属高校精准脱贫十大典型项目，汪四花获“全国脱贫攻坚贡献奖”。2019 年，金静芬带领团队获“全国三八红旗集体”荣誉称号，团队坚持公益帮扶 20 余年，为西藏、新疆及贫困山区义务讲学 100 余次，培训基层医务人员近万人。护理学科教师多年坚持援非、援疆、援贵等，派出专家累计 120 余名。王华芬带领团队制定新冠肺炎护理相关制度流程并制作新冠防治视频，总点击量超 50 万人次；策划并出版《战疫护理札记：这一路星星闪耀》，记录新冠疫情期间的特殊事件和人物；参编的《新冠肺炎防治手册》覆盖 228 个国家和地区，全球 250 多万名医护人员传阅；王华芬获 2020 年“全国三八红旗手”荣誉称号。

二、教育教学

十年来，护理系秉承“仁爱、求是、创新、卓越”的核心价值观，以培养具有社会责任感、较大发展潜力和国际竞争力的护理领袖人才为目标，专注于护理硕士—博士—博士后人才培养。每年招收博士研究生约 10 名，全日制硕士研究生约 40 名。

护理系坚持立德树人，促进专业教学与价值引领协同发展，将伦理教育、南丁格尔精神、人文情怀等融入专业课教学，并且基于大健康理念深化职业理想教育，培养学生社会责任感。强化跨学科融合，构建交叉学科培养课程体系，依托浙大多学科综合优势，构建“护理+”多学科交叉人才培养体系。创建四大体系课程：①护理核心课程：开设“护理哲学”“护理理论”“健康促进与健康教育”等10门课程，系统培养研究生的全人意识和整体观；②研究能力培养课程——开设“护理科研”“循证护理”“研究生论文写作指导”等11门课程，系统培养学生文献阅读写作、学术规范等创新实践能力；③整合式临床课程——以胜任力为导向，建成“高级护理实践”等融合护理、基础、临床和公共卫生等学科的8个模块化课程；④交叉与国际前沿课程——开设“智慧护理”“医工结合与创新”“全球卫生”等交叉与双语课程，加强学生跨学科能力的提升和对前沿知识的了解。

护理系建有包括国家级、省部级重点实验室的跨学科研究平台，拥有3个国家重点临床护理专科。培养的学生以第一作者发表学术论文500余篇，参加国内外学术会议并在大会发言100余次，获各种专利200余项，获得“全国首届护理学优秀博士学位论文”“国家级青年文明号号长”等各级各类荣誉表彰80余项。

7家直属附属医院拥有国家级专科护士培训基地18个、省级培训基地44个，承担肿瘤、急诊、糖尿病、母婴等30余个领域的专科护士培训，2012年起为全国培养了10000多位临床护理专家。承担国家级继续教育项目180余项，每年培训学员万余人次。打造“远程护理教学”平台，坚持开展学历教育和继续教育，来自全国1300余家医院的8万余名学员受益。

三、科学研究与学科建设

护理系坚持以临床问题为导向，交叉研究为优势特色，多学科团队合作，凝练出了慢病管理、急危重症护理、妇儿护理和专科护理四大学科方向。积极开展科学研究，科研成果丰厚。2012—2022年，承担国家级等各级各类科研项目1600余项，累计科研经费9000余万元，在国内外核心期刊发表高质量论文1000余篇，以主持或参与身份荣获国家级和省部级科研奖项10余项，牵头和参与制定国家相关行业标准、技术规范及专家共识100余项。护理学学科在2017年全国第四轮学科评估中，在参评的59所高校中，与北京大学等5所高校同获评B+（2所A+，3所A，6所B+）。

四、国际交流与合作

为培养具有国际视野和全球竞争力的护理顶尖创新人才，护理系致力于推进国际化学术交流和合作培养，形成布局合理、重点突出的多层次国际合作网络。2018年，护理系与多伦多大学、英属哥伦比亚大学、匹兹堡大学等签订研究生导师培训协议和研究生联合培养协议，定期选派导师赴外短期培训，每年有4—5名博士研究生通过国家留学基金委、浙江大学等海外交流项目进行访学交流，参与相关课程学习及学术研究。此外，与多家世界著名大学医院建立长期合作关系，推行全方位的护教研一体化国际发展战略，聘请海外顶级护理学者为讲座教授。作为中坚力量引入全球公认的美国医疗机构评审联合委员会国际部（JCI）和磁性医院认证标准，积极推进临床护理实践与国际接轨；主导附属邵逸夫医院成为中国唯一通过磁性医院认证的医院；持续召开国际护理学术研讨会，接收30多个国家和地区的外籍护理研究生临床观摩和见习。

第三篇

浙江大学医学院附属医院发展轨迹

百年浙医之

蓬勃十年

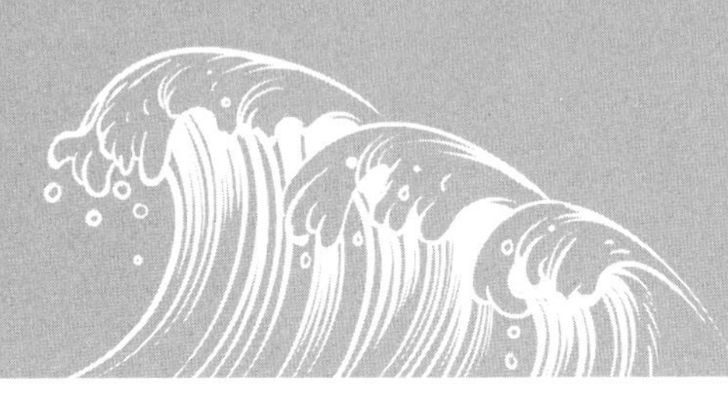

2012—2022

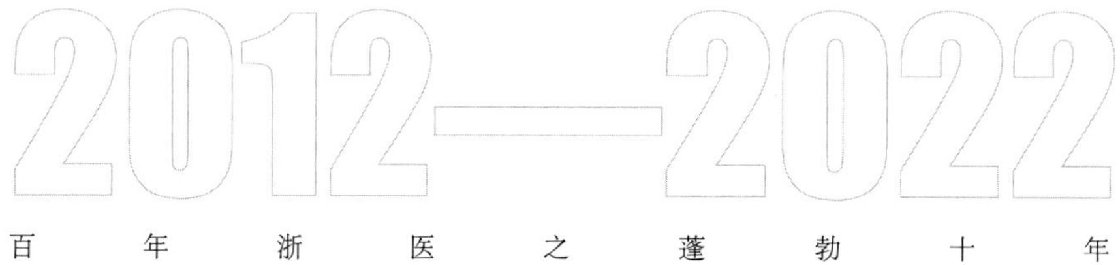

百　年　浙　医　之　蓬　勃　十　年

第一章
附属第一医院

一、党的建设

（一）医院历任党委书记

2012年以来，医院历任党委书记为薛金增（2009年6月—2015年11月）、顾国煜（2015年11月—2018年12月）、梁廷波（2018年12月至今）。

2018年12月，附属第一医院在附属医院中率先实行党委领导下的院长负责制。根据《中共浙江大学委员会关于梁廷波等同志职务任免的通知》（党委任〔2018〕47号），梁廷波任党委书记。2021年12月，学校中层领导班子换届，根据《中共浙江大学委员会关于梁廷波等同志职务任免的通知》（党委任〔2021〕51号），梁廷波任党委书记。

（二）党群工作机构和党校

2012年1月至2019年1月，医院设立党委办公室、纪委监察办公室、工会、团委等党群工作机构。2019年1月，经医院党委会议研究决定，对医院办公室、党委办公室职能进行整合；成立党政综合办公室，负责行政、行风建设、保密、信访和发展联络等工作，下设发展联络办公室；成立党建工作办公室，负责党建、干部、统战等工作，下设综合档案室；撤销原医院办公室、党委办公室等内设机构。

2012年11月，附属医院中第一个分党校——附属第一医院分党校成立。2019年6月，创办培训学院党建分院，定期举办党员学习教育培训班、党务干部专题培训班及理想信念、医德医风、党务工作实务等讲座，邀请院内外党建专家学者授课。

2012年3月，附属第一医院“党员之家”在田家园“绸业会馆”正式挂牌启用。2019年，在院内原有历史文物遗存——小八千卷楼新建设“党员之家”，面积80平方米，分上下两层，设有主题墙、宣誓墙、多媒体播放区、学习区及中国共产党光辉历程展示区，作为全院各级党组织学习活动基地。2020年，在之江院区和余杭院区新挂牌党员之家。2021年1月，以庆春院区党员之家和院史馆为基础建立的附属第一医院党员教育培训基地入选浙江大学党员第一批教育培训基地。

（三）基层党组织和党员

1.基层党组织换届和调整

2013年，党总支和党支部完成换届。换届后，医院下设10个党总支，其中8个在职党总支、1 个研究生党总支、1 个离退休党总支。共有 58 个党支部，其中 46 个在职党支部、10 个研究生党支部、2 个离退休党支部。

2016 年，党总支、党支部完成换届。换届后，医院下设 10 个党总支，其中 8 个在职党总支、1 个研究生党总支、1 个离退休党总支。共有 80 个党支部，其中 58 个在职党支部、16 个研究生党支部、6 个离退休党支部。

2018 年，党总支、党支部进行调整。调整后，医院下设 10 个党总支，其中 8 个在职党总支、1 个研究生党总支、1 个离退休党总支。共有 94 个党支部，其中 71 个在职党支部、16 个研究生党支部、7 个离退休党支部。

2021 年 3 月，党支部完成换届。换届后，医院下设 106 个党支部，其中 82 个在职党支部、16 个研究生党支部、8 个离退休党支部。

2022 年 3 月，对部分党支部进行调整。调整后，医院下设 114 个党支部，其中 90 个在职党支部、16 个研究生党支部、8 个离退休党支部。

2021 年 8 月，经党委会研究决定，成立附属第一医院党建工作领导小组，下设 10 个党支部工作联络组，取消党总支设置，医院下设 106 个党支部，共有党员 4163 人，当年发展党员 90 人。2022 年 1 月，医院新增 1 个党支部工作联络组，共设立 11 个党支部联络组，总计 114 个党支部。

2. 基层党组织和党员变迁

2012—2021 年附属第一医院党支部和党员变化情况见表 3-1-1。

表 3-1-1 2012—2021 年附属第一医院党支部和党员变化情况

年份	党总支（个）	党支部（个）	党员（人）	发展党员（人）
2012	8	44	2220	38
2013	10	58	2375	28
2014	10	63	2536	25
2015	10	75	2753	26
2016	10	94	2872	27
2017	10	80	2970	31
2018	10	94	3105	31
2019	10	95	3380	33
2020	10	95	3656	40
2021		106	4163	90

注：2021 年 8 月，取消党总支设置，设党支部工作联络组。

（四）党内主题教育

2013 年，扎实开展党的群众路线教育实践活动。根据浙江大学党的群众路线教育实践活动安排，医院党委制定党的群众路线教育实践活动方案，成立党的群众路线教育实践活动领导小组。通过专题学习、查摆问题、整改落实等措施，帮助医院党员干部进一步理解把握群众路线的内涵和实质，对于在新形势下如何坚持和贯彻群众路线进行了积极的探索。

2015 年，扎实开展“三严三实”专题教育。根据浙江大学关于“三严三实”专题教育的要求，医院党委制定“三严三实”专题教育活动方案，成立“三严三实”专题教育活动领导小组。以“三严三实”为标尺，开展党的群众路线教育实践活动整改落实情况“回头看”工作，积极巩固扩大教育实践活动成果，推进作风建设常态化、长效化。

2016 年，扎实开展“两学一做”学习教育。根据浙江大学关于“两学一做”学习教育要求，医院党委制定“两学一做”学习教育工作方案，成立“两学一做”学习教育领导小组，推动学习教育从“关键少数”向全体党员拓展、从集中教育向经常教育延伸。

2019 年，扎实开展“不忘初心、牢记使命”主题教育。根据浙江大学关于“不忘初心、牢记使命”主题教育要求，医院党委制定“不忘初心、牢记使命”主题教育工作方案，成立“不忘初心、牢记使命”主题教育领导小组。聚焦医院改革发展稳定的重大问题、群众普遍关心和反映强烈的突出问题，深入基层一线调查研究，听取各方面意见和建议，推进整改落实，确保主题教育取得实效，并建立长效机制。

2021 年，扎实开展党史学习教育，掀起党史学习教育的热潮。院党委贯彻落实党史学习教育各项部署。2021 年 3 月，学习习近平总书记重要讲话精神，制定《开展党史学习教育的实施方案》，成立党史学习教育领导小组及其办公室。2021 年 4 月起，在院内组织党史学习教育专题党课 16 期，覆盖全院 9000 多人次。开展党史知识竞赛、党支部书记和支委现场党史知识考试等活动，组队参加浙江省卫生健康系统党史知识现场竞赛并获奖。2021 年 6 月，党委书记梁廷波、院长黄河等领导班子成员，院长助理、党委委员、纪委委员一行前往嘉兴，参观南湖革命纪念馆，聆听党建故事，重温入党誓词。开展“庆祝中国共产党成立 100 周年大型义诊活动”。编印党史党建知识手册，推出庆祝建党 100 周年院报特刊，开设党史学习教育专题宣传栏。全院各支部召开“发扬优良作风 争做优秀党员”党史学习教育专题组织生活会，开展重温入党誓词、“我为群众办实事”系列活动。

（五）党建经验成果

2018 年 12 月，附属第一医院在附属医院中率先实行党委领导下的院长负责制，紧紧围绕加强党的领导、党的建设，发挥党建引领作用，促进医院高质量发展，积极探索新时代党建工作的新路子、新经验。坚持党建工作和医院改革发展同步谋划、同步推进，建立完善党建引领机制，推动党的领导贯穿改革发展全过程、融入医院治理各环节，党建工作和业务工作互融互促，在党建引领医院高质量发展方面取得显著成绩。

探索完善领导班子研究决定医院重大事项机制，充分发挥医院党委的领导作用。制定完善《党委会议事规则》（浙一党发〔2021〕7 号）、《院长办公会议事规则》（浙一党发〔2021〕8 号）等一系列规章制度，把党的建设工作要求写入医院《章程》，充分发挥医院党委把方向、管大局、做决策、促改革、保落实的领导作用。加强政治引领和思想政治工作，把党的政治建设摆在首位。完善党委中心组理论学习制度，增强学习的计划性和实效性。坚持党管干部、党管人才，建设高素质的干部人才队伍。实施党建、学术“双带头人”培育工程，在职党支部书记均由科室负责人担任，党建、学术“双带头人”全覆盖。以提升党支部组织力为重点，激发基层党建活力。制定《关于规范支部党员大会的若干意见》(浙一党发〔2021〕46号)、《关于加强党建活动经费使用管理的规定》(浙一党发〔2021〕47号)、《党支部参与科室重要事项决策制度》(浙一党发〔2021〕51号)，加强党支部标准化规范化建设，落实新时代党的组织路线。探索党建工作考核评价体系，不断强化党建责任。完善党支部书记例会制度，党支部书记向院党委述职全覆盖；提高党员活动经费，改善党员活动场所。注重把高知识群体发展为党员。2018—2021年，发展高知党员数量逐年递增。

医院党组织在抗击新冠疫情中发挥了中流砥柱作用。2019年12月，医院党委作为浙江省最早的新冠肺炎诊治定点医院和省级专家组组长单位，承担全省危重症病人救治任务。先后有千余名党员主动报名，要求进入一线。在之江院区隔离病房主战场和驰援武汉一线，先后成立4个临时党支部，有78名医护人员在一线递交了入党申请书，22人在一线确定为入党积极分子，12人吸收为预备党员。

2020年3月，郑霞获“全国卫生健康系统新冠疫情防控工作先进个人”称号。2020年9月，李兰娟、郑霞获“全国抗击新冠疫情先进个人”称号。2020年9月，中共中央、国务院、中央军委授予医院党委“全国抗击新冠疫情先进集体”称号；中共中央授予医院党委“全国先进基层党组织”称号，授予李兰娟院士“全国优秀共产党员”称号。2021年6月，授予党委书记梁廷波“全国优秀党务工作者”称号。在医院的历史上，全国“两优一先”荣誉称号首次里程碑式地落户附属第一医院。

2012年，医院党委获“全省高校创先争优先进基层党组织”“浙江省卫生系统思想政治工作先进集体”等荣誉称号。2020年3月，梁廷波、李兰娟、徐凯进获评“浙江省优秀共产党员”，同年11月，魏国庆、蔡洪流、郑霞获评“浙江省优秀共产党员”。2020年11月，梁廷波获评“浙江省担当作为好干部”。2020年11月，第一党总支、第八党总支、呼吸内科、急诊科、放射科获评“浙江省抗击新冠疫情先进集体”，第一党总支、第八党总支获评“浙江省先进基层党组织”。2021年2月，研究生第一党支部入选浙江省高校首批“研究生样板党支部”，并于同年8月入选第二批全国高校“百个研究生样板党支部”。2021年6月，陈水芳获评“青海省优秀共产党员”。2021年10月，蔡洪流获评“浙江省十大强基先锋”。2021年12月，医院党委入选“浙江省第二批全省高校党建工作标杆院系”。

2012年，医院党委获浙江大学先进基层党组织荣誉称号。2019年6月，医院党委成为浙江大学首批“党建工作标杆院级党组织”培育创建单位，并于2020年9月成功通过学校验收。2012—2018年，通过开展创先争优活动，进一步推进创先争优工作和“五好”

支部建设。全院共有23个党支部成为浙江大学“优秀五好”党支部。2019年6月，传染病诊治国家重点实验室第一党支部、检验科第二党支部、肝胆胰外科第一党支部、心血管内科党支部、心胸外科第一党支部、呼吸内科党支部、血液学科党支部、老年病科第二党支部、行政后勤第二党支部、行政后勤第三党支部等10个党支部入选浙江大学首批“全校党建工作样板支部”，并于2020年6月成功通过学校验收。2022年1月，感染病科和传染病诊治国家重点实验室第三党支部、重症医学科第一党支部、检验科第一党支部、肝胆胰外科第三党支部、儿科和产科党支部、急诊科第二党支部、临床药学部第二党支部、研究生第一党支部、研究生第四党支部、研究生第五党支部等10个党支部成功申报浙江大学第二批“全校党建工作样板支部”。

二、人才队伍

截至2022年6月30日，医院拥有职工9245人，其中中国工程院院士2人、国家级高层次人才计划入选者7人、教育部“长江学者奖励计划”特聘教授4人、国家杰出青年科学基金获得者4人、国家“万人计划”科技创新领军人才6人、国家“百千万人才工程”入选者3人、国家级中青年有突出贡献专家4人、科技部创新人才推进计划—中青年科技创新领军人才/团队6人、国家优秀青年科学基金获得者5人、浙江省特级专家3人、浙江大学求是特聘学者23人，拥有科技部创新人才培养基地1个；招收学科博士后、临床博士后262人；正高职称443人、副高职称675人。

2020年，医院先后成立人才工作领导小组和人才工作办公室，建立“人才工作领导小组—人才工作办公室—科室”三级人才网格化管理机制，在聚焦精准引育方面下足功夫，成为首家获得浙江大学引才育才奖（伯乐奖）的附属医院。医院坚持引育并举，围绕打造高水平临床和科研两大队伍体系的目标规划，先后出台《浙江大学医学院附属第一医院人才引进计划实施方案》《开展国际交流合作促进人才培养实施计划》《青年人才培养项目资助计划》等政策文件，实施开放、高效的全球引才策略，坚持以临床需求为导向的人才培养策略，统筹国家、浙江省和浙江大学等各类人才项目，加强医、研、管理等各类人才的引进和培养，打造一支素质优良、结构优化、贡献突出的人才队伍。同时医院以更加开放、包容的姿态，出台“外校生源固定比例”“优博直通车”等多项招聘措施，外校优秀生源占比、医疗岗博士占比逐年提升，青年人才队伍日趋多元化，具有“浙一特色”的良好人才生态不断凸显。

2020年，附属第一医院作为浙江大学首家卫生专业技术人才分类评价改革试点单位，迈出改革第一步。突出品德评价，建立医德医风、科研诚信负面清单；强化临床实践能力评价，根据不同岗位采取针对性的考核方案，重点考察人才的临床医疗水平、实践操作能力和工作业绩；引入代表作同行评议机制，将临床病案、手术视频、护理案例等纳入代表作认定范畴。2021年，浙江大学将“优化附属医院队伍分类管理和评价机制改革”纳入学校深化改革重点项目，附属第一医院进入全面深化人才评价机制改革阶段。

新增过程性评价标准，重点评价临床实践的数量和质量，将门急诊工作量、手术数量、手术难度、病历质量等指标进行量化评价；开通“一招鲜”人才晋升通道，为临床水平特别突出、教学科研能力特别强、同行影响力特别大的人才提供晋升绿色通道。至此，“坚持德才兼备、突出临床评价、重过程、多维度”的附属第一医院人才分类评价改革体系建立完成，改革过程及成效员工支持率高达98%，极大激发了各岗位人才活力，为医院发展注入源源不竭的内生动力。

2022年初，医院成立浙江省第一医院博士后工作站，制定博士后管理工作实施办法，规范博士后队伍管理，扩大博士后招生规模，做大做强医院博士后队伍。

三、教育教学

2012年以来，附属第一医院教育教学工作驶入高质量发展“快车道”。秉承初心，与时偕行，医院积极探索院校教育、毕业后教育和继续医学教育的一贯式培养体系。多措并举，从深化学生思政教育与人文建设、构建师资全方位发展体系、营造浓厚的教学研究氛围、优化教学组织架构、强化教学质量控制、设立教学专项经费等多个方向着手，推动教学改革纵深发展。成功入选国家首批临床教学培训示范中心、首批国家住院医师规范化培训示范基地、首批国家“大思政课”实践教学基地、首批国家外科基础技能提升项目培训基地、“中国精英教学医院联盟”创始成员单位，在首届全国高校附属医院临床实践教育质量评价中位列全国第十、浙江第一。医学人才培养规模从2012年前的350余人，跃升至年均培养近3000人。同时，教学空间扩大5倍余。

2012—2022年，教学成果丰硕。主编/副主编国家级规划教材40部（主编20部、副主编20部）。获国家级精品资源共享课程2门、国家级精品视频公开课1门、国家级一流本科课程3门，首届全国教材建设奖1项、全国教材建设先进个人1人，全国高校教师教学创新大赛三等奖2项，中国大学生医学技术技能大赛优秀组织管理奖1项。浙江省教学成果一等奖3项，浙江省省级一流课程8门，浙江省高校教师教学创新大赛特等奖2项、二等奖1项，浙江省第四届师德标兵师德先进个人3人。

四、科学研究

医院一直秉承“科技引领、创新发展、科学管理、优质服务”的发展思路，始终坚持党建引领，注重医学研究和科研创新，规划和建设了一批高端学术平台，汇聚和培养了一支高水平的医学研究团队，主动对接国家和区域医疗领域战略需求，着力打造成为国际一流的医疗学术中心。

医院连续9年排名“中国医院科技量值”全国前十，浙江省第一，2018年以来稳居全国前五，2019年度排名全国第三，2020年度排名全国第四，2021年度排名全国第五；7大专科进入全国前十，传染病学连续9年排名全国第一，消化病学连续3年排名全国第一。

2021年医院科研经费约3.3亿元，再创历史新高，国家自然科学基金总经费首次突破 1 亿元。2012—2021 年，科研经费连续 10 年超过 1.5 亿元，其中 2 年超过 3 亿元，7 年超过 2 亿元。

2012—2021 年，医院获批各类课题 4139 项，其中国家重点研发计划 16 项、国家重大专项课题 14 项、“973”计划 2 项、千万级课题 29 项。国家自然科学基金立项 835 项，其中国家自然科学基金重大项目 1 项、创新研究群体滚动支持 2 期、杰出青年科学基金获得者 1 项、优秀青年科学基金获得者 4 项、重大仪器研制 1 项、基础科学中心 1 项、重点项目 32 项。浙江省医学领域首个基础科学中心落户附属第一医院，实现了国家自然科学基金医学科学部项目类型全覆盖，重点项目成绩亮眼。

2012—2021 年，医院获国家科技进步特等奖 1 项、创新团队奖 1 项、一等奖 1 项、二等奖 3 项，何梁何利科学与技术进步奖 2 项，其他省部级一等奖 19 项。2017 年，李兰娟院士团队科研成果“以 H7N9 禽流感为代表的新发传染病防治体系重大创新和技术突破”获国家科技进步特等奖（系新中国成立以来教育、卫生系统唯一）。2015 年，郑树森院士团队科研成果“浙江大学医学院附属第一医院终末期肝病综合诊治创新团队”获国家科技进步创新团队奖。2013 年，李兰娟院士团队科研成果“重症肝病诊治的理论创新与技术突破”获国家科技进步一等奖。

截至 2021 年，医院牵头国家医学中心 1 个、综合类别国家区域医疗中心 1 个、国家临床医学研究中心 1 个、国家重点实验室 1 个、国家级国际科技合作基地 1 个、国家“一带一路”联合实验室 1 个、国家 2011 协同创新中心 1 个、国家重点学科 2 个。同时，医院也是科技部创新人才培养示范基地、干细胞临床研究备案机构、国家药品临床研究基地专业组。医院牵头省部级的重点实验室（工程中心）21 个、临床医学研究中心 6 个、国际合作基地 3 个、重大疾病诊疗中心 4 个。医院科研平台面积已超过 5 万平方米，总部一期、总部二期规划建设科研平台 8 万平方米。

论文成果数逐年增长，附属第一医院 2020 年收录SCI两类论文（学术文章和文献综述）1211 篇，在全国医疗机构中位列第三，连续 18 年进入“全国医疗机构前十强”。高影响力论文成果丰硕，2012—2021 年发表高影响力论文 226 篇，在*Nature*、*Cell*、*NEJM*、*Lancet*等主刊均有第一通讯作者、第一完成单位的论著发表。

五、学科建设

附属第一医院拥有 22 个国家临床重点专科：普通外科、感染性疾病科、器官移植科、血液内科、消化内科、重症医学科、神经外科、呼吸内科、心血管内科、心脏大血管外科、护理专科、泌尿外科、肾脏病科、麻醉科、检验科、老年病科、病理科、口腔颌面外科、临床药学、肿瘤科、卫生部传染病重点实验室、卫生部多器官联合移植研究重点实验室。在 2019 年国家卫生健康委公立医院绩效考核中位居全国第六，在 2021 年复旦大学医院综合实力排行榜中位居全国第十，在 2021 年中国医学科学院医院科技量值排行榜中位居全国第四。为国家传染病医学中心（浙江）与综合类国家医学中心首批

“辅导类”创建单位，是国家首批公立医院高质量发展试点单位。拥有 1 个 2011 协同创新中心（感染性疾病诊治协同创新中心），2 个国家重点学科［内科学（传染病）、外科学（普外）］，2 个浙江省一流学科（“十三五”期间）［临床医学（A类）、口腔医学（B类）］，5 个浙江省重点学科（“十二五”期间）（麻醉学、口腔临床医学、影像医学与核医学、眼科学、病理学与病理生理学），2 个浙江省医学重点学科群（器官移植学科群、生殖医学重点学科群），15 个浙江省医学支撑学科（“十二五”期间），6 个浙江省医学创新学科（“十二五”期间），7 个浙江省中医药（中西医结合）重点学科（“十三五”期间）。

六、社会服务

（一）医院社会工作

1.“双下沉、两提升”工作

2008 年，附属第一医院在国内率先探索紧密型医联体“北仑模式”，通过人才“下沉”、输入技术、培育多学科诊疗模式、强化教学科研、搭建互联网智慧化平台等现代医院管理方式的应用，快速提升基层医院医疗服务水平，显著增强综合实力，提升当地群众满意度。该模式多次受到国务院和浙江省委省政府的高度认可。医院以国家医改政策为引领，截至 2022 年 3 月，先后与省内外 109 家市、县级医院建立多种医疗协作关系，其中托管医院 13 家；同时，依托现代化的信息与互联网技术，构建“省、县（区）、乡、村四级医疗服务网络”，与省内外 206 家医院、349 家社区卫生服务中心（乡镇卫生院）远程联网。进行了“专科团队工作站”建设，积极推进跨区域牵头组建专科联盟，扩大了医院对外影响力，充分实现了优质医疗资源“下沉”，形成具有“浙一特色”的医疗联合体。

2.应急救援工作

附属第一医院始终重视紧急医学救援工作，充分运用科学方法，不断于实践中凝练“守土有责、守土担责、守土尽责”的“浙一”担当、“集中患者、集中专家、集中资源、集中救治”的“浙一”模式、危重症救治理念创新与技术创新的“浙一”策略、筑牢“人类卫生健康共同体”意识的“浙一”方案、强化国家公共卫生应急管理的“浙一”思考。作为国家传染病医学中心和国家医学中心，在执行历次急难险重应急任务中，医院党委靠前指挥，全体党员充分发挥先锋模范作用，各大学科形成强大合力，充分发挥国家队“头雁”作用；日常强化人员、物资、设备、药品、空间等要素保障，建立健全应急管理组织架构、工作制度与工作机制，完善应急预案，定期开展多学科、多部门、多行业、多场景实战演练，确保实现高效“平战结合、平战转换”，真正做到“召之即来、来之能战、战之必胜”。

自 2019 年底新冠疫情发生以来，附属第一医院按照浙江省委省政府指示，在 24 小时内完成各项准备工作，快速改造之江院区作为新冠肺炎省级定点救治中心，承担浙江省 95% 以上的重症与危重症救治任务，以感染、重症、呼吸为核心的多学科团队形成最强合力，创造出以全球首两例老年重症患者新冠肺移植为代表的系列危重症救治纪录，圆满实现“重症零死亡、医护零感染、患者零漏诊”的既定目标，对于筑牢全省人民生命安全防线，保障全省医疗救治工作取得决定性胜利发挥关键作用。同时，157 人多学科团队携重症救治装备及防疫物资整建制支援武汉战场，7 人专家指导组赴意大利指导重症救治与社区防控工作，面向全球发布《新冠肺炎防治手册》，充分体现了作为国家传染病医学中心与综合类国家区域医疗中心应有的能力与担当。历经此次大考，附属第一医院进一步充实了开展大规模重症救治的装备储能、专业团队配备与管理后勤机制保障，具备了同时扛起跨省市、跨区域多个应急救治重任的绝对能力。2020 年 9 月，基于新冠疫情防控工作方面的突出表现，党中央、国务院授予附属第一医院“全国抗击新冠疫情先进集体”称号，授予医院党委“全国先进基层党组织”称号；另获得国家级与省部级集体荣誉奖项 10 个、个人荣誉奖项 36 个；党委书记梁廷波 2012 年 2 月入选教育部“长江学者奖励计划”特岗学者。

3. 对口帮扶工作

附属第一医院还承担结对帮扶、对口支援专项工作，根据《浙江省卫生和计划生育委员会关于印发第三轮浙江省三级综合医院对口支援贵州省贫困县县级医院工作方案的通知》和援黔医疗卫生对口帮扶全覆盖启动大会精神，自 2016 年 5 月起，附属第一医院与贵州省湄潭县人民医院签订《浙江省三级医院对口帮扶贵州省贫困县县级医院责任书》，建立稳定的对口支援关系。自签约以来，附属第一医院认真履约、扎实推进，在充分调研的基础上，结合本院的医疗优势及湄潭县人民医院的需求，每年专题研究制订帮扶计划，做好包括外派医疗队、派驻医生、接收进修人员、捐赠设备设施等一系列对口支援工作。

同时，附属第一医院还选派政治过硬、责任心强的管理人才到贵州省湄潭县人民医院担任副院长，常驻半年或一年；派驻专家们显著提升了湄潭县人民医院相关科室医疗服务能力和管理水平，推动了相关学科的发展。湄潭县人民医院也先后派出近 40 名医护人员到附属第一医院进修学习，取得可喜的成绩。附属第一医院“输血与造血并重”的帮扶模式为湄潭县人民医院人才和学科建设留下了一支“带不走的队伍”。附属第一医院还按照浙江省委省政府的统一部署，启用下拨的对口帮扶专项资金向湄潭县人民医院捐赠医疗设备，2017—2021 年，共捐赠医疗设备总价值近 600 万元。

自 2019 年初以来，附属第一医院在开展新一轮结对帮扶工作中与丽水市西街街道河村村结对，有效促进村集体经济快速增长，低收入农户人均增收 5000 余元。

（二）援疆、援青、援非工作

1.援疆工作

自2005年以来，医院积极响应党中央、浙江省委省政府、浙江省卫健委及浙江大学的号召，不遗余力地派驻医疗和管理专家提升受援地医院的医疗技术和管理水平，“输血与造血并重”，打好“长期派驻与短期指导相结合、现场帮带与远程帮扶相结合、资源‘下沉’与智力援助相结合”的组合拳，全力支持新疆受援医院提升医疗卫生服务水平，先后派驻医疗专家和管理人才共26人次倾情援疆。2016年，作为浙江大学“组团式”援疆工作的牵头单位，以“强管理、带学科、育人才、提内涵”为目标，采取柔性援建、智力援建等多种模式加强对受援医院的重点帮扶、持续帮扶、精准帮扶，先后开展各类新技术、新项目32项，其中19项技术填补了南疆和地区空白。特别是2018年以来，签订“以院包科”协议，承包肝胆外科、泌尿外科、病理科、麻醉科、普胸外科等5个重点学科，通过定向技术帮扶，精准补齐学科短板，重点打造“南疆病理诊断中心”。2021年8月，第一师医院病理科在中组部“组团式”支援工作推进会上作为兵团系统唯一大会交流代表做了书面交流。

2.援青工作

2012年，附属第一一院开始派驻专家到青海省海西州人民医院进行短期帮扶。2016年，作为浙江大学“组团式”援青工作的组长单位，医院将短期帮扶变为派驻医疗专家和管理人才进行长期帮扶，先后派驻医疗专家及管理团队共19人次赴海西州。多年来，医院始终围绕出成果、出亮点、出模式，坚持“输血和造血并重”，协助海西州人民医院成立了心血管内科、泌尿外科，建成青海省首个州级临床检验中心、远程会诊教育培训中心、泌尿男科疾病诊治中心、呼吸疾病诊治中心、东部区域医联体胸痛中心，以及受援医院创伤中心、卒中中心、血液透析中心、新生儿救治中心等；填补了海西州48项医疗技术空白，其中钬激光碎石等4项技术达到青海省领先水平；新增检验检查项目27项，其中11项被评为“青海省省级三新技术项目”。同时也涌现出以陈水芳同志为代表的援青典型，陈水芳同志先后被评为青海省优秀共产党员、浙江省第五届“最美天使”、中国好医生、浙江骄傲人物、青海榜样人物。

3.援非工作

自2012年以来，附属第一医院派出援非医疗队6批，共派出援非医务人员8人次。医院为其提供丰厚的待遇，在国家给予生活补助的前提下，医院又出台包括科研经费、生活补贴、职称评定优先等各种优惠政策，包括探亲费用、科研经费、额外补贴、职称评定优先等，队员回国后优先受到科室的重点培养。援外队员被多次授予荣誉勋章、荣誉市民等称号，获得了受援国的高度赞扬。2018年12月，浙江省卫健委举办浙江援外医疗50周年纪念会议，附属第一医院的援外工作得到省卫健委的高度肯定，陈水芳医师被授予“援外医疗工作先进个人”称号，附属第一医院被授予“援外医疗工作先进集体单位”称号。

（三）志愿服务工作

2016 年 4 月，附属第一医院推出 We are the 1“浙壹汇”志愿者组织，汇聚每一个人的力量，践行“我为人人、人人为我”的志愿服务精神，共同助力提供更优质的社会公共服务，并于 2018 年 5 月正式设立医务社会工作部。

截至 2022 年底，附属第一医庆春院区、总部一期、之江院区三院区注册“浙壹汇”志愿者总数超过 8500 人，累计提供社会服务时数 42.5 万小时；团队运用“医护人员+社工+志愿者”三工联动的服务模式，定期在院内外开展多类型的特色志愿服务项目，用心打造公益项目特色名片；G20 杭州峰会期间，“浙壹汇”英语志愿服务项目为峰会的外宾就医提供翻译、导医等服务，成为医院保障G20 杭州峰会的一大亮点，并荣获“浙江省优秀志愿者集体”殊荣。此外，团队还荣获全国青年志愿服务项目大赛银奖 1 项、浙江省志愿服务项目大赛金奖 4 项及其他省市级荣誉 20 余项。

（四）“寻找小黄人”公益计划

2019 年 8 月，附属第一医院发起“寻找小黄人”公益计划，面向全国尤其是广大中西部地区终末期肝病贫困儿童实施免费肝移植治疗，为打赢脱贫攻坚战提供行业支持。三年来，医院联合各界爱心力量投入资金超 1 亿元，获益患儿达 570 名，探索出高水平公立医院践行公益的新模式。

为全方位守护患儿健康，医院打造资金保障、区域医疗合作、困难家庭保障、全周期慢病管理及社会宣传“五位一体”长效保障机制，构建起资金筹集—多方参与—社会响应的全链条管理模式，通过用“星星之火”以点带面，点燃患病儿童新生的火焰，助力健康中国战略实施。

七、国际交流与合作

（一）建立链接全球的交流合作网络

1. 加强“双一流”顶尖合作

医院与美国斯坦福大学医学中心、美国匹兹堡大学医学中心、美国约翰霍普金斯医院、英国剑桥大学、德国夏里特医学中心、法国巴斯德研究所、澳大利亚西澳大学等近 40 家世界顶尖高校、机构先后建立了不同层次的合作关系，签署合作协议及成立高水平联合中心 13 项；获批国家级国际科技合作基地 1 个、浙江省国际科技合作基地 3 个，其中肝病和肝移植研究国家级国际科技合作示范基地是浙江医学领域最早获批的国家级国际科技合作示范基地之一。

2.推进“一带一路”医学辐射

医院积极响应国家“一带一路”倡议，成为中国—中东欧国家医院合作联盟执委会委员单位（2016年）、中国—东盟医院合作联盟成员单位（2018年）、“一带一路”医学人才培养联盟副理事长单位（2019年）及微创外科技术发展分会副会长单位（2020年）等，构建了覆盖16个共建国家的医学辐射体系，签署合作备忘录及协议10项，拥有“一带一路”联合实验室2个。与匈牙利塞姆维斯大学联合培养肝胆胰外科医学人才；与匈牙利乌若基医院、新加坡生物工程与纳米科技研究院等共同致力于肝病、传染病等领域联合攻关；与俄罗斯莫斯科卫生局第五十二临床医院和第二传染病临床医院推进传染病综合诊治；牵头全球最大规模的CAR-T细胞治疗桥接半相合造血干细胞移植临床研究，为以色列、黎巴嫩、马来西亚等国家和地区的30余位患者带来新生。2021年，医院荣获浙江省“一带一路”建设先进集体等称号。

2021年，附属第一医院作为主任委员单位发起成立浙江省医院协会外事工作专业委员会。

2020年，医院获评首批杭州市国际化医院。

（二）加强国际化人才梯队建设

医院推行《开展国际交流合作促进人才培养实施计划》，年均选派学科骨干赴海外参会培训300余人次；年均邀请海外专家学者来访交流200余人次，在推动构建人类卫生健康共同体的征程中彰显“浙一”风采。

高层次、高水平、高质量的交流合作极大地提升了医院的国际声誉。李兰娟院士当选第四届国际人类微生物组联盟主席（2013年）、美国医学与生物工程院会士（2021年）；郑树森院士荣获法国国家医学科学院外籍院士、香港外科医学院荣誉院士等；梁廷波教授被聘为美国约翰霍普金斯大学教学教授（2016年）、美国科罗拉多大学医学院兼职教授（2017年）等；黄河教授当选亚太国际骨髓移植组织国际学术委员会常务委员会委员（2012年）、亚洲细胞治疗组织副主席（2019年），荣获2018年度圣安东尼-EBMT成就奖等。

（三）打好疫情防控全球阻击战

2020年，新冠病毒全球蔓延。附属第一医院积极开展国际抗疫连线，覆盖六大洲、51个国家、261家医院，参与人员逾7000人。党委书记梁廷波应英国爱丁堡大学公共卫生学院邀请，面向21个国家700余名医护人员及医务管理者进行抗疫直播授课。医院搭建抗疫交流平台，组织专家直播授课13次，321名来自近80个国家和地区的医护人员在线讨论，累计回答新冠疫情咨询近千条。

医院组织多学科团队以最快速度编写了浙江省第一本新冠肺炎防治手册，向全球同行提供高效的临床决策支持。手册被翻译成27个语种，下载及在线阅读总量近180万次，覆盖 232 个国家和地区，还登上了世界顶级学术期刊*Nature*网站首页，被全球最大参考书出版商Gale集团收录，并被中国国家博物馆收藏。

肩负国家的重任与使命，医院派出 7 名医护人员，作为“中国赴意大利抗疫医疗专家组”的中坚力量，于 2020 年 3 月 18 日赴意大利抗击疫情。专家组多次深入病房一线，将疫情防控、临床救治等多方面宝贵经验毫无保留地分享给意大利医疗专家，对意大利当地民众进行科学防疫宣教等。意大利《晚邮报》特别发文报道“意大利华人华侨为祖国专家组的到来感到自豪”。

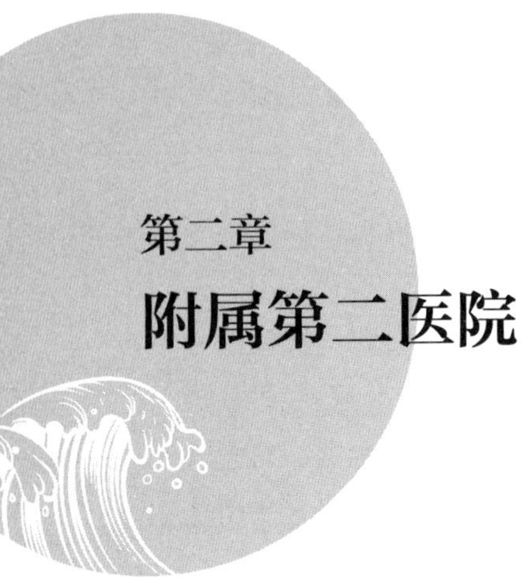

第二章
附属第二医院

一、党的建设

（一）医院党委及其组成人员

2012 年以来，附属第二医院历任党委书记为张苏展（2012 年 6 月—2013 年 7 月）、陈正英（2013 年 7 月—2020 年 5 月）、王建安（2020 年 5 月至今）。

2014 年 1 月，中共浙江大学医学院附属第二医院第三届委员会 9 名委员为（按姓氏笔画排列）：马岳峰、王凯、王建安、王惠琴、陈正英、项美香、黄建、梁廷波、游向东。陈正英为党委书记，王凯、项美香为党委副书记。

2017 年 11 月，中共浙江大学医学院附属第二医院第四届委员会 11 名委员为（按姓氏笔画排列）：丁克峰、马岳峰、王志康、王凯、王建安、吴志英、陈正英、金静芬、项美香、黄建、梁廷波。陈正英为党委书记，王建安、王凯、项美香为党委副书记。

2022 年 6 月，中共浙江大学医学院附属第二医院第五届委员会 11 名委员为（按姓氏笔画排列）：丁克峰、马岳峰、王伟林、王志康、王建安、陈国忠、郑超、项美香、胡新央、黄建、黄曼。王建安为党委书记，王伟林、陈国忠、马岳峰为党委副书记。

（二）党群工作部门和党校

2013 年 12 月，医院办公室、党委办公室合并为党政办公室，并设宣传中心。2019 年 2 月，成立党建工作部，主要负责医院党建管理、组织干部管理、统战、保密等工作。

2015 年 7 月，根据中共浙江大学委员会党校文件，增设附属第二医院分党校。

目前，附属第二医院党委设党政办公室、党建工作部、宣传中心、监察内审室、工会办公室、团委等党群工作机构。

（三）党支部设置和党员

2014 年 6 月，经换届选举，附属第二医院原有 33 个党支部增加至 45 个党支部。

2015 年 6 月，成立 8 个党总支，党支部增至 47 个。

2018 年 10 月，党支部增加至 69 个。

2020 年 10 月，随着党员规模不断扩大，医院和学科影响力不断攀升，经充分调研酝酿，医院党委全面优化党组织架构，党总支增加至 20 个，党支部增加至 127 个，设立 9 个党建工作委员会，实现“总支建在学科群上”“支部建在科室或亚专科上”。

2021 年 12 月，增设医学遗传学党支部，同时拆分部分人数超过或即将超过 50 人的支部，党支部增加至 139 个。

2012—2021 年，医院党员总数从 1402 人增加到 3828 人，其中高知党员比例不断提升，党员队伍持续壮大，为党的建设输送源源不断的新鲜血液。

（四）党内学习教育

1. 党的群众路线教育实践活动

2013—2014 年，医院党委按照学校党委统一部署，分阶段开展党的群众路线教育实践活动。一是召开专题学习和座谈会，深入科室支部听取意见。二是邀请权威专家为中层干部及全体党员开展专题辅导，组织各支部支委及党代表赴嘉兴南湖，重温建党历史，开展党的群众路线教育实践活动。三是召开中层领导班子专题民主生活会，针对各项问题深入整改落实，做到常治长效。

2.“三严三实”专题教育

2015 年 4 月，医院党委召开专题会议，部署认真落实“三严三实”专题教育相关工作。组织党员干部认真研读党内规章，深入学习贯彻习近平总书记重要讲话精神，多次召开领导班子专题交流会和中心组学习。组织召开支部书记、科主任、青年员工、党代表等各类人员，以及分管领导与相关科室代表、党员领导干部联系基层党支部等座谈会 18 场，深入临床一线和管理服务一线，认真听取意见建议。

3.“两学一做”学习教育

2016 年 4 月，医院党委制定“两学一做”学习教育工作方案：在党委理论学习中心组学习方面，党委书记、副书记带头讲课“学党史、遵党章”，领学党风廉政建设相关内容。在党支部方面，指导各支部制订并落实专项学习计划，引导党员立足岗位做贡献，增强责任担当意识和攻坚克难本领；组织开展讲党课比赛。在党员联系群众方面，全面推广“事业之友”结对，做到党员教职工与非党员教职工结对全覆盖，促进互帮互助，强化党员干部宗旨意识。

4.“不忘初心、牢记使命”主题教育

2019 年，医院党委结合上级文件精神和部署要求，制定“不忘初心、牢记使命”主题教育实施方案。一是加强学习教育，提升思想政治能力。班子成员认真学习习近平总书记关于教育的重要论述和对浙江大学重要指示精神，同时聚焦医院发展，围绕医院中心工作和“最多跑一次”改革召开 10 余次专题学习。二是强化调查研究，提升为民服务和干事担当能力，组织召开各类座谈会，广泛听取广大教职员工和学生代表关于医院发展和医院班子的意见建议，并聚焦改革发展重点问题和员工反映强烈的热点难点问题，坚持问题导向，形成九大调研主题，取得一批实践调研成果，并转化为解决问题的切实举措。三是做实基层党支部学习教育和检视整改，以党支部为单位，以“三会一课”为

主要载体，组织党员开展理论学习，开展“我和我的祖国”主题党日活动和“一支部一品牌”活动，坚定理想信念。

5. 党史学习教育

2021 年 3 月，医院党委按照要求和安排，分段分层推进学习活动，在全院形成学党史、悟思想、办实事、开新局的浓厚氛围。一是高标准、高质量，以附属第二医院分党校为平台，推出党史学习教育专项培训，先后邀请权威专家授课，党委书记带头讲党课。党委理论学习中心组坚持读原著、学原文、悟原理，制订详细计划，针对四大学习模块全面系统深入推进学习。党建工作部每月制定“学习卡”，准备学习资料，指导党总支、党支部深入开展党史学习教育。二是抓学习、抓教育，医院党委组织开展党史微课擂台赛，传递“中国好声音”和“浙二好声音”，号召全院党员加强自学、落实应知应会测试；各党支部以“三会一课”和主题党日为主要载体，学史力行。三是重宣传、挖典型，医院党委搭建院内“红心接力 广济义诊”和院外“山海联盟 医心向党”党建公益平台，2021 年度共开展公益活动 100 余场，1000 余名党员参与其中，服务万余名百姓，医学科普惠及人群达 200 余万；充分运用各类宣传平台，策划推出“我的初心故事”征文大赛，“寻找最强党支部”“我身边的党史”等栏目。医院党委受邀向全校院级党组织分享党史学习教育工作经验。

（五）党建经验成果

多年来，医院党委始终坚持以习近平新时代中国特色社会主义思想为指引，以政治建设为统领，以党业深度融合为主线，以激活党建生产力为目标，不断创新优化党建策略，全面强化党委核心领导，全面充实党总支职能，全面发挥党支部战斗堡垒和党员先锋模范作用，党建氛围日益浓厚，党建业务互促共鸣，为医院高质量发展建设中国特色世界一流医院提供了强大的政治保障。

1. 党建统领夯实发展根基

医院全面实行党委领导下的院长负责制，充分发挥党委把方向、管大局、做决策、促改革、抓落实的领导作用，健全以高质量党建引领医院高质量发展的制度体系。加强学习型领导班子建设，推动党委理论学习中心组学习制度化、规范化、常态化。坚持党管干部，完善干部选拔任用和管理体制机制，突出学科带头人的研究创新能力，突出重点部门岗位定期轮岗等刚性要求；不断拓宽干部历练成长平台，“搭台子、压担子、铺路子”，多渠道开展“后继有人”专项系列，推荐入选二批浙江大学“双专计划”19 人，开展青年临床骨干院内挂职实践锻炼等；立足岗位与定位的专项培训，包括思政专项、任前行前专项及管理实务专项等。

2. 组织建设筑牢战斗堡垒

2020 年 10 月，医院党委全面优化党组织架构，践行“总支建在学科群上”“支部建在科室或亚专科上”，为党建促学科发展打下扎实的基础。创新性地制定《党总支、党支部的工作职责与考评办法》，明确权利、职责和考核方式，充分释放党总支、党支部的内生动力。加强“领头雁”队伍的“双带头”、年轻化、权威性，抓好样板支部建设，打造党建业务互融互促、争创一流的标杆样板。积极推进“云端亮身份”“党员示范岗”行动，充分发挥党员先锋模范作用。积极推荐和吸纳优秀的党外人士，重点加强在高知群体中发展党员工作。

3. 党业融合助推医院发展

医院党委围绕中心工作，将党建工作与业务工作同谋划、同部署、同落实、同检查：连续多年举办党总支书记、党支部书记述职擂台赛，围绕组织建设、党业融合、公益服务等年度工作开展述职比拼，用实战成绩检验党建成果。2021 年，连续举办两场党委理论学习中心组学习（扩大）会议暨学科建设专题汇报会，各临床学科、支撑学科围绕“争一流 筑高峰”，畅谈党建引领学科发展未来；2022 年，医院党委在学校党委和省卫健委的考评体系基础上，将党建考评与科室综合绩效考评相融合，并制定党总支年终考评细则。

4. 大战大考彰显名院本色

2014 年 7 月 5 日，在杭州“7・5”公交车纵火案的伤员救治中，附属第二医院作为救治指导中心，创造了“群体重度烧伤患者超六个月零死亡”的医学奇迹。

2020 年 6 月，在“6・13”槽罐车爆炸事件的伤者救治中，医院接收 25 名病情极其危重、烧伤面积大、年龄大、救治难度极大的患者，再创全国同行公认的救治奇迹。

2020 年，新冠疫病席卷全球，医院党委靠前指挥，全院上下众志成城，坚持人民至上、生命至上，十大功能组联防联控，各条战线、各个岗位恪尽职守；累计 3566 人次出征全国 10 多个省市：有驻守雪域高原 61 天、“缺氧不缺精神”的援藏同胞，有闻令即出、星夜兼程的方舱队员，有走遍全国 12 个城市的感控专家，还有不论寒暑、走街串巷的采样人员，浙二人尽锐出战，顶住一波又一波疫情冲击。医院与五大洲 32 国 315 家机构进行远程连线，共享抗疫经验，组织编写的《新冠疫情暴发下的医院应对策略》，面向全球发行 28 种语言版本，免费共享，惠及 100 多个国家。

5. 帮扶协作展现使命担当

2012 年以来，医院在援非抗击埃博拉，援藏援疆，援助贵州台江、云南景东，以及浙江省内“双下沉”协作中，充分发挥了党建引领力量，党员们主动请战、扎根基层、服务人民。2021 年 3 月，浙江省启动实施医疗卫生“山海”提升工程，医院共派出 373 名医疗专家（截至 2021 年底）赴各地帮扶，其中党员人数过半，并在 7 家“山海”分院、台江分院成立 8 个派驻专家临时党支部。同时，党员专家们利用节假日，进村入岛开展党建公益活动，为山区海岛居民提供高水平的优质医疗服务，不断提升医院的党建战斗力和影响力。

二、人才队伍

附属第二医院始终秉持“人才是第一资源”的理念，持续加大力度实施卓越人才引育战略。

截至2022年6月1日，医院拥有职工6422人，其中国家级人才计划入选者5人、教育部“长江学者奖励计划”入选者8人、国家杰出青年科学基金获得者5人、国家“万人计划”领军人才5人、国家青年人才计划入选者2人、国家优秀青年科学基金获得者5人、教育部“青年长江学者奖励计划”入选者2人、科技部中青年科技创新领军人才4人、浙江大学求是特聘学者25人，正高职称366人、副高职称647人。

（一）人才引进

1.加大力度引进和培育高水平领军人才

2019年成立人才工作办公室，专职负责人才工作相关事宜，全力引进和培育一批具有卓越学科领军能力的高水平人才，助推医院高质量发展。自2010年建立《“广济百人计划”人才规划及配套实施方案》以来，医院持续推进“广济学者/广济潜力学者”人才引进和培养项目；修订《附属第二医院“广济学者”人才引进计划实施办法》，进一步细化人才分类，明确支持政策及考核管理办法。

2.重点引进骨干人才

充分借力实施浙江大学各类人才项目，精心甄选、潜心培养中青年骨干人才，集聚和引进具有国际视野的优秀中青年人才，努力建设一支结构合理的高水平临床学科带头人和后备人才队伍。截至2022年6月1日，医院共引进和培养“新百人计划”研究员2人、“百人计划（临床医学）”研究员6人、临床医学院特聘研究员11人、临床医学院特聘研究员9人。

（二）人才培育

1.着力打造青年人才“蓄水池”

完善和丰富青年博士培养计划，加强落实考核与奖惩等管理措施，通过“青年博士论坛”“创新俱乐部”“青年博士沙龙”等，切实提升青年博士的科学研究能力，同时加强引导青年基金获得者进入快速成长轨道。2021年3月，启动青年临床骨干院内管理岗位实践锻炼工作，截至2022年6月底，共开展2期，选拔了31位青年临床骨干到行政职能科室挂职副主任，开展系统的管理技能实践锻炼，其中已有6人提拔为行政职能科室副主任，其余人员纳入优秀青年人才“蓄水池”。

2.有效建立人才分类评价办法

2021年，附属第二医院制定并实行《附属第二医院卫生专业技术职务（临床医师）分类评价实施办法》，充分体现卫生专业技术人才在不同方向的专长和贡献，如临床实践能力、教学能力等，强调医疗卫生人才临床实践能力评价导向，体现以德为本的人才选拔原则。

3.分层分类组织员工培训

2012 年，附属第二医院成立培训大学，整合现有培训资源，分层分类组织具有针对性和实效性的规范化员工培训，普遍提升全员综合素质、服务意识与业务技能，为医院发展奠定强有力的人力资源基石。

（三）博士后流动站

积极响应学校“博千计划”号召，加强博士后队伍建设，2012 年以来，招收学科博士后 133 名，企业博士后 22 名，非定向临床博后 20 名，定向临床博后 82 名。

三、教育教学

附属第二医院始终以培养新时代的“3H”卓越医生为培养目标，深化医教研协同发展，积极开展教学研讨，不断加大医学教育投入；以“提升教育质量、引领学生成长”为主线，深化思政体系改革，把德育作为医学人才培养的首要内容，将思想政治教育和医德培养贯穿教育教学全过程，营造全程、全员、全方位的“三全”育人新格局。

附属第二医院是全国首批国家级大学生校外实践教育基地、教育部临床教学示范中心、全国住院/专科医师规范化培训基地，是中国首家通过皇家内科医师学会联盟（Federation of the Royal College of Physicians，FRCP）毕业后教育认证的单位。现有临床带教教师 1672 人，博士研究生导师 137 人、硕士研究生导师 346 人，教授 48 人、副教授 24 人。教学部作为医院的教学管理机构，在分管院长的领导下，统筹协调全院本科生、研究生、住院/专科医师规范化培训等工作并保障实施。

附属第二医院高度重视师资队伍培训，建成“一体（第二临床医学院）两翼（浙江大学和浙江省卫健委）”培训体系。连续举办十一届广济学术周青年教师教学竞赛，约 500 余名临床青年教师参加比赛，教学成果斐然。2012 年以来，主编国家级规划教材 6 本，副主编教材 9 本，参编 30 本。获批省级及国家级一流课程 3 门，建成 23 门校级 MOOC 课程。获批省级教学成果奖 2 项。获省级教学竞赛特等奖 2 人次、全国 MBBS 项目青年教师英语授课一等奖 2 人次，获首批“全国高校黄大年式教师团队”称号。医院组织培训的学生荣获第四届及第七届全国高等医学院校大学生华东赛区特等奖和一等奖，全国高等医学院校临床技能竞赛三等奖。

四、科学研究

（一）科研机构与研究基地、平台

2012 年，附属第二医院开始大刀阔斧建设与改造科研平台，筹建与改造升级基础研究实验室—临床研究中心 3000 余平方米，新建与改建小动物实验中心 1000 平方米，筹建萧山大动物实验基地 6000 平方米并完成前期土地收购；完成 GMP 实验室基本建设 358

平方米；成立人体科研伦理委员会并完成相关制度建设，成立流行病学和生物统计室并专职服务于临床研究。

2013 年，筹建生物样本中心，约 300 平方米；GMP 实验室建设完成并成立生物治疗中心，开展自体免疫细胞治疗恶性肿瘤的研究试验，人体研究伦理委员会通过 WHO-SIDCER 认证。

2014 年，萧山大动物实验基地顺利通过验收并正式投入使用；成立动物伦理审查委员会，加强实验动物管理。

2016 年，成立“广济创新俱乐部”，举办首届“广济创新项目大赛”。

2018 年，成立科技成果转化办公室，配备专人负责成果转移转化工作。

2019 年，成立临床大数据与统计中心，旨在通过生物医学大数据提升医院临床研究总体水平。

2012—2021 年，十余年精心布局，医院率先搭建从基础研究实验室、小动物实验中心、大动物实验中心、GMP 实验室、生物样本中心，到动物研究伦理委员会、人体研究伦理委员会、流行病与卫生统计教研室、创新转化平台在内的完整科学研究体系，为一流学科建设提供平台支撑。

1. 校级研究所

汇聚学科优势，发挥学术活力，已有校设研究所 10 个，分别为浙江大学肿瘤研究所、外科研究所、心血管病研究所、脑医学研究所、急救医学研究所、骨科研究所、眼科研究所、呼吸疾病研究所、核医学与分子影像研究所、运动医学研究所。

2. 重点实验室与其他科研基地

2012 年以来，新增省部级科研基地 24 个，2016 年成为国家首批干细胞临床研究机构，入选国家卫健委心脑血管疾病疑难病症诊治能力提升工程，2020 年获批科技部人才培养示范基地。医院现拥有教育部重点实验室 1 个、国家中医药管理局中医药三级实验室 1 个、浙江省重点实验室 10 个、浙江省工程实验室 1 个、浙江省“一带一路”联合实验室 1 个、浙江省国际科技合作基地 2 个、浙江省临床医学研究中心 5 个、浙江省重大疾病诊治技术研究中心 4 个和浙江省科技创新团队 3 个。

（二）科研项目与经费

1. 承担国家自然科学基金项目情况

项目总数和经费总数持续增长，国家自然科学基金数从 2012 年的 68 项增至 2021 年的 166 项，增幅 144.1%，占学校国家自然学科基金项目总数比从 8.5% 升至 14.8%；2021 年跃居全国医院第二，连续 11 年蝉联浙江省医院榜首。

2016—2021 年，承担国家自然科学基金重点重大项目、人才项目总数从 3 项增至 37 项，获资助项目涵盖类型更加广泛，包括创新研究群体项目、重大科研仪器研制项目、重大项目、国际（地区）合作与交流项目、重点项目、联合基金重点支持项目、重大研究计划—重点支持项目、基础科学中心项目（参与）、国家杰出青年科学基金、优秀青年科学基金项目、优秀青年科学基金项目（海外）。

2.承担国家重大科技计划项目情况

“十三五”期间，作为首席科学家牵头承担国家重点研发计划项目11项，承担国家重点研发课题10项、国家科技重大专项课题1项，立项财政总经费20023万元，是“十二五”期间的2.5倍，且学科量增面扩，涵盖心血管内科、眼科、神经外科、骨科、肿瘤学科、烧伤医学科、放射医学科、核医学科、超声医学科。

3.临床研究项目

量质大幅提升，年新增临床研究总数从2012年的64项激增至2021年的806项，其中，多中心临床研究项目从5项增至81项，牵头的多中心项目从2项增至34项。2019年，医院设置“临床研究专项经费”，每年提供5000万元，支持创新性强、临床价值高、研究设计优的多中心随机对照（RCT）临床研究，极大激发临床医生的研究活力。

4.科研经费情况

医院到位科研经费总数从2012年的8000多万元增至2021年的2.2亿元，尤其是在“十三五”期间，从开局之年（2016年）的1亿元到收官之年（2020年）突破2亿元，屡创新高。

（三）科研成果

1.科技奖励

以第一完成单位获国家级科学技术进步奖3项（王建安、沈华浩、姚克）；获浙江省科学技术奖32项，其中一等奖10项（王建安、王伟林、黄建、姚克、沈华浩、梁廷波、张建民、严敏、欧阳宏伟）、重大贡献奖1项（王建安）。另获教育部科学技术一等奖4项（沈华浩、梁廷波、田梅、欧阳宏伟）；社会力量奖5项，其中包括中华医学会科技奖4项（王建安、黄建、沈华浩、张建民）、何梁何利科学与技术进步奖1项（王建安）。

2.论文发表情况

2012—2022年，共发表SCI论文5373篇，其中高质量论文从2012年的3篇（原创论文1篇）增至2022年的248篇（原创论文183篇），包括在CNS系列子刊上发表论文46篇（原创论文44篇），在国际顶级学术期刊*Science*上发表原创论文1篇，实现在CNS国际顶尖期刊发表原创论文“零”的突破。

2016年，中国科学技术信息研究所公布的2016年度科技论文统计数据显示，附属第二医院发表的SCI学科影响因子前10%的期刊论文33篇，在全国医疗机构中排名第三。2017年，中国科学技术信息研究所公布的2017年度科技论文统计数据显示，附属第二医院在*PNAS*上发表论文1篇，*Science*、*Nature*、*Cell*和*PNAS*四刊收录数在全国医疗机构中排名第五。2021 年自然指数排名全国第四、全球第 53，较上一年提升 14 位，稳居浙江省第一。

3. 专利与转化

2016—2021 年，医院获得国家授权专利共计 518 项，其中发明专利 142 项、实用新型专利 332 项、外观设计专利 44 项。

自 2016 年以来，医院已成功举办六届创新大赛，成功转化落地项目 16 项。医院成果转化实践模式成功入选国家卫健委 2021 年度“中国现代医院管理典型案例”评选之“国家医院科研管理与学科建设十大典型案例”。

五、学科建设

2012—2021 年，附属第二医院学科建设高速发展，形成了一批包括心血管病学、外科、眼科学、肿瘤学、神经外科学、神经病学、急诊医学、烧伤外科学、骨科等在内的高影响力学科，产生了一批国内领先、部分达到国际先进水平的重大成果。

（一）聚力培育临床科学家队伍，特别是青年人才

与国际顶级的医学中心进行专项合作，选拔优秀学科带头人储备人才和青年人才，进行系统的临床研究培训；每年投入 1 亿元专项资金，用于推动临床新技术开展和临床研究项目推进。像选拔和培养世界冠军一样，培养一支一流的临床科学家队伍。

2011 年，启动青年医生科研培训计划，推动结对子、配导师、配科研启动经费等举措，实现“搭台铺路”。2018 年，率先出台科研假制度，为国家自然科学基金在研项目负责人提供时间支持，解决临床一线医技人员基础研究时间不足的难题；同年，出台《临床拔尖青年人才培育项目实施方案》《临床医学创新团队培育项目实施方案》，形成了“青年博士培养、优秀青年人才培养、杰出青年人才培养、学科带头人培养”的全程人才培养体系。

（二）深耕独特“基金文化”，厚植创新土壤

文化引领提升内生动力，医院高度重视优秀文化的培育。近十年来，医院以国家自然科学基金为抓手，全面推动学科建设和文化创新，在院内形成了以“创新”为内核、以“精益求精、永不言弃”为两翼的独特“基金文化”，并形成了人人参与科研、人人渴望创新的生动局面。

（三）推动研究范式转型，助推技术创新与产品研发

2016 年，医院成立广济创新俱乐部，搭建医工信多学科交流和推进平台；同年，心脏团队围绕心脏功能重建率先探索“创新中心模式”，以心脏瓣膜产品及技术创新为导向，在实践中探索形成了以临床医师为中心，企业工程师、基础研究者等多学科联合攻关团队合作模式。2020 年，医院启动“5510”工程推广“创新中心”模式，即拟利用 5 年时间，给予每个项目 500 万元经费支持，资助 10 个创新中心项目，以推广和完善层次

清晰的全链式、交互式、大团队合作研究体系，创新医学重大问题研究的组织范式，催生和孵化原创技术及原创产品。

2012—2021 年，医院建立全国规模最大的瓣膜介入手术中心；树立儿童肝移植、微小切口复杂白内障手术、大肠肿瘤规范诊治及群体重度创伤救治等全国标杆，并产出了一批原创成果与技术，如在心脏瓣膜产品研发领域，成功研发国内首个可回收、可精准定位的经导管人工心脏瓣膜Venus A–Plus，形成国际首创的TAVR（经导管主动脉瓣置换术）“杭州方案”，技术和产品辐射到欧洲、南美、亚太地区 4 个国家七大医学中心以及全国 100 家大学医学中心，研究成果被全球顶级杂志《新英格兰医学杂志》（*The New England Journal of Medicine*，NEJM）的*Catalyst*专栏报道。脑机接口临床转化团队完成全球首例利用手术机器人辅助方式开展Utah阵列电极植入手术，在全球范围内首次证明高龄病人利用植入式脑机接口进行复杂而有效的运动控制是安全可行的，填补国内该项技术空白、步入国际前沿行列。

六、社会服务

附属第二医院始终坚持立足祖国大地、扎根百姓需求，践行公立医院的医者情怀和使命担当。

（一）服务浙江

2010 年 6 月，率先探索优质医疗资源“双下沉、两提升”协作模式，与衢州市衢江区签约，在衢江区人民医院（现衢州市第二人民医院）建立第一家分院；与慈溪市卫生系统开展全面合作，对其下属的医疗机构进行资源统一调配及合理安排。2013 年 6 月开始，先后与建德市第一人民医院、衢州市第二人民医院、余杭区第一人民医院（现临平区第一人民医院）、兰溪市人民医院、龙泉市人民医院、遂昌县人民医院等 6 家基层医院缔结了“双下沉”分院关系。“十四五”期间，浙江省优质医疗卫生服务向“山”“海”不断延伸，于 2021 年 3 月正式启动医疗卫生“山海”提升工程，附属第二医院与衢江区、开化县、龙泉市、庆元县、遂昌县、松阳县、岱山县 7 地人民政府签署医疗卫生“山海”提升工程框架协议，成立了省内规模最大的“山海联盟”。

1.“双下沉、两提升”工作

在这一时期，附属第二医院进行了一系列长效机制创新，差异化打造了一批模式，譬如以输入全球最先进质量管理体系进行质量重塑的建德模式，以打造具有区域影响力专病中心为特点的遂昌模式、龙泉模式、兰溪模式，以强学科为特点进行“科联体”建设的衢州模式和临平模式。

2.高水平探索医联体建设

2018 年 3 月，正式在长兴县人民医院增挂牌“附属第二医院医疗集团长兴医院”。两院区实行一张发票管理，成为全国首个跨越省县两级医院的贯通医联体模板，长兴院区成为国务院医改示范单位，所属县被国务院评为公立医院综合改革国家级示范县。

2020年8月，深入实施院校合作，与湖州市卫健委签署共建高品质浙北医学中心合作协议，在湖州市中心医院创造性提出“两慢一快”体系建设构想，创新建设省市县三级联动的整合型医疗服务体系。同时，在湖州市中心医院进行医疗卫生体制改革，改革成效获得国家认可。

医院还积极融入长三角一体化示范区建设。2016年1月，与绍兴市上虞区人民医院建立分院关系，以急诊医学科、肝胆胰外科、骨科、神经内科等学科群建设为突破带动医院整体实力提升。2020年5月，附属第二医院与嘉善县人民政府签署合作协议，在嘉善县第一人民医院挂牌“附属第二医院嘉善分院”，从医院管理到学科学术深入开展对口帮扶，使嘉善分院医疗事业得到跨越式发展。2020年11月，附属第二医院与海盐县人民医院签订紧密型合作协议，在海盐县人民医院挂牌“附属第二医院海盐分院”，附属第二医院管理及技术专家团队进驻海盐县人民医院。与新昌县人民医院建立紧密型协作关系，以肝胆胰外科、耳鼻咽喉科、神经内科等专家工作站和名医馆为特色推动强学科建设。

3. 医疗卫生“山海”提升工程

2021年5月，医院与7个基层医院签署了更加细致的细化协议，按照“一院一策一亮点”精准施策，统筹推进卒中、胸痛、创伤中心建设；6月，开始实施重点学科培育计划，在“山海”分院重点打造具有区域影响力的重点学科；9月，在“山海”分院成立临时党支部，以党建引领“山海”工作。从2022年2月开始，以信息化驱动影像、病理、检验、超声共享平台建设，以数字实时联动“山海”；4月，探索设立“浙大二院服务专窗”，依托2个信息化集成平台，为基层患者提供最优质的服务；7月，附属第二医院联合浙大医学院启动“山海·飞鹰”青年骨干人才高级研修班。

附属第二医院在医疗卫生“山海”提升工程上的创新和探索，获得了当地政府、医院及百姓的深度认可；中央电视台《新闻联播》、《浙江日报》、《浙江卫生》、《健康报》等中央及省级权威媒体纷纷对此进行了报道。

（二）服务全国

1. 援闽

2017年4月开始，正式与福建省龙岩市第一医院签署合作协议，采取“2+2”的学科帮扶模式，派出临床专家110余名，全面提升其学科诊疗水平；以管理为抓手，接收其全部中层来院管理轮训；以文化输入为抓手，向其输入基金文化和安全文化。

2022年1月，与福建省龙岩市第一医院、上杭县医院签署三方医疗联合体框架协议，并举行互联网医院上杭分院揭牌仪式。以互联网为抓手，在福建省构建三级医疗服务网络。

2. 援赣

2017 年 8 月，在学校的支持下，创造性地帮扶江西省泰和县中医院，双方正式缔结对口协作医院关系，开始以远程医疗为重点的合作。医院向泰和县中医院捐赠了价值 10 万元的最先进的远程会诊设备，与其开展了常态化的远程教育、远程会诊，多学科会诊（MDT）实时转播。同时，医院还专门针对泰和县中医院制订了详细的培训计划，共接收其医护人员进修 14 人，管理人员进修 20 余人。

3. 援皖

2021 年 6—11 月，附属第二医院与安徽省开展了紧密型省际合作，分别与蚌埠医学院第一附属医院及歙县人民医院建立紧密合作关系，通过派驻院长、建立云诊室等形式，输出管理、技术、品牌，逐渐实现了省际同质化健康战略。

4. 援黔

2016 年 4 月，附属第二医院与贵州省台江县人民政府结对建设附属第二医院台江分院。2016 年 9 月，根据中组部“精准扶贫”工作部署和浙江省、浙江大学贵州定点帮扶计划，先后委派汪四花、钟会明担任台江分院院长。6 年深入帮扶，使得台江医院蝶变为具有区域性影响力的县级综合医院。附属第二医院荣获国家卫健委对口帮扶工作专项督导检查全国第一名。2019 年 10 月 28 日晚，中央电视台《新闻联播》对台江扶贫工作进行 2 分 38 秒的重点报道——《真帮实帮，留下一支带不走的医疗队》。

5. 援疆援藏

1998 年 3 月以来，共派驻近 30 名援疆干部，覆盖病理科、心血管内科、肿瘤科、骨科、神经内科、神经外科、急诊医学科等 11 个学科。2021—2022 年，附属第二医院接收新疆生产建设兵团第一师医院来院管理、进修 35 人次，包含骨科、神经外科、心血管内科等，这些管理进修学员回院后大部分都担任了学科带头人或后备干部。

2012 年 6 月，在浙江省委省政府、浙江省卫生厅和浙江大学的指示和指导下，附属第二医院开始筹备与那曲地区人民医院的对口支援工作，并于 7 月底选派首批专家赴藏，免费为人民医院安装全套的远程会诊系统。

6. 援滇

从 2013 年 6 月开始，对口医疗帮扶云南省景东县彝族自治县，多举措助力该县“精准医疗”，取得良好成效：一是服务能力得到巩固和提升，景东县人民医院、中医院通过了二级甲等医院复审；二是智慧医疗助推优质医疗资源普惠更多群众，指导景东县人民医院建立了渔歌分级诊疗远程医疗平台，建成了全县远程会诊中心、区域影像中心、心电中心，逐步构建区域分级诊疗模式；三是专科建设得到加强，开展了标准化胸痛中心等五大中心建设。

7. 援琼

2017 年 3 月，附属第二医院与海南省卫健委签订远程医疗项目合作框架协议，免费为海南省远程会诊系统开放远程教育平台，开展远程医学教育、手术示教、多媒体医疗保健咨询。同年 5 月，附属第二医院向海南省三沙市捐赠远程会诊设备，通过搭建远程医疗平台对三沙市人民医院进行全面扶持，实现优质医疗资源共享。

（三）服务全球

1. 援非

2012 年以来，向马里派驻高级职称专家 10 名，涉及神经外科、胸外科、放射科、眼科、病理科、消化内科、麻醉手术部、骨科及后勤管理科等学科，是浙江大学附属医院中援外人数最多的医院，其中放射科魏建功担任第 25 批援马里医疗队副队长，荣获马里共和国最高荣誉的国家勋章之一的“国家骑士”勋章。

2. 抗击埃博拉病毒

2015 年 1 月，受国家卫健委的指派，附属第二医院感染性疾病科徐峰和感染管理科陆群前往埃博拉重灾区塞拉利昂共和国，指导和协助当地开展埃博拉出血热患者的救治工作。两位专家作为中国政府派出的第三批医疗队成员，在两个月时间内承担了为塞拉利昂培养医疗护理人员、社区防控骨干等 4000 余名人员的艰巨任务。

3. 抗疫

附属第二医院积极参与抗疫国际合作，与英国、爱尔兰、美国、德国、法国等全球五大洲 30 多个国家 300 余家机构进行远程连线，毫无保留地分享“浙二”经验、浙江方案、中国做法，并随时连线答疑解惑，包括直接连线 5 国卫生部长，与全球顶尖医疗机构实时共享数据信息；通过中国国际电视台、爱尔兰国家广播电台等国家电视台与全球百姓共享战疫体会；组织编写的《新冠疫情暴发下的医院应对策略》，面向全球发行 28 种语言版本，免费共享，惠及 100 余个国家，累计阅读、下载数万次；通过资源共享平台构建、电视节目录制、新媒体平台直播等方式开放共享，与意大利、德国、日本等几十个国家和地区交流诊疗方案和临床经验；主动面向海外捐赠各类防护用品近万件，包括 N95 口罩、医用外科口罩及防护服等。

七、交流与合作

（一）海峡两岸合作与交流

附属第二医院牵头主办的海峡两岸医院院长论坛，以“同根同源，携手共进，引领世界医院管理新潮流”为宗旨，至 2022 年已成功举办十一届。2012 年，卫生部副部长马晓伟亲临在台北举办的第二届海峡两岸医院院长论坛，为大会的持续成功奠定了基础。会议规模和影响力逐年扩大，已成长为行业品牌盛会，自 2017 年起多次被列入“国务院台办对台交流重点交流项目”。论坛成为两岸医院管理交流合作的重要推动力量，合作成果获《健康报》等重要媒体报道。鉴于附属第二医院在推动两岸卫生领域的合作与交流的突出成绩，2019 年，浙江省台湾事务办公室授予其“浙江省对台交流基地”称号。

（二）国际合作与交流

附属第二医院以建设“具有鲜明学科特色的国际品牌医院”为愿景，将全球化发展作为核心战略，围绕“瞄准一流、学科共建、项目共研、远程嫁接、难病共治、联合培训、人才共享、资源互补”32 字全球化路径推动医院向世界一流医院迈进。

2010 年附属第二医院与美国加州大学洛杉矶分校（UCLA）开展全面合作，并以国际远程病理会诊为切入点，建成了全国首个也是规模最大的国际远程医学中心，至 2022 年已经完成远程会诊 4000 余例。2012 年，受卫生部委托，起草我国远程病理质量框架体系，并成为国家区域病理质控中心。2017 年，国务院副总理刘延东在考察附属第二医院的国际远程会诊项目时给予高度评价。作为UCLA全球唯一的全面合作伙伴，附属第二医院从国际联合诊断中心逐步发展为国际联合培训中心、联合心脏中心，推动了双方在学科建设、人才培养、科学研究、医院管理等领域的深度交流与合作，一致朝着“全球化医疗的引领者”的共同目标而努力。同时，医院与德国国家心脏中心、德国夏里特医学中心、美国斯坦福大学、法国巴黎第六大学、法国格勒诺贝尔大学医院、英国皇家内科医师学会联盟、美国康奈尔大学、美国哈佛大学、美国麻省总医院等全球 11 个国家 30 余家医学院校或机构达成合作，建立了差异化全球合作伙伴立体网络。急诊科合作教授、法国巴黎第六大学危重症医学专家让·卢比教授和哈佛大学急诊医学研究所苏珊·布里格教授获得浙江省西湖友谊奖。多个合作项目列入浙江省国际科技合作基地。与意大利国家高等卫生研究院合作的中意联合心血管医学实验室成为 2019 中国（浙江）全球科技精准合作交流会上唯一签约的卫生系统重点合作项目。

“我需要世界，世界需要我”。附属第二医院在不断向全球同行学习取经的同时，也在不断向世界发出中国声音。

心内科、肝胆胰外科、甲状腺外科等多个团队受邀在德国、希腊等国家和地区进行手术演示，尤其是心脏瓣膜团队受邀为 7 所国际医学中心演示心脏介入技术和具有自我知识产权的人工心脏瓣膜，技术和产品辐射欧洲、南美和亚太地区。

20 余位教授在国际学术组织或知名医学院校担任职务，眼科姚克教授当选亚太白内障及屈光手术学会（APACRS）主席，田梅教授当选世界分子影像学会主席，王建安教授当选*JACC*：*Asia*（《美国心脏病学会杂志亚洲刊》）创刊主编和英国皇家内科医师学会荣誉院士，等等。

2018 年，医院主办的英文期刊*World Journal of Emergency Medicine*（《世界急诊医学杂志》）成为中国大陆地区唯一急诊医学领域SCI收录期刊。2021 年 5 月，正式创刊*Advances in Ophthalmology Practice and Research*（《眼科学实践与研究进展》），编委会成员来自全球15个国家和地区，并于2022年3月被全球最具影响力的开放存取期刊目录*Directory of Open Access Journals*正式收录，标志着期刊质量已达到国际标准。

新冠疫情期间，附属第二医院通过远程视频联动、出版医院应对策略及全球首本英文版新冠肺炎影像类专著*Diagnostic Imaging of Novel Coronavirus Pneumonia*（《新型冠状病毒肺炎影像诊断》，由施普林格出版集团出版发行，2020年中宣部“丝路书香”重点项目支持）等方式面向全球共享抗疫经验，共建人类卫生健康共同体，并接受爱尔兰国家广播电视总台专访及录制抗疫专题节目，医护团队先后四次受邀在中国国际电视台CGTN进行专场直播；中央电视台《新闻联播》和《中国新闻》对附属第二医院抗疫分享活动进行报道；智慧医院建设工作得到日本东京电视台专题报道。2021年，附属第二医院还率先在Facebook、Twitter、YouTube等海外社交媒体开设医院账号，打造医院国际品牌。

随着医院影响力和学科水平的提升，全球20多个国家300余名国际医护学生、住院医生、专科医生，进修医生及护士来院培训，给予好评。住院医师培训项目获得美国毕业后医学教育委员会认可，成为众多海外医师的首选培训基地。

十年间，附属第二医院一手抓学科，一手抓管理，成功通过多个国际标准评审，包括美国医疗机构评审联合委员会国际部（JCI）认证、美国病理学家协会（CAP）认证、世界卫生组织亚太地区伦理审查委员会论坛（WHO/SIDCER-FERCAP）国际认证、医疗信息与管理系统学会电子病例应用模型（HIMSS EMRAM）六级评审等，并将国际标准本土化升级推广，成为全国医院精细化管理典范。

第三章
附属邵逸夫医院

一、党的建设

（一）医院党委和纪委的调整和变迁

2013 年 12 月，召开中国共产党浙江大学医学院附属邵逸夫医院第四次党员代表大会，选举产生党委委员和纪委委员。何超为党委书记，刘利民、李强为党委副书记。中共浙江大学医学院附属邵逸夫医院委员会由 9 名委员组成（按姓氏笔画排序）：丁国庆、叶志弘、刘利民、何超、李强、范顺武、俞云松、潘宏铭、戴宁。刘利民为纪委书记，中共浙江大学医学院附属邵逸夫医院纪律检查委员会由 5 名委员组成（按姓氏笔画排序）：刘利民、朱陈萍、沈水珍、胡红杰、戴立萍。

2015 年 5 月，刘利民任医院党委书记。

2017 年 10 月，召开中国共产党浙江大学医学院附属邵逸夫医院第五次党员代表大会，选举产生党委委员和纪委委员。刘利民为党委书记，李强、丁国庆为党委副书记。中共浙江大学医学院附属邵逸夫医院委员会由 11 名委员组成（按姓氏笔画排序）：丁国庆、叶志弘、刘利民、祁海鸥、李强、范顺武、周道扬、俞云松、姚玉峰、虞洪、潘宏铭。丁国庆为纪委书记，中共浙江大学医学院附属邵逸夫医院纪律检查委员会由 7 名委员组成（按姓氏笔画排序）：丁国庆、朱陈萍、沈水珍、陈文军、韩钢、鲁建华、戴立萍。

2018 年 12 月，经浙江大学党委研究，并与中共浙江省教育厅委员会、浙江省卫生健康委员会协商一致，黄昕任医院党委副书记、党委委员。

2021 年 12 月，经浙江大学党委研究，并与浙江省教育厅党委、浙江省卫健委党委协商一致，本届领导班子换届后，黄昕任党委常务副书记，陈君芳任党委副书记、纪委书记。黄昕、陈君芳、丁国庆、虞洪、黄翯、周道扬、叶志弘、姚玉峰、范顺武、祁海鸥为党委委员。

（二）党群工作部门

2012 年 1 月，医院设立党委办公室、监察室、工会、团委等党群工作机构。2013 年 7 月，设立党政办公室。2019 年 7 月，设立党建办公室。截至 2021 年 12 月，设有党政办公室、党建办公室、监察室、工会、团委等党群工作机构。

2015 年 11 月，经中共浙江大学委员会党校批准，成立中共浙江大学委员会党校医学院附属邵逸夫医院分校（简称附属邵逸夫医院分党校）。联合医院“邵医大讲堂”，举办各类党员学习教育培训班、中层干部管理能力提升培训班，以及党纪法纪、医德医风等讲座。

（三）基层党组织和党员

2014 年 11 月，党支部进行换届选举。换届后，医院党委下设 1 个学生党总支、36 个在职职工党支部、1 个离退休党支部、7 个学生党支部。

2018 年 4 月，党支部进行换届选举。换届后，医院党委下设 1 个学生党总支、54 个在职职工党支部、1 个离退休党支部、5 个学生党支部。

2021 年 4 月，党支部进行换届选举。换届后，医院党委下设 1 个学生党总支、66 个在职职工党支部、2 个离退休党支部、5 个学生党支部。

十年来，医院共发展党员 202 名、转正 287 名，党员由 2012 年的 1071 名增至 2022 年 3 月底的 2488 名。

（四）党内主题教育

2013 年，深入开展党的群众路线教育实践活动。医院党委制定《浙江大学医学院附属邵逸夫医院深入开展党的群众路线教育实践活动方案》，成立医院党的群众路线教育实践活动领导小组及工作小组，党委书记任领导小组组长，认真组织开展党的群众路线教育实践活动。通过专题学习、召开座谈会听取意见、领导班子成员下基层、查摆问题与扎实整改，落实为民务实、清正廉洁的要求，使党员干部的宗旨意识、群众观点进一步强化。

2015 年，扎实开展“三严三实”专题教育，持续深化党的作风建设。制定《浙江大学医学院附属邵逸夫医院“三严三实”专题教育方案》，通过党委书记带头讲专题党课、开展专题学习研讨、召开“三严三实”专题教育民主生活会和组织生活会、强化整改落实和立规执纪等措施，持续深化党的作风建设，真正从思想上、工作上、作风上严起来、实起来，把“三严三实”要求与完成医院重点工作任务相结合，不断巩固和拓展党的群众路线教育实践活动成果。

2016 年，扎实开展“两学一做”学习教育，建立党员长期学习培训管理机制。通过围绕专题学习讨论、创新方式讲党课、开展民主评议党员、召开党支部专题组织生活会、立足岗位做贡献、领导干部做表率等方面开展“两学一做”学习教育，推动党内教育从“关键少数”向广大党员拓展、从集中性教育向经常性教育延伸，推进“两学一做”学习教育常态化制度化。

2019 年，扎实开展“不忘初心、牢记使命”主题教育，推进新时代党的建设。突出抓好医院领导班子和领导干部主题教育，做实基层党支部学习教育和检视整改。通过主题报告宣讲、专题学习研讨、关键问题调研、广泛听取意见、对照党章党规找差距、开展专项整治、建章立制抓整改等措施持续深入推进新时代党的建设，确保达到理论学习有收获、思想政治受洗礼、干事创业敢担当、为民服务解难题、清正廉洁做表率的目标，并建立长效机制。

2021年，扎实开展党史学习教育，赓续党的精神血脉。面向全体党员，以医院领导干部为重点，融合“四史”学习教育，分阶段多角度推动党史学习教育走深走实、入脑入心。通过中心组学习、专题培训、主题党日、理论研讨等形式，全面系统学习党的百年奋斗史，大力弘扬伟大建党精神；开展“传承红色基因 感悟真理力量”专题宣讲活动，组织党员赴嘉兴南湖、中国共产党杭州历史馆、浙江大学党员教育培训基地等参观学习；组织专题党课讲授，党委书记、院长、党委委员、党支部书记带头讲党课，邀请院外专家、身边的先锋模范人物专题授课；召开党史学习教育专题组织生活会，进一步教育引导党员提升理论素养，学出坚强党性、学出信仰担当；开展“我为群众办实事”实践活动，通过党员亮身份、服务当先锋，坚定党员信仰信念，推进党的自我革命。

（五）党建经验成果

1.注重党建与业务工作互融互促，基层党组织建设扎实有效

先后开展“一支部一品牌”“邵医先锋”特色党支部创建、“党建+”引领工程、“院科两优、医德双强”党支部强基提质活动、“支部共建强党建，健康共建促共富”党建引领医疗服务提升行动等。各党支部结合自身学科特色与优势，先后与省内外多个街道乡村党支部开展共建共享服务提升活动，引领医疗健康共富，至2022年，结对数已达106个。“党建共富”项目入选《医师报》“党建引领医院高质量发展范例”。积极挖掘优秀党支部示范作用，骨科党支部成功创建教育部第二批“全国党建工作样板支部”。抗击新冠疫情援武汉医疗队临时党总支、行政第三党支部荣获“浙江省先进基层党组织”，普外科第二党支部等8个党支部成功创建浙江大学“全校样板党支部”。

2.党建引领凝心聚力，筑牢抗击新冠疫情“红色堡垒”

首创“全链式疫情防控创新体系”，针对疫情防控率先在全国创新试点“平战结合”病房。派出多人多批次驰援全国各地的疫情防控工作。其中，2020年先后派出11批199人次赴武汉、荆门等地援助抗疫，为浙江大学附属医院中派出援鄂人数最多的医院，圆满完成任务。援荆门医疗队获时任浙江省省长袁家军称赞“倾力倾心倾情支援荆门，圆满完成任务，为全国战疫大局做出了工作，为浙江战疫增光添彩”。医院共荣获全国抗击新冠疫情先进集体等国家级表彰6项，省级表彰34项。党员先锋模范作用进一步彰显，相继涌现包括“全国创新争先奖”“全国优秀医院院长”“最美奋斗者”“全国先进工作者”“全国优秀共产党员”“全国三八红旗手”“浙江省担当作为好支书”等大批党员先锋榜样人物。

3.统战工作高质量发展，民主党派建言资政作用得到有效发挥

现有民主党派人士130名，涉及中国民主促进会（简称民进）、中国国民党革命委员会（简称民革）、九三学社、中国农工民主党（简称农工党）、中国民主同盟（简称民盟）等5个基层组织，无党派人士16名。积极支持党外人士在各类平台发挥民主监督、参政议政作用，建设“逸夫医康政协委员会客厅”。姒健敏（九三学社）担任全国人大常委会委员、浙江省人大常委会副主任，九三学社中央常委、九三学社浙江省委主委；院长蔡秀军（民进）担任全国政协常委、浙江省政协副主席、民进中央常委、民进浙江省委会主委；金洪传（民革）担任浙江省十二届政协委员；谢鑫友（九三学社）担任江干区十五届人大代表；王叶华（民进）担任上城区第一届政协委员；陈恩国（民盟）担任钱塘区第一届政协委员。

二、人才队伍

附属邵逸夫医院一直高度重视人才队伍建设，牢牢把握和持续推进人才强院战略，通过引育并举的各项人才举措，形成引才育才的长效机制，积极营造人尽其才、才尽其用的良好氛围，奋力推进高质量人才队伍建设。截至2021年12月，全院共有员工5512人，其中医生1392人、护理2376人、医技605人、药剂220人、科研180人、行政325人、后勤414人，新增的科研岗位从2014年设立，到2021年12月已有180人，总体员工数已是2012年的两倍多。2012—2021年各岗位具体数据见表3-3-1。

表3-3-1　2012—2021年各岗位具体数据

单位：人

年份	总数	医生	护理	医技	药剂	科研	行政	后勤
2012	2374	611	988	283	112	—	171	209
2013	3058	765	1285	370	142	—	216	280
2014	3517	874	1518	378	163	39	250	295
2015	3924	980	1675	436	199	40	269	325
2016	4268	1068	1824	486	215	47	274	354
2017	4505	1141	1944	500	217	53	259	391
2018	4751	1215	2037	519	220	78	276	406
2019	5004	1269	2140	547	215	121	301	411
2020	5302	1326	2293	582	216	153	316	416
2021	5512	1392	2376	605	220	180	325	414

（一）高层次人才现状

附属邵逸夫医院高层次人才队伍中，具有硕士学历员工1158人、博士学历员工635人、高级职称636人，分别占比21%、11.5%和11.5%。2021年新增博士后25人，在站博士后71人。

近年来，医院引才育才成效显著。拥有国家级人才4人、省级人才41人，浙江大学

客座（兼职）教授3名、医院客座（讲座）教授38名。2021年，引进国家杰出青年科学基金获得者1名，“长江学者奖励计划”讲座教授1名，浙大“百人计划”（临床医学）1名、特聘研究员2名、特聘副研究员3名；培育国务院政府特殊津贴1人，海外优秀青年科学基金获得者1人，浙江省“万人计划”科技创新领军人才1人，浙江省“万人计划”青年拔尖人才1人，浙江省卫生高层次创新人才4名，浙江省医坛新秀2名，医学院拔尖人才项目A类1名、B类3名，PI助手转特聘副研究员2名；新增高级职称55人，博士后25人，国家级省级人才12人。

（二）人才引育举措和成效

1.加强政策引领，推动“三个5%”战略

附属邵逸夫医院积极推进“三个5%”战略，即每年将总收入的5%投入人才队伍建设，将员工总数5%的医师用于临床教学工作，另外5%的员工从事专职科学研究，以有针对性地引导人才队伍建设，加大高层次学科带头人的引进和培养。

2.凝练学科重点方向，建立医工信交叉融合人才队伍

设立院科两级的人才引育指标，激励学科带头人和科室领导层积极参与人才引育。医院根据学科需求设立人才岗位，按需引进相关人才，以岗位引人的方式积极引才。明确人才引育目标和形式，注重医工信交叉融合，培育一流的学科领军人物。以临床问题研究为导向，培养临床研究型人才队伍，推动学科向科研型学科的转化。医院还与国家重大发展战略相结合，通过合作、引进人才，重点引进“四青”人才和复合型人才，推动学科发展向交叉和转化方向发展。

3.多渠道、多形式引才

医院采取多种形式的人才引进策略，突破传统模式，制订人才寻访计划，扩大人才选择途径。制订多层次、多渠道的人才引育计划，探索人才分布地图。构建优质服务的人才工作体系，完善引进流程，解决人才问题，提供个体化跟踪联系制度。通过这些努力，医院成功引进了国家级高层次人才，进一步提升了医院的学术水平。

4.引育并举，营造良好人才生态环境

医院着力营造良好的人才生态环境，设立重点学科基金，培育研究团队，加大人才培育力度。依托自身优势和国际化背景，为人才提供海外培育与进修场所，促进海外高层次人才的回流。设立人才培育计划，加大本土人才培育力度，培养院内复合型高层次人才。在待遇方面，构建多种待遇模式，制定个体化人才待遇。

5.完善人才考核评价制度，建立“邵医特色”考评机制

根据学科与人才队伍建设规划，进行人才分类管理，完善评价方式，推进职称评聘体系。将临床考核纳入晋升副主任、主任医师的评价中，进一步完善主诊医师负责制（Attending）下的医师考评体系，健全展现“邵医特色”的人才评价机制。

（三）人才交流与培训

医院非常重视和支持国际化医学人才培养，并与国外顶尖高校和医疗机构保持密切合作，鼓励员工出国（境）学术交流、培训、临床和科研进修。为规范出国（境）条件、申报流程、出国（境）期间待遇等，更好地选拔、鼓励员工出国（境）学习交流，医院于 2013 年 1 月制定《附属邵逸夫医院国际交流项目管理规定》，于 2015 年 6 月制定《附属邵逸夫医院员工因公出国（境）管理办法》，于 2019 年 5 月制定《附属邵逸夫医院自筹公派出国（境）管理办法》。

2012—2021 年，医院派出员工到国（境）外学习交流达 1873 人次，共计派往 50 个国家（地区）。公派出国人员及出访国家情况见表 3–3–2。

表 3–3–2　2012—2021 年医院公派出国人员及出访国家情况

单位：人

年份	总人数	美国	英国	德国	法国	日本	加拿大	澳大利亚	其他国家和地区
2012	255	88	3	7	11	12	0	11	123
2013	245	94	6	15	3	14	2	12	99
2014	267	98	5	14	5	23	7	11	104
2015	311	112	18	12	7	26	17	13	106
2016	213	81	10	10	2	20	1	8	81
2017	155	67	13	6	3	20	1	5	40
2018	164	70	6	4	8	14	6	8	48
2019	251	87	12	13	3	17	7	8	104
2020	5	3	0	0	0	0	0	0	2
2021	3	2	0	0	0	0	0	0	1

三、教育教学

2012—2022 年是医院教学发展最为迅速的时期，根据“中西合璧，融合发展”的教学理念，国际交流合作日趋频繁，形成了特有的教学模式和发展方向。2011—2012 年，与美国罗马琳达大学达成教学合作，进行医学生交流、师资培训等合作项目。2015 年和 2016 年，分别完成了英国皇家外科与全科医师协会的教学认证。2018 年，成为美国研究生医学教育鉴定委员会（ACGME）高级师资培训的唯一中国教学医院。2021 年，作为联盟医院引入 Mayo 经典师资培训课程，提升临床教师的教学水平。此外，十年间，还向医学教育发达国家派出临床师资参与培训共计 100 余人次，派出学生国际交流 14 人次，接受海外实习生及住院医师来医院实习 30 余人次。

历经十年的不断发展，医院教学体系日趋完善。2014 年，医院成为首批国家级住院医师规范化培训基地，2019 年，普通外科、呼吸与危重症医学科成为国家首批专培试点基地。2020—2021 年，全科、妇产科、外科、内科、康复科先后获批国家住院医师规范化培训重点专业基地。2018 年，医院成为“国家临床教学培训示范中心”。教学成果和荣誉数量显著提升。2012—2022 年，荣获中国医师协会全国住院医师规范化培训个人/集体教学荣誉 7 项；荣获中国学位与研究生教育学会优秀工作者称号 1 名；出任教育部高校教学指导委员会副主任委员与委员 3 人；获省校级教育教学荣誉 14 人；获省级教学成果奖 2 项，校级教学成果奖 5 项。2017 年，医学生团队在全国大学生临床技能大赛中获得二等奖，创学校参赛历史最好成绩。2019 年，包揽医学院临床技能竞赛前四奖项，并获团体优秀奖。医院的医学教育学术研究也有了长足的进步。2012—2022 年，共获得国家级项目 6 项和省校级项目 70 项；同期医学教育论文发表量迅速增长，累计发表 127 篇，在全国附属（教学）医院（671 所）医学教育论文数量排名中，位居第 28 名，跻身前 5%。

四、科学研究

2012—2022 年，附属邵逸夫医院创新引领，打造科研发展新高地。2013 年，蔡秀军教授获得浙江省科学技术重大贡献奖。2016 年，医院获批浙江省认知医疗工程技术研究中心、浙江省微生物技术与生物信息研究重点实验室两个省级重点平台。

2017 年，首批浙江省临床医学研究中心——浙江省腹腔脏器微创诊治临床医学研究中心（主任蔡秀军教授）落户医院，对接国家战略，填补微创中心建设方面空白；同年，医院认定第二批干细胞临床研究备案机构，新增浙江省生殖障碍诊治研究重点实验室（主任张松英教授）。浙江大学 120 周年校庆之际，蔡秀军教授首创的“完全腹腔镜下绕肝带法二步肝切除术”及范顺武教授的“腰椎后路小切口技术”被国际顶级学术杂志*Nature*专题报道。

2018 年，医院首次获批国家重点研发计划项目（张松英教授），经费 1834 万元；同时，国家基金“非面青类”项目取得重大突破，获批国家重大科研仪器研制专项 1 项（蔡秀军教授）、重点项目 1 项；获批浙江省骨骼肌肉退变与再生修复转化研究重点实验室（范顺武教授）、微创技术与装备研发浙江省工程实验室（蔡秀军教授）和浙江省微创医学国际科技合作基地（蔡秀军教授）。医院主办高水平国际学术期刊*LERS*，蔡秀军教授担任主编。建立健全科研管理制度，抓好政策措施落地，充分释放创新活力，启动教授双兼聘工作。

2019 年，医院牵头第三批浙江省重大疾病诊治中心建设（重症肝胆疾病一微创），打造肝胆疾病协同诊治技术平台；新批浙江省心血管介入与再生修复研究重点实验室（傅国胜教授）；在大项目方面取得质量双提升，获批国家重点研发“政府间国际合作”项目 2 项，国家基金重点项目 1 项、优秀青年科学基金获得者 1 项。

2020 年，医院获批国家重点研发计划项目 1 项，国家基金杰出青年科学基金获得者 1 项、联合基金——重点支持项目 2 项；认定浙江省角膜病研究重点实验室（姚玉峰教授）和浙江省医学影像国际科技合作基地（胡红杰教授）。蔡秀军教授荣获“全国创新争先奖”。

2021年，医院获得科研经费9606.55万元，创历史新高；获批牵头组建“微创器械创新及应用国家工程研究中心”，该中心将建成全国首个微创医学领域的国家工程研究中心，系医院第一个国家级高能级科创平台；获批浙江省妇产疾病临床医学研究中心（张松英教授）和浙江省医学精准检验与监测研究重点实验室（张钧教授）；蔡秀军教授领衔的“支架法肠道转流术的创建及临床应用”获浙江大学2020年度十大学术进展，“可降解支架的研制与支架法空腔脏器吻合术的创建及应用”获浙江省技术发明奖一等奖。

2022年，获批浙江省重症胰腺炎防治中医药多学科交叉创新团队（蔡秀军教授、虞洪主任医师）和浙江省中西医结合肛肠疾病研究重点实验室（宋章法主任医师）；国家基金“非面青类”项目获批7项，取得历年最好成绩；首次承担国家重点研发计划青年科学家项目3项。

多项科技创新成果获浙江省科学技术（进步）奖一等奖：2012年，姒健敏教授“胃癌前病变癌变准确监测和有效阻断评估体系的建立”；2015年，傅国胜教授“优化内皮祖细胞移植术治疗冠心病的基础和临床研究”；2016年，范顺武教授“腰椎退变性疾患微创化治疗的技术和应用”（同时获浙江大学2016年度十大学术进展提名）；2018年，俞云松教授“多重耐药菌耐药机制及防治策略研究”；2020年，张松英教授“提高辅助生殖治疗效率、改善出生结局的系列技术研究和应用”。

2012年至2021年12月，医院发表SCI收录论文数量与质量显著提升。学术文章和文献综述合计3730篇，其中CNS论文11篇、高质量期刊论文751篇。2022年，骨科团队原创性科研成果《逆转细胞病变》被国际顶级期刊*Nature*杂志以长文形式刊登。

五、学科建设

附属邵逸夫医院在中国最早引入微创技术，根据蔡秀军教授提出的“错位发展、精准微创、问题导向、交叉融合”学科建设方针，走出了一条独具特色的发展之路，成为引领中国及世界微创外科的一面新旗帜。

医院在国际上首创完全腹腔镜下采用绕肝带抓扎替代肝脏离断的二步法肝切除术、姚氏法深板层角膜移植术、机器人辅助单孔腹腔镜左半肝切除术、腰椎后路小切口技术等，医院腔镜手术量和机器人手术量占总手术量的80%，远超国内三级医院平均水平。

2013年，医院启动重点学科（亚专科）建设方案，2018年启动“邵逸夫医院未来四年（2018—2021年）学科建设、人才引育行动计划”，系统推进学科建设。2014年至2021年12月，普通外科学、护理学、病理学、呼吸内科和生殖健康与不孕症先后获批为国家临床重点专科。

2018年起，医院在学科建设、师资队伍建设、人才引进与培养三个方面实施“三个5%”战略：每年投入总收入的5%用于人才队伍建设，员工总数5%的医师从事临床教学工作，员工总数5%的人员从事专职科学研究。

推进高峰学科建设，微创医学、骨科、心内科、妇产科、肝病感染科和呼吸与危重症医学科开展前沿研究和重大技术创新。医院拥有 1 个省医学重点学科群（腔镜外科）和 12 个省医学重点学科。

普外科蔡秀军教授自主研发可降解肠道转流支架并创建了支架法肠道转流术，替代了沿用 100 多年的预防性回肠造口术。

医院生殖中心于 2014 年通过英国QHA认证机构对人类辅助生殖技术的质量评审，系国内首批、浙江省首家通过QHA认证。

骨科范顺武教授牵头制定国内首个腰椎斜外侧椎间融合术的临床应用指南，为OLIF技术临床应用提供可靠依据；牵头进行微创AIP入路椎体间融合术全国多中心研究。

2019 年，医院与浙江大学生物医学工程与仪器科学学院签署战略合作协议，促进医工信结合；2021 年，双方制定《生仪学院—邵逸夫医院交叉合作原创项目培育资助计划方案》，首批支持 11 个交叉合作原创培育项目，2022 年 5 月顺利通过中期考核。

2021 年 8 月，与浙江大学冷冻电镜中心顺利签署第二轮合作协议（2018 年 5 月签署首轮合作协议），基于团队合作、联合招收博士后、经费支持等相关措施，顺利开展良好合作。

2022 年 8—10 月，与浙江中医药大学附属第三医院联合开展“中西合璧、传承创新”系列论坛，并启动中西医协同创新基金申报，探索合作新路径。

体现学科建设成效的学科带头人学术影响力不断提升。2016 年，蔡秀军教授当选中华医学会外科分会副主任委员；截至 2021 年 12 月，有 17 名学科带头人担任浙江省医学会主委或候任主委。

作为建院仅有 28 年历史的年轻医院，附属邵逸夫医院医疗领域各项核心指标已稳居国内三甲医院前列，其中衡量学科建设水平的学科和医院综合排名方面亦进步明显。中国医院科技量值排行自 2013 年发布以来，附属邵逸夫医院排名不断进步，2020—2022 年分别排名全国第 62、第 50 和第 44 位；2022 年度，急诊医学（第 5 位）、普通外科学（第 13 位）和骨外科学（第 19 位）均进入前 20 名。

复旦大学医院管理研究所发布的医院综合排行中，附属邵逸夫医院在 2019 年首次进入全国百强，位列 78 名；2020 年位列全国 48 名，较 2019 年进步 30 名，连续两年全国进步最快。

六、社会服务

（一）横纵融合，多形式促建高水平医联体

为全面贯彻落实浙江省委省政府关于卫生工作“双下沉、两提升”的要求，根据浙江省卫健委和学校的统一部署与要求，附属邵逸夫医院于 2013 年起陆续对武义县第一人民医院、江山市人民医院、龙游县人民医院等医院开展紧密型帮扶工作。2012—2022 年，附属邵逸夫医院先后与省内外 42 家医院建立合作关系，其中紧密型医联体合作医院 7

家。2017 年 7 月，根据国家医联体建设总体要求和学校高水平医联体建设统一部署，附属邵逸夫医院—江山高水平医联体项目在浙江大学各附属医院中率先启动。2018 年 3 月，附属邵逸夫医院—龙游县人民医院高水平医联体项目签约暨“潜力医师”项目签约仪式举行，医联体工作继续扎实推进。2021 年 3 月，浙江省医疗“双下沉、两提升”工程升级为“山海”提升工程，附属邵逸夫医院在武义、江山、龙游各分院基础上，增加普陀分院（即舟山市普陀区人民医院）。附属邵逸夫医院将先进的管理模式、医疗技术和服务理念毫无保留地带到帮扶医院，在学科建设、人才培养、教学科研、新技术引进等方面进行全方位指导，为县域医疗带来可持续的、系统的改进、提升和转变。

（二）夯实“双下沉、两提升”，以成果示范带动全域行动

附属邵逸夫医院在浙江省首推潜力医师“导师制”培养制度；2020 年，双体共享、三级联动“武义互联网+医联/医共云平台建设”，荣获浙江省“互联网+深化医改”优秀案例奖；与德清县卫健局合作共建的国内率先打造的全科医生级联培养新模式，荣获2021 年度中国现代医院管理紧密型县域医疗卫生共同体建设典型案例；江山分院医联体教育培训中心注重规范化建设，成为衢州市域内首家获得“美国心脏协会（AHA）心血管急救培训中心”认证资质；带资金 8000 万元“下沉”，在武义分院成立浙江大学医学院附属邵逸夫医院浙中微创医学中心，为浙江省首个；在浙江省卫生和计划生育委员会、浙江省财政厅开展的 2018 年度“双下沉、两提升”工作考评中，总院及分院考核均为优秀；武义分院参加 2019 年浙江省护理技能竞赛，是综合成绩最好的一家二甲医院，创下了武义县卫计史上的最佳成绩；在 2019 年金华市外科年会上，武义分院包揽了微创操作技能比赛的第 1 名和第 2 名；推动医联体—医共体有机结合，实行“三级联动”，逐步落实分级诊疗、双向转诊、远程会诊、多学科会诊；在全省首创江山分院“管理专家工作站”，帮助建立全面质量管理体系。

（三）创新迭代升级，提供“山海”提升国家样板

自 2021 年 6 月开展“山海”帮扶工作以来，附属邵逸夫医院共派出 82 名派驻专家，其中副高及以上职称 66 人，通过合作双方共同努力，武义、江山、龙游、普陀四家分院在管理水平、医疗质量、技术能力、运行效率等方面都取得了实质性成果，特别是重点合作科室的学科建设、科研水平得到了较大提升。四家分院已初步完成六大中心制度和人员框架建设，并积极申报国家或区域中心认证；基本完成检查检验互认工作，病理实现远程会诊。武义分院合作专科门诊、住院、手术量较上年明显增长；立项浙江省卫健委课题 1 项；重点专科康复科指导开展诊疗新项目（肌骨超声引导下局部神经的阻滞注射治疗及肌骨超声引导下增生注射疗法），探讨武义院区盆底康复中心建设；打造重点专科普外科多学科合作模式，实行胃肠外科与消化内镜中心、消化内科无障碍沟通，指导分院医生完成一些高难度手术，其中胃癌手术量翻倍增长；派驻专家结合自身专业特点，开设减重门诊，针对肥胖人群与代谢疾病开展减重微创治疗。江山分院日间手术推进量

及占比实现翻番，从5%提升到12%；重点专科普外科中的血管外科专科诊治能力达到衢州市一流水平，肛肠外科业务及手术增长超200%；立项浙江省卫健委课题2项。龙游分院实现近两年课题“零”的突破，立项浙江省卫健委课题达3项；重点专科心内科专家完成冠脉介入诊治近200例，其中介入治疗、支架植入术等患者60余例，抢救急重症心肌梗死患者20余例，急重症心肌梗死抢救成功率95%以上；急诊科医生“省编县用”常驻龙游分院，推动“县域急救体系建设工作”。普陀分院肾内科血透通路技术成效显著，为舟山海岛尿毒症患者打造一家家门口的血透通路“4S”店；立项舟山市普陀区科技局课题1项；指导中医护理医案分享授课比赛荣获舟山市二等奖；重点科室普外科成功举办了中青年医师腔镜技能比赛，提升并规范了医院腔镜微创技术；派驻专家充分发挥总院微创技术优势，开展了一系列高难度的微创外科手术，专科诊治能力达到省级一流水平。2022年，附属邵逸夫医院三家分院“国考”创佳绩，江山分院名列浙江省第二，武义分院名列浙江省第四，德清院区名列浙江省第七。

（四）远程“云急救”助推基层医疗服务能力提升，“智慧医疗”惠及民生

附属邵逸夫医院一直秉持“公益为民”的理念，围绕推动医共体急诊急救能力快速发展目标进行了积极的研究与探索，致力于将先进的医疗技术、管理体系与服务理念全方位“下沉”至各家帮扶医院，积极推进公共卫生服务优质共享，助力浙江省高质量发展建设共同富裕示范区。

附属邵逸夫医院探索针对山区海岛等薄弱地区的“线上线下”系列帮扶机制，开展5G+AR远程“云急救”，精准针对城乡医护人员能力差别大、院前急救能力弱、医共体内急救各自为政等痛点，从长远意义上帮助基层医疗单位建立标准化的急诊急救流程，大大提高医疗效率及医疗质量，从根本上满足县域人民医疗服务需求，提升群众就医获得感。

（五）对口支援，健康帮扶，提升百姓获得感

2021年6月，与贵州省道真县人民医院为期9年的对口支援工作圆满收官。9年来，附属邵逸夫医院共计向道真县人民医院派出24批次、123名专家现场开展技术指导、临床教学；治疗急门诊患者9854人次，组织各类会诊和疑难病例讨论2127次，教学查房1959次，示范手术1569次，开发新技术、新项目119项，开展学术讲座及业务培训556场14476人次；免费接收49名医护和管理人员来院进修学习；捐赠设备总计价值800余万元。

（六）精升技术，提升服务，促进“健康中国”建设

附属邵逸夫医院的精准帮扶，提升了道真县人民医院的医疗技术，推进了其心内科、妇产科、普外科、骨科、重症医学科等专科建设，心内科导管室先后开展了道真县第一例经桡动脉冠状动脉造影术、第一例经桡动脉途径冠状动脉支架植入术，填补了当地医疗史上的空白；帮助妇产科解决了处理高危孕产妇、规范化操作及制度建设等问题，为

其长远、可持续发展奠定基础；帮助眼科开展“白内障超声乳化+人工晶体植入术”新项目，并指导眼科业务骨干掌握该项技术，使此项目在道真县人民医院落地生根。通过共同努力，道真县人民医院的医疗技术水平不断改进，医疗规范化服务日趋完善，综合服务能力和服务水平有明显提升，群众满意度不断提高，有效促进了道真县卫生事业的发展。9 年健康扶贫为道真县打赢脱贫攻坚战贡献了重要力量。附属邵逸夫医院及帮扶专家分别荣获浙大脱贫攻坚先进集体、先进个人殊荣。

七、国际交流与合作

作为一家带着“国际化”基因诞生的公立医院，附属邵逸夫医院建院 28 年来始终将国际化建设作为医院高质量跨越式发展的重要抓手，探索出具有“邵医特色”的国际化发展路径。

（一）众多国际认证在国内的先行者

附属邵逸夫医院是众多国际认证在国内的先行者，是中国首家通过JCI评审的大型综合性医院（2006 年），为国内首家两院区同时通过医疗信息化最高级别认证HIMSS EMRAM 7 级（2017 年）、中国首家美国 Mayo Clinic（妙佑医疗国际）成员、亚洲首家磁性医院（2019 年）、国内首家日间手术中心通过DNV GL认证、国内首家卒中中心通过国际JCI认证、国内首批通过英国QHA国际标准认证且腹腔镜肝手术课程及微创手术培训基地通过英国皇家外科学院认证、国内首家通过英国全科医师学院RCGP教育国际认证、呼吸治疗培训中心通过美国呼吸治疗学会认证。2021 年，以最优异的成绩获得首批杭州市“国际化医院”称号。

（二）国际诊疗的提供者

附属邵逸夫医院是国际诊疗的提供者。医院于 2008 年开设的独立的国际医疗中心，是全国最早开展 24 小时全方位国际医疗照护的医疗中心之一，签约 30 家国际知名保险及服务机构，已为全世界 180 个不同国家和地区的 5 万余名外籍病人提供了高水准医疗服务。2017 年，附属邵逸夫医院与美国医疗机构排名第一的 Mayo Clinic 医疗集团正式合作，创建“IMDT会诊合作体系”及“国际罕见病诊治中心”，为众多有需要的国内外患者搭建了触手可及的国际尖端品质医疗平台。医院的中外多学科联合专家团队已为国内 528 名的疑难重症患者提供了世界最佳诊疗方案。同时国际医疗中心开展公益服务，通过电话、邮件等远程交流形式为在浙外籍患者提供公益医疗咨询服务，是浙江省外籍人士首选医疗地。新冠疫病大流行期间，医院与 30 多个国家开展大型线上学术研讨交流，最早开设线上咨询专线并率先开启心理专项在线免费答疑服务，通过邵医互联网医院平台向海外华人华侨提供新冠肺炎免费公益咨询等服务。《求是》杂志 2020 年第 8 期专题文章《让合作的阳光驱散疫情的阴霾》将附属邵逸夫医院作为中国抗疫国际合作典范选摘。

（三）国际合作交流的推动者

在全球范围内，与美国罗马琳达大学、Mayo Clinic、斯坦福大学医学院医院、英国皇家外科学院、日本静冈综合病院等超过35家国际知名大学、医疗机构及世界组织展开多元化合作。1994年至2021年12月，医院共接待近4000名海外专家来院交流，100余个境外机构访问团来院访问，也派遣3000余名员工到国际高水平大学及医疗中心开展学习。2006年至2021年12月，秉承"分享、携手、共进"的宗旨，共成功举办了17届国际学术周，向世界持续推出医院学术周品牌。携手美国医疗机构排名第一的Mayo Clinic医疗集团开展深入合作，2020年联合协作推出邵医健康知识宣教中心，成为国内首个推出英文版健康信息知识库的公立三甲医院。持续开展疑难及罕见疾病的临床研讨，创建远程视频门诊，开通数字病理、高端健康促进服务，助力医院国家呼吸区域医疗中心、微创医学、肿瘤学科及移植中心等领域国际合作项目。

（四）国际赛会的保障者

近年来，附属邵逸夫医院已成为国外使领馆及世界知名协会和赛事机构指定在浙江的首选医疗合作医院，参与并完成了涉外医疗保障及国际大型会议保障任务30余项。曾是G20杭州峰会指定的医疗保障机构之一、B20主会场的唯一医疗保障机构、2018年世界游泳锦标赛医疗保障单位。荣获2016年"20国集团峰会医疗卫生保障工作先进集体"荣誉称号、白宫官员特别颁发的纪念奖章等。医院是第19届亚运会、第4届亚残运会医疗保障定点医院和贵宾医疗保障定点医院。2022年4月，由第19届亚运会组委会医疗卫生部指导、附属邵逸夫医院主编的《2022亚运医疗卫生服务常用英文手册》正式对外发布。

（五）国际医学教育及医院人才引育的先行者

医院是国家"一带一路"医学人才培养联盟副理事长单位。2020年，医院携手阿拉伯语区22个国家成立"一带一路"微创医学学院，同时成立中国呼吸治疗学院。2021年，成为全国首家成功举办"一带一路"肝脏外科微创技术线上培训的医疗机构／试点中心。2022年，开展"一带一路"医学人才培养联盟微创外科技术发展国际交流培训，取得热烈反响，吸引了来自五大洲8个国家30余家医疗机构的138位医生参与培训。国家卫健委相关部门专程发来致谢函给予高度肯定。医院拥有国际教学师资，建立了国际教学培训中心，是海外住院医生与海外医学生在中国交流与实习的首选学习目的地，2004年至2021年12月，共接收海外医学生550人次，其中包括来自世界名校如英国剑桥大学、牛津大学的医学生。2019年10月，与美国罗马琳达大学和浙大城市学院共同成立了"国际健康科学中心"，为杭州国际化教育事业的进一步推进添砖加瓦。2021年，成功引进约翰霍普金斯大学终身教授1名，荣获求是特聘教授、国家高层次人才计划获得者称号。

（六）国际人才培养的实践者

医院长期开设多样化的专项中长期国际人才培养项目，如领导力课程项目培训、内科住院医师培训项目、全科医学住院医生培训项目、ICU 基础课程培训项目、围手术医学培训项目、铜级质管培训课程、英文培训、海外专科培训项目、科研学术与英文相结合的综合能力培训等。特别是海外专科培训项目，全面提升了该专科人才在医疗技术、科学研究、教学水平及职业化行医等方面的综合能力。2022 年，医院建立了“邵医语言培训和跨文化交流学院”，统筹管理组织展开各类诸如多语言及跨文化培训、学术英文演讲比赛、翻译社活动等工作。

第四章
附属妇产科医院

附属妇产科医院（浙江省妇女医院、浙江省妇女保健院）是浙江省妇产科医疗、教学、科研及妇女保健工作的指导中心，属三级甲等妇产科医院（妇女保健院），医院实力居国内第一方阵。在2018—2020年国家三级公立医院绩效考核榜单中蝉联全国妇产科医院第三。是首批国家孕产期专科示范单位、国家母婴安全优质服务单位。曾先后获得全国妇幼卫生先进集体、全国计划生育先进集体、全国优秀爱婴医院、全国母婴友好医院等荣誉。

一、党的建设

（一）医院党委和纪委的调整和变迁

2013年12月，召开中国共产党浙江大学医学院附属妇产科医院第二次党员代表大会，选举产生党委委员和纪委委员。中共浙江大学医学院附属妇产科医院委员会由9名委员组成（按姓氏笔画排序）：吕卫国、吴瑞瑾、陈丹青、林俊、徐健、徐鑫芬、程晓东、谢幸、赖瑞南。谢幸为党委书记，吴瑞瑾为党委副书记。中共浙江大学医学院附属妇产科医院纪律检查委员会由5名委员组成（按姓氏笔画排序）：王正平、吴瑞瑾、吴明远、张竹青、洪水玲。吴瑞瑾为纪委书记。

2015年11月，吕卫国任党委书记。

2017年5月，吴弘萍任党委委员、书记。

2017年8月，吕卫国任党委副书记。

2017年8月，王新宇任党委委员。

2017年9月，张丹任党委委员。

2017年10月，召开中国共产党浙江大学医学院附属妇产科医院第三次党员代表大会，选举产生党委委员和纪委委员。中共浙江大学医学院附属妇产科医院委员会由9名委员组成（按姓氏笔画排序）：王新宇、石依群、冯素文、吕卫国、吴弘萍、吴明远、吴瑞瑾、张丹、程晓东。吴弘萍为党委书记，吕卫国、吴瑞瑾为党委副书记。中共浙江大学医学院附属妇产科医院纪律检查委员会由5名委员组成（按姓氏笔画排序）：马雅丰、王正平、吴瑞瑾、洪水玲、潘永苗。吴瑞瑾为纪委书记。

2018年1月，吴瑞瑾任妇产科学院党总支书记。

2018 年 12 月，吕卫国任党委书记，吴弘萍任党委常务副书记。

2020 年 12 月，汪辉任党委委员、副书记。

2021 年 12 月，新一届领导班子换届后，吕卫国任党委书记；吴弘萍任党委常务副书记；汪辉任党委副书记；金敏任党委委员、副书记，纪委委员、书记；罗琼任党委委员。

2022 年 5 月，召开中国共产党浙江大学医学院附属妇产科医院第四次党员代表大会，选举产生党委委员和纪委委员。中共浙江大学医学院附属妇产科医院委员会由 11 名委员组成（按姓氏笔画排序）：冯素文、吕卫国、吴弘萍、吴瑞瑾、汪辉、陈军辉、罗琼、金敏、秦佳乐、梁朝霞、程晓东。吕卫国为党委书记，汪辉、吴弘萍、金敏为党委副书记。中共浙江大学医学院附属妇产科医院纪律检查委员会由 7 名委员组成（按姓氏笔画排序）：马雅丰、王悦、白晓霞、朱波、杨春波、金敏、黄秀峰。金敏为纪委书记。

（二）党建工作机构

2012 年 1 月，医院设立党委办公室、纪委办公室等党建工作机构。

2019 年 8 月，为进一步加强公立医院党的建设，医院撤销原医院办公室、党委办公室，成立党政综合办公室、党建工作办公室。明确党建工作内设机构为党政综合办公室、党建工作办公室、宣传中心、纪委办公室，专职党务工作人员占职工总数的 0.5% 以上。

（三）基层党组织和党员

1. 基层党组织换届和调整

2011 年 9 月，党总支和党支部进行换届改选。换届后，设 5 个党总支、33 个党支部，其中 30 个在职党支部、1 个研究生党支部、1 个离休党支部、1 个退休党支部。

2012 年 7 月、12 月，由于科室设置变动，对部分党支部设置和命名进行调整，调整后的党支部数量不变。

2014 年 3 月，由于科室设置变动，对党支部设置和命名进行调整，调整后设 37 个党支部，其中 33 个在职党支部、1 个研究生党支部、1 个离休党支部、2 个退休党支部。同年 11 月，党总支和党支部进行换届改选。换届后，设 5 个党总支、27 个党支部，其中 23 个在职党支部、1 个研究生党支部、1 个离休党支部、2 个退休党支部。

2015 年 8 月，由于科室设置变动，对党支部进行调整，调整后设 28 个党支部，其中 24 个在职党支部、1 个研究生党支部、1 个离休党支部、2 个退休党支部。

2017 年 12 月，党支部进行换届改选。换届后，设 28 个党支部，其中 25 个在职党支部、1 个研究生党支部、2 个离退休党支部。同时，为加强对“下沉”党员的教育管理，设宁海临时党支部、衢州妇幼医联体临时党支部。

2018 年 1 月，增设妇产科学院党总支，下设 2 个研究生党支部。3 月，为加强对规培生党员的管理，增设 2 个规培生党支部（2022 年 3 月更名为住院医师党支部）。7 月，党总支进行换届改选，换届后，医院下设 6 个党总支。12 月，由于退休党员人数的增加，增设 1 个离退休党支部。

2020 年 11 月，党支部进行换届改选。换届后，设 41 个党支部，其中 35 个在职党支部、2 个研究生党支部、4 个离退休党支部。

2. 基层党组织和党员变迁

2012—2021 年基层党组织和党员情况见表 3-4-1。

表 3-4-1　2012—2021 年基层党组织和党员情况汇总

年份	党总支（个）	党支部（个）	党员（人）	发展党员（人）
2012	5	33	767	10
2013	5	33	824	14
2014	5	27	836	12
2015	5	28	897	11
2016	5	28	937	12
2017	5	28	1014	12
2018	6	31	1076	10
2019	6	31	1120	7
2020	6	41	1206	10
2021	6	41	1288	27

（四）党内主题教育

2013 年 7 月，开展党的群众路线教育实践活动。签订“践行党的群众路线、便民惠民医疗服务”承诺书，开展“百日零缺陷”活动，实施 10 项便民惠民医疗服务措施，立足岗位，践行党的群众路线教育实践活动。围绕坚定理想信念、加强作风建设、提高医疗服务水平、深化内涵建设等内容，完成整改任务 20 项。

2015 年 5 月，开展“三严三实”专题教育。医院党委围绕创建世界一流大学附属医院目标，紧密结合全面深化公立医院改革、全面依法治院、全面从严治党等主题，组织专题研讨 3 次，召开座谈会 5 次，广泛征求意见。通过深入查摆“不严不实”问题，对贯彻落实中央八项规定精神进行自查自纠。

2016 年 5 月，开展“两学一做”学习教育。制定实施方案及“两学一做”学习教育工作计划表，党支部以“三会一课”为基本形式，落实党员教育管理制度。开设“党员之家”微信企业号并开辟专栏，及时推送学习内容，扩大学习教育覆盖面。首次举办“杏林优才”系列培训班，医院获浙江省卫生系统三级医院党建和思想政治工作年会“两学一做”主题论文集体组织奖，1 名党员获浙江省卫生和计划生育委员会“两学一做”微型党课大赛二等奖。制定“两学一做”学习教育常态化制度化工作计划清单、任务清单并推进落实。

2019 年 9 月，开展“不忘初心、牢记使命”主题教育。确定调研主题 8 个，明确整改清单 5 项。召开对照党章党规找差距专题会议，梳理问题 135 条并进行整改。落实党委领导下的院长负责制，制定了医院章程等制度 13 个，修订党委会议事规则、院长办公会议事规则等制度 7 个。出台“一流管理、服务临床”行政效能建设方案，落实举措 40 条。确定了愿景、使命、核心价值观等医院文化元素，打造党员、党支部“看得见”工程。党委书记获第十二届最具领导力中国医院领导者“创新成就奖”。

2020 年，进一步深化巩固“不忘初心、牢记使命”主题教育成果。配合浙江大学对医院开展政治巡察，完成对中央巡视专项巡察反馈意见的整改工作。将新思想新理论内容编入教学大纲，将落实思政工作要求纳入听课制度。开展基层党支部建设质量提升月活动，实施党支部“对标争先”建设计划。启动创建“共产党员示范岗”工作，成立“杏林新声”微党课宣讲团，创建“全校党建工作样板支部”3 个，浙江省公立医院党建工作质量评价结果位列省级医院第三。

2021 年 3 月，开展党史学习教育。发放党史学习教育问卷调查，以学史力行“六大工程”为抓手，打造“为民办实事”重要展示窗口，各支部推出“三为”服务办实事举措 148 项。医院组织开展新发展阶段使命愿景大讨论活动，举办“妇产医院高质量发展高峰论坛”暨建院 70 周年系列学术活动，贯彻落实时任省委书记袁家军对医院建院 70 周年的批示精神，以优异的业绩向建党 100 周年、建院 70 周年献礼。

2022 年，全面推动党史学习教育常态化长效化。制定《关于推动党史学习教育常态化长效化的实施方案》。全面建立“第一议题”制度，开展沉浸式红色情景教育，强化“红色根脉强基工程”数字化应用，征集典型案例选编制作成果册，围绕助力打造“浙有善育”金名片推出党支部书记领办重点任务等举措，全面实施“院科两优、德医双强”工程，把党的领导融入医院治理全过程各方面各环节，在服务浙江“两个先行”中加快建设中国特色世界一流妇产科医学中心，以实际行动迎接党的二十大胜利召开。

（五）党建引领卓有成效

医院党委紧扣“围绕中心、服务大局”，找准党建与业务工作的契合点，切实发挥党支部在推进中心工作和落实重大任务中的政治引领、督促落实、监督保障作用，党建和业务工作在同频共振中提质增效。2018 年，医院党委发出倡议书，号召全体党员积极参与医疗卫生服务领域“最多跑一次”改革行动，奠定了“围绕中心抓党建、抓好党建促发展”的总基调。该举措获得浙江省卫生和计划生育委员会认可并转发各市卫生和计划生育委员会、省级医院学习借鉴。党支部、党员实施“看得见”工程，“一支部一品牌”建设在落实医改举措、提升“三服务”实效、助力疫情防控、引领“双一流”建设等工作中发挥重要作用。“看得见”工程被推荐为“浙江党建品牌”。有关工作得到浙江省卫健委及学校主要负责人的充分肯定。支部党建和业务工作互融互促案例入选《浙江大学基层党组织工作案例选编》。

医院党委始终坚持系统观念和整体思维，充分履行公立医院社会责任，积极响应党中央“全国一盘棋”、集中力量办大事的工作部署，动员全体党员、职工投入新冠疫情防控工作，多次驰援绍兴、宁波、上海等省内外多地的疫情防控工作，确保患者和医务人员“零感染”。积极响应国家号召，坚决完成援疆援青援非、医联体“下沉”帮扶、乡村帮扶结对等政府指令性任务，助力实现妇幼健康、脱贫攻坚及全面建成小康社会。顺利完成“双一流”建设第一阶段任务，积极响应国家“二孩”“三孩”重大生育政策，聚焦出生缺陷综合防治和新时期生殖健康服务保障工程，奋力书写高质量发展的妇院答卷。

医院党委不断完善创先争优机制，打造展示妇幼健康事业的“重要窗口”。党委书记在《人民日报》《浙江日报》等媒体以“发挥领头雁作用，实现女性健康领域的‘共同富裕’”“当好妇幼健康事业‘重要窗口’建设者”为题发表署名文章，并多次在全国、全省行业会议上做党建工作交流发言。党建示范创建和质量创优成果被转载到“全国高校思想政治工作网”上展示。工作经验在浙江《共产党员》杂志、“学习强国”平台刊登。创建 2 个全省卫生计生系统基层党组织建设示范点，30 个校级“五好”党支部、5 个“优秀五好”党支部、7 个样板支部，16 个院级共产党员示范岗。相关科室获“全国五一巾帼奖”“全国工人先锋号”“全国五一巾帼标兵岗”“全国巾帼文明岗”“国家级青年文明号”“浙江省抗击新冠疫情先进集体”等荣誉。党员荣获“全国三八红旗手”“全国优秀共青团员”“新时代浙江省‘万名好党员’”“浙江省五一劳动奖章”“浙江省实施妇女儿童规划成绩突出个人”等表彰。

二、人才队伍

2012—2022 年，医院致力于人才引育工程，强化“人才强院”理念，构筑拔尖人才引育高地。依托学校“学术大师汇聚计划”，全面落实“全职引进”和“柔性引进”齐头并进的人才引进策略：成立人才专项工作组，制定并实施《关于引进海内外高层次人才实施办法（2021 年修订）》（浙医妇院〔2021〕37 号）、《医院人才引进“伯乐奖”奖励办法（2021 年修订）》（浙医妇院〔2021〕44 号），加大学科领军人物、海内外优秀创新团队等高层次人才的引进力度。全职引进教育部“长江学者奖励计划”特聘教授 1 人，聘任院士担任名誉院长 1 人、浙江大学求是讲座教授 3 人，双聘、兼聘 23 人；根据医院业务发展需要，全职引进卫生高层次创新人才 1 人、超声科主任 1 人、放疗科主任 1 人、放射科主任 1 人、中心实验室副主任 1 人；加强专职科研队伍建设，全职引进浙大“新百人”研究员 1 人、特聘研究员 5 人、特聘副研究员 2 人，院内培养特聘副研究员 2 人。同时不断完善院内人才培养机制，选送 27 名青年骨干赴国际知名大学或实验室进行为期半年及以上的进修培训与交流合作。2009 年，设立“刘天香奖”并不断完善评选细则，已完成十一届评选，共 15 人获奖。2018 年，实施“俊才计划”并不断完善实施方案，已完成四届“俊才计划”选拔及两届中期考核，共培养 37 人，完善医院人才梯队培养体系。

截至 2022 年 6 月，医院拥有中国科学院院士 1 人（名誉院长），享受政府特殊津贴

3人，教育部“长江学者奖励计划”特聘教授1人，国家卫健委突出贡献中青年专家2人，海外优秀青年科学基金获得者2人（其中双聘1人），国家级人才计划入选者2人（双聘），国家青年人才计划入选者5人（兼聘2人/双聘3人），国家杰出青年科学基金获得者2人（兼聘），国家优秀青年科学基金1人（双聘），教育部创新团队1个（“生殖安全转化医学研究”项目创新团队），浙江省有突出贡献中青年专家1人，浙江省卫生领军人才培养对象1人，浙江省卫生创新人才培养对象8人，浙江省“万人计划”杰出人才1人，浙江省万人科技创新领军人才1人，浙江省人才计划入选者2人（双聘），浙江省“151人才工程”培养对象14人次，浙江省医坛新秀培养对象11人，浙江大学求是特聘教授2人、求是讲座教授3人、求是特聘医师岗3人。截至2022年6月，共有博士后37人，其中定向博士后17人（含已出站5人）、非定向博士后3人、学科博士后17人（含已出站1人）。

三、教育教学

（一）课程建设有成果

“妇产科学”课程于2013年获国家级精品资源共享课程立项，2016年被评为首批国家级精品资源共享课。“Obstetrics & Gynecology”课程于2017年被评为教育部来华留学英语授课品牌课程，2022年被评为来华留学生临床医学专业本科教育（英语授课）精品在线开放课程。“产房分娩及新生儿处理虚拟仿真实验教学”于2020年入选首批国家级一流本科课程，2021年被评为虚拟仿真实验教学创新联盟实验教学应用示范课程。

（二）教材建设有特色

医院是普通高等教育本科国家级规划教材《妇产科学》第8版、第9版的第一主编单位。《妇产科学（第8版）》作为“十二五”普通高等教育本科国家级规划教材、卫生部“十二五”规划教材、全国高等医药教材建设研究会“十二五”规划教材、2014年全国妇幼服务健康年临床技能竞赛的指定教材，荣膺“2013年度浙江大学十大教材”，在中国科技论文统计结果中居2018年度被引用次数最多图书第3位。

（三）教学项目有成效

2012年，英国皇家妇产科学院（Royal College of Obstetricians and Gynaecologists, RCOG）会员资格认证考试在全球各地设立的第24个考试点落户医院。2014年，医院住院医师规范化培训基地被认定为国家“第一批住院医师规范化培训基地”。2018年，被认定为首批国家临床教学培训示范中心。“产房分娩及新生儿处理虚拟仿真实验教学”入选2018年度国家虚拟仿真实验教学项目。2022年，被遴选为首批外科基础技能提升项目培训基地。

四、科学研究

2012—2022年，医院进一步对接国家战略和地方需求，立足自身特色和优势，聚焦妇产领域疑难重症研究，不断强化学术辐射和开放力度。充分利用优势资源，营造卓越的学科和人才发展生态，不断提高科研创新能力。

2014—2021 年，医院以第一完成单位获得浙江省科学技术奖科技进步奖二等奖 4 项、三等奖 3 项，浙江省科学技术奖自然科学奖二等奖 2 项，教育部高等学校科学研究优秀成果奖一等奖 1 项、二等奖 1 项，全国妇幼健康科学技术奖一等奖 7 项、二等奖 3 项、三等奖 3 项。2019—2020 年，作为主要参加单位获得国家科学技术进步奖二等奖 2 项。

2012—2021 年，医院共获批国家自然科学基金项目 166 项，其中包括国家自然科学基金重点、重大及人才类项目 4 项；共获批国家重点研发计划项目 4 项。

科技论文质量不断攀升。2012—2020 年，医院共发表 18 篇国际高影响力论文、132 篇国际高质量论文。2021 年，国际高影响力、高质量论文频频涌现，共发表 21 篇国际高影响力论文、127 篇国际高质量论文，高影响力论文发表数量超过既往发表数量总和。

五、学科建设

医院按照中央和教育部、浙江省委省政府和学校的战略部署，扎根中国大地，大力推进“双一流”建设，一流学科建设成效明显。作为浙江省妇产科科研工作的指导中心，拥有国家重点（培育）学科 1 个（妇产科学）；浙江省医学重点学科群 1 个（生殖医学）；浙江省医学重点学科 7 个，其中重点支撑学科 4 个（妇科肿瘤学、计划生育学、产科学、生殖内分泌学）、创新学科 3 个（妇科微创学、普通妇科学、围产护理学）。设有国家首批临床教学培训示范中心、国家医学虚拟仿真实验教学中心、国家首批住院医师规范化培训基地和妇产科重点专业基地。

医院拥有 3 个妇产疾病领域省部级重点实验室（教育部生殖遗传重点实验室、浙江省女性生殖健康研究重点实验室和浙江省妇科重大疾病精准诊治研究重点实验室）、1 个国家食品药品监督管理局（SFDA）认证的临床药物试验机构、1 个国家妇产疾病临床医学研究中心分中心、2 个省级临床医学研究中心（浙江省妇产疾病临床医学研究中心和浙江省儿科疾病临床医学研究中心）和多个转化医学研究平台。医院不断推进研究平台建设并取得显著成效。2017 年，获批浙江省子宫恶性肿瘤诊治技术研究中心；2019 年，牵头建设国家妇产区域医疗中心；2020 年，获批浙江省生殖健康国际科技合作基地；2021 年，获得国家妇产疾病临床医学研究中心浙江省分中心认定，获批建设浙江省妇科重大疾病精准诊治研究重点实验室、浙江省妇产疾病临床医学研究中心、浙江省儿科疾病临床医学研究中心，获批中国人类遗传资源保藏资质；2022 年，获批国家区域医疗中心输出医院。

学科高峰态势巩固，妇产科学科实力位居全国第一方阵，在 2021 年度中国医院科技量值（STEM）排行榜—妇产科学中位列全国前三，在首次发布的中国医院五年总科技量值（ASTEM）排行榜—妇产科学中位列全国前三，在 2020 年度中国医院排行榜（复旦版）—妇产科学中位居全国第四。

六、社会服务

（一）优质资源“下沉”

1.加强顶层融合，持续推进优质资源“下沉”

自2013年实行“双下沉、两提升”工作以来，医院严格按照浙江省委省政府、浙江省卫健委要求，以托管、医联体、紧密合作等形式与14家县市级妇幼机构建立合作帮扶关系，其中，按照衢州市人民政府和浙江大学统一部署，以附属妇产科医院与附属儿童医院为主体，整合衢州市妇幼保健院及各县（市、区）妇幼医院医疗资源，成立了持续发展的高水平医疗联合体，该模式为浙江省首创。

截至2022年6月，附属妇产科医院累计派出医疗援助人员共569人次，其中高级职称108人，共建立名医工作站23个，通过在管理、科研、技术、教学、服务、文化等方面全方位帮扶合作医院，以“城市医院下沉、医学人才下沉”为突破口，支持基层医疗卫生事业发展，构建同质化发展格局。

此外，医院与浙江省内18家妇幼保健院建立了松散型帮扶机制，以柔性帮扶的形式协助地方妇幼机构发展。

2.推动远程医疗，促进网络数字医疗服务

2019年始，远程教学工作稳定开展，“下沉”医院、援建医院，包括新疆、青海地区，均已积极参与远程医疗教学活动。

2020年11月，成立了远程超声会诊中心，实现远程会诊常态化，不仅为基层医护人员提供了专业指导性建议，更以省级专家线上“下基层”的形式为当地百姓提供了优质医疗资源服务，不断扩大惠及面。

2021年4月，牵头成立妇幼数字化创新联盟，覆盖百余家二级及以上医疗机构，以浙江省数字化改革为基础，运用大数据、云计算、互联网等方式创新妇幼医疗模式，实现技术同质、业务互通、数据共享的妇幼医疗共同体。

医疗信息化建设不断发展，通过远程超声诊断、远程会诊、远程胎心监护、远程黄疸监测、远程医学教育等远程医疗协作平台的搭建，不断延伸医疗服务可及性，促进“互联网+医疗健康”良性发展。

3.完善分级诊疗体系，不断推进双向转诊机制

自2017年以来，医院通过自建平台、三方平台协同基层医院，不断合理调控和引导患者住院流向，规范建立基层首诊、双向转诊、急慢分治、上下联动的分级诊疗服务体系，对疑难危重症实现精准化对接，着力实现优质医疗资源优化配置和均衡布局。

（二）省外医疗合作

2017年，医院作为常任理事单位之一参与建立了“中国三级妇产科医院/妇幼保健院联盟”，该联盟是由全国各省市妇幼保健机构以推进健康中国建设、促进医疗卫生事

业改革与发展为出发点，自愿联合成立的非营利性医疗联盟。

医院与海南妇幼保健院于2011年开始建立帮扶协作关系。自2014年8月开始，医院连续3年接收海南省妇幼保健院妇产科住院医师规范化培训生，培训年限均为3年，按医院妇产科住院医师标准进行规范化培训的排班轮转，共26人，均已顺利结业。

此外，医院与江西、江苏、辽宁等3省3家基层医疗机构持续多年保持松散合作关系。

（三）对口支援工作

2011年开始，医院贯彻落实浙江省委组织部及学校党委组织部“组团式”对口支援部署，采取“以院包科”模式全力开展帮扶工作，先后选派18位专家到新疆生产建设兵团及地区医院开展援建工作。2016年，加大学科建设及人才培养力度，精准帮扶新疆5个地市级医院。2019年，共选派2位专家赴青海省海西州人民医院开展援建工作，通过技术指导、业务培训等方式加强队伍建设，为当地打造一支“带不走”的医疗队伍。

（四）结对帮扶工作

2008年8月，根据浙江省委省政府文件要求，医院与三门县亭旁镇7个“低收入农户集中村”结为帮扶对象，为期十年，并在2015年签订“低收入农户收入倍增计划”，一次性捐赠25万元帮扶资金。2019年以来，随着新一轮扶贫结对帮扶工作开启，医院先后派出2位同志驻点常山县东案乡前库村开展扶贫工作，累计投入帮扶资金145万元，打造黑松、香椿基地2个扶贫产业“造血”项目，同时以开展消费、医疗扶贫为主要帮扶手段，协同配合公益项目建成使用，成效显著。

七、国际交流与合作

医院坚持以学科建设为依托，以国际合作为载体，积极构建多渠道、多层次、多类型的对外开放合作格局，持续开拓平等互利的国际合作关系，积极培养具有国际视野的人才队伍，不断提升医院国际影响力。

对标浙大“世界顶尖大学合作”计划，与哈佛大学开展医、教、研等方面合作，持续获批“浙大—世界顶尖大学”合作项目资助。与耶鲁大学、鲁汶大学、安德森肿瘤研究中心、伦敦大学学院等近30所国际知名院校和医疗机构开展科研合作，联合发表高影响力文章，建立了3个妇产疾病领域国际合作研究中心。2012年，医院与加拿大英属哥伦比亚大学（UBC）妇产科系建立姐妹院系合作关系，并于2018年续签合作协议，截至2022年已有10年合作历史。2012年，成为英国皇家妇产科医师学会（RCOG）在中国内地的首个合作伙伴，承担MRCOG Part I考点工作。基于丰硕的合作成果，医院于2020年获批省级国际科技合作基地。

2012—2022年，医院聘请7位来自美国、加拿大、法国等国家的顶尖妇产科学专家担任浙江大学客座教授，6位国际知名学者担任浙江大学医学院妇产科学院客座教授，与医院开展深层次的科研合作和学术交流，推动学科发展。

积极引进国际教育培训课程和标准，如引进国际遗传专科护士培训，与英国皇家妇产科协会共建中英妇产科腔镜培训项目，推动与世界顶级妇产机构在教育培训及人才培养等领域的深入交流与合作。同时，接收巴黎笛卡尔大学、文莱大学等国外高校学生来院学习进修，全面提升国际化教育培训品质及影响力。

积极响应国家外交战略，拓展与“一带一路”共建国家在妇产科领域的交流与合作。2012—2022 年，持续选派 5 名骨干医生赴非洲开展医疗援助。2019 年，加入“一带一路”医学人才培养联盟，承办“一带一路”共建国家妇幼健康官员研修活动。通过线上、线下方式积极与共建国家分享学术及临床经验，输出先进技术和理念，为构建人类卫生健康命运共同体贡献力量。

常态化开展职工外语能力培训，切实支持人才的国际化培养。同时开展海外人才招聘工作，完善医院的国际型人才梯队建设。

瞄准国际学术前沿，积极主办、承办及参与线上线下国际学术论坛及研讨会，如 2020 浙大妇产科国际学术论坛、中日和中非妇产科专家交流会等，搭建输入输出双向互动的交流平台，在世界学术舞台发出附属妇产科医院的声音。

持续推进医院国际化建设的各项服务工作，从完善国际诊疗制度及流程，引入国际商保服务，提升国际性大型活动的卫生保障和服务能力等方面健全多维度的国际化服务体系。2021 年，获“杭州市国际化医院”称号。

加强医院国际宣传，通过建立英文网站，制作英文宣传视频、英文宣传册，开展国际健康科普活动等方式讲好附属妇产科医院故事，打通面向国际同行、国际患者的信息传播渠道，提升医院国际形象及影响力。

八、其他

（一）钱江院区

2012 年 10 月，医院与杭州市萧山钱江世纪城管理委员会签订协议，开发建设附属妇产科医院萧山院区扩建项目，初步选址于钱江世纪城 U-02 地块，用地约 132 亩。2014 年，医院与杭州市萧山钱江世纪城管理委员会签订土地征迁协议，为开发建设附属妇产科医院萧山院区项目跨出了实质性的一步。2016 年 8 月，医院钱江院区项目正式立项，该项目分两期建设，其中一期规划建筑面积 124923 平方米。同年 8 月，桩基工程开工正式启动建设。2022 年 12 月，钱江院区已通过竣工验收并正式投入使用。

（二）妇女保健大楼

2017 年 4 月，医院妇女保健大楼正式开工建设，2021 年项目建设完成，2022 年 1 月通过竣工验收并正式投入使用。大楼总建筑面积 19772 平方米。建有“国家临床教学培训示范中心”“国家级医学虚拟仿真实验教学中心”，是国内妇产科领域领先级的教学培训示范中心和虚拟仿真实验教学中心。设有“健康管理中心”“家庭化早产儿照护中心”“中医产后护理”“婴儿SPA室”等，为患者提供中医全面产后护理、女性高端健康管理等服务。

（三）华家池妇科重大疾病精准治疗研发中心

2020 年 8 月，华家池妇科重大疾病精准治疗研发中心（原华家池农机厂）启动改造。2021 年 3 月，通过竣工验收并正式投入使用。医院新增科研场地 2170 平方米，针对妇科重大疾病精准诊治开展基础和临床研究，为学科建设提供平台支撑。

第五章

附属儿童医院

一、党的建设

（一）医院党委及其人员构成

2013 年 7 月，学校党委决定（党委任〔2013〕17 号），舒强同志任中共浙江大学医学院附属儿童医院委员会书记，免去赵正言同志的中共浙江大学医学院附属儿童医院委员会书记、委员职务。同年 12 月，召开中共浙江大学医学院附属儿童医院第二次党员代表大会，选举产生中共浙江大学医学院附属儿童医院新一届委员会。舒强任党委书记，邹朝春任党委副书记兼纪委书记，尚世强、龚方戚、章伟芳、傅君芬、魏健任医院党委委员（按姓氏笔画排序）。其中，附属儿童医院党委书记舒强全面主持党委工作，分管党建、干部、组织工作；党委副书记兼纪委书记邹朝春，主持纪委工作，分管纪检、监察工作，协助书记分管工会和学生工作。

2017 年 11 月，召开中共浙江大学医学院附属儿童医院第三次党代会，经与会党员充分酝酿讨论，根据多数党员的意见确定候选人之后，采用无记名投票差额选举的办法，选举产生医院新一届党的委员会，7 名委员分别为（按姓氏笔画排序）：毛建华、江米足、邹朝春、龚方戚、章伟芳、傅君芬、舒强。章伟芳任党委书记，舒强、邹朝春为党委副书记。

2018 年 12 月，学校党委决定（党委任〔2018〕48 号），舒强同志任中共浙江大学医学院附属儿童医院委员会书记。

2019 年 3 月，学校党委决定（党委任〔2019〕5 号），李强同志任中共浙江大学医学院附属儿童医院委员会委员、常务副书记。

2021 年 4 月，医院党委调整党委委员分工。党委书记舒强主持党委全面工作，分管党风廉政建设工作；党委常务副书记李强协助书记分管党建、干部、人才、统战、宣传、保密、信访工作；党委副书记邹朝春协助书记分管纪检、思政、群团和学生工作。

2021 年 12 月，医院召开领导班子换届宣布会，经学校党委研究决定，舒强同志任中共浙江大学医学院附属儿童医院委员会书记；李强同志任中共浙江大学医学院附属儿童医院委员会常务副书记；王晓莹同志任中共浙江大学医学院附属儿童医院委员会委员、副书记，纪律检查委员会委员、书记。原附属儿童医院党委副书记兼纪委书记邹朝春同志任浙江大学医院管理办公室副主任。

2022年1月，医院党委调整党委委员分工。党委书记舒强主持党委全面工作，分管党风廉政建设工作；党委常务副书记李强协助书记分管党建、干部、统战、宣传、保密、信访工作；党委副书记、纪委书记王晓莹协助书记分管纪检、思政、群团工作；党委委员傅君芬协助书记分管党风廉政建设、妇女工作；党委委员毛建华协助书记分管意识形态、学生工作；党委委员俞刚协助书记分管离退休工作；党委委员高志刚协助书记分管精神文明建设和文化建设工作；党委委员江米足协助书记分管人才工作。

（二）党委工作部门和基层党组织

1.医院党委工作部门

医院党委各项具体工作由医院党政综合办公室、党建工作办公室、纪检监察室、宣传中心、离退休办公室、工会来承担。

2.基层党组织

2013年，党支部换届，在2010年的基础上对部分党支部进行了调整，换届后共有30个基层党支部。

2016年，党支部换届，对人数较多的党支部进行了调整，换届后共有37个基层党支部。

2019年11月，附属儿童医院党委〔2019〕73号文件明确，医院共设6个党总支、42个党支部。之后根据实际优化党支部设置，将党支部建在科室上，换届后共有6个党总支、50个基层党支部。

2021年4月，经医院党委会研究决定，撤销原综合病房党支部，新成立感染科党支部；同年6月，新成立规培党支部；10月，新成立国家中心第二党支部；2022年4月，新成立儿科学院第三党支部。目前院内共有53个基层党支部。

（三）党内重大教育活动

1.“三严三实”专题教育

2015年，成立医院“三严三实”专题教育领导小组及工作小组，积极响应、认真开展“三严三实”专题教育研讨座谈会。党委理论学习中心组成员认真自学各类学习材料，各党支部做到支部书记带头讲党课，支部党员积极撰写学习体会与心得。医院召开延安精神交流培训会。

2.“两学一做”学习教育

医院成立“两学一做”学习教育领导小组，制定出台一系列制度文件。院领导率先垂范，带头上“七一”专题党课，召开支部书记培训会议5次，指导党支部开展“两学一做”学习教育；开展在“两学一做”学习教育中加强医疗卫生行风建设“九不准”专项行动，组织党员开展“九不准”承诺践诺。2017年，建立“两学一做”长效机制，组织开展“微党课”学习活动，每年举办“廉洁教育季”活动，构建医院“五位一体儿院廉文化”体系。

3.“不忘初心、牢记使命”主题教育

主题教育期间，党委领导班子召开党委理论学习中心组学习会和读书会，班子成员利用业余时间认真通读、精读学习材料并由领导班子带头讲党课，深入各联系支部讲专题党课 29 次。医院领导班子围绕医院建设等各方面召开专题座谈会或深入基层一线开展专题调研，调研整改期间共召开专题调研会 16 场次，党政领导班子撰写调研报告共 16 篇、理论学习文章 6 篇。党委领导班子还面向医院中层干部、党支部书记召开主题教育成果交流会，分享主题教育成果并接受监督。

4.党史学习教育

医院把党史学习教育作为医院党委班子全年学习的重点。全年各党支部共开展主题学习 622 次，召开党委理论学习中心组学习会 14 次，形成理论学习文章 10 篇、调查研究报告 7 篇，医院领导班子在全院范围内或深入联系支部讲党课共计 29 次。组织党委班子成员、纪委委员、党支部书记等前往嘉兴南湖进行集中轮训。医院推进党建工作与业务工作的深度融合，落实“就诊不限号”一揽子举措；开展“心脏中心学科共建”项目，帮助乌鲁木齐儿童医院打造心脏中心；组织专家团队参加浙江省援疆“启明行动”。医院党建共建工作入选“2020—2021 年度全国公立医院党建创新案例”。

（四）党建工作成果

2012—2016 年，完成 31 个“五好党支部”的创建验收工作。2019 年，4 个支部获批浙大“党建工作样板支部”创建单位。2020 年，2 个支部通过浙江大学首批党建工作样板支部建设验收。在抗击新冠疫情中，医院坚持让党旗高高飘扬在抗疫一线，在院党委及各基层党支部的引领下，医院集体和党员个人荣获“浙江省先进基层党组织”“浙江省抗击新冠疫情先进集体”“浙江大学先进基层党组织”“致敬最美抗疫人先进集体”“浙江省抗击新冠疫情先进个人”等多项荣誉。2021 年，NICU 党支部获批浙江省第二批“高校党建工作样板支部”建设单位，3 个党支部获批浙江大学第二批“党建工作样板支部”培育创建单位。在浙江大学庆祝中国共产党成立 100 周年暨表彰先进大会上，医院 1 名党员获得“浙江大学党建先锋奖”，7 名党员获评“浙江大学优秀共产党员”，1 名党支部书记获评“优秀党务工作者”，3 个党支部获评“浙江大学先进基层党组织”。2022 年，NICU 党支部入选第三批“全国党建工作样板支部”培育创建单位，实现了医院基层党支部创建全国党建工作样板支部“零”的突破。

二、人才队伍

附属儿童医院将人才作为第一资源。2019 年，制定《主要研究者（PI）管理办法》；2020 年，出台《高层次人才引育五年规划（2020—2024）》《医院领导班子成员联系高层次人才制度》及《长期出国培训、进修人员额外津贴补助计划》等政策；2021 年，出台《高层次人才培育支持计划实施办法（试行）》（儿院发〔2021〕56 号）、《卫生技术人员

高级职务分类评价试点改革的工作方案（试行）》（儿院发〔2021〕59号）、《博士后管理工作实施办法》（儿院发〔2021〕64号）等，不断完善人才政策，为人才培育与发展提供良好环境。2012年以来，医院有1人入选浙江省“人才计划”、3人入选浙江省“新世纪151人才工程”、23人入选浙江省卫生高层次创新人才培养对象。舒强教授2013年荣获浙江省“突出贡献专家”称号，2014年荣获国家卫健委“突出贡献中青年专家”称号，2015年获评浙江大学“求是特聘医师”，2018年入选浙江省“万人计划”杰出人才，2020年荣获国务院政府特殊津贴；傅君芬教授2019年获评浙江大学“求是特聘医师”，2021年荣获国家卫健委“突出贡献中青年专家”称号；龚方戚教授2017年荣获国家卫健委“突出贡献中青年专家”称号；毛建华教授2021年获评浙江大学“求是特聘医师”。

随着业务规模的扩大，附属儿童医院进一步加大人才引进力度。2012—2021年，共吸收应届毕业生2150人，其中海外应届毕业生18人，近5年平均每年招收新员工180人；全职引进浙江省人才计划入选者1人，浙江大学“临床百人计划”研究员2人、“新百人计划”研究员1人、医学院特聘（副）研究员21人，医院学科带头人3人、特聘教授1人；柔性引进国家级人才计划入选者8人、“青年长江学者奖励计划”获得者1人，浙江省人才计划入选者2人，浙江大学求是特聘教授1人、“百人计划”研究员1人、特聘研究员1人、讲座（兼任）教授5人、兼聘双聘（副）教授20人，医院荣誉教授4人、特聘教授3人、特聘研究学者3人；招收学科博士后25人、临床医学博士后12人。截至2021年12月31日，医院职工总计2928人（包括正式职工、返聘留用和劳务派遣人员）；正高级职称137人、副高级职称215人，合计占比为12%；博士学位248人、硕士学位936人，合计占比为40.4%。

三、教育教学

附属儿童医院承担了医学院八年制、五年制、“5+3”、预防医学专业见习及实习工作，年均教学500余学时；同时还承担了浙江中医药大学、温州医科大学、杭州医学院等医学院校儿科、检验等专业的实习工作。2015年，医院配备面积1100平方米的独立教学区域，每个学科配备30平方米示教室，教学硬件资源包括图书馆、多媒体教室等；2016年投入2000多万元建设面积700平方米的独立临床技能培训与考核中心，由临床技能培训、OSCE考站组成，中心拥有内镜虚拟训练系统、腔镜手术模拟训练器、高级仿真综合模拟儿童、模拟手术室、ICU病房等教学设备，同时还有专供研究生使用的科研平台3000平方米。

附属儿童医院加大教学经费和教学人员的投入，开展了一系列的教育教学改革，立项教育部、省部级、地厅级及校级教学课题36项，发表教学论文40篇，“儿科学（甲）”于2019年被认定为浙江省一流线下课程，2020年被认定为浙江省一流线上课程，2021年被立项为第一批省级课程思政示范课程；“儿科学”于2021年被认定为浙江大学一流线上线下混合式课程。2021年舒强等申报的“儿科专业人才创新培养模式的探索与实践”荣获浙江大学教学成果一等奖、浙江省教学成果奖二等奖。2021年徐红贞等申报的“基于3C3R模型的儿科专科护士创新培养体系的建设与实践”荣获浙江大学教学成果一等奖。医院专家以主编、副主编身份参与编写国家级规划教材7部。在毕业后教育方面，附属儿童医院2014年被评为首批“国家级住院医师规范化培训基地”，现有6个国家级住院医师规范化培训专业基地，培养了1200余名住院医师。2021年，获得浙江大学教学成果一等奖及浙江省教学成果二等奖，并立项教育部、科技部课题共2项，发表住院医师规范化培训文章20余篇。

在教师队伍培养方面，2020年，与上海医疗质量研究中心合作获批国家卫健委医政医管局“国家基层医护人员培训项目浙江基地”，培训6500人，为全国第一。2012—2021年，举办国家级继续教育学习班293期，省级继续教育学习班68期，培训学员29872人次。2010年，医院获批浙江省小儿ICU专科护士培训基地，培训11期371人。2016年，获批浙江省新生儿专科护士培训基地；每期培训4个月，其中外省学员占40%左右。2019年，医院被批准为中华护理学会儿科专科护士、新生儿专科护士京外培训基地，各培训2期。

四、科学研究

2012—2021年，附属儿童医院进一步加大对科研的投入和扶持力度，在建设研究型、学术型医院过程中，医院科研工作取得了长足发展和可喜成绩。2012—2021年，医院共获得各类科研项目950项，科研经费达2.73亿元，其中国家级科研项目188项、省部级科研项目175项、国际合作项目6项。2020年，医院获批国家自然科学基金项目23项，位列全国儿童医院第一；2021年，医院获批“十四五”国家重点研发计划项目2项，经费达3747万元，创历史新高。近十年来，医院共获得省部级及以上科研奖励15项，其中国家科学技术进步二等奖（第二完成人）2项，国家妇幼健康科学技术科技成果二等奖1项，浙江省标准创新重大贡献奖1项，浙江省科学技术奖一等奖2项、三等奖1项，浙江省科学技术进步一等奖5项。

在学术成果产出方面，2012—2021年，医院在国内外各级学术期刊上共发表论文3134篇，其中SCI收录论文1423篇、中文期刊论文1711篇。近年来，医院发表期刊论文数量和质量均逐年提升，2021年发表国际高水平论文12篇、国际高质量论文98篇。

附属儿童医院创办的国内首本儿科学英文学术期刊*World Journal of Pediatrics*（《世界儿科杂志》），影响力始终位居亚洲同类期刊之首，连续多年获“中国最具国际影响力学术期刊”称号，2020年影响因子为2.764，并成功进入JCR儿科学Q2区。2018年，医院创办了中国首本小儿外科领域英文学术期刊*World Journal of Pediatric Surgery*（《世界小儿外科杂志》），获“中国科技期刊国际影响力提升计划”项目D类资助和浙江大学高水平学术期刊建设资助项目C类资助，已被ESCI、Scopus、DOAJ等数据库收录。众多专家在国际学术组织担任要职，提高了医院国际影响力。如汤永民教授当选国际组织细胞学会的科学委员会成员，傅君芬教授在2020年连任亚太儿科内分泌学会（AppES）秘书长，等等，参与儿科疾病临床诊治指南制定，在国际学术舞台上发出中国声音。

五、学科建设

附属儿童医院主动对接国家健康战略所需，紧紧把握国家首次在儿童健康领域布局国家中心的重大历史机遇，积极抢占儿科发展制高点，凝聚学科力量，全力谋划推进高水平国家级学科发展平台。2019年，医院成功获批国家儿童健康与疾病临床医学研究中心。2020年，医院成功获批国家儿童区域医疗中心，成为全国首批、长三角首个同时拥有两个国家中心的儿童医院，实现了浙江省儿科领域国家中心“零”的突破。此外，2012年以来，附属儿童医院还获批生殖遗传教育部重点实验室、国家药物临床试验机构、国家干细胞研究备案机构、国家出生缺陷国际合作基地、全国儿童血液病定点医院和儿童恶性肿瘤诊疗协作组牵头单位、浙江省小儿白血病诊治技术研究中心、浙江省儿童代谢性疾病诊治技术中心、浙江省新生儿疾病防治中心、浙江省小儿心血管疾病防治中心、浙江省新生儿疾病筛查中心、浙江省新生儿疾病筛查质控中心、浙江省儿童生长发育质控中心、浙江省基因诊断中心、浙江省听力筛查管理中心。

附属儿童医院瞄准儿童健康和疾病诊治领域重大需求，积极钻研儿科诊疗技术，在传统优势专业的基础上，重点开展危重新生儿救治、ECMO、达芬奇机器人手术、儿童器官移植等儿科高精尖技术并逐步形成竞争优势，儿科危重疾病诊治能力不断提升。医院每年收治危重新生儿近1000例，于2021年成功入选第二批“国家新生儿保健特色专科”建设单位。2020年，医院引进第四代达芬奇手术机器人，成为全国首个引进第四代达芬奇手术机器人的儿童专科医院；截至2021年底，累计开展873例达芬奇机器人手术，5人实现个人手术量破百，达芬奇机器人手术量和技术水平在全国小儿外科领域继续保持领跑优势；完成2021年第8期《临床小儿外科杂志》达芬奇专刊，向国内外同行分享可参考、可借鉴的经验。2017年，与附属第一医院合作建立儿童肝移植手术中心；2021年，联合树兰医院开展儿童肝移植手术；截至2021年底，累计开展17例儿童肝移植手术。每年开展儿童ECMO 44例，存活出院率达70%，持续高于国际平均水平（50%~60%）。附属儿童医院加快推进多学科诊疗（MDT）团队建设，2019年，新开设12个多学科诊疗团队、10个临床医学中心；截至2021年底，已增至16个多学科诊疗团队、12个临床医学中心。

附属儿童医院综合实力保持全国儿童医院第一方阵。在全国公立医院绩效考核中，附属儿童医院连续五年获儿童医院最高等级“A”级，2018年综合排名位居全国儿童医院第五，2019年位居全国儿童医院第四，2020年位居全国儿童医院第三，2021年位居全国儿童医院第二，2022年位居全国儿童医院第二。在中国医学科学院《中国医院科技量值（STEM）》排行榜中，2019—2022年连续四年位居全国儿童医院第二，五年总科技量值综合排名位居全国儿童医院第二。

六、社会服务

作为国家儿童区域医疗中心，附属儿童医院助推建设浙江省儿童医疗服务体系，着力开展“组团式”援疆、援青、援非、乡村振兴等政府指令性任务，推进优质儿科医疗提质扩容和区域均衡布局，并在新冠疫情防控等突发公共卫生事件应急处置中发挥了重要作用。

（一）助推建设浙江省儿童医疗服务体系

2021 年，附属儿童医院扛起国家儿童区域医疗中心责任，按照浙江省委、省政府指示精神，以“机构设置全覆盖、服务体系一张网、双向转诊无障碍、重点学科有特色、人才培养可持续、政策保障有力度”的儿童医疗卫生服务发展新格局为目标，全力协助省政府构建省、市、县、乡四级儿童医疗服务体系，全面摸排全省儿科医务人员、医疗机构数量、床位等情况，在省卫健委牵头组织下，与全省主要儿科医疗机构、妇幼保健机构负责人协商讨论后形成《浙江省儿童医疗服务发展行动计划（2021—2025）》，并于 2021 年底正式发布实施。

（二）坚决打赢疫情防控攻坚战

2020 年，在新冠疫情攻坚战中，附属儿童医院闻令而动、快速响应，第一时间建立了疾病筛查、医疗救治、院感管理、后勤保障等全方位应急协同机制，作为浙江省新冠定点医院，成功救治了浙江省最小年龄的新冠肺炎确诊患者和新冠肺炎产妇诞下的新生儿；在国内率先发布《儿童新型冠状病毒感染的肺炎诊疗指南》及相关英文版诊疗指南，进一步规范儿童新冠肺炎诊断与治疗，并向日本、美国、泰国等国际合作伙伴捐赠医用物资，通过线上会议、疑难病例远程讨论会等多种途径，在国际上分享医院抗疫经验。医院坚持有召必应，2020 年选派骨干人员赴武汉中国光谷日海方舱医院、国家卫健委医政医管局、国务院联防联控机制科研攻关组助力国家疫情防控、科技研发等相关工作。2021 年浙江省新冠疫情暴发后，第一时间运送应急物资支援学校抗疫工作，并派出 10 人支援校内核酸采样与检测工作；紧急集结医疗队驰援绍兴上虞、宁波北仑，派出 5 批共 194 人次（含 2022 年元旦期间 2 批 81 人次）支援核酸采样、检测和临床诊治工作，获得了“浙江省先进基层党组织”“浙江省抗击新冠疫情先进集体”等多项荣誉。

（三）积极构建立足浙江、辐射全国的儿童医疗协作网络

2017 年，与附属妇产科医院共同建立浙大—衢州妇幼医联体，组建了包括执行院长、儿科主任、护理部主任在内的专家团队进驻衢州市妇幼保健院开展全面托管；与永康市妇幼保健院等浙江省近 30 家医疗机构建立医疗服务协作，每年向基层单位选派医务人员 150 余人。医院牵头组建浙江省儿科联盟（2018 年）、浙江省儿童耳鼻咽喉头颈疾病诊疗联盟（2019 年）、浙江省儿童生长发育联盟（2017 年），实施全省儿科分级诊疗项目，举办儿童疾病分级诊疗基层儿科医生培训班，每年培训基层医生 700 余人。除了浙江省，附属儿童医院还于 2019 年与江西赣州市赣县区妇幼保健院、贵州黔东南州人民

医院签署对口帮扶协议。

（四）做好“组团式”援疆、援青、援非、乡村振兴等政府指令性对口帮扶任务

2012 年以来，选派了 11 名援疆干部赴新疆石河子大学医学院、阿克苏地区第一人民医院、新疆生产建设兵团第一师医院开展指导工作。在援青工作中，2021 年，与青海省海西州人民医院建立对口帮扶关系，选派 1 名医务人员前往青海省海西州第一人民医院支援。在援非工作中，2012 年以来，选派 4 名专家赴非洲马里开展医疗援助工作。在助力乡村振兴工作中，附属儿童医院先后派驻 2 名管理骨干帮扶结对仙居县前潘村，积极助力国家脱贫攻坚和乡村振兴战略。2021 年，与新疆乌鲁木齐儿童医院合作开展“心脏中心学科共建”项目，建设专业标准的儿童心脏中心，不断扩大医疗辐射范围。

七、国际交流与合作

随着医院跨越式发展，附属儿童医院不断拓展与国际高水平大学、科研机构及儿童医院的院际合作的深度与广度，积极构建连接全球的国际合作伙伴网络。截至 2022 年 6 月，医院与哈佛大学、波士顿儿童医院、费城儿童医院、克利夫兰诊所、罗马琳达大学附属儿童医院、美国国立儿童医学中心、加拿大多伦多儿童医院、麦吉尔大学健康中心、英国大奥街儿童医院、帝国理工大学、澳大利亚墨尔本皇家儿童医院、日本静冈县立儿童医院等数十家国际知名大学及儿童医院建立院际合作关系。每年医院都会选派 100 位左右优秀专业人才赴国际一流大学及儿童医院培训进修和参加国际学术交流，在“送出去”的同时积极“请进来”，每年邀请约 150 位国际知名专家参加访问医院、做讲座、疑难病例讨论、同台手术、国际学术会议、合作开展科研项目等活动，开展广泛的国际学术交流，强强联合提升医院学科水平，培养与国际接轨的儿科专业人才。

附属儿童医院不断拓展和深化国际合作项目。在儿科临床、科研、教育领域开展具有国际领先、儿科特色的国际合作项目，引领国内儿科医学发展。在临床领域，开设临床观摩培训、海外临床实践、临床骨干长期出国研修、儿科言语治疗、儿童医疗辅导等一系列特色合作项目，与美国国家儿童医学中心等顶尖 NICU 合作，成为罗马琳达大学住院医师/主治医师海外轮转培训基地（2014 年）。在科研领域，与美国埃默里大学合作成立遗传性出生缺陷疾病国际联合实验室（2015 年），与美国杜克大学 WOO 数据与精准健康中心合作建设儿童精准医学中心（2019 年），与美国费城儿童医院、加拿大麦吉尔大学健康中心合作成立国际儿童糖尿病精准诊治中心（2021 年）。在教学领域，致力于提升儿科学院国际化培养水平，与美国罗马琳达大学联合开设卓越儿科医学生培养项目、护理教育硕士项目（2010 年），与美国重症学会合作在中国打造 PFCCS 培训课程（2014 年），与澳大利亚西澳大学联合开展儿科教学培训，与美国匹兹堡大学联合开展科研设计培训（2019 年），与英国帝国理工大学联合培养儿科博士生（2019 年）。

2020—2022 年，附属儿童医院借力信息技术赋能，构建国际交流新范式，通过云签

约、视频会议、邀请国际讲者进行线上讲座、打造空中培训课堂、远程国际MDT等形式开展国际交流，做到线上线下相互交融。如与波士顿儿童医院等国际合作伙伴开展远程疑难病例国际MDT会诊，提升专科疑难重症疾病诊治水平；与国际合作伙伴开展新冠疫情诊治国际连线数十次，分享抗疫经验，为全球抗疫贡献一份力量；积极响应国家“一带一路”倡议，医院心脏中心与印度尼西亚国家血管病中心建立合作伙伴关系，助力中国—印尼医疗健康合作；成功获批浙江省“一带一路”联合共建实验室——“浙江—芬兰”儿童健康人工智能联合实验室。

八、其他

附属儿童医院瞄准两个国家中心的战略定位和发展需求，认真做好“一院四区”发展的谋篇布局，加快形成与国家级儿科医学中心相匹配的空间，构建定位清晰、错位发展、协同互补的“一体四翼双中心”新格局。

（一）湖滨院区

占地38亩，建筑面积4万平方米，床位400张，定位：围绕“小而精”的思路，致力于将湖滨院区建设成集儿科疾病预防、诊疗、康复为一体的儿童医疗保健中心。2021年，湖滨院区完成门诊楼与输液楼电梯加装改造工程，开设日间手术病房、呼吸科病房、耳鼻喉科门诊，进一步满足患者就诊需求、提升就医体验。

（二）滨江院区

占地91亩，建筑面积21万平方米，床位1500张，定位：围绕“大而强”的思路，致力于将滨江院区建设成儿童综合性及重大疑难疾病临床诊治中心。2014年，滨江院区一期启用；2021年，滨江院区二期工程主体结构结顶并通过验收，突发公共卫生事件处理中心进入全面施工阶段。

（三）莫干山院区

占地215亩，建筑面积28万平方米，床位1000张，定位：围绕“小综合、大专科”的思路，在建设浙北儿童区域医疗中心的基础上，致力于将莫干山院区建设成集儿科医、教、研为一体的高水平国家级儿童医疗中心、国内全方位全周期优质儿童健康服务样板、儿科人才培养基地、科研创新高地。2021年，莫干山院区开工建设；2022年进入桩基施工阶段；2024年6月进入试运行阶段。

（四）义乌院区

占地85亩，建筑面积14万平方米，床位600张，定位：围绕“构建高质量浙中儿童区域医疗中心”的思路，致力于将义乌市儿童医院（义乌院区）建设成为集儿科医、教、研为一体的三级甲等儿童医院、浙中儿童区域医疗中心。2021年，选派执行院长、专家47人进驻义乌市妇幼保健院开展指导，浙江大学出生队列项目顺利落地，义乌市儿童医院新楼（义乌院区）正式动工。

第六章

附属口腔医院

附属口腔医院（浙江省口腔医院）是浙江省唯一一家三级甲等口腔专科医院（参照），是中华口腔医学会副会长单位、浙江省口腔质控中心、浙江省口腔卫生指导中心、浙江省口腔正畸中心、浙江省口腔种植技术指导中心、浙江省口腔医学会会长单位，是国家住院医师规范化临床培训基地、国家医师资格考试实践技能考试基地，是浙江省口腔医学重点培育专科建设医院，是浙江省口腔医疗卫生事业的引领者。

20 世纪 80 年代初建立的浙江医科大学附属口腔门诊部，1999 年，改扩建为浙江大学医学院附属口腔医院。2013 年，医院位于杭州市拱墅区的紫金港（城西）院区正式开诊运营。2020 年，与拱墅区人民政府合作共建大运河（上塘）院区。2021 年，华家池总院（口腔医学中心）正式开诊。医院共有牙科综合治疗椅 600 余张，核定床位 170 张。

附属口腔医院共有一级学科博士点 1 个、二级学科博士点 2 个、博士后流动站 1 个、浙江省重点学科 1 个、浙江省医学重点支撑学科 1 个、浙江省医学重点创新学科 1 个，是口腔医学国家一流本科专业建设点。拥有国家药物/器械临床试验机构 GCP 中心，是国家口腔疾病临床医学研究中心分中心、国家生物材料工程中心分中心、国家虚拟仿真实验室分中心、教育部研究生创新人才培养分中心、教育部校外实践教学基地、浙江省口腔生物医学重点实验室、浙江省口腔疾病临床研究中心、口腔生物材料与器械浙江省工程研究中心，浙江省实验教学示范中心、浙江大学口腔研究所。

一、党的建设

（一）党组织架构的演变

2013 年 6 月，成立中共浙江大学医学院附属口腔医院委员会，撤销中共浙江大学医学院附属口腔医院总支部委员会。7 月，成立了医院纪律检查委员会。8 月，黄昕任党委书记，胡济安任党委副书记。9 月，胡济安任中共浙江大学医学院附属口腔医院纪律检查委员会书记（兼）。12 月 17 日，选举产生了医院新一届党委委员 7 名（按姓氏笔画排序）：王慧明、朱赴东、刘冕（女）、胡济安、姚碧文、黄昕、程俊杰。黄昕为党委书记，王慧明为党委副书记。选举产生了新一届纪委委员 5 名（按姓氏笔画排序）：陈晖（女）、胡军、胡济安、徐学军、葛巍立。胡济安为纪委书记。

2017 年 9 月，黄昕任党委书记，王慧明任党委副书记。同年 10 月 26 日，选举产生医院新一届党委委员7名（按姓氏笔画排序）：王慧明、朱赴东、刘冕（女）、李晓军、杨国利、黄昕、程俊杰。黄昕为党委书记，王慧明为党委副书记。选举产生新一届纪委委员5名（按姓氏笔画排序）：赵鹃（女）、胡军、姚碧文、徐学军、葛巍立。姚碧文为纪委书记。

2018年5月，朱赴东任党委副书记、纪委书记。同年12月，王慧明任党委书记，章伟芳任党委常务副书记。

2020年12月，陈谦明任党委书记。

2021年12月，学校党委决定陈谦明任党委书记，章伟芳任党委常务副书记，姚碧文任党委委员，杨国利任党委副书记、纪委书记。

截至2021年底，附属口腔医院党委有委员8名（按姓氏笔画排序）：朱赴东、刘冕（女）、李晓军、杨国利、陈谦明、姚碧文、章伟芳（女）、程俊杰。纪委有委员5名（按姓氏笔画排序）：杨国利、赵鹃（女）、胡军、徐学军、葛巍立。

（二）党委工作机制

2021年，医院开展行政职能部门大部制改革，在原先院长办公室、党委办公室、组织人事科、监察室的基础上成立党政综合部、组织人事部和纪检监察部，共同负责医院党委的各项工作。

医院坚决贯彻落实党委领导下的院长负责制，充分发挥医院党委把方向、管大局、做决策、促改革、保落实的领导作用。落实党委研究讨论医院重大问题的机制，严格落实民主集中制和“三重一大”制度，落实党委书记、院长末位表态制和定期沟通制。严格落实“五不直接分管”制度，探索性地建立了党政负责人、分管院领导、分管党委委员、内设机构负责人组成的组织人事、教育学科、医疗服务、经济管理、支撑保障、院区管理6个领导工作小组，加强议题沟通和会前调研，有效确保充分听取意见、确保沟通好再决策、确保议事高效率、确保重要决策能落地。

（三）党支部设置和党员情况

2014年9月，新增城西分院党支部，共10个党支部。

2015年12月，为规范基层党组织设置，将临时党支部更名为综合科研联合党支部。

2019年，根据工作需要和党员规模，调整设置了13个党支部，分别是行政后勤党支部、修复党支部、口外种植党支部、正畸儿牙党支部、牙体牙髓党支部、牙周党支部、综合一党支部、综合二党支部、规培党支部、城西分院党支部、研究生一党支部、研究生二党支部、退休党支部。

2021年5月，对行政后勤党支部、城西分院党支部、研究生一党支部3个支部进行调整，成立9个支部，分别是行政第一党支部、行政第二党支部、行政第三党支部、紫金港院区第一党支部、紫金港院区第二党支部、紫金港院区第三党支部、紫金港院区第四党支部、研究生第一党支部、研究生第三党支部。

截至 2021 年底，附属口腔医院党委共设立了 19 个党支部。其中有 15 个教职工党支部、3 个学生党支部、1 个离退休党支部。

附属口腔医院高质量做好党员发展工作，尤其是加大高知群体发展党员工作力度，2017 年以来共发展高知群体新党员 46 人。截至 2021 年底，党员总计 481 人，其中临床正职干部中中共党员、入党积极分子的比例达 70%，护士长中中共党员、入党积极分子的比例达 90%。

（四）党内重大教育学习活动

2013 年 7 月起，根据上级有关工作精神，医院党委集中开展党的群众路线教育实践活动，为加强组织领导和指导，成立医院党的群众路线教育实践活动领导小组及其办公室。在医院党委统一部署下，医院班子成员带头参加学习、带头深入群众、带头听取意见、带头查摆问题、带头开展批评与自我批评、带头抓好整改，增强了做好群众工作的本领，贯彻党的群众路线的自觉性和坚定性明显增强。

2015 年，医院党委紧紧围绕协调推进“四个全面”战略布局，通过开展专题学习会、听取群众意见、联系个人实际深入查摆问题、严肃认真开展批评和自我批评，坚持问题导向，贯彻从严要求，对党员干部存在的修身做人、用权律己、干事创业等方面的不严不实问题进行分析，扎实推进“三严三实”专题教育。

2016 年，在党的群众路线教育实践活动、“三严三实”专题教育的基础上，认真开展“两学一做”学习教育，推动党内教育从“关键少数”向广大党员拓展、从集中性教育向经常性教育延伸。2017 年，持续推进“两学一做”常态化制度化。医院党委以“三会一课”为基本制度，进一步做好精细化管理，把“两学一做”作为党员教育的基本内容，长期坚持，形成常态。

2019 年，按照中央、教育部党组、浙江省委和浙大党委的部署要求，医院党委全面把握“守初心、担使命，找差距、抓落实”的总要求，坚持抓思想认识到位、抓检视问题到位、抓整改落实到位、抓组织领导到位，严肃认真地开展“不忘初心、牢记使命”主题教育活动。通过“口腔大讲堂”“送医下基层”“基层支部联建”等系列特色活动，把党员先锋模范作用精准落实到医院改革发展的实际工作中，党支部 100% 开展口腔义诊活动。

2021 年，根据中央文件精神和学校统一部署，医院党委组织开展了党史学习教育，引导全体党员干部将党史学习教育入脑入心入实，先后得到了教育部党史学习教育高校第九巡回指导组副组长周学东、学校党史学习教育第八巡回指导组副组长李民的高度肯定。成立党史学习教育领导小组，由党委书记担任组长，党建分管院领导任副组长，下设党史学习教育办公室。制定《中共浙江大学医学院附属口腔医院委员会开展党史学习教育的实施方案》，开展“口传心筑 献礼百年”党史学习教育系列培训，推出党史学习每日答题，口腔学子开展“重走习总书记路”线上大学习活动，深入学习贯彻习近平新时代中国特色社会主义思想。学党史、悟思想、办实事、开新局，立足行业实际和主责主业，突出“口腔健康”味儿和时代特点，开展“义诊、下沉、援疆、解难”系列“学党史办实事”活动。

二、人才队伍

（一）加大人才引育力度

2012 年，附属口腔医院共有职工 318 人，副高以上职称 35 人，博士研究生导师 5 人、硕士研究生导师 11 人。2016 年，聘任国内外兼任教授 6 人次、省级人才计划（海鸥计划）入选者 1 人，同年完成机构和人员编制工作，并实名制入库。2020 年，引进教育部“长江学者奖励计划”特聘教授、国家杰出青年科学基金获得者陈谦明教授，柔性引进求是讲座教授 1 人、享受国务院政府特殊津贴专家 1 人，获批浙江省杰出青年科学基金获得者 1 人，培养卫生创新人才培养对象 1 人、医坛新秀培养对象 1 人，接收进修医生 92 人，其中对口支援医院（含协作医院、医联体内医院、援疆医院）26 人。

截至 2021 年底，附属口腔医院共有职工 919 人，其中高级职称 69 人（占比 18.5%）、中级职称 168 人（占比 45.3%），中青年人才储备充分。博士研究生导师 11 人、硕士研究生导师 26 人，医生 371 人，其中具有博士学位的 149 人，占比显著提高。2021 年，博士后入站 16 人，在站培养人数达 21 人，创历史新高。医院始终以口腔医学顶尖人才为指导，着力培育高层次领军人才，全方位培养和引进优秀青年人才和后备人才。医院共有中国科学院院士（兼职）1 人、国家级人才计划入选者 1 人、享受国务院政府特殊津贴专家 2 人、求是特聘学者 2 人、国家级青年人才计划入选者 1 人、浙江省自然科学基金杰出青年项目获得者 2 人；共培养浙江省卫健委高层次领军人才 1 人、创新人才 5 人、医坛新秀 7 人；共有浙江省人社厅 151 培养对象第二层次 3 人、第三层次 4 人；培养中国科学技术协会青年托举人才工程培育项目 1 人；医院“全生命周期”高层次人才共计选拔 10 人，“新星计划”共计培养青年后备人才 15 人次，“新秀计划”共计培养青年后备人才 46 人次。搭建全生命周期人才引育体系，按照具备团队引领能力的领军人才、具备创新能力和业务突出的创新人才、临床青年骨干的新秀人才统筹分类，并在 2021 年初全面落地执行配套政策，实现了针对“学科带头人及后备学科带头人”的高层次人才培养、针对“青年骨干”的“新秀人才”计划培养工程的人才培养全覆盖。

（二）加强干部梯队建设

附属口腔医院对标改革发展需求，修订科职干部任用管理办法及选拔任职条件，充分发挥医院领导班子担当精神和行动魄力，树牢重实干、重实绩、重基层、重担当的用人导向，着力推进干部队伍革命化、年轻化、知识化、专业化。创新党政管理干部的专业化和职业化发展机制，2021 年度平稳有序完成三批次干部增选工作，进一步淡化身份界限，选聘一批临床医生到行政岗位上进行锻炼。同年，建立护理部—总护士长—护士长三级管理架构。建立干部储备与统筹机制，出台《青年骨干实践锻炼管理办法》。建立健全重点岗位轮岗制度，构建能上能下、能进能出的良性格局。从严从实加强干部考核，将品德和业绩作为考核的重要衡量标准，形成能进能出、良性循环的用人机制。

（三）构建和谐人才生态

自2019年起，附属口腔医院积极响应浙江大学卫生技术人员分类评价改革工作，针对口腔医学的临床特点，探索建立临床分类评价指标体系，优化卫生技术人才队伍的分类管理。将师德师风、医德医风、学术道德三德合一，作为首要的考察内容，在职称评审的审核环节拥有“一票否决权”。2020年，初步实施全时段的“全生命周期”人才培养评价管理体系。探索建立以成果代表作制度为核心，过程评价和终末评价相结合的临床评价体系，开通“一招鲜”破格晋升绿色通道，稳妥推进改革工作有序进行。2020年，开展行政管理人员岗位胜任力提升工程，实施覆盖全系列员工的进修培养计划。2021年，打造“学习强院”工程，营造医院良好学术氛围，打造关注前沿问题、有机联动的学术团体。完善了人才服务配套体制机制，积极落实新职工一次性安家费政策，探索解决“同城不同待遇”的人才引进难点痛点问题。

三、教育教学

（一）引领口腔行业教育

2016年，通过国家住院医师规范化培训基地复评。2018年10月，国家医师资格考试实践技能考试基地接受国家医学考试中心专家评审；2019年1月，正式获批成为浙江省唯一一家国家医师资格考试实践技能考试基地（口腔类别）。2020年9月，获批成为浙江省首个中华护理学会口腔专科护士京外教学基地。2021年，获批国家住院医师规范化培训重点专业基地，强化住院医师规范化培训从传统教育向“互联网+教育”模式改革，建立以MOOC为主体的线上网络课程，构建立体网络课程学习体系，应用钉钉App、医院住院医师规范化培训系统等网络平台开展住院医师规范化培训线上教学活动，在线学习率达90%以上。作为浙江省口腔住院医师规范化培训质控中心牵头单位，编写《口腔全科住院医师规范化培训实操指南》，为浙江省乃至全国口腔住院医师规范化培训提供了支持。

（二）发展特色继续医学教育

2012年至2022年6月，附属口腔医院以“‘一带一路’Oral Medicine前沿”为引领，整合国内外和校内外的教育资源，立足重点专科培育和优势学科建设，优化继续教育结构和区域布局，开发具有口腔专业特色、贴合社会需求、反映临床新技术新发展的继续医学教育品牌项目。共开展国家级继续教育项目81次，其中异地备案项目4次、省级继续教育项目39次，培训12389人次，覆盖浙江省各地区、新疆等省外部分地区医疗机构、基层单位医技人员。

四、科学研究

（一）加强科研项目培育

2012—2021 年，获省部级及以上奖项 13 项；其中，获浙江省科学技术奖二等奖 4 项、浙江省科学技术奖三等奖 6 项、国家级学会奖项 3 项。具体奖项见表 3-6-1。

表 3-6-1　2012—2021 年获省部级及以上奖项

序号	奖项	名称	所有完成人
1	2012 浙江省科学技术奖二等奖	牙周炎症与系统性疾病相关性的研究	陈晖、郑沛、李晓军、朱建华、赵莉莉、张卫东、邓淑丽、赵孟辉、李菊花、朱海华、石赛郎、余锦锦
2	2013 浙江省科学技术奖三等奖	表面修饰有功能基团的促骨生成材料的研究与开发	谢志坚、何福明、杨国利、石珏、杨晓峰、葛巍立、李盛来、朱赴东、宋恩、何剑锋、潘珲
3	2014 浙江省科技进步奖二等奖	种植体表面改性、生物学评价及新型种植体研发	王慧明、赵士芳、何福明、杨国利、王小祥、谢志坚、朱丽琴、程志鹏、周艺群
4	2014 中华口腔医学会科技奖三等奖	种植体表面改性、生物学评价及新型种植体研发	王慧明、赵士芳、何福明、杨国利、王小祥、谢志坚、朱丽琴、程志鹏、周艺群
5	2015 浙江省科技进步奖二等奖	下颌骨功能重建临床创新技术及相关基础研究	王慧明、朱慧勇、刘建华、沈向前、李志勇、鲍霆威、魏栋、林轶、赵文权、余丹、黄旭、何剑锋、朱丽琴、俞梦飞
6	2016 浙江省科技进步奖二等奖	口腔黏膜常见重要疾病综合诊疗新策略及相关病原菌	何虹、施洁珺、吴梦婕、黄剑奇、平飞云、陈关福、孙钢、徐文鸿、范艳、杨海萍、李怡宁、李晓军、樊立洁
7	2016 浙江省科技进步奖三等奖	种植体表面载药缓释体系的构建及生物学评价	杨国利、何福明、石珏、王莹、王柏翔、方文、杨帆、刘宇、赵士芳
8	2016 中国抗癌协会科技奖三等奖	口腔鳞癌潜在恶性疾患的病因排序和综合序列治疗基础与临床研究	何虹、黄剑齐、胡济安、平飞云、陈关福、孙钢、施洁珺、徐文鸿、范艳、杨海萍
9	2016 中华护理学会创新发明奖二等奖	牙科无菌化供给系统	俞雪芬
10	2017 浙江省科学技术进步奖三等奖	化学粘接改善牙齿粘接性能的研究	傅柏平、张振亮、张玲、王朝阳、徐婧秋、王小森、江琴、余晓芬、余孟流、金晓婷、吴志芳、沈燕青、张正仪
11	2018 浙江省科学技术进步奖三等奖	基于高仿真下颌骨模型的种植牙有限元研究及相关应用	丁熙、廖胜辉、王慧明、朱形好、邹北骥、谢静、吴琬（温州医科大学附属第一医院、中南大学、浙江大学医学院附属口腔医院）
12	2021 浙江省科学技术进步奖三等奖（第二单位）	基于数字光处理技术的齿科 3D 打印机开发与产业化	金良、陈勇、金伟刚、陈悦、包海峰、张靖、张思财
13	2021 浙江省自然科学奖三等奖	微纳结构介导的光敏组织工程新技术及其生物学行为调控的机制研究	王慧明、俞梦飞、刘超、程逵、董灵庆

科研论文的数量和质量稳步攀升，共发表SCI收录论文292篇，其中*Cell*正刊论文1篇。从抓早、抓苗、抓细入手，2021年首创集表述撰写、专家指导与集中休养为一体的“学科休养营”模式。2021年，国家自然科学基金获批项目达15项，实现国家自然科学基金国际（地区）合作与交流项目、国家自然科学基金优秀青年科学基金、国家自然科学基金海外优秀青年科学基金新的突破。2021年度国家自然科学基金获资助项目见表3-6-2。

表3-6-2　2021年度国家自然科学基金获资助项目

项目编号	项目名称	项目负责人	项目类型	起止年月	经费（万元）
82122014	颅颌面组织缺损修复及再生	俞梦飞	国家自然科学优秀青年科学基金	2022年1月—2024年12月	200
82170953	牙龈卟啉单胞菌逃逸异源自噬致牙周炎症的效应和机制研究	丁佩惠	国家自然科学基金面上项目	2022年1月—2025年12月	55
82170992	OPN活化Gli1阳性间充质干细胞在种植体周围炎再次骨结合中的作用及机制研究	姒蜜思	国家自然科学基金面上项目	2022年1月—2025年12月	55
82170984	Nell-1调控髁突特异性干细胞早期重塑关节软骨的效应及机制研究	施洁珺	国家自然科学基金面上项目	2022年1月—2025年12月	55
82101061	聚多巴胺介导HBPL修饰骨粉调控微环境促进感染骨缺损修复的作用及机制研究	席　月	国家自然科学青年科学基金	2022年1月—2024年12月	30
82100962	Notch1依赖的KLF2+间充质干细胞促进骨的功能性血管网再生的作用及机制研究	周　颖	国家自然科学青年科学基金	2022年1月—2024年12月	30
82101031	高精度DLP打印的导电神经导管联合电刺激促面神经再生及机制研究	龚佳幸	国家自然科学青年科学基金	2022年1月—2024年12月	30
82101039	PLGA微球通过Hippo-YAP/TAZ信号通路诱导BMSCs成软骨向分化的最佳孔径及其在TMJOA治疗中的效果与机制研究	屈墨潆	国家自然科学青年科学基金	2022年1月—2024年12月	30
82101644	基于间充质干细胞自噬调控巨噬细胞极化探讨老年种植体骨结合的分子机制	马　洋	国家自然科学青年科学基金	2022年1月—2024年12月	20
82101034	口腔菌群肠道异位定植激活巨噬细胞M1向过度极化诱导双膦酸盐骨髓炎发生的机制研究	臧晓龙	国家自然科学青年科学基金	2022年1月—2024年12月	30
82101062	钛系高熵合金通过表面氧空位增强种植体表面上皮封闭的机制研究	滕　飞	国家自然科学青年科学基金	2022年1月—2024年12月	30

续表

项目编号	项目名称	项目负责人	项目类型	起止年月	经费（万元）
82101046	甘丙肽及其受体（GAL-GalRs）在牙移动疼痛中的作用及机制研究	朱亚芬	国家自然科学青年科学基金	2022年1月—2024年12月	30
82101006	SIRT6通过IRS2介导的糖酵解调控成牙骨质细胞分化的效应与机制	黄丽媛	国家自然科学青年科学基金	2022年1月—2024年12月	30
82101007	核苷光敏剂水凝胶体系在口腔白斑病光动力治疗中去抵抗效果及机制探究	唐　帆	国家自然科学青年科学基金	2022年1月—2024年12月	30
82100988	新型致龋细菌Prevotella histicola的致龋作用及其产酸/黏附的分子机制研究	汪　飒	国家自然科学青年科学基金	2022年1月—2024年12月	30

（二）健全科研诚信体系

2021年，附属口腔医院制定《医学科研诚信与作风学风建设专项教育整治活动实施方案》，通过组织学习文件精神、开展项目论文和经费自查、创新宣教方式、健全管理制度等，全面推进科研诚信建设，增强科研人员科研诚信意识，持续改进科研作风学风。健全科研成果监管机制，对论文发表、专利申请、著作出版、标准指南制定、成果报奖、成果转化等进行线上审批，实现科研成果可追溯。

（三）推进科研平台建设

2014年，华家池校区转化医学平台口腔科研实验室投入使用。2015年，进一步完善了华家池校区转化医学平台口腔科研实验室的实验设备和基础建设。2016年9月，浙江省口腔生物医学研究重点实验室正式获批成立；同年10月，创建浙江大学口腔医学研究所。2020年，备案国家药/械GCP平台，获批浙江省口腔疾病临床医学研究中心。2021年，获认定浙江省口腔生物材料与器械浙江省工程研究中心，建立了医院科研平台从基础研究到临床实践再到成果转化的完整链条。

五、学科建设

（一）凝练学科发展方向

2017年，附属口腔医院学科在全国第四轮学科评估中继续保持全国前十行列。2021年，获评泰晤士高等教育（THE）学科评级A+，2020年度中国医院/中国医学院校科技量值（STEM）榜单上升9位，创五年最高水平。聚焦口腔与系统性疾病的关联、口腔创新材料研发与应用、口腔云生态的构建与应用三方面研究，着力医工信交叉、产学研融合，致力打造解决实际临床问题的科研体系。围绕科研前沿问题，通过基础研究、交叉学科融合和国际合作，研究成果在口腔医学领域首次实现*Cell*“零”的突破。

（二）探索学科机制创新

强化学科引领作用，激发教职工参与学科建设的积极性。2021 年，推出“学科足迹”“荣誉车位”“学科休养营”等举措，营造良性学科生态。充分发挥高层次人员在医院学科发展中的促进作用，支持高层次人员入院后开展科研工作，设立新进职工科研启动基金，资助具有博士学位的新职工开展医、教、研、管项目研究。

（三）提升学科声誉

附属口腔医院以学术会议为重要展示窗口，不断展现口腔学科的影响力。2012 年，举办了百年浙医口腔校友庆典暨学术会议、浙江省口腔医学会第三届各专业委员会成立大会。2014 年，顺利承办了中华口腔医学会口腔生物医学 2014 年学术年会，首次举办了浙江大学口腔医学院学术沙龙系列活动。2015 年，承办全国第九次口腔种植学会议暨“西湖国际”口腔种植高峰论坛。2016 年，成功举办了浙江省第 35 届口腔医学学术会议暨浙江大学口腔医学院成立 40 周年大会。2020 年，在业内率先以“云会议”模式推动高水平口腔医学科技教育交流，先后开展了口腔医学教育、口腔医学科研发展、口腔适宜技术推广应用、创新交叉论坛等 5G“云峰会”，集聚了 20 余所国内外知名口腔院校的专家、学者，线上线下覆盖人数过万，为全国口腔医学学术交流平台打造了“云”样板。2021 年，以线上线下相结合的模式先后举办了中华口腔医学会口腔医学科研管理分会第六次学术年会、癌症研究院学术研讨会议、杏林名师名家论坛、浙江大学附属医院科技成果转化工作会议等高质量学术会议。

六、社会服务

（一）健全社会服务功能

2012—2021 年，附属口腔医院在党委的领导下，不断提升社会服务意识，发挥社会服务优势，健全社会服务功能。2012 年，医院顺利通过卫生部“医疗质量万里行”全国督导检查及浙江省三级甲等口腔专科医院评审检查。2013 年，医院响应浙江省委、省政府提出的“双下沉、两提升”号召，与武义县人民政府正式签订合作办院协议，成立浙江省口腔医院武义分院。2014 年，医院开展第二轮对口支援舟山市口腔医院，新发展省内协作医院 1 家（余杭五院），成立了“爱牙之友”志愿者团队，并注册为杭州市志愿者协会直属机构。2015 年，医院新发展省内协作医院 2 家（临安口腔医院、浦江口腔医院）。2016 年，成立浙江大学医学院附属口腔医院浙中口腔医疗中心（武义县口腔医院）。2017 年，首次参与组团式援疆工作，派出首位援疆干部随浙江大学第九批援疆医疗队进驻新疆生产建设兵团第一师医院，成立“浙江大学医学院附属口腔医院南疆种植中心”。为响应浙江大学建设高水平医联体工作要求，2017 年 5 月，医院与衢州市人民医院签署了“浙江大学衢州口腔医联体”协议，成为浙江大学与衢州市政府合作试点的五个新型纵向医联体之一。2017 年 11 月，医院与衢州市人民医院再次签署衢州市口腔诊疗中心合作协议，并正式挂牌了“浙江大学·衢州高水平医联体口腔医学培训基地”和“衢州市口腔诊疗中心”。2018 年 11 月，牵头成立了浙江省口腔专科联盟。2019 年 9 月，与浙江省卫生健康委签订了口腔医院重点培育专科建设项目目标管理任务书。以医联体、口腔专科联盟为核心，进一步提升医疗辐射能力，充分发挥附属口腔医院的学科引领优势，提高基层医院的医疗服务水平。

（二）织密口腔预防健康网络

作为浙江省口腔卫生指导中心挂靠单位，附属口腔医院牵头构建了浙江省卫健委、浙江省口腔卫生指导中心、地市口腔病防治办公室和覆盖全省 99 个县口腔卫生指导组四级全省口腔预防网络，着力完善口腔疾病防治体系。2015 年，全面负责全国第四次口腔健康流行性病学调查工作中浙江省口腔流调工作的组织、协调及技术督导等工作，编辑出版《浙江省口腔健康状况调查及常见疾病预防》，为评估口腔卫生需求，制订浙江省口腔卫生保健工作规划提供了有价值的科学依据。2021 年，在国家 9 个监测点基础上扩充 2 个监测点，将项目覆盖至全省 11 个地市，开展重点人群口腔健康状况监测工作。扎实推进儿童口腔综合干预项目，自窝沟封闭项目实施以来，在全省各级口腔医疗单位的共同努力下，累计检查学生 288.6 万人，封闭牙齿 583.9 万颗；整体窝沟封闭覆盖率 97.9%，封闭率 97.8%，完好率 88.2%。点面结合创新健康普及活动形式，通过微信号、短视频、直播、慕课等形式，举办口腔卫生宣教 30 余场，助力口腔保健教育的全生命周期、全人群覆盖。

七、国际交流与合作

附属口腔医院响应学校的“新星计划”，为不同层次的优秀口腔人才提供国际交流机会，不断提高队伍国际化水平。2016 年，深化对外交流圈，与哥伦比亚大学牙学院及英属哥伦比亚大学、麦吉尔大学、阿尔伯塔大学等多所高校牙学院签订合作协议。2017 年，与美国哥伦比亚大学牙学院、加拿大多伦多大学牙学院合作签约，与新加坡国立大学牙学院续签合作协议，以合作共赢的原则，接轨世界一流院校，提升附属口腔医院的国际知名度与影响力。

2019 年，外出访问多伦多大学并签署 MOU 协议，在学生互换交流、联合培养、教学科研等方面开展实质性合作，并于同年 12 月末派出第一批学生 6 名、教师 2 名。与日本东北大学、荷兰阿姆斯特丹牙科学术中心（ACTA）进一步深化合作方案。加强与国外专家学者的学术交流与科研合作，共邀请了美国加州大学洛杉矶分校（UCLA）、美国罗马琳达大学、新加坡国立大学、日本东北大学、澳大利亚格莱菲斯大学、荷兰阿姆斯特丹大学等高校的 20 余位知名院校教授来院进行科研学术交流活动及教学指导。组织人员 22 人次参加国际会议并进行学术交流，包括全球 IADR 大会、欧洲骨整合会议等。派出临床交流医师 6 名，分别赴美国南加州大学、英国剑桥大学、加拿大英属哥伦比亚大学、荷兰阿姆斯特丹牙科学术中心（ACTA）、美国佐治亚大学、美国宾夕法尼亚大学进行为期6个月至2年的临床及科研研究。

2020年新冠疫情发生以来，多次召开线上国际会议，打开国际化网络窗口。研跨大洋5G云峰会邀请到美国国家医学院院士柴洋及国内行业大咖六地连线、齐聚云端，共同探讨口腔医学科技的发展未来，线上线下覆盖人数过万，在全国范围形成良好示范引领作用。2021年6月，主办“2021中德学术研讨会”，交流分享了中德口腔教育、保健服务和口腔疾病研究的有益经验。2021年10月，主办“口腔医学人才培养及科技前沿暨浙江大学国际工作坊项目”，邀请了来自多伦多大学、日本东北大学、南加州大学等高校的多名教授进行线上讲座，交流分享国内外口腔医学教育形势，深度探讨全球开放型卓越创新育人生态体系。

2012—2021年，医院持续鼓励开展国际科研合作及学术交流，合作发表高水平学术论文、申请国际专利、制定国际标准，共同承担国际科技合作重大、重点项目。2020年，王慧明教授与美国加州大学洛杉矶分校Kang Ting教授在长达十年的合作基础上，成功获批国家基金委国际科技合作项目1项。2021年，俞梦飞副研究员作为第一通讯作者，与南加州大学Yang Chai院士团队联合在*Cell*正刊发表关于颅缝再生的最新研究成果。

依托国家自然科学基金优秀青年（海外）项目，在国际顶尖期刊*Nature*和本领域顶尖期刊*Journal of Dental Research*投放长期招聘宣传，吸引了来自美国、西班牙、瑞典等海外优秀青年人才20余人，为附属口腔医院吸纳具有国际视野的高水平师资储备力量及人才梯队的建设起到了积极作用。

八、其他

（一）拓展多院区一体化办医新格局

为缓解群众“看牙难”问题，附属口腔医院致力于开拓服务空间，优化资源配置，推进华家池总院（口腔医学中心）建设，攻坚克难确保重大民生工程投入使用。2021年9月，医院完成主体搬迁，浙江大学医学院附属口腔医院华家池总院（口腔医学中心）正式开诊，附属口腔医院新时期多院区特色发展的总体格局正式形成。作为浙江省重点培育专科（口腔医学）牵头建设单位，医院以满足重大疾病临床需求为导向，大力发展高水平口腔特色专科，推动了医学美容科、口腔内科中心、口腔舒适化中心、口腔数字化中心等筹建工作，满足患者多元化、个性化的诊疗需求。积极探索专家团队号模式，形成以专家为主要负责人、以治疗方向为核心、以阶梯式人才培养为模式的治疗小组，增强患者就医便利性。

（二）打造浙大口腔特色文化价值体系

面向全体教职工、口腔学子及校友，广泛征集附属口腔医院文化理念，凝练文化共识，明确了医院“创一流口腔学科、建卓越口腔医院、攀国际口腔高峰”的愿景，“厚德博学、自强不息、求是创新”的院训，“育天下英才、泽四海患者、护口腔健康”的使命，“精医善治、研学交融、开放创新、卓越引领”的核心价值观，“专业赢信任、创新促发展”的服务理念和“精医仁术，为人民提供全方位、全周期的口腔健康服务”的宗旨，进一步激发了全体教职工、学子“齐努力、同发展、奔共富”的奋斗合力。

（三）智慧医院建设树新风

新冠疫情期间，率先开发附属口腔医院患者就诊码、员工上岗码，通过实名制、大数据及互联网平台技术，推行网络全程全时预约，更新就医流程，引导错峰就医。自主研发智能预检分诊系统，实现安全智控，预约率达100%，居浙江省第一，有效支撑院感风险管控。通过打造医院“云影像”系统、对接全国首个区块链电子票据平台等数字化手段，实现“无感支付”“无接触结算”，门诊智慧结算率达95%，挂号收费等待时间缩短97.5%，病区护士站结算率达100%，高效助力复工复产。智慧医疗实践成效获“2020全国改善医疗服务创新型医院”等荣誉。2021年，依托口腔医学中心启用，率先运用5G技术进行试点，“基于5G+医疗物联网技术的牙椅综合管理平台”项目入选工信部5G+医疗健康应用试点项目。

第七章

附属第四医院

附属第四医院是经浙江省卫健委批准，由浙江大学和义乌市政府合作共建的省级综合性三甲医院。医院地处浙中义乌，筹建于 2009 年 1 月，2014 年 10 月开业。核定床位 920 张，实际开放床位 1141 张。2020 年，学校以附属第四医院为主体依托单位，确立与浙江大学“一带一路”国际医学院（筹）、浙江大学国际健康医学研究院“三院一体”建设新模式，开启了医院高质量快速发展的新篇章。

一、党的建设

医院党组织隶属浙江大学党委。截至 2022 年 6 月，医院共有党员 701 名，医院党委下设 29 个党支部，实现党组织的全覆盖，为医院各项事业的蓬勃发展奠定了思想和组织保证。

（一）党的组织架构沿革与发展

2012 年 10 月 8 日，经浙江大学党委批准，成立中共浙江大学附属义乌医院（筹）委员会。张新跃同志任党委书记，王新宇、王晖香同志任副书记，徐志豪、姚建根同志任委员；同时撤销中共浙江大学医学院附属义乌医院（筹）直属总支部委员会。

2013 年 12 月 23 日，医院召开全体党员大会，选举产生第二届党委和纪委。第三届党委由张新跃、王新宇、徐志豪、陈德望、盛洁华 5 位同志组成，张新跃同志任党委书记，王新宇同志任党委副书记。第三届纪委由王新宇、沈秀兰、华永杰 3 位同志组成，王新宇同志任纪委书记。

2018 年 10 月 24 日，医院召开全体党员大会，选举产生第三届党委和纪委。第三届党委由徐键、徐志豪、周庆利、戴慧芬、盛洁华、何建国、张烨斐 7 位同志组成，徐键同志任党委书记。第三届纪委由戴慧芬、华永杰、李丽燕、周慧江、傅晶晶 5 位同志组成，戴慧芬同志任纪委书记。

2022 年 1 月 4 日，成立中共浙江大学医学院附属第四医院和“一带一路”国际医学院（筹）委员会、中共浙江大学医学院附属第四医院和“一带一路”国际医学院（筹）纪律检查委员会。

2022 年 6 月 13 日，浙江大学医学院附属第四医院和“一带一路”国际医学院（筹）召开第一次党员代表大会，党员代表 125 人。大会选举产生新一届党委委员和纪委委员，新一届党委由徐键、王凯、胡振华、应颂敏、徐志豪、周庆利、李伟、唐喆、姚建根、楼笑笑、陈伟英11位同志组成，徐键同志任党委书记，王凯、胡振华、李伟3位同志任党委副书记。新一届纪委由李伟、楼晶晶、华永杰、傅晶晶、陈丽霞5位同志组成，李伟同志任纪委书记。

（二）党组织建设

医院高度重视基层党支部建设，2012—2021年，随着医院发展和党员规模的迅速扩大，医院党委先后6次调整党组织设置，选配选强党支部书记，充实基层党务工作力量，并在岗位聘任、津贴、奖励发放等方面均予落实。附属第四医院基层党支部基本情况见表3-7-1。

表3-7-1 附属第四医院基层党支部基本情况

年度	基层党支部数（个）
2012年	7
2016年	15
2018年	23
2021年	28
2022年	29

截至2022年6月，实现浙江大学“五好”党支部创建全覆盖，创建校级优秀“五好”党支部6个，培育校级“样板”党支部4个，荣获校级先进基层党组织6个、校级优秀共产党员18名、校级优秀党务工作者4名。2020年，徐志豪、姚建根、张华芳、李宁、吴小萍、袁凤琴、王新国等7名同志获“浙江省抗疫先进个人”荣誉称号，医院党委获“浙江省抗疫先进党组织”和“浙江省抗疫先进集体”荣誉称号。

（三）干部队伍建设

截至2022年6月，医院共有各级干部155人，其中院领导11人，科职干部105人，39名护士长参照中层干部管理。

1. 干部管理体制

医院领导班子的配备、调整由浙江大学任免。医院内设机构设置，由医院根据工作需要和精简原则自主设置并报医院管理办公室审批备案。根据党管干部的原则，医院党委负责管理医院科职干部选拔任用。

2. 干部选用与教育管理

医院干部选用主要经历三个阶段：筹建初期，医院部分科职干部通过学校公开招聘进行选拔任用。开业运行初期，医院根据浙江大学专题会议纪要（〔2014〕29号）等文件，按照学科援建工作机制，由各在杭附属医院选派人员担任医院业务科室及部分职能科室执行主任（全职）或副主任，并由附属第四医院任命（包含因学校人事政策倾斜吸引来院晋升的骨干，其中部分担任中层干部）。同时，结合初创阶段实际，留用各在杭附属医院部分 60 岁以上人员担任业务和管理岗位骨干。随着医院事业发展，医院逐步探索完善公开选拔干部的方式。

为不断提高干部队伍思想政治素质、业务工作水平，医院党委重视干部队伍的教育培训工作，坚持将能力培养贯穿于干部教育管理的全过程。2013—2018 年，先后组织 200 余人次赴加拿大、英国、美国、日本等各国及我国台湾地区姐妹医院学习交流。2021 年 5 月，经前期充分酝酿，医院开设医院管理培训班，系统开展干部教育培训工作，增强干部队伍适应新时代中国特色社会主义发展要求的能力，建设高素质专业化干部队伍。

（四）党风廉政建设

医院高度重视党风廉政建设和行风建设，坚持党建引领，“四责协同”，认真落实全面从严治党战略部署。医院成立以党委书记、院长为双组长的清廉医院建设领导小组，每半年听取纪委专题工作汇报，2012 年以来，分析研判党风廉政建设 20 余次，开展廉情分析 4 次。完善制度治理，规范权力运行，相继修订完善了《浙大四院招标采购管理办法》《合同管理制度》等清廉建设相关制度文件 170 余个。建立《医德医风“零容忍”管理办法（试行）》，全面开展医德医风考评，并实行“一票否决”。常态化开展周会“红黑榜”工作机制，2018—2021 年，已公布“红黑榜”90 期。实施网格化监督，建立纪检监察网格 29 个。获评 2021 年度浙江省公立医院清廉建设指数评价“三星”单位。

（五）宣传工作

医院高度重视党的宣传思想工作，坚持以“举旗帜、聚民心、育新人、兴文化、展形象”为使命任务。运行微信公众号、微博、视频号、抖音号、头条号、新华号等 13 个新媒体运营平台，开设《医千零一问》科普短视频节目、发行《医路相随》院刊等。“肺栓塞患者 ECMO 救回”“植物人妈妈平安产子并康复”“隔着玻璃亲吻”“科学老师成为大体老师”等多起新闻事件冲上微博热搜，每一篇都获得超亿次浏览。2012 年以来获得多项荣誉，如中国公立医院品牌影响力百强医院、中国人文爱心医院、中国公立医院品牌全国 50 强等殊荣，并推选 6 人次荣获“金华好人”“浙江好人”“中国好人”等。

二、人才队伍

（一）人才队伍概况

截至 2022 年 6 月，医院有员工 2109 人，其中医生 531 人、医技 214 人、护理 862 人、科研实验 32 人，高级职称 214 人（其中正高 83 人，含“百人计划”研究员 2 人），博士 95 人、硕士 514 人，专技队伍中硕士及以上学历人员占 33.2%，博士占 5.4%。附属第四医院人员及员工结构基本情况见表 3–7–2、表 3–7–3。

表 3-7-2 附属第四医院人员结构基本情况

单位：人

总数	专业技术人员				管理人员	辅助人员
	正高	副高	中级	初级及以下		
2109	83	131	532	982	89	313

表 3-7-3 附属第四医院员工基本情况（截至 2022 年 6 月）

单位：人

年份	在职职工	卫技人员	高级职称	博士	硕士
2010	96	75	4	0	59
2011	279	248	4	4	97
2012	381	333	13	18	125
2013	469	391	19	20	151
2014	689	525	55	24	168
2015	955	733	69	32	185
2016	1207	936	70	27	235
2017	1376	1083	76	29	289
2018	1498	1193	84	46	326
2019	1557	1240	101	59	359
2020	1751	1419	151	65	425
2021	2056	1626	198	85	495
2022	2109	1607	214	95	514

（二）工作成效

围绕市校合作共建对医院发展的目标定位要求，医院统筹规划、稳步推进，积极打造一支梯队结构合理、综合素质突出、适应医院可持续发展需要的人才队伍。

2018 年制定《高层次人才队伍建设政策保障的实施细则》（浙医四院院办〔2018〕12 号）；2019 年出台《高层次人才评价体系试行办法》（浙大四院发〔2019〕55 号），配套安家费、人才过渡房等专项政策。举办全国名校招聘工作研讨会，邀请名校人才工作专家参会，进一步扩大医院影响力；2020 年院领导班子带头引才，建立人才引进院科两级联动机制；2021 年已与 65 所高校就业办建立联系，利用其渠道优势宣传医院招聘需求，采用猎头服务，针对性引才，提高引才精准性、高效性。

聚焦医学高峰建设，不断加强人才培养，重点引育领军人才、骨干人才和青年后备人才。2017 年制定《医务人员外出进修规定》，进一步加大临床技能进修、教学人才培养力度，推动医院复合型人才培养；2019 年制定《教师出国（境）教学研修管理办法》，与加拿大阿尔伯塔大学医学院签订全科医生培训协议，与日本静冈县立综合医院签订合作备忘录；2020 年引导新员工参加志愿者服务及就医陪伴体验等活动，加强医学人文素养培训。引进特聘研究员 1 人，建立临床—基础双导师制，举办“基础与转化医学论坛”

学术讲座；2021 年首次启动卫生专业技术人员分类评价试点工作，晋升正高 2 人、副高 21 人。引进加州大学洛杉矶分校终身教授 1 人，新增“百人计划”研究员 1 人、特聘研究员 9 人、特聘副研究员 3 人，博士后 4 人，海外引进人才 6 人，新增省卫生领军人才 1 人、创新人才 2 人、医坛新秀 2 人。

截至 2022 年 6 月，医院拥有院士、“长江学者奖励计划”特聘教授、国家杰出青年科学基金获得者等国家级人才 10 人次，浙江省特级专家、浙江省卫生高层次领军人才 3 人；浙江大学求是特聘学者 4 人，“百人计划”研究员（含“平台百人”）9 人，特聘（副）研究员 20 人；博士后 34 人。

三、教育教学

医院按照附属医院教学体系建设要求，于 2014 年 10 月成立医学教育委员会，统筹临床医学教育工作，覆盖本科生教学、毕业后教学和继续医学教学三个阶段。运营以来，院校融合不断加深，累计开展本科生毕业实践教学 1212 人次。共有博士研究生导师 25 人，硕士研究生导师 65 人，招收全日制研究生 242 人。学科优势不断增强，设有 14 个教研室和 10 个专业基地，有 204 名住院医师规范化培训学员，是国家级住院医师规范化培训基地协同单位、第三批国家级住院医师规范化培训基地，承担国家级继续教育项目 59 项、省级继续教育项目 118 项。

通过坚持试讲、课程思政等教师系列培训，努力打造特色“紫龙山”国际学术周等国际化研修活动，积极举办教学竞赛，建立明确的表彰与激励机制，促进教师成长发展。有效提高了教师带教水平与能力，多人获得浙江省住院医师规范化培训高级师资优秀学员、浙江大学第九届“三育人”先进个人、浙江大学优秀班主任、浙江大学优秀德育导师等荣誉称号。

以教学改革为牵引，开展教学质量提升活动，积极组织教师申报，先后立项 22 项教改项目，包括 7 项省部级以上教改项目，组织开展校级 MOOC 课程建设 19 项并发表教学论文 25 篇，全面推进教育高质量发展。2019—2021 年，住院医师规范化培训学员执业医师临床实践技能考试通过率达 100%。2021 年，住院医师规范化培训学员首次参加执业医师资格考试通过率达 100%；首批住院医师规范化培训学员参加结业考核通过率为 96.6%，其中内科和妇产科专业基地结业考核通过率为 100%。

四、科学研究与学科建设

2013 年，医院神经内科方嘉佳获得第一个浙江省自然科学基金项目。2016 年，心血管内科冯超获得第一个国家自然科学基金项目。2017 年，医院 2 项科研成果荣获浙江省医药卫生科技奖二等奖。2018 年，获批首个国家重点研发计划课题。2019 年，获批国家重点研发计划课题等国家级项目 5 项，获批省部级课题 13 项，包括浙江省重点研发计划项目 2 项、省卫健委部共建项目 1 项、省科技厅软科学研究计划重点项目 1 项。2019 年，浙江大学医学院附属第四医院药物临床试验机构成立，并完成器械临床试验机构备案（备案号：械临机构备 201900127）。

2020 年，以医院为主体依托单位，确立浙江大学“一带一路”国际医学院（筹）、浙江大学国际健康医学研究院“三院一体”建设新模式。由中国科学院院士黄荷凤领衔，重点打造生殖医学、代谢医学、肿瘤医学、RNA 医学、再生与衰老医学和遗传医学等六大医学中心。依托“三院一体”建设，医院科技创新能力持续提升。2020 年 12 月，获批浙江省首批新型研发机构，为浙中地区唯一；整形外科谈伟强团队完成的“组织结构修复的基础与临床研究”项目获浙江省科学技术进步奖三等奖。王凯教授入选医学院临床拔尖青年人才培育项目，应颂敏教授团队入选浙江大学科技创新团队。2020 年 4 月，完成药物临床试验机构备案（备案号：药临床机构备 2020000183）；12 月，通过浙江省药品监督管理局组织的首次备案监督检查。

2021 年，医院国家自然科学基金立项突破 10 项，国家级重点重大项目 2 项，包括科技创新 2030—“脑科学与类脑研究”重大课题 1 项、国家自然科学基金区域联合重点项目 1 项；省部级重点重大项目 8 项，包括省“尖兵”“领雁”研发攻关计划项目 1 项、省部共建重大项目 1 项、省基金重点项目 6 项。周庆利团队牵头制定的首部国家级团体标准《医疗机构智慧建筑数字化应用标准》正式发布。7 月，获批浙江省博士后工作站；11 月，获批未来病理浙江省工程研究中心。药物临床试验新增合同经费突破千万元，同比增长 3.8 倍。

五、医疗工作

（一）医疗业务快速发展

1.医院功能布局持续完善

2014 年 10 月 31 日，医院门诊运行，并结合自身功能定位、群众就医需求，快速推进病区开放、临床专科设立、辅助检查开展等工作。2015 年 3 月 4 日，首个住院病区（七东）开放；3 月 9 日，门诊手术室顺利运行；5 月 4 日，血液净化中心顺利开科；7 月 31 日，数字减影血管造影（DSA）启动运行；10 月 27 日，急诊开放。2018 年 8 月，5 号楼正式启用。2021 年 2 月 6 日，呼吸医学中心病区投用；8 月 7 日，国际保健中心改建投用。截至 2022 年 6 月，医院已开放病区 36 个、床位 1141 张，设立临床专科 38 个、医技及辅助平台科室 8 个。

2.门诊服务能力持续提升

门诊顺利启用后，门诊就诊人次呈现年均 35% 的线性增长。医院通过调整功能布局、优化就医流程，持续加大门诊服务力度。2016 年，增设周末门诊。2018 年，试行门诊全面不限号。2020 年，调整设立以疾病系统为中心的诊区布局，设立名医馆一站式服务；建立移动数字医院，开展肺结节筛查移动门诊。医院年门急诊量由 2015 年的 30.5 万人次增长至 2021 年的 185.5 万人次，2022 年上半年日均门诊达到 6000 余人次。

3.住院服务资源持续扩容

医院为适应患者住院需求，及时规划调整病区和开放床位，床位年均增加 150 余张，出院人次由 2015 年的 4547 人次增长至 2021 年的 62677 人次，年均增长 56.6%。2020 年9 月，日间手术中心建成投用，2021 年医院日间手术占比 28.4%，位列浙江省三级公立医院第七。2020 年，成立一站式入院准备中心，整合院前检查资源，推动术后快速康复（ERAS）等工作，医院平均住院日由 2015 年的 8.18 天下降至 2021 年的 5.69 天，位列浙江省三级公立医院第六，2022 年 6 月已下降至 5.38 天。

4.异地就医患者持续增加

发挥协作医院、远程医疗优势。与龙泉市中医院建立远程会诊合作。派出专家前往永康市中医院、横店文荣医院、武义县中医院、兰溪市中医院、上饶二院等 5 个协作医院开展门诊、查房、手术工作。2016—2021 年，义乌市外就诊患者年均增长 33.6%，住院患者年均增长 36.4%。

2014—2021 年附属第四医院部分医疗业务指标见表 3-7-4。

表 3-7-4　2014—2021 年附属第四医院部分医疗业务指标

年　份	2014	2015	2016	2017	2018	2019	2020	2021
床位（张）	—	246	381	578	806	920	940	1141
门急诊人次	30598	305270	447580	675154	882750	1179700	1255753	1854676
出院人次	—	4547	10564	18783	27014	39069	43459	62677
手术台次	—	2840	6982	11437	15117	21618	23934	35503
业务收入（亿元）	—	1.52	3.24	4.96	6.69	9.39	10.15	13.6

（二）医疗品质不断提升

1.以高尖技术为引领

多项医疗技术的开展填补了浙中空白。2019 年，确诊浙江省首例“基孔肯雅热”病例。陆续开展浙中首例冷冻消融手术、左心耳封堵术，义乌市首例全腔镜下胰十二指肠切除术、心脏直视手术、心脏瓣膜置换手术等。同时，医院陆续开展国家限制类技术 1 项（肿瘤消融治疗技术）、省级限制类技术 4 项。

2.以疑难病种为导向

加强科对科援建和技术引进，提高疑难病种诊治水平。DRG组数由 2017 年的 445 组增加至 2021 年的 680 组。收治病种持续向疑难病例转变，综合医疗能力（CMI）2021 年提升至 0.98，较 2017 年提升 0.8 个百分点；疑难病例治疗能力（RW ≥ 2 比例）占比提高至 8.4%，较 2017 年涨幅超 70%，位列浙江省第十。加强外科发展，重视外科手术微创化，出院患者手术占比近 40%，微创手术占比获国家三级公立医院绩效考核满分。2021 年，关于浙江省重点监控的 68 个病/术种，医院有 4 个位列前十、22 个进入前二十、43 个入围前三十。

3. 以危急重症为基础

加强急诊、重症、麻醉等资源配置和专科建设。陆续通过国家胸痛中心（标准版）、全国血栓防治中心达标单位、国家心衰中心、国家房颤中心、国家示范性卒中防治中心、国家高血压达标中心（标准版）等认证。国家创伤中心、国家胸痛中心示范基地、浙中中毒基地等项目已相继筹备。建立院内重大公共事件应急体系，在 2019 年 3 月发生的义乌市重大交通事故中，快速启动院内应急预案，顺利接诊并救治 20 余名患者。

（三）医疗安全持续强化

1. 专项专管，严把严控药品耗材

定期对高值耗材、临时采购耗材、辅助用药、抗菌药、集采药等进行专项分析，2021 年全院住院均次费用同比下降 8.6%，门诊均次费用同比下降 9.7%，药占比由 2020 年的 32.5% 下降至 2021 年的 27.3%，医疗服务收入占比由 2020 年的 27% 提升至 2021 年的 30.3%，抗菌药物使用强度为 32.4，继续保持在 35 以下。在 2021 年度全国三级公立医院绩效考核工作中，附属第四医院“患者费用控制”案例获得中国绩效大会最佳案例奖。

2. 安全为重，紧盯紧守核心指标

明确非计划再次手术界定范围，统一上报途径，建立多学科分析机制，加强漏报核查，2021 年第四季度非计划再次手术发生率为 0.25%。加强危急值管理，优化信息监控、实时全程监管、项目周期修订、问题定期总结，2021 年度全院危急值处理及时率为 99.01%。加强临床用血管理，信息化管理输血权限和审批，输血过程智能预警；完善输血医嘱和提血流程，提高输血知情同意书签署率，目前医院输血知情同意书签署率和规范率为 100%。

3. 奖惩结合，落实落细病历书写

2017 年，医院组建病历质控专家团队，常规化开展住院归档病历质控工作。2020 年起，运行病历纳入监测与考核。2017—2021 年，病历质控数量由 336 份增加至 3000 余份，占出院人次的 5% 左右，甲级病历率由 87.5% 提升至 97.1%。2020 年，医院引入病历电子签名系统，推进电子病历无纸化。2020 年，住院电子病历电子签名已基本铺开，门诊知情同意书电子签名、检查报告电子签名有序推进中。2021 年，医院“运用 DRGs 管理提高病案首页编码准确率”PDCA 项目荣获国家卫健委医院管理研究所“医院管理持续改进优秀单位及项目”。2022 年，病历质量作为主诊医师晋升考核、职称晋升考核指标之一。

（四）众志成城抗疫显担当

2020 年 2 月，组织精干管理团队率领浙江省第三批 310 人援鄂医疗队驰援武汉 49

天，累计经管新冠肺炎确诊患者1282名，获司法部专函感谢。2020年，成功治愈14名新冠肺炎患者，是浙中地区收治新冠患者最多的医院，在区域内最早开展新冠病毒检测、最早收治新冠患者、最早全部病人康复出院。2021年，医院累计收治新冠肺炎病例29例，发热门诊接诊6.81万人次，实现无漏诊、无院感、无密接、无死亡；共派出由医院组建、领队或参与的857人次驰援上海及永康等省内外多地；选派上万人次助力地方抗疫，创造了10天建成10万管核酸检测基地的奇迹，积极推进发热门诊、核酸采样点、P2+实验室等工程改造，在践行公立医院社会责任中展现了新作为。

六、社会服务

（一）“医路相伴”志愿者团队

2013年，附属第四医院成立了第一支由58名志愿者组成的队伍，拉开了医院公益事业蓬勃发展的序幕。2014年10月，“医路相伴”志愿者团队成立。经过7年多的努力，团队壮大为一支涵盖医院员工、社会各界人士、社会实践学生、外籍友人在内的多元化、高水平、有特色的志愿者队伍。截至2022年6月，“医路相伴”志愿者团队总计注册志愿者1277人，累计参加志愿服务34936人次，总服务时长150701小时，开展微笑行动69次，266人次参与，足迹遍布14个省（自治区），相关事迹多次被媒体报道，在浙中地区形成一定影响力。先后荣获中国微笑行动2015年度优秀志愿者团体、中国微笑行动2016年微笑传递使者、2017年母亲微笑行动爱心传递使者、2018年度金华好人、2018年度浙江好人、2018年度金华市最美家乡人、2019年度义乌市优秀志愿服务集体、2020年度“2017—2019年度浙江省志愿服务工作先进集体”、2021年度义乌市最佳志愿服务组织、义乌市优秀志愿者服务组织等荣誉称号。

（二）“先锋送健康 浙四护万家”公益行动

2021年建党百年之际，医院成立了由300名医生组成的健康讲师团，共征集250个健康科普宣教主题，内容涵盖常见病、慢性病、儿童青少年保健、急救知识培训、肿瘤等18个主题，结合义诊进行宣教，深受老百姓欢迎。2021年2月以来，累计开展130场健康讲座，涵盖义乌14个镇街，延伸至东阳、兰溪、浦江、诸暨等周边地区，惠及15000余名群众，荣获2021年度中国医院人文品牌建设“创新团队”荣誉称号。

（三）移动数字医院

医院积极打造浙江省首家“移动数字医院”，开展以专病筛查为主的移动式医疗服务。自2020年底，移动数字医院已连续服务义乌及周边7个县市，截至2022年6月，已走进义乌市14个镇街102个社区/村，及周边浦江、武义、永康、兰溪、金华婺城区、丽水莲都区等县、市、区，累计服务16656人次，筛查发现需长期随访肺结节7559人、高危结节372人。移动数字医院荣获2021年度中国现代医院管理“智慧医院建设典型案例”、工信部和国家卫健委“5G+医疗健康应用试点项目”、2021年全国医院CHIMA大会新兴技术应用“典型案例”。

（四）医共体院区

2019 年 4 月，附属第四医院医共体福田院区和廿三里院区正式挂牌，并成立医共体十大职能管理中心，落实院区一体化病房、名医工作室、全一专科门诊、慢病门诊、特色门诊建设，实行总院科室一体化排班。引进加拿大阿尔伯塔大学成熟的全科医生培训师资和课程体系，共建医共体人才培养体系。长期派驻医疗和护理骨干到院区担任一体化病房主任和护士长，并实行门诊一体化排班，参与家庭签约、院区筹建、学科“下沉”等工作，累计向院区派出临床和管理专家 3200 余人次，常规开设名医工作室、高血压门诊、糖尿病门诊、慢阻肺全一专联合门诊、普外科、口腔科、眼科、营养咨询等特色门诊，专家累计出诊 1909 人次，服务百姓 1.8 万余人次。医院医共体管理人员荣获中共浙江省委办公厅、浙江省人民政府办公厅颁发的“2019 年度县域医共体工作成绩突出个人”，附属第四医院医共体在 2020 年度、2021 年度义乌市医共体工作绩效考核中荣获第一名。

七、国际交流与合作

附属第四医院地处“一带一路”节点城市——义乌，充分发挥地域优势，积极推进国际化建设进程。2015 年 10 月 30 日，医院与加拿大阿尔伯塔大学医学院签署了具有里程碑意义的“年轻医师精英培训计划”项目合作协议。2016 年 10 月 17 日，医院举办了第一届“紫龙山”国际学术周，搭建了医院国际学术交流平台。2018 年 4 月 4 日，医院与加拿大阿尔伯塔大学医学院签订“全科医生培训项目”合作协议；同年 11 月 20 日，医院与日本静冈县立综合医院签署友好合作备忘录。2019 年 10 月 14 日，医院举行附属第四医院远程医疗中心揭牌仪式暨附属第四医院—日本静冈县立综合病院国际远程会诊启动仪式。2022 年 1 月 20 日，浙江大学“一带一路”国际医学院（筹）与希伯来大学医学院签订共建联合学院的合作备忘录。

第四篇

浙江大学医学院其他机构发展轨迹

百年浙医之

蓬勃十年

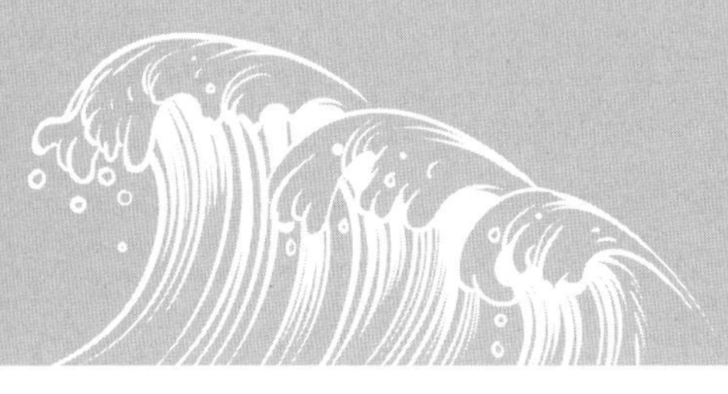

2012—2022

2012—2022

百　年　浙　医　之　蓬　勃　十　年

第一章
医学中心

为充分发挥学科综合优势，促进医学科技和生命健康产业发展，浙江大学决定按照“交叉会聚、引领未来、支撑临床、服务产业”的原则，集全校之力打造浙江大学医学中心。2011 年 9 月，成立浙江大学医学中心筹建工作领导小组，下设筹建办公室。2012 年 1 月，学校成立浙江大学医学中心（筹），段树民院士任主任，许正平教授任常务副主任。2013 年 3 月，学校出资在余杭设立事业单位法人“浙江大学医学中心（余杭）”；同年 3 月，邵氏基金捐赠 1 亿元港币，冠名建设“浙江大学邵逸夫医学研究中心”。2018 年 4 月，刘志红院士担任医学中心（筹）主任。2020 年 7 月，学校依托医学中心申报的“系统医学与精准诊治浙江省实验室（良渚实验室）”获批首批浙江省实验室。2020 年 10 月 12 日，学校决定撤销浙江大学医学中心（筹），成立浙江大学医学中心，原负责人改任医学中心相关职务；同时，成立中共浙江大学医学中心工作委员会，顾国煜任委员、书记。

作为医学领域的新型研发机构和学校促进医工信交叉的核心载体，医学中心致力于打造“人才汇集、学科会聚、资本流动、产业崛起、产品涌现”的创新生态：（1）聚焦有限目标进行有组织的团队科研，实行首席科学家负责制；（2）设立医学中心百人计划，创新未来之星引进方式，由人才遴选小组筛选和组织面试，学校各相关学院负责人组成的学术委员会审议，学校管理委员会审定；（3）以双、兼聘的形式，围绕重点方向集结校内精锐；（4）联动浙商创投股份有限公司，成立杭州启真未来创新股权投资合伙企业（即未来医学基金），促进成果转化及与产业的对接。

一、师资队伍

医学中心研究团队正处于快速建设阶段。以问题、需求为导向引进高端人才和未来之星，到岗“鲲鹏计划”教授 2 人、医学中心“百人计划”研究员 11 人；“双脑中心”引进“百人计划”研究员 6 人。围绕重点领域集结校内精锐，以双聘、兼聘等形式吸纳校内骨干力量加盟。同时，利用良渚实验室的建设经费引进各类人才。截至 2021 年 12 月，有博士研究生导师 51 人，包括中国科学院院士 1 人、中国工程院院士 1 人。

二、教育教学

医学中心在教育教学方面的重点工作是高层次创新创业人才的培养。2021 年 12 月，首批到岗的11位“百人计划”研究员已招收15位研究生。

为更好地培养青年人才、支撑医学中心的科研工作，2020年7月，成立浙江大学医学中心（余杭）博士后工作站。2021年3月，工作站获评浙江省2020年度优秀博士后科研工作站（十佳）；同年12月，获评杭州市典型博士后工作站（十佳）。

三、科学研究与学科建设

中心实行首席科学家负责制，“重大精神疾病”“疑难未诊断疾病”“血液与免疫疾病”三大研究领域分别由段树民院士、刘志红院士、黄河教授担任首席科学家。

2020年8月起，与附属医院合力成立疑难罕见病诊治中心、儿童疑难罕见病诊治中心、生殖遗传中心。

2020年12月，获批基因—细胞治疗与基因组医学浙江省工程研究中心。

2021年6月，获得2020年度浙江省科学技术进步一等奖、自然科学一等奖和二等奖各1项。

2021年，黄河教授主编国内首部CAR-T治疗学专著《CAR-T细胞免疫治疗学》，吴志英教授作为牵头人执笔《中国肝豆状核变性诊治指南2021》。

截至2021年底，获得国家、省部级自然科学基金项目42项，其中国家自然科学基金重点项目5项、杰出青年科学基金项目3项；获得浙江省“尖兵”“领雁”项目1项、浙江省领军型创新团队项目2项（病原菌感染精准诊治创新团队、肿瘤精准医学创新团队）和市领军型创新团队项目1项（新型抗肿瘤小分子药物发现创新团队）。

四、社会服务

（一）“双创”示范基地重大项目完成验收

2017年6月，中心组织的“浙江大学医学协同创新服务平台”入选国家发展和改革委员会立项的第一批“双创”示范基地重大项目，获中央财政补助5000万元。项目建设过程中，多方自筹资金超过1.9亿元，实际总投资超2.4亿元。2021年12月，该项目通过专家验收。该平台建成后，一方面，可为区域生物医药和大健康领域的创新创业提供不可或缺的大型设备和关键技术服务；另一方面，将助推创新成果的转化及创业项目的培育和孵化。

（二）建立罕见未诊断疾病干细胞资源库

2021年9月，通过诱导性多能干细胞技术，建立包含神经疾病、肾脏疾病、心血管疾病、早衰症的数十株多能干细胞疾病模型细胞株，为研究疾病分子机制、开发靶向治疗药物提供工具。

（三）成立浙江大学未来医学创新基金

2019年11月，浙江大学委托浙商创投有限公司发起设立杭州启真未来创新股权投资合伙企业（有限合伙），即浙江大学未来医学创新基金，规模为5亿元人民币。该基金旨在引导和吸引更多社会资本参与医学中心公共服务平台、生物医药、医疗器械等创新性项目的投资，逐步形成资本追随知识和技术源头的创新生态系统。

五、国际交流与合作

（一）开展国际咨询活动

为充分借鉴国际经验，学校于 2018 年 1 月在紫金港校区召开国际咨询会议，来自德国夏里特医学中心、日本理化学研究所、美国加州大学洛杉矶分校（UCLA）医学院等的国际顶尖专家出席会议，共同为医学中心的发展把脉支招。

同年，学校邀请美国兰德公司为医学中心提供关于建设与发展的咨询报告。经过深入交流和与时任学校党委书记邹晓东、校长吴朝晖等的面对面访谈，兰德公司出具《为浙江大学学术型医学中心制定愿景与战略规划》和“Supporting the Development of a Vision and Strategic Plan for Zhejiang Unversity’s Academic Medical Center”两份报告。

（二）访问顶尖医学机构达成合作意向

2018 年 8 月，医学中心（筹）代表团访问德国的夏里特医学中心和瑞典的卡罗林斯卡学院，与夏里特医学中心确立了在教学、科研、医院管理、人员培训等多方面合作的意向。

2019 年 3 月，医学中心（筹）代表团考察日本大阪大学、京都大学和理化学研究所等著名大学和相关医疗、产业创新机构，面向未来医学寻求突破，以此为契机引领并逐步建立起更广泛的中日医学合作交流平台。

（三）加盟未诊断疾病国际联盟

2019 年 10 月，中心联合国内多家医学机构正式加盟未诊断疾病国际联盟（UDNI），获批成为中国首家UDNI成员单位，牵头未诊断疾病中国中心项目。同年 11 月，浙大—哈佛疑难未诊断疾病联合研究中心正式签约。通过多学科交叉会聚和前沿多组学技术，提高中国未诊断疾病的诊断和治疗水平，收集和共享标准化、高质量的临床和研究数据，促进对未诊断疾病病因的研究。

（四）举办良渚论坛

创设良渚论坛，邀请国际国内相关领域重量级嘉宾线上线下开讲，打造多学科交叉学术交流平台。截至 2021 年 12 月，已举办 12 期，参加交流和培训的人员超 1000 人次。

第二章

浙江大学—爱丁堡大学联合学院

一、历史沿革

2012 年，作为国家试点学院建设内容之一，基础医学系率先在全国设立生物医学本科专业，并与英国爱丁堡大学合作开展“3+1”本硕联合培养。同年，首批生物医学专业学生入学，纳入竺可桢学院培养。

2013 年 2 月，学校党委常委会同意与国际一流大学合作，筹建国际校区。基础医学系把握历史机遇，与爱丁堡大学就合作设立中外合作办学机构一事展开一系列磋商，并于 2014 年 12 月，正式向浙江省人民政府提交申请设立“浙江大学—爱丁堡大学联合学院”的请示。

2015 年 5 月 20 日，浙江大学与英国爱丁堡大学共同宣布在浙江大学海宁国际校区合作设立联合学院，开展生物医学人才培养，这是浙江大学首次与海外高水平大学开展本科双学位项目合作。

2016 年 2 月，浙江大学—爱丁堡大学联合学院（Zhejiang University-University of Edinburgh Institute，ZJE）正式获得教育部批准设立，开展浙江大学、爱丁堡大学双学位生物医学本科、研究生培养，成为国内最高水平的非独立法人中外合作办学机构之一。在此基础上，浙江大学和爱丁堡大学不断深化合作，拓展办学项目，2018 年增设双学位生物信息学本科专业，2021 年新增爱丁堡大学单方硕士和博士研究生教育项目。

因在中外合作办学及生物医学人才培养上的突出贡献，学院的办学受到社会广泛认可：2018 年获中英年度教育机构奖；2021 年作为中英合作办学联盟主席单位获批英国文化协会（British Council）的中英合作办学专项基金，同年学院教改项目“生物医学创新人才国际联合培养模式”获得浙江省教学成果二等奖。

二、学院运行与党建

（一）学院运行机制建设

根据《中外合作办学条例》和《浙江大学—爱丁堡大学联合学院办学章程》要求，学院的最高决策机构为联合管理委员会（Joint Management Committee，JMC，简称联管会），由浙江大学和爱丁堡大学各 3 名成员组成。联管会设主席和共同主席各 1 人，主席由浙江大学任命，共同主席由爱丁堡大学任命。联管会负责任命学院主要负责人，对学院的财务预算、师资招聘、教学管理等事项进行决策。

学院建立了以院务会（Executive Committee Meeting）为核心，各分管院长分工合作的日常决策与运行机制，保证了学院人事、教学、科研等各项日常工作的有序开展。联合学院首任领导班子为：院长欧阳宏伟，执行院长John Stewart，副院长鲁林荣、陈晔。现任领导班子（2021年起）为：院长柯越海，执行院长Susan Welburn，副院长叶治国、徐素宏。在院务会主导下，学院制定了《浙江大学—爱丁堡大学联合学院会议议事规则》《浙江大学—爱丁堡大学联合学院经费管理办法》《浙江大学—爱丁堡大学联合学院本科生奖学金管理办法》及Zhejiang University-University of Edinburgh Institute Special Circumstances Policy等一系列规章制度。

2019年，在定期召开联管会会议、院务会议，保障学院稳定运行的基础上，学院吸收参考合作方管理经验，建立了院务会领导下的教师工作委员会、科研工作委员会、本科生教学委员会、研究生教学委员会等分工合作的学院治理框架，充分融合了以我为主、民主集中的中国高校治理模式和教授治学的合作方高校治理模式，初步建立了符合中外合作办学发展规律的学院治理组织架构。

（二）党组织建设

2017年1月，浙江大学—爱丁堡大学联合学院党支部正式成立，至2017年底共5名正式党员。2018年，支部从5人扩大到18人，另有预备党员4名、入党积极分子39名，党员中包括学院领导、行政人员、博士后、在读研究生和本科生。2020年10月，根据国际校区党工委统一安排，学院成立浙江大学—爱丁堡大学联合学院本科生党支部、研究生党支部，形成了本、研、教各1个党支部，协同互促的党建工作格局。学院现有党员101人，其中教工党员25名、学生党员76名。

2020年1月，浙江大学—爱丁堡大学联合学院党支部被评为浙江大学2019年度“对标争先”优秀党支部，6月获得“浙江大学先进基层党组织”称号。2021年，浙江大学—爱丁堡大学联合学院党支部入选浙江大学“全校党建工作样板支部”培育创建单位。2017—2021年浙江大学—爱丁堡大学联合学院党员发展情况见表4-2-1。

表4-2-1　2017—2021年浙江大学—爱丁堡大学联合学院党员发展情况

单位：人

年份	正式党员	预备党员	入党积极分子
2017	5	—	—
2018	18	39	4
2019	12	1	2
2020	66	14	47
2021	77	24	95

三、师资队伍

截至 2021 年底，学院形成一支 23 人的全职师资团队，包括教授 1 人、副教授 5 人、助理教授 15 人、讲师 2 人。师资团队国际化特色显著，外籍师资占比 43%。学院青年师资培育及人才项目获批数量持续增加，共 12 人获评创新嘉兴精英引领计划领军人才，1 人获评浙江省高层次人才特殊支持计划青年拔尖人才，5 人入选浙江省青年人才计划，1 人获得浙江省自然科学基金杰出青年项目资助。

学院现有国际化优质博士后 19 人，其中 58% 的博士的学位来源于全球排名前 100 的高校或研究所。另有兼聘师资 32 位，包括爱丁堡大学生物医学院教师 14 位、附属医院等校内单位名师专家 18 位。学院全职师资情况见表 4-2-2。

表 4-2-2　浙江大学—爱丁堡大学联合学院全职师资一览表

序号	姓名	国籍	博士毕业学校	入职前单位	研究领域
1	郭伟	中国	美国得州大学	清华大学	细胞生物学
2	Ahmed El-Hashash	美国	英国曼彻斯特大学	美国南加州大学	干细胞与再生医学
3	谢昕	中国	美国德州农工大学	美国贝勒医学院	细胞生物学
4	Mikael Bjorklund	芬兰	芬兰赫尔辛基大学	英国邓迪大学	细胞生物学
5	Sebastian Leptihn	德国	德国慕尼黑理工大学	德国霍恩海姆大学	生物化学与分子生物学
6	洪智	中国	中国科学院	挪威奥斯陆大学	生物化学与分子生物学
7	Ting Gang Chew	新加坡	新加坡国立大学	英国华威大学	细胞生物学
8	Kuan Yoow Chan	马来西亚	英国赫尔大学	英国曼彻斯特大学	细胞生物学
9	黄雯雯	中国	美国塔夫茨大学	美国塔夫茨大学	干细胞与再生医学
10	王超尘	中国	中国科学院	美国国家卫生研究院	细胞生物学
11	刘琬璐	中国	美国加州大学洛杉矶分校	美国加州大学洛杉矶分校	生物信息学
12	陈迪	中国	中国科学院	美国加州大学洛杉矶分校	干细胞与再生医学
13	张倩婷	中国	浙江大学	瑞典哥德堡大学	细胞生物学
14	李香花	中国	英国爱丁堡大学	西班牙调控遗传学研究所	生物化学与分子生物学
15	刘坚	中国	华东师范大学	美国国立卫生研究院	细胞生物学
16	Aaron Irving	澳大利亚	澳大利亚昆士兰大学	新加坡国立大学	病原生物学
17	James Qun Wang	澳大利亚	澳大利亚国立大学	美国国立卫生研究院	免疫学
18	方兆元	中国	中国科学院	中国科学院	生物信息学
19	孟令锋	中国	华中科技大学	美国杜克大学	细胞生物学
20	袁渊	中国	美国南佛罗里达大学	美国南佛罗里达大学	干细胞与再生医学

续表

序号	姓名	国籍	博士毕业学校	入职前单位	研究领域
21	Dmytro Shytikov	乌克兰	Kyiv National Taras Shevchenko University	浙江大学	免疫学
22	Hugo Samano Sanchez	墨西哥	德国海德堡大学	英国爱丁堡大学	生物信息学

四、招生

自 2016 年成功招收首届双学位生物医学本科生以来，学院不断优化招生模式，逐步扩大招生规模，通过“三位一体”、综合评价等形式注重考查学生综合素质，在中外合作办学高学费模式下实现了与学校同类专业同等质量招生。

2016 年，学院首次面向高考招生，在 4 个省份招收生物医学本科生 22 人。2017 年，在浙江省实行“三位一体”综合招生，在广东省和山东省采用综合评价招生，招收学生 63 人。2018 年，首次面向上海采用综合评价招生，完成第三届生物医学双学位本科生及首届生物信息学双学位本科生招生任务，共招生 78 人。此后学院招生规模逐年增长，2019、2020、2021 年本科生招生数分别为 98 人、106 人、137 人。

学院按照爱丁堡大学的录取标准招收国际留学生，自 2017 年首次招收国际留学生以来，受到“一带一路”共建国家学生的欢迎，招生质量不低于爱丁堡大学同类专业，探索出一条专业学位留学生招生、培养的新途径。

学院以“全人培养、全球浸染、全链实践”的学者型人才培养为目标，本科生培养质量得到社会认可。2020 年，首批 17 名本科学生毕业，全部被授予爱丁堡大学荣誉学位证书和浙江大学学士学位证书及毕业证书，国内外升学深造率达 94.1%，其中国内推荐免试研究生比例为 17.6%，海外名校录取率为 76.5%，全奖博士项目录取率为 64.7%。2021 年，第二届本科毕业生 60 人，78.3% 选择国内外院校继续深造；深造学生中，53.2% 攻读全奖博士学位，46.8% 攻读硕士学位，境外深造率为 64.6%，前 20 世界名校（QS2022）录取率达 66%。学院历年招生情况见表 4-2-3。

表 4-2-3　2016—2021 年浙江大学—爱丁堡大学联合学院招生情况

单位：人

年份	本科生		研究生	
	国内生	留学生	国内生	留学生
2016	22	—	—	—
2017	63	4	—	—
2018	78	5	13	3
2019	98	2	14	2
2020	106	2	40	2
2021	137	—	52	—

五、教育教学

（一）本科生培养

2016 年，学院确定以再生医学、感染与免疫等为主要发展方向的学科发展计划，与主校区基础医学系形成学科优势互补，协同促进一流学科发展。学院在筹建阶段就由基础医学系教授团队联合爱丁堡大学优秀师资对专业的培养方案、课程设置、课程内容等大方案小细节仔细推敲、层层论证，制定了详细科学、符合两校规范的培养方案，并参照合作伙伴的标准，结合学院特色，建立了一系列注重过程性管理的规章制度和决策机制，从具体课程教师组到教学分管领导逐级把关，保证了教学质量的稳定优质。

学院本科教学采用全英文小班化授课模式，培养方案内所有专业课程均为中英双方结合自身教学优势共同建设，以课程为单位分设课程评估小组（Course Assessments Group），每学年课程结束后，组织教师根据课程考核结果和学生反馈意见，对课程结构内容进行优化调整，在此基础上由外审委员会（Board of Examiners）对项目运行提出整体建议和规划提升建议，同时兼以每月定期的方案协调小组（Programme Coordination Group）实时把控教学进程、查漏补缺，全方位、多维度地稳步提高教学质量。

在重视学生课堂教育的同时，学院积极助推学生接受全面优质的科研训练。2018—2021 年，学院SRTP科研训练和科研实践项目面向各年级本科生开放，共 73 组学生完成自主选题并顺利立项，其中国家级 6 项、省级 6 项、校级 16 项、院级 41 项、科研实践 4 项，总计 184 人次参与。

学院积极鼓励学生自主联系国内外研究所进行科研实习。2019 年，多名学生自主联系赴哈佛大学（6 人）、耶鲁大学（1 人）、普林斯顿大学（2 人）、斯坦福大学（1 人）、加州大学洛杉矶分校（1 人）、加州大学圣地亚哥分校（1 人）等海外名校进行暑期科研训练。2020 年初，学院组织 2017 级生物医学专业的学生赴爱丁堡大学进行为期半个月的冬令营，在此期间，学生作为爱丁堡大学注册在籍学生参与了专业学习、实验室参观、文化交流与素质拓展，充分享受爱丁堡大学资源。2021 年受全球新冠疫情影响，学生主要在国内知名高校与研究所交流学习，研习单位包括中国科学院、北京大学、清华大学、清华北大生命科学联合中心、北京生命科学研究所、西湖大学、上海交通大学等。

学院结合合作伙伴独具特色的学术导师体系（Academic Advisor），建立了学术导师、辅导员、班导师、教学管理人员及生活导师“五位一体”协同育人的长效成长机制，多渠道介入育人环节，培养学生全面发展。

学院下设基层教学组织浙江大学—爱丁堡大学联合学院教师发展中心，整合浙江大学和爱丁堡大学校内资源，帮助全职教师持续提高全英文教学水平，兼顾教师职业发展规划，建立学院常态规范的教师发展支撑体系，在助力教师自身发展的同时推动学院教学质量进一步提升。

学院本科生培养体系受到各界肯定。2018 年 4 月，爱丁堡大学实地考察双学位本科项目，专家小组在调查报告中高度赞扬了学院领导层和教学团队对生物医学本科专业的建设成果。同年 11 月，教育部对浙江大学本科教学进行审核评估，评估组专家积极评价了学院本科教学质量。2020 年，学院本科生物医学专业入选首批国家一流本科专业建设点，“整合生物医学科学 1”“神经科学原理 3”两门专业课程被认定为浙江大学一流本科课程和浙江省一流本科课程。2021 年，学院基于本科项目经验总结的教改项目“生物医学创新人才国际联合培养模式”获得浙江大学本科生教学成果一等奖和浙江省教学成果二等奖，“生物信息学导论一”“分子生物学与表观遗传学三”两门课程新入选学校一流本科课程建设清单。学院学生历年获奖学金情况见表 4-2-4。

表 4-2-4　2017—2021 年浙江大学—爱丁堡大学联合学院学生获奖学金情况

单位：人

年份	国家奖学金	浙江省政府奖学金	小米奖学金	南都创新奖学金	尚德学子奖学金	浙江大学奖学金	浙江大学优秀学生	唐立新奖学金	郑志刚奖学金	浙江大学“标兵”系列荣誉称号	学院学业奖学金
2017	—	—	—	—	—	—	—	—	—	—	6
2018	1	3	—	—	—	—	—	—	—	—	23
2019	3	6	—	—	—	49	19	1	1	46	47
2020	4	8	1	1	—	78	24	—	—	128	59
2021	5	9	—	1	1	94	32	—	—	186	79

（二）研究生培养

2018 年之前，学院研究生依托医学院管理，2018 年起，学院在学校研究生管理系统开设独立管理账号。2018 年，首届双学位博士研究生入学，开启中外合作办学的高层次人才培养新模式。2020 年，学院首次招收学术学位硕士生，实现本硕博教育项目全覆盖。2021 年，爱丁堡大学单学位生物医学专业研究生教育项目获批并成功招生，丰富了中外合作办学研究生培养项目的多样性。

学院的研究生培养学科包括生物学和基础医学 2 个一级学科下属的干细胞与再生医学、免疫学、病原生物学、生物化学与分子生物学、细胞生物学、生物信息学等 6 个二级学科。学院二级学科研究生在读情况见表 4-2-5。

表 4-2-5　学院二级学科研究生在读情况

单位：人

年级	细胞生物学	生物化学与分子生物学	生理学*	干细胞和再生医学	遗传学*	免疫学	病原生物学	生物信息学	总计
2018 级博士	6	2	1	1	1	1	3	1	16
2019 级博士	8	3	0	3	0	0	1	1	16
2020 级博士	8	3	0	6	0	0	3	2	22

续表

年级	细胞生物学	生物化学与分子生物学	生理学*	干细胞和再生医学	遗传学*	免疫学	病原生物学	生物信息学	总计
2020 级硕士	8	5	0	4	0	0	2	1	20
2021 级博士	7	4	0	2	0	0	1	1	15
2021 级硕士	8	4	0	4	0	0	2	2	20

注：* 为 2018 年生理学和遗传学 2 名博士研究生依托基础医学系导师培养。

学院的研究生教育教学和过程管理均融入了国际化特点，除公共学位课以外，学院博士研究生专业学位课为全英文授课，硕士研究生则是中英双语教学，并与医学院共建共享全英文课程体系；研究生课程教学及教务管理全过程使用e平台（Blackboard）管理；重视课程教学质量，每门课由学生代表收集反馈意见作为课程优化参考；由爱丁堡大学和浙江大学博士研究生联合导师组对课题进度开展年度考核等。

2020 年，学院获国家留学基金委国际创新人才项目资助，启动择优公派博士留学生赴英国爱丁堡大学联合培养工作，已选派 2 名博士研究生前往爱丁堡大学联合培养。

2021 年，学院新增爱丁堡大学外方单学位硕士和博士教育项目，首届单学位硕士研究生 9 人和博士研究生 8 人入学，76% 的新生来自澳大利亚悉尼大学、英国谢菲尔德大学、英国贝尔法斯特女王大学和美国波士顿大学等海外知名高校。

六、科学研究与学科建设

学院积极推动研究平台及研究环境建设。2018 年 4 月，建筑面积 10000 平方米的研究大楼启用，规划容纳独立研究组 35 个。2020—2021 年，公共技术平台和实验动物中心先后投入使用。至 2021 年 12 月底，公共技术平台共计为院内 19 个课题组及功能高分子国际研究中心等单位师生提供科研服务支撑；实验动物中心为本学院 11 个课题组和其他合作科研院所包括东南大学、功能高分子国际研究中心提供科研配套，支撑科研成果产出，实现科研成果转化。

截至 2021 年 12 月 20 日，学院累计获得各类国家级、省部级科研基金 53 项，共计 2506 万元；以通讯单位发表在 *Nature*、*Nature Communications*、*Small*、*PNAS*、*Cell Reports* 等学术高水平期刊上的论文共计 50 余篇。学院 2018—2021 年获得基金项目情况见表 4-2-6。

表 4-2-6　2018—2021 年浙江大学—爱丁堡大学联合学院获得基金项目情况

项目种类	2021	2020	2019	2018	共计	资助额度（万元）
国家自然科学基金（项）	8	4	8	—	20	1999.7
浙江省自然科学基金（项）	3	1	1	3	8	213
中国博士后科学基金（项）	—	3	5	1	9	76
中央高校项目（项）	3	2	7	—	12	131
浙江大学李达三－叶耀珍干细胞基金（项）	2	—	—	—	2	50
国际合作项目（项）	—	2	—	—	2	36.25

七、社会服务

学院位于国际联合学院（海宁国际校区），与校区其他中外合作办学机构和项目，如浙江大学伊利诺伊厄巴纳香槟校区联合学院、国际联合商学院等共同推进国际科教资源开放创新圈核心区和国际合作教育样板区建设，积极落实党中央关于《长江三角洲区域一体化发展规划纲要》中共享高品质教育医疗资源要求，推动高校联合发展，加强与国际知名高校合作办学，联合打造具有国际影响力的一流大学和一流学科。

此外，学院与嘉兴市政府、海宁市政府积极联动，参与谋划当地生物医学产业规划，发挥智库顾问作用，尤其结合生物医学产业特色，成立浙江大学—爱丁堡大学生物医学与健康转化研究中心，与海宁鹃湖国际科技城对接，进行项目转化和孵化，助力当地产业战略性培育与布局。

第三章
“一带一路”国际医学院（筹）

一、基本情况

浙江大学“一带一路”国际医学院（筹）是经教育部批复同意（2020 年 12 月 10 日），义乌市人民政府出资，浙江大学负责办学和管理的二级学院，依托与浙江大学国际健康医学研究院、浙江大学医学院附属第四医院“三院一体”的发展模式，打造国际化、高水平、研究型的高等医学教育机构。中国科学院院士、著名生殖医学家黄荷凤担任国际医学院首任院长（2020 年 9 月 2 日浙江大学发文聘任）。国际医学院位于义乌市，距离浙江大学紫金港校区 150 公里。规划总用地约 961 亩，其中一期建设用地约 565 亩，二期建设用地约 396 亩。一期项目已于 2020 年 12 月 28 日正式开工建设，2023 年 10 月 10 日，校园正式启用。

浙江大学国际健康医学研究院（简称国际健康医学研究院）成立于 2020 年 5 月，已在义乌市登记为独立法人事业单位。作为国际医学院筹建期间的科研支撑和转化医学研究平台，国际健康医学研究院于 2020 年 12 月获批浙江省首批新型研发机构，2021 年 7 月获批浙江省博士后工作站，2021 年 11 月获批未来病理浙江省工程研究中心。

二、管理与建设发展

（一）管理体系

2020 年 4 月，学校成立以周天华副校长领衔的“一带一路”国际医学院（筹）专班，每周召开工作例会，负责协调推进“三院一体”建设工作；同时，与义乌市定期召开联席会议和工作例会，协调人才、基建、财务等重大事宜。

依托“三院一体”建设，国际医学院筹建期内日常管理工作由附属第四医院在党政综合部、人力资源部、科教部等部门指定人员相对固定参与，同时向学校基建处借调管理干部参与具体建设。

2022 年 1 月 4 日，学校正式宣布成立新一届党委领导班子（成员为徐键、王凯、胡振华、应颂敏、徐志豪、周庆利、李伟、唐喆、姚建根、楼笑笑、陈伟英），具体负责“三院一体”建设工作。

（二）人才引进

聚焦高峰学科建设，全职引进和柔性引才并举，截至 2022 年 6 月底，拥有院士 1

人，“长江学者奖励计划”讲座教授 1 人，国家杰出青年科学基金获得者 3 人，国家“万人计划”领军人才 1 人，“长江学者奖励计划”特聘教授 1 人，国家有突出贡献的中青年专家 2 人，国家优秀青年科学基金获得者 1 人，国家级人才计划青年项目获得者 2 人，浙江省特级专家 1 人，浙江省卫生高层次领军人才 2 人，求是特聘学者 4 人，“百人计划”研究员（含“平台百人”）9 人，特聘（副）研究员 20 人；博士后 34 人。

组建高效行政管理团队，聘请浙江大学出版社原党委书记（曾任浙江大学人事处副处长）金达胜、浙江大学党委宣传部原副部长彭凤仪等资深管理专家加盟国际医学院建设，举办行政学院、行政人员管理培训班 21 期，进一步提升行政团队管理水平。

（三）科学研究

国际医学院和国家健康医学研究院重点打造生殖医学、肿瘤医学、再生与衰老医学、全科与全球卫生健康、中医药学等“5+X”学科研究方向。

2020 年，国家级项目立项 1 项，省部级项目立项 8 项，其中浙江省重点研发计划项目 1 项，承接临床试验项目 6 项，发表 SCI 论文 34 篇。

2021 年，在“三院一体”共同建设的积极推动下，国家级项目立项 14 项，其中科技创新 2030—“脑科学与类脑”研究重大项目 1 项，国家重点研发计划 2 项，国家自然科学基金项目 11 项（区域创新发展联合基金重点支持项目 1 项，面上项目 5 项，青年科学基金 5 项）；省部级项目立项 15 项，其中省“尖兵”“领雁”项目 1 项，省部共建重大项目 2 项，省自然重点项目 5 项；新增药物临床试验 12 项，器械临床试验 4 项，合同经费突破千万元；发表 SCI 论文 84 篇，其中国际著名期刊高水平论文 9 篇；发布国家级团体标准 1 项。

2022 年上半年发表高水平论文 40 余篇，黄荷凤院士团队在顶级期刊 *Nature* 发文揭示植物向光性机制。

（四）教育教学

截至 2022 年 6 月，国际医学院共有博士研究生导师 24 人，硕士研究生导师 68 人；设有 6 个班级，3 个研究生党支部，6 名德育导师，1 名专职思政人员。

2020 年，国际医学院招录第一批全日制研究生共计 105 名，其中硕士研究生 92 名、博士研究生 13 名。

2021 年，国际医学院招录第二批全日制研究生共计 119 名，其中硕士研究生 103 名、博士研究生 16 名。

（五）国际化

以树立国际理念、开拓国际视野、营造国际氛围、开展国际合作、提供国际服务和提升国际声誉为目标，初步建成国际生培养体系，整合资源、拓宽渠道，建设国际传播平台。

2021 年，国际医学院设立浙江大学“一带一路”国际医学院奖学金，招收培养高质量留学生。

2022 年 1 月 20 日，国际医学院与以色列耶路撒冷希伯来大学医学院签订合作备忘录，计划在科学研究、人才培养、学科建设等方面进一步紧密合作。

第四章

健康医疗大数据国家研究院

浙江大学健康医疗大数据国家研究院（简称健康医疗大数据国家研究院）于2018年6月30日成立。研究院面向世界科技前沿、全球健康发展、国家重大需求、人民生命健康和高水平人才需求，以数字赋能为引擎、学科交叉会聚为路径，充分发挥学校大生命、大物质、大信息、大社科等学科板块整合优势，构建健康医疗大数据科技前沿的协同创新生态系统，筑就基于百万人群队列“分子—个人—社会—环境”跨尺度多模态大数据的高能级公共卫生科创与转化应用高地，打造联合攻关新范式，破解健康医疗大数据有效获取、管理共享、整合分析、深度挖掘、知识发现和转化利用等难题，推动学科发展和复合型跨界人才培养，为公众健康、临床实践、政府决策提供支撑。

健康医疗大数据国家研究院由国家级特聘专家、“长江学者奖励计划”讲座教授、浙江省“鲲鹏计划”顶尖人才吴息凤教授领衔，形成了一支大数据健康科学、计算机科学、生物遗传学、生物信息学、人工智能、流行病学、营养学、行为科学等多学科汇聚、协同创新的科研团队，拥有坚实的多学科交叉融合研究基础，并取得了一系列创新成果。截至2021年12月，累计发表SCI / SSCI论文733篇，获批项目146项（总经费3.27亿元），承担国家级、省级重大重点项目13项，获得省部级以上科研、教学奖励8项。强力支撑浙江大学入选国家高水平公共卫生学院建设单位；牵头建设全球顶尖、国内领先的健康浙江百万人群队列，目前已经纳入近20万人；建立了百万级健康体检大数据平台；合作拥有随访超20年、60万人的美兆健康人群队列；研发了慢病发病—疗效—毒性—复发—预后的新型生物标志物、个体化风险预测模型及人工智能工具；完成了万人全基因组测序，创建了多个表型的遗传变异图谱；创新了衰老、认知、营养、环境、运动、睡眠等一系列危险因素的测量、评价和干预等技术方法；创新了慢病综合性干预管理措施，打造了基层公卫服务能力提升工具；等等。

健康医疗大数据国家研究院聚焦“跨尺度多模态健康医疗大数据获取、融合与辨析技术研究”“高维度生物信息精准检测及智能计算”“可改变风险因素精准鉴定及健康效应评价”“基于关键场景健康医疗大数据融合辨识的慢性病精准防诊治”“多学科交叉协同的智慧公卫治理示范应用”五大研究方向，以平台建设为抓手，布局“现场工作—实验室—数据分析”等全流程建设，着力打造数智健康实验室与数智协同创新中心，打造国际顶级的高能级大公卫大健康科研平台，通过创新团队协力攻关，实现基础研究突破，强力支持国家高水平公共卫生学院和学校“双一流”建设，助力健康中国和数字中国建设。

第五章

转化医学研究院

浙江大学转化医学研究院（简称转化院）成立于 2014 年 5 月 6 日，是学校顶层设计并顺应现代医学发展的新趋势和国家临床转化的重大需求，依托医学院和 7 家附属医院，以共建、共管、共享模式组建的面向转化医学的新型研究机构。转化院的建院宗旨为对接基础研究与临床医学，促进基础研究的临床应用及生物医学产业化；发展目标为服务临床、致力转化。

至 2022 年 6 月 30 日，转化院有全职研究人员 24 名、博士后 23 名、研究生 142 名（其中硕士研究生 32 名、博士研究生 110 名）及行政管理人员 4 名。

一、管理体制和机构

（一）领导制度

转化医学研究院历任领导任免

2014—2019 年

院　长：孙　毅（2014—2018）
常务副院长：许正平（2014—2016）
副院长：肖　磊（2014）
　　　　易　平（2014—2019）
院长助理：陆林宇（2016—2019）
　　　　　王　本（2017—2019）

2019—2022 年

院　长：吕志民（2019—）
院长助理：陆林宇（2019—）
　　　　　王　本（2019—）

（二）管理制度

1. 学术管理制度

转化院实行以研究组首席科学家（Principal Investigator，PI）为核心的学术分类管理体制。建立以项目首席科学家领导的、由研究人员、技术人员及研究生组成的研究组和相应的专业实验室。

2. 人事管理制度

转化院成立之始即实行人事双聘制度。院内所有PI均落户于各家附属医院，以积极寻求与临床的深度合作，所有PI均由转化院及其落户附属医院进行双向考核。

（三）行政管理机构

1. 行政办公室

根据管理工作的实际需要，转化院内设行政管理办公室，负责院内各项事务管理。

2. 专门委员会

（1）教授委员会

为充分发挥PI在转化院发展建设中的主体作用，加强PI对院内管理事务的民主参与，2017年1月，经转化院办公会议研究决定，转化院设立教授委员会，委员会成员由转化院院长、院长助理、院内PI组成。教授委员会参与转化院各项重大事务的讨论与决策。

转化院历届教授委员会组成人员名单

第一届教授委员会（2017年1月—2018年9月）

主　任：孙　毅

委　员：陆林宇　王　本　李学坤　谢安勇　陈静海

第二届教授委员会（2018年9月—2019年4月）

主　任：孙　毅

委　员：陆林宇　王　本　谢安勇　梁　平　沈承勇

第三届教授委员会（2019年4月—2019年9月）

主　任：吕志民

委　员：陆林宇　王　本　谢安勇　梁　平　沈承勇　牛田野　周　民

第四届教授委员会（2019年9月—2022年6月）

主　任：吕志民

委　员：陆林宇　王　本　谢安勇　梁　平　沈承勇　周　民　李学坤　陆　燕

（2）学术委员会

为进一步提高转化院的科研学术水平，完善转化院的学术管理体制，2019年11月，成立了转化医学研究院学术委员会。学术委员会参与转化院各项学术和学科发展相关事务的讨论与决策。

转化院学术委员会组成人员名单

主　任：吕志民

委　员：郑　敏　金建平　陆林宇　陆　燕　梁　平　李学坤

二、师资队伍

转化院成立以来，一直高度重视师资队伍建设，始终坚持并持续推进人才强院战略，不断完善人才梯队建设，持续做优人才发展的生态环境。

（一）队伍结构

自 2014 年转化院成立以来，师资队伍结构不断优化，到 2018 年，转化院共有研究人员 27 名，其中正高级职称 21 人、副高级职称 5 人、中级职称 1 人。

截至 2022 年 6 月，转化院共有全职研究人员 24 人，其中教授 9 人、研究员 12 人、副教授 3 人，包含国家级人才计划入选者 1 名、国家青年人才计划入选者 6 名、国家优秀青年科学基金获得者 3 名、“长江学者奖励计划”青年学者 1 名、浙江省“鲲鹏计划”专家 1 名、浙江省引进培育领军型创新创业团队领军人才 1 名、浙江省人才计划入选者 17 名等。

（二）职称评聘

1. 专业技术职务评聘工作

2016 年起，依据《浙江大学专业技术职务评聘实施方法》，转化院从自身发展特点出发，制定了高级职务任职条件等相关制度，并逐年修订完善。

转化院晋升正高级职称人员名单

教　授：牛田野（2016）　谢安勇（2019）

研究员：赵永超（2020）

研究员：陈静海（2021）

2. 长聘教职评聘工作

在《浙江大学预聘—长聘教职制度改革工作方案》指导下，以《浙江大学医学院基础医学系长聘教职任职基本条件》为标准，转化院于 2021 年开展首次长聘教职评聘工作。

转化院晋升长聘教职人员名单

长聘副教授：沈承勇（2021）

（三）人才引进

2014 年，转化院全职引进国家级人才计划入选者、美国科学促进会会士、原美国密歇根大学放射肿瘤学系终身教授孙毅教授。2019 年 3 月，引进国家级人才计划入选者、欧洲科学院外籍院士、美国科学促进会会士、原美国MD安德森癌症中心终身教授吕志民教授全职加盟转化院。2015 年 1 月，转化院聘任国家级人才计划入选者魏文毅教授为浙江大学求是讲座教授，同年 11 月，聘任国家级人才计划入选者邹伟平教授为浙江大学求是讲座教授。2022 年 1 月，聘任中国医学科学院肿瘤医院副院长刘芝华教授为浙江大学兼职教授。

三、研究生教育

转化院积极探索转化医学创新人才的选拔与培养新体制。招生涵盖临床医学、基础医学、生物学 3 个一级学科下设 10 个二级学科，以及与电子信息技术及仪器、电路与系统、机械制造及其自动化、生物医学工程、高分子化学与物理、统计学等 7 个学科联合招收交叉博士研究生。截至 2022 年 6 月，在读研究生共 142 人，其中博士研究生 110 人、硕士研究生 32 人，毕业博士研究生 69 人、硕士研究生 59 人。共有博士研究生导师 26 人、硕士研究生导师 29 人，每年平均招收博士研究生、硕士研究生各 20 余人。从 2021 年开始，转化院不再招收硕士研究生。其中，干细胞与再生医学博士研究生张峰发表的博士论文《长链非编码RNA Cfast调控心脏纤维化》获得 2020 年浙江大学优秀博士论文资助。

四、科学研究

（一）科研基地

转化院充分依靠自身的学术背景，结合各附属医院的优势临床资源，确定转化研究的主要方向为恶性肿瘤、心血管和干细胞再生医学、医工结合开发新的诊疗仪器和诊治技术等。

1.三大研究中心

2019 年以来，转化院进一步凝练研究方向，确立以肿瘤代谢、肿瘤免疫及代谢性疾病等为主攻方向的新的研究院定位，并设立三大研究中心：肿瘤中心、代谢性疾病中心和医工信结合中心。

（1）肿瘤中心：主要目标是聚焦肿瘤代谢和免疫等癌症发生发展的分子机制方面，以及多学科交叉面向癌症诊断和治疗的转化医学研究。研究成果在阐明癌症发病机制，以及更精准诊断和治疗疾病方面拥有强大的发展潜力和转化前景。

（2）代谢性疾病中心：主要目标是通过多学科交叉合作，促进基础研究与临床问题相结合，加快基础研究成果的临床转化和应用，力争成为全球领先、全国特色的代谢性疾病中心。中心聚焦心血管疾病、神经退行性疾病、代谢疾病、眼部疾病等，以临床问题为导向，结合浙江大学附属医院临床资源，强化协同攻关，深入探索慢病发生发展机制机理。积极研发临床实用诊疗技术，持续提高临床诊断与治疗水平。

（3）医工信结合中心：主要目标是着力开展以临床需求为导向，教学科研并重，产业化为落脚点的临床应用转化研究。

2. 国家基础科学中心

在国家自然科学基金基础科学中心项目的支持下，2021 年，浙江大学牵头成立了以“肿瘤物质与能量动态的介尺度研究”为攻坚方向的基础科学中心，联合单位包括国家癌症中心、中国医学科学院肿瘤医院和北京大学等多家国内顶尖的科研机构。该中心首席科学家为浙江大学转化院院长吕志民教授。

中心结合肿瘤学前沿和我国癌症防治的重大需求，围绕肿瘤代谢重塑，从介尺度的全新视角，多层次、系统化、全链条地深度挖掘肿瘤物质和能量动态的分子基础，旨在揭示肿瘤发生发展的全景图谱，有望为我国肿瘤预防和诊治提供突破性的手段和方法。

（二）科研项目

1. 承担国家自然科学基金和国家重点重大项目情况

2014 年建院后，转化院承担科研项目数和科研经费逐年增长。截至 2021 年底，共获得国家级项目 84 项，包括国家自然科学基金基础科学中心项目 1 项、科技部国家重点研发计划项目 2 项、国家自然科学基金重大仪器项目 1 项、国家自然科学基金重点项目 2 项、国家自然科学基金面上项目 45 项。

2. 科研经费

转化院科研经费总数从 2014 年的 955 万元增至 2021 年的 1.01 亿元。截至 2021 年底，转化院的科研经费总计到位 2.46 亿元。

（三）科研成果

建院以来，转化院发表的科研论文数量和质量逐年提高，从 2016 年的 41 篇增至 2021 年的 105 篇。高水平论文数量逐年增加，从 2016 年的 2 篇增至 2021 年的 38 篇。

五、国际交流与合作

2014 年以来，转化院与哈佛大学、斯坦福大学、密歇根大学、哥伦比亚大学等国外高水平大学始终保持着长期密切的学术交流与合作。

（一）国际学术会议、论坛的组织与举办

2015 年 6 月 19 日—6 月 21 日，承办“2015 第六届中美临床与转化医学国际论坛”；10 月 22 日—10 月 24 日，主办“第一届中美分子医学研讨会暨密歇根大学校友联谊会首次会议”。

2017 年 5 月 27 日—5 月 29 日，主办“2017 第一届蛋白质类泛素化（Neddylation）国际研讨会”；10 月 24 日—10 月 25 日，承办“首届浙江大学医学院—哥伦比亚大学医学中心双边学术论坛”。

2018 年 9 月 24 日—9 月 25 日，承办“第二届浙江大学医学院与哥伦比亚大学瓦格罗斯医学院双边论坛”。

2020 年 11 月 20 日—11 月 22 日，主办“浙江大学西湖学术论坛第 234 次会议——第一届肿瘤与代谢学术论坛”。

2022 年 1 月 7 日—1 月 9 日，主办“浙江大学西湖学术论坛第 249 次会议——第二届肿瘤与代谢学术论坛”。

（二）重大出访活动

2016 年 3 月 30 日—4 月 2 日，罗建红副校长率领浙江大学医学代表团访问美国哥伦比亚大学，转化院院长孙毅教授随队出访。

2018 年 9 月 24 日—9 月 25 日，转化院院长孙毅教授率医学院代表团访问美国哥伦比亚大学，并参加“第二届浙江大学医学院与哥伦比亚大学瓦格罗斯医学院双边论坛”。

六、党支部建设

（一）教职工党支部

2016 年 7 月，转化院成立了教职工党支部，隶属医学院机关党总支。

2017 年党支部及其人员构成

书　记：王　本

副书记：李学坤

委　员：熊秀芳　朱美洁　陈静海

2022 年党支部及其人员构成

书　记：王　本

副书记：陆　燕

委　员：熊秀芳　王宇浩　王梦瑶

其余支部党员共 24 人。

（二）学生党支部

2019 年 4 月，经医学院党委会议研究，中共浙江大学医学院学生总支部委员会同意转化医学研究院成立学生支部，分别为中共浙江大学医学院转化医学研究院研究生第一支部委员会、中共浙江大学医学院转化医学研究院研究生第二支部委员会、中共浙江大学医学院转化医学研究院研究生第三支部委员会、中共浙江大学医学院转化医学研究院研究生第四支部委员会、中共浙江大学医学院转化医学研究院研究生第五支部委员会。

七、学生组织

2017 年 12 月，转化院成立转化医学研究院研博会，下设学术部、文体部、外联部和办公室。研博会现有成员 12 人，其中主席 1 人、副主席 2 人、部长 4 人、副部长 3 人。每年定期组织相关学生活动，包括毕业生经验交流分享会、师生运动比赛、转化院新年晚会等。

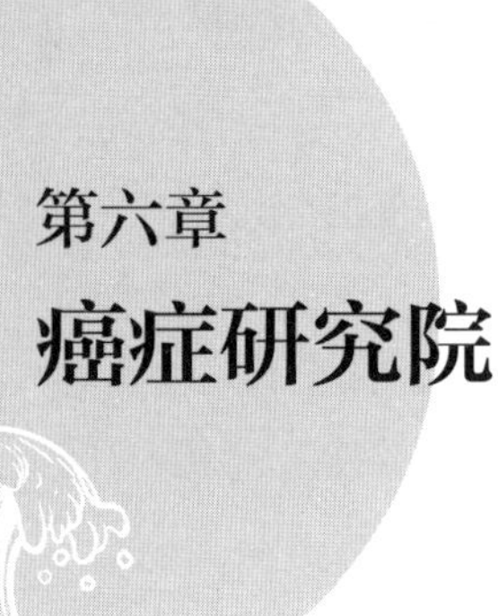

第六章 癌症研究院

浙江大学癌症研究院成立于2020年1月，是浙江大学瞄准世界癌症研究前沿，紧密围绕国家健康重大战略需求，依托肿瘤临床与基础研究，汇聚医学、生命科学、工学、信息学等多学科综合优势设立的校级研究机构。研究院以培育世界顶级的肿瘤医学科学家和健康行业的领导者、建设国家级癌症临床研究中心和世界性疑难肿瘤诊治中心为目标，全力打造癌症医学国家级卓越科研创新平台，创建全球一流的癌症医学创新高地。

一、成立背景

浙江大学肿瘤学科是在1957年我国最早建立的一批肿瘤科基础上发展而成的，1977年成立肿瘤研究室（所），1984年成为浙江省第一批重点学科，1996年获批博士点及博士后流动站，2003年建立了海宁、嘉善两个“全国大肠癌早诊早治示范基地”，2007年发展为国家重点学科，2011年恶性肿瘤预警与干预教育部重点实验室顺利通过验收，2013年获评肿瘤科国家临床重点专科。2020年，为加快打造世界一流肿瘤学科，助力学校“双一流”建设，癌症研究院应运而生。

二、组织架构

研究院由丁健院士、周天华教授共同担任院长。建立教授委员会制度，讨论决定研究院重大事项。设立了学术咨询委员会，讨论研究本机构科学研究和学科发展等事项。研究院通过整合现有学科、人才队伍和实验团队，以癌种为单位，先后组建了20个医学重点研究领域科研攻关培育团队，开展基础、临床与转化医学系统交叉研究，积极承担国家重大科研任务，获得了具有理论原始创新和自主知识产权的重大标志性科研成果。

三、科研进展

（一）临床肿瘤诊疗

研究院建设了相应病种的生物样本库，致力于推进规范、统一的肿瘤样本库标准化体系与合作共享机制建设。完成了肝癌、胰腺癌、胆系肿瘤、结直肠癌、胃癌、乳腺癌、宫颈癌、子宫内膜癌、卵巢癌、白血病、淋巴瘤、骨髓瘤等12个生物样本子库的初步建设。

（二）肿瘤医学创新研究

在肝胆胰肿瘤免疫治疗和肿瘤疫苗构建、肝癌微环境的放化疗纳米机器人研发、针对肝癌基因组不稳定性的靶向药物研发、结直肠癌精准医疗新技术研究等领域取得了突破性进展。建立全球最大的肝癌多期CT影像病理数据库，入库数据集逾 3000 例，并在此基础上研发了全球首个基于多期CT影像数据的肝癌人工智能辅助诊断系统，肝脏分割识别准确率达 96.8%，肿瘤定位及诊断准确率达 91.1%，位居世界第一。牵头完成中国首个癌症早筛前瞻性大规模多中心注册临床试验，该项目联合全国 8 家大型三甲医院共同开展结直肠癌早期筛查，历时 16 个月，具有重要的临床意义。

（三）创新药物研发

围绕恶性肿瘤，建立了抗肿瘤药物靶点发现技术体系、胰腺癌药物敏感性预测技术体系、抗肿瘤药物代谢和转运体研究技术体系、基于肿瘤微环境的药物精准递送技术体系、药物毒性机制发现技术体系，发现了 5 个抗肿瘤药物新靶点，开展了基于多类器官芯片的癌症药物筛查和疗效监测仪器的交叉前沿研究，开拓了医工信交叉领域的前沿科学研究。

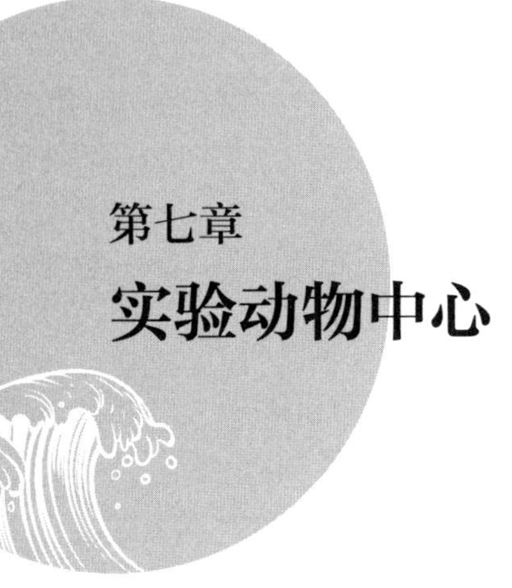

第七章 实验动物中心

浙江大学紫金港校区实验动物中心（简称实验动物中心）于2007年由原湖滨校区搬迁至紫金港校区。2016年，原中心主任谢强敏教授退休，学校发文任命汪浏教授任实验动物中心主任。2012—2021年，实验动物中心进入高速发展期，由单纯的实验动物饲养发展到如今能提供饲养、繁育、实验和造模等多元化技术服务相融合的综合性公共技术平台，由单一的紫金港总部扩展为紫金港总部和华家池实验动物分中心、良渚实验室疾病模拟与模式动物平台、浙江大学海宁国际校区实验动物中心等多个分部的综合性实验动物中心。

一、生产饲养服务的跨越式发展

随着学校引进PI的数量每年增加，对实验动物的需求也随之增加，实验动物中心饲养量逐年增长，特别是实验大小鼠的饲养量。2012年，实验动物中心大小鼠饲养量为4700笼。2021年，大小鼠饲养量已突破2万笼；中心服务课题组数和服务PI人数逐年增长。特别是2017—2021年，中心作为校级公共技术支撑平台的特点体现得尤为突出，服务校内各个学院的数量及比例均在提高。2021年，中心已服务校内医学院、药学院等22个院系，以及附属医院、合作医院和4家校外单位。2017—2021年实验动物中心大小鼠饲养量和服务课题组数量见表4-7-1。

表4-7-1　2017—2021年实验动物中心大小鼠饲养量和服务课题组数量

年度	2017	2018	2019	2020	2021
笼位数（笼）	13000	15000	16777	18729	20513
课题组（个）	411	456	479	537	629

二、中心支撑的科研数量显著增长

作为校级重要的公共技术服务平台，实验动物中心全力支持全校各相关院系所课题组基金项目的申请与科研文章的发表。2017—2021年，中心在支持科研立项和科研经费数量上显著增长。在支持文章发表方面也表现突出，2017—2021年，实验动物中心累计支持发表SCI文章1339篇，其中发表在*Cell*、*Nature*和*Science*上的文章共有7篇。2017—2021年实验动物中心支持科研立项数量和支持科研经费数量见表4-7-2。

表 4-7-2　2017—2021 年实验动物中心支持科研立项数量和支持科研经费数量

年度	2017	2018	2019	2020	2021
科研立项（项）	48	118	191	161	235
科研经费（万元）	4060	7725	9285.5	11757	14528.4

三、人才队伍和技术队伍建设

（一）人才队伍建设

经过十年发展，实验动物中心人才队伍已发展为 62 人，其中正高级职称 2 人、副高级职称 1 人、中级职称 11 人；博士后 2 人、博士研究生 1 人、硕士研究生 8 人。整体学历也有明显提升。

实验动物中心重视人才的培养工作，制订了相对完整、有计划性的员工培训计划，包括每年邀请业界专家开展学术讲座和报告，每年组织开展新入职员工培训课程和骨干岗培训课程，安排员工外出培训。

（二）技术队伍建设

实验动物中心建立了生物净化技术团队、小鼠保种和快速扩繁技术团队、微生物质量检测技术团队、动物模型研制团队和基因修饰动物研制团队等富有特色的技术队伍，能够提供小鼠生物净化、小鼠活体和精子、胚胎冷冻保种、小鼠微生物检测、基因修饰动物研制等专业性较强的技术服务。

四、教学培训工作

实验动物中心承担全校的“医学实验动物学”课程。2018 年教学改革，以新形势下浙江大学科研活动需求为导向，增加实验课、实践课和专家讲座，以知识和能力应用为目标进行课程考核，获评 2018 年度浙江大学第二批研究生素养与能力培养型课程。师资队伍由 2 人扩展至 10 人。2012—2021 年，中心准入培训课程共计培训师生 9 千余人。同时，实验动物中心作为浙江省医学实验动物与动物实验培训基地，面向全省的医学科研人员进行相关专业培训，累计培训 5 千余人。

五、分平台建设

（一）华家池实验动物分中心

该分中心于 2017 年底建设完工，设施面积约 650 平方米，设施总设计笼位 4050 笼。配备小鼠活体成像仪、辐照仪、心超仪等实验仪器。2018 年初取得《实验动物使用许可证》并投入使用。分中心提供饲养 SPF 级实验小鼠及医学生物学、药学等研究实验技术服务。

（二）良渚实验室疾病模拟与模式动物平台

该平台于 2021 年 5 月竣工，同年取得浙江省科技厅颁发的《实验动物使用许可证》和生产许可证。设施面积 9060 平方米，总笼位为 4 万笼小鼠及猴、兔、猪等大动物若干。平台由浙江大学投资建设，委托浙江大学实验动物中心进行“一体化”管理，开展高效能实验动物设施探索。平台配备小鼠活体成像仪、辐照仪、荧光共聚焦显微镜等实验仪器，建有小动物行为学区、生物净化区、实验动物ABSL-2区、PDX模型区、无菌小鼠区等技术服务区域，通过特定案例动物模型建立与分析，取材医学临床并将实验结果回馈至临床研究平台与健康医疗大数据平台，促进生命科学研究和生物医药产业原创性研究成果的产出。

（三）浙江大学海宁国际校区实验动物中心

该分中心于2020年底建设完工，设施建筑面积1492平方米，总设计小鼠笼位8800笼，配备小动物活体成像仪、辐照仪等实验仪器。2021年初取得《实验动物使用许可证》并投入使用。该设施由浙江大学国际联合学院和海宁市政府投资建设，委托实验动物中心协助管理，主要服务于浙江大学国际校区科研与教学工作，同时也辐射服务于周边生物医药产业公司。海宁分中心的建成实现了浙江大学海宁校区的实验动物规范化饲养，一定程度上缓解了紫金港实验动物中心的饲养压力，为学校转化医学和临床医学提供了优质科研平台。

（四）浙江大学紫金港西区大型实验动物设施

该设施于2020年竣工，设施使用面积约980平方米，具备同时饲养实验兔、豚鼠、实验犬、小型猪和非人灵长类实验动物的条件，同时配备有先进的大动物手术台、无影灯、呼吸麻醉机、心电监测仪等，可满足大型实验动物教学和科研需求。

（五）浙江大学国际健康医学研究院实验动物中心

其一期设施位于义乌市的浙江大学国际健康医学研究院大楼第23、24层，建筑面积3300平方米，设计规模可饲养1万多笼大、小鼠，并配置了小动物活体成像仪、X射线辐照仪、小动物节律箱、小动物电生理仪等多种科研仪器。于2022年11月获得大、小鼠屏障环境使用许可证，2023年8月获得小鼠屏障环境生产许可证。

六、体系建设

（一）管理体系建设

实验动物中心重视规范化管理，编撰并定期修订规章制度和标准化作业程序（SOP），建有一系列职能部门，使实验动物的饲养管理更规范化。中心按照学校要求实行岗位聘任制，逐渐建立起关键岗、骨干岗、普通岗的人才管理梯队，对中心不同职能部门的人员实行精准化管理，使各部门有机地串联在一起。

（二）信息化系统建设

2015年起，实验动物中心与专业软件公司共同开发信息化管理系统，试行“一体化”管理方案。2021年已开展贴合设施集群运行要求的“定制化”模块设计，实验动物福利伦理审批、动物订购、笼位预约和更新等均已实现线上办理，大大提高了服务质量和效率，使中心工作上升到精细化管理的层面。

（三）伦理体系建设

实验动物中心积极开展实验动物伦理建设。2013 年 4 月，医学部正式发文（医学部发〔2013〕12 号），成立了浙江大学医学部实验动物伦理委员会；2014 年 12 月，学校正式发文（浙大设发〔2014〕9 号），成立了浙江大学实验动物福利伦理审查委员会，其办事机构设在实验动物中心。

2017—2021 年中心已累计处理动物实验伦理审查 6673 份，详见表 4-7-3。

表 4-7-3　2017—2021 年动物伦理审批数

单位：份

年度	2017	2018	2019	2020	2021
审批数	726	985	1450	1513	1999

第八章

公共技术平台

一、历史沿革

医学院公共技术平台成立于2010年，前身是医学部公共技术支撑体系。2010年，为进一步提高仪器设备的开放共享水平、促进资源的合理配置，在院长段树民院士的倡议下，医学院提出建设公共平台的设想。

2010年3月，医学部正式同意组建公共平台，确定名称为“医学部公共技术支撑体系”，分设生物化学与分子、成像两个分平台。之后，医学部将原电镜室也划归平台统一管理。同年12月，医学部公共技术支撑体系正式对学院内外提供开放共享服务。

2012年9月，新增组织形态学平台，提供各种动植物组织的制片、染色、阅片等服务。同年12月，平台获浙江省高校实验室工作先进集体奖。

2014年4月，为了满足课题组对于斑马鱼模式生物研究的需求，成立斑马鱼分平台。7月，平台更名为医学院公共技术平台，并将分散在科研楼各楼层的分平台集中至科研楼A楼辅楼。同年底，平台协助转化医学研究院建立公共技术平台，并以分平台形式纳入公共平台统一管理。

2015年7月，神经科学研究所公共技术平台作为分平台加入医学院公共技术平台。

2017年5月，浙江大学冷冻电镜中心正式成立，电镜分平台划归冷冻电镜中心统一管理。

2017年12月，蛋白质分平台正式对外开放。至此，医学院公共技术平台发展为七个分平台（成像分平台、生化和分子医学分平台、组织形态学分平台、神经科学分平台、转化医学分平台、斑马鱼分平台和蛋白质分平台），建立了覆盖分子、细胞、组织和整体水平的检测体系，为学校生物医学各学科的快速发展提供了基础性支撑。

2021年12月，平台荣获“浙江省高校实验室工作先进集体”称号。

二、平台建设和成效

（一）多模态跨尺度生物医学检测体系建设

为了建立覆盖分子、细胞、组织和整体水平的检测体系，平台在建立光学显微成像分平台和生化与分子医学分平台的基础上，陆续建立了组织形态学分平台、神经科学分平台、转化医学分平台、斑马鱼分平台和蛋白质分平台。平台配备了高端、完善、多尺度检测的大型仪器，包括超分辨显微镜、高分辨激光共聚焦显微镜、双光子显微镜、激光共聚焦显微镜、活细胞转盘式共聚焦显微镜、数字病理切片系统、流式细胞分析仪、流式细胞分选仪等大型仪器 150 余台。

（二）运行机制建设

1. 组织管理构架

平台建立了统分结合的组织管理构架。各个分平台设立负责人，管理和运行各个分平台内部事务；总平台设立平台管理小组，从财务、人事、宣传、信息化建设、培训和考核、技术创新等 6 个方面统一管理各个分平台的共性事务。

自成立以来，平台邀请热心参与平台建设的教授成立教授委员会，共计 47 名教授委员对平台的技术服务和创新进行指导；同时，平台接受医学院科研办公室的管理和监督。通过这一管理模式创新，保障了平台的科学和高效运转。

2. 信息化建设

信息化建设是提高平台运转效率的重要手段，也是平台建设的重要内容。2011 年，平台自主设计开发了“医学部公共平台预约及收费系统”和公共平台网站，开启了平台实验仪器共享管理系统 1.0 时代。

2016 年，平台基本建成了符合平台特点、满足各个分平台个性化需求的仪器使用预约系统 2.0 版本，实现仪器预约、使用、培训、考核、维护、统计、计费等一体化管理，为用户提供全年全天候全面开放服务。

2020 年起，平台实验仪器共享管理系统进入 3.0 时代，逐步与设备处、计财处对接实现一站式的仪器管理和账单管理。

3. 研究生实验技能教学和培训体系建设

平台将研究生培养作为平台建设的重要内容，积极探索研究生大型仪器操作能力培养的方式和方法。将大型仪器操作能力培养纳入制度化和规范化管理，保障培养工作的全面开展；从大型仪器理论知识教学、操作演示与实践、操作考核和技术提升等多个环节入手，建立综合培养体系，全面提升研究生的大型仪器操作能力；创新培训考核模式，建立分类培训、线上视频培训和传统现场培训相结合，统一开放和定制专项培训相结合等多种培训考核模式，制作了 75 台大型仪器培训视频，在全校首推在线培训服务。

（三）实验技术队伍建设

平台逐步建立以青年人才为主体的技术团队，从最初的 8 人发展到现有实验技术队伍 25 人，其中高级职称 3 人、中级职称 9 人。平台技术人员在做好支撑服务的同时，积极钻研实验技术。截至 2021 年，平台技术人员发表技术类和实验管理类文章 131 篇，授权发明专利等 16 项。

（四）为教学科研服务成果

平台的服务量逐年上升，平台年服务课题组数达到 572 个，年服务总次数达到 10 万余次；仪器服务总机时 18 万余小时。平台仪器开放共享率逐年提升，服务范围涵盖医学院、药学院、海洋学院、航空航天学院等校内 30 余个院系，服务于南京大学、西湖大学、杭州罗素科技有限公司等校外单位 140 余家。平台的共聚焦显微镜、流式分析仪等大型仪器排名浙大共享仪器排行榜前十位，并连续八年荣获“浙江大学共享服务优秀机组”称号。

2014—2018 年，平台承担医学院本科生课程“生物医学研究技能二”的授课工作，培养学生 150 余人。自 2017 年起，平台承担医学院研究生必修课程“研究生科研技能训练Ⅴ——大型仪器原理与操作”的授课工作，每年培养研究生 320 余人，课程评价均为“优秀”。2012—2021 年，平台共组织上机培训 8490 场，每年平均 840 余场，共培训 27323 人次，8873 人次取得大型仪器独立操作资格证，极大提升了研究生的大型仪器操作技能。

平台对外科研服务成效显著，据不完全统计，平台仪器技术支撑发表的SCI论文达 700 余篇，其中高水平论文 200 余篇，15 篇论文发表在 *Cell*、*Nature* 和 *Science* 上。

第九章
冷冻电镜中心

一、冷冻电镜中心的创建

2013年，段树民院士、张泽院士和洪健研究员向学校提交了《关于加强紫金港校区生物医学电子显微镜硬件设施的建议书》，党委书记金德水做出重要批示，揭开了浙江大学冷冻电镜中心（简称冷冻电镜中心）建设序幕。

2016年4月，冷冻电镜中心建设纳入医学院“十三五”规划专项任务。

2017年1月，冷冻电镜中心进入仪器设备安装和调试阶段。同年5月，学校正式发文成立冷冻电镜中心，张兴任中心主任，中心正式对外运行，是浙江省内第一家、国内第四家冷冻电镜中心。

二、冷冻电镜中心发展大事记

冷冻电镜中心挂靠医学院管理，2015年6月至2017年12月，学校投入6750万元配备了高端、完善的成像仪器设备，以生命科学研究为重点，同时兼顾医学、药学、农学、环境科学、材料科学等学科领域，为多尺度、跨领域的交叉学科的研究提供高水平成像技术支持。

2017年5月，冷冻电镜中心成功举办了2017冷冻电镜西湖论坛。清华大学施一公院士、中国科学院生物物理所所长徐涛院士、美国加州大学洛杉矶分校周正洪教授、耶鲁大学刘骏教授等国内外知名专家学者为冷冻电镜中心成立揭幕，并做专题报告。

2018年8月，冷冻电镜中心承办2018冷冻电镜国际研讨会暨第十一届郭可信电子显微镜学与晶体学暑期学校，研讨会邀请了冷冻电镜领域杰出专家参会并做精彩报告，包括2017年诺贝尔化学奖得主、美国哥伦比亚大学Joachim Frank教授，美国科学院院士马克斯–普朗克研究所Wolfgang Baumeister教授，美国加州大学伯克利分校Robert Glaeser教授、Eva Nogales教授，清华大学施一公院士、隋森芳院士、王宏伟教授，等等。国内外400余名专家学者共同参与。

2019年5月，冷冻电镜中心与附属邵逸夫医院签约，开启电镜技术临床应用的合作。

三、冷冻电镜中心发展成效

（一）中心队伍建设

中心技术团队由张兴教授、Bruno M Humbel教授、赵经纬教授及13名实验技术人员组成。中心服务范围涵盖校内外科研、临床诊断、制药等领域。

中心科研团队由Dante Neculai、冯钰、郭江涛、张兴、张岩、赵经纬、周春等团队组成。科研团队累计承担科研项目17项，总入账经费2452万元，包括国家自然科学基金重大研究计划、国家重点研发计划项目7项，中央军委后勤保障部项目1项，国家自然科学基金优秀青年科学基金项目1项。

（二）中心对外服务成效

中心建成运行以来，在促进学校高水平科研与教学工作、推动学校“双一流”建设等方面成效突出。

（1）高水平人才引进支点：中心的成立运行吸引相关人才加盟浙江大学，包括国家青年人才计划、浙江省人才计划、浙江大学“百人计划”等入选者共计超过19人。

（2）标志性成果涌现的重要支撑：已支撑发表*Cell*、*Nature*、*Science*主刊论文18篇，IF>10的论文超50篇，支撑2019年全国十大科学进展、浙江大学年度十大科学进展3项等。

（3）“双一流”建设的新增长点：成立以结构生物学为重点的生物物理学系，与临床医学、基础医学、生物学、农学等学科展开交叉合作。

第十章

国家健康和疾病人脑组织资源库

一、历史沿革

国家健康和疾病人脑组织资源库（简称国家脑库）的前身是浙江大学医学院中国人脑库，初建于 2012 年，在医学院院长段树民院士的倡导和组织下，由浙江大学人才引进的、从荷兰皇家科学院神经科学研究所学成回国的包爱民教授依据国际上建设得最规范、科学服务范围最广的荷兰人脑库建设范本，结合中国经验建设而成。国家脑库按照医学院公共技术平台的管理办法统一管理。2014 年 1 月，医学院正式成立“浙江大学医学院中国人脑库”（医学院发〔2014〕3 号）。2015 年 4 月，医学院任命段树民院士为脑库主任，凌树才、包爱民、竺可青为脑库副主任，给予脑库建设以场地、人员、建设经费等支持（医学院发〔2015〕14 号）。

2016 年 5 月，脑库作为发起人和主要成员之一，推动成立了“中国人脑组织库协作联盟”，参与制定和发布了《中国人脑组织库标准化操作方案》。2019 年 6 月，科技部、财政部批准将脑库纳入“国家科技资源共享服务平台”，命名为“国家健康和疾病人脑组织资源库”，并在同年 8 月进行现场考核论证。这是浙江大学首个被纳入“国家科技资源共享服务平台”的单位。2021 年 9 月，国家科技创新 2030—重大项目“脑科学与类脑研究”正式启动，“人脑组织资源库及地区脑库协作网络平台”项目立项，国家脑库承担了其中两个课题——“东南地区人脑库协作网络平台建设”与“人脑组织库标准及质控体系建设”。

二、组织架构

国家脑库主管部门为教育部，依托单位为浙江大学。负责人和学术委员会成员聘任（聘期 2020 年 6 月至 2025 年 6 月）如下：

主　任：章　京

常务副主任：包爱民

副主任：竺可青　沈　逸

学术委员会主任：段树民

学术委员会委员：卞修武　章　京　包爱民　马　超　毛　颖　周江宁　申　勇　Dick Swaab　Annemieke Rozemuller。

三、资源收集与保存

国家脑库与浙江省红十字会及省内各地红十字会合作收集全脑组织样本。所收集的样本均有捐献者及家属签署的捐献知情同意书，所开展的工作已获得浙江大学医学院伦理委员会伦理审查批件（批件编号：伦审研第 2020-005 号）。

国家脑库拥有实验室、储存空间和科普宣传场地约 500 平方米，可以完成从取脑到出具神经病理诊断报告的全流程工作，可以妥善保存脑组织样本和捐献者档案资料。所收集到的资源信息及时录入国家脑库的数字化管理平台数据库。

四、共享服务与科普宣传

国家脑库面向全国脑科学研究者开放样本申请，支持脑科学和脑医学研究，并定期收集申请者的研究进展摘要。在国内率先通过媒体向广大民众开展科普宣传，提高民众对脑科学研究和脑库建设重要性的认识。2022 年，国家脑库被选入中国科学技术协会“2021—2025 年度第一批全国科普教育基地”。

第十一章
司法鉴定中心

一、司法鉴定中心的成立

浙江大学司法鉴定中心（简称司法鉴定中心）的前身是法学院的刑事侦查实验室、法医实验室和医学院的法医病理教研室。2001 年起，法学院向学校递交报告，申请成立浙江大学司法鉴定中心，经学校研究同意筹建。2002 年 3 月，根据司法部《司法鉴定机构登记管理办法》《司法鉴定人管理办法》及当时学校的资源和条件，浙江大学正式向司法部递交关于成立司法鉴定中心的请示：拟依托浙江大学法学院、医学院、药学院、理学院等设立司法鉴定中心，开展司法鉴定技术理论与方法的研究，面向社会服务的司法鉴定工作及司法鉴定方面的教学任务。

2003 年 5 月，司法部正式批复（司发函〔2003〕63 号）同意成立浙江大学司法鉴定中心，面向社会开展司法鉴定活动。核定中心司法鉴定许可证编号为 1033016，法定代表人（机构负责人）为来茂德，专职司法鉴定人员 31 人，兼职司法鉴定人员 5 人。同年 5 月，浙江大学发布《关于成立浙江大学司法鉴定中心的通知》（浙大发〔2003〕53 号）。12 月，浙江省司法厅发文同意设立浙江大学司法鉴定中心（浙司〔2003〕295 号）。

2004 年 3 月，举行中心成立大会，浙江大学党委书记张浚生和浙江省司法厅厅长胡虎林共同为中心揭牌。

二、管理委员会组成及中心负责人调整

2003 年 6 月，浙江大学发文成立司法鉴定中心管理委员会（浙大发〔2003〕30 号），胡建淼任管理委员会主任，蒋绍忠任管理委员会副主任，校长办公室、人文社科部、计划财务部、人事部、实验与设备管理部、医学院、法学院等相关部门负责人任管理委员会成员。

2014 年 5 月，因工作变动和发展需要，调整中心管理委员会成员及中心负责人，任少波任管理委员会主任，石毅铭任管理委员会副主任，校长办公室、社会科学研究院、计划财产处、人事处、光华法学院、医学院等相关部门负责人任管理委员会委员；来茂德任中心主任，陈智（法定代表人）、胡铭、骆啸、徐恩萍任中心副主任。

2017 年 6 月，调整中心管理委员会成员及中心负责人，罗建红任管理委员会主任，医学院院长、光华法学院院长任管理委员会副主任，中心主任及校长办公室、党委组织

部、人事处、医院管理办公室、计划财务处等部门负责人，医学院常务副院长、党委书记任管理委员会委员；陈智任中心主任（法定代表人）（浙大发〔2017〕11号）。同年9月，中心管理委员会决定委托医学院管理（包括行政管理、业务管理、人事管理、党团关系），采取以医学院为主、法学院为辅的管理模式。

2022年1月，调整中心管理委员会成员及中心负责人，周天华任管理委员会主任，医学院、光华法学院主要负责人任管理委员会副主任，中心主任及党委办公室、校长办公室、党委组织部、人力资源处、医院管理办公室、计划财产处、审计处等部门负责人任管理委员会委员；沈晔任中心主任（法定代表人），赵骏、王黎芳任中心副主任（浙大校办〔2022〕1号）。

三、党建工作

2018年12月，司法鉴定中心党支部成立，支部隶属医学院机关党总支（后更名为医学院机关党建指导委员会）。党支部委员会成员有王黎芳（支部书记）、吴苏静（宣传委员兼纪检委员）、戴晶晶（组织委员）。党支部成立时，共有中共正式党员7名。2021年12月，支部新发展预备党员1名；2022年6月，转入新入职正式党员2名；截至2022年10月，党支部共有正式党员9名，预备党员1名。

四、办公场所变迁

司法鉴定中心办公地址成立时位于湖滨校区，经历多次搬迁。2014年5月，中心自西溪校区图书馆西侧一楼搬迁至华家池校区蚕桑馆东侧，现有检查室、受理室、实验室和档案室等共计700余平方米，专职工作人员20余名，医学院、法学院和各附属医院兼职鉴定人50余名。

第五篇

百年浙医之十年大事记

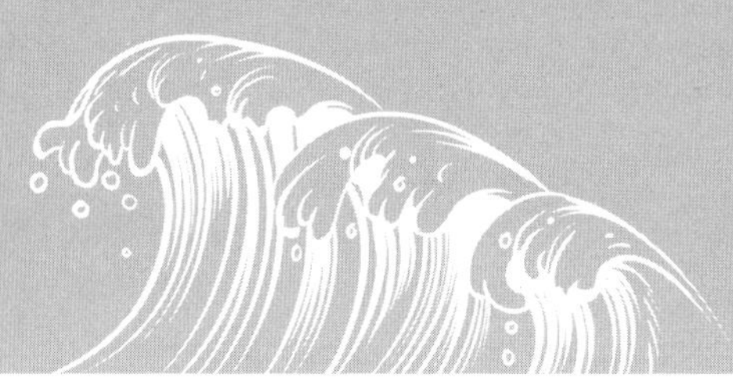

2012—2022

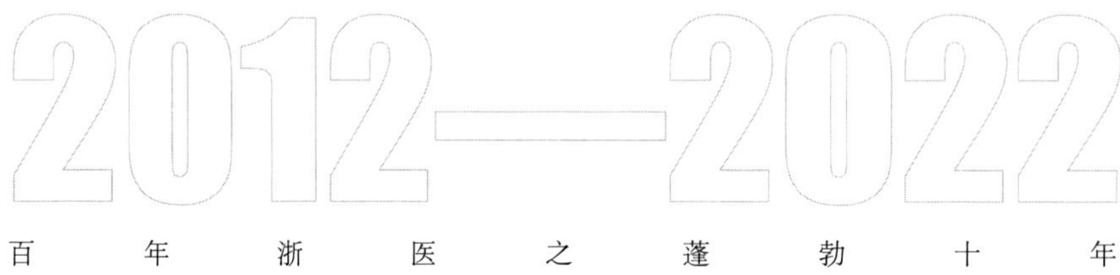

百　年　浙　医　之　蓬　勃　十　年

2012年2月10日	国务院参事张鹤镛一行6人来附属邵逸夫医院进行"公立医院改革"的专题调研。
2012年2月14日	谢幸教授主持的"卵巢癌进展机制及其阻遏策略的研究与应用"、金洁教授主持的"急性髓细胞白血病的基础与临床系列研究"项目荣获2011年度国家科学技术进步奖二等奖。
2012年3月12日	医学部举行首届临床医学本科留学生毕业典礼，来自8个国家的37名留学生被授予中华人民共和国医学学士学位。
2012年3月15日	浙江大学转化医学研究院成立，归属医学部管理。许正平任常务副院长，易平任副院长。
2012年4月5日	中共浙江大学委员会决定，黄河同志任中共浙江大学医学部委员会书记，免去陈智同志的中共浙江大学医学部委员会书记、委员职务。
2012年4月9日	科技部社会发展司杨哲副司长视察附属邵逸夫医院。
2012年4月	郑树森院士主讲的"肝脏移植的过去、现在和未来"课程被列入国家上线的"精品视频公开课"。
2012年5月2日	在2011年度浙江省科学技术奖励大会上，李兰娟院士、来茂德教授、黄河教授、吴育连教授领衔的项目分别荣获浙江省科技进步一等奖，郑树教授荣获浙江省科学技术重大贡献奖。
2012年5月23日	附属邵逸夫医院主办的"百年浙医——微创外科高峰论坛暨浙江大学第88次西湖学术论坛"在紫金港校区召开。
2012年5月	基础医学系获批教育部试点学院"专业综合改革试点"项目，在全国首设"生物医学"专业，与英国爱丁堡大学合作开展"3+1"本硕联培项目。
2012年7月20日	卫生部公布了第三批国家临床重点专科名单，医学院附属医院普通外科、泌尿外科、肾病科、呼吸内科、卫生部多器官联合移植研究重点实验室、消化内科、麻醉科（附属第一医院）、烧伤科、急诊医学科、皮肤科、眼科、呼吸内科、普通外科（附属第二医院）、普通外科（附属邵逸夫医院）等14个专科入选。
2012年9月	王慧明教授当选为中华口腔医学会口腔种植专业委员会副主任委员。
2012年10月8日	中共浙江大学医学院附属义乌医院（筹）委员会成立，张新跃同志任委员、书记，王新宇、王晖香同志任委员、副书记，徐志豪、姚建根同志任委员。

2012 年 10 月 24 日	浙江大学与金华市人民政府签订了医学合作协议，金华市中心医院正式挂牌“浙江大学金华医院”。
2012 年 10 月	附属第二医院—UCLA 联合专科医师培训中心成立。
2012 年 11 月 29 日	附属邵逸夫医院心脏中心完成省内首例主动脉弓部动脉瘤一期杂交修复手术。
2012 年 11 月	教育部、卫生部批准浙江大学作为第一批卓越医生教育培养计划项目的试点高校，浙江大学的拔尖创新医学人才培养模式改革试点项目和五年制临床医学人才培养模式改革试点项目得到批准。
2012 年 11 月	英国皇家妇产科学院（RCOG）中国杭州考试点（Part I 考试）落户附属妇产科医院，这是英国皇家妇产科学院在全球各地设立的第 24 个考试点，也是在中国内地设立的第一个考试点。
2012 年 12 月 28 日	赵正言教授当选中华医学会儿科学分会候任主任委员。
2012 年	医学院停止基础医学（五年制）招生。
2012 年	郑树森院士团队获国家自然科学基金创新研究群体项目。
2013 年 1 月 18 日	王建安教授领衔的“心肌梗死后心肌组织修复和功能重建的机制研究和临床应用”项目获得 2012 年度国家科技进步二等奖。
2013 年 1 月 31 日	曹雪涛院士研究成果发表于 *Cell* 杂志。
2013 年 1 月 31 日	附属第四医院陈亚岗院长当选浙江省第十二届人民代表大会常务委员会、教育科技文化卫生委员会委员。
2013 年 1 月	欧阳宏伟教授、沈华浩教授领衔的项目分别荣获 2012 年度教育部高等学校科技进步一等奖。
2013 年 2 月 1 日	浙江大学校长杨卫、清华大学副校长姜胜耀、香港大学校长徐立之、中国疾病预防控制中心主任王宇共同签署了《感染病诊治协同创新中心章程》，标志着感染病诊治协同创新中心正式启动建设，李兰娟院士任中心主任。
2013 年 3 月 1 日	杜立中教授当选 *BioMed Central Pediatrics* 学术期刊副主编，成为该期刊唯一一位来自中国的儿科专家副主编。
2013 年 3 月 4 日	附属第二医院成为全球首家通过 JCI 最新版评审的学术医学中心。
2013 年 3 月 5 日	附属第二医院滨江院区开业试运营。
2013 年 3 月 14 日	附属第二医院正式取得心脏死亡捐献器官移植（肝脏、肾脏）资质。

2013 年 3 月 26 日	附属口腔医院城西分院［后更名为附属口腔医院紫金港（城西）院区］正式对外开诊运营。
2013 年 3 月	临床医学专业、基础医学专业获批国家级专业综合改革试点。
2013 年 4 月 14 日	医学部学生参赛团队以第一名的优异成绩夺得由教育部主办的第四届全国高等医学院校大学生临床技能竞赛（华东赛区）特等奖。
2013 年 4 月 27 日	浙江省省长李强一行视察附属第一医院 H7N9 禽流感救治工作并慰问医务人员。
2013 年 4 月	李兰娟院士的研究论文《人类感染活禽市场来源的新发 H7N9 亚型禽流感病毒：临床分析和病毒基因组特征》发表于国际顶级医学期刊《柳叶刀》。
2013 年 4 月	学院 6 位教授入选 2013—2017 年教育部高等学校教学指导委员会委员，分别是基础医学类夏强教授、临床医学类黄河教授、口腔医学类王慧明教授、医学技术类谢鑫友教授、公共卫生与预防医学类陈坤教授、医学人文素质类施卫星教授。
2013 年 5 月 23 日	李兰娟院士的论文《111 例 H7N9 流感病毒感染病人的临床特征》在线发表于《新英格兰医学杂志》。
2013 年 6 月 3 日	成立中共浙江大学医学院委员会，撤销中共浙江大学医学部委员会。
2013 年 6 月 5 日	陈江华教授、姒健敏教授、舒强教授领衔的项目分别荣获 2012 年度浙江省科技进步一等奖。
2013 年 6 月 22 日	浙江大学决定，段树民任医学院院长，陈智任医学院常务副院长。
2013 年 6 月 25 日	中共浙江大学委员会决定，黄河同志任中共浙江大学医学院委员会委员、书记。
2013 年 6 月 28 日	段树民任医学院院长兼医学中心（筹）主任，陈智任医学院常务副院长，黄河任医学院副院长（兼），许正平任医学中心（筹）常务副主任（正处职）兼医学院副院长，欧阳宏伟任医学院副院长兼基础医学系系主任（正处职）。
2013 年 6 月	中共浙江大学医学院附属口腔医院总支部委员会升格为中共浙江大学医学院附属口腔医院委员会。
2013 年 7 月 8 日	姚克教授当选为浙江省科协主席。
2013 年 7 月 29 日	陈亚岗任浙江大学医学院附属义乌医院（筹）院长，张新跃任党委书记兼副院长。

2013 年 8 月 28 日 附属邵逸夫医院下沙院区开业运行。

2013 年 9 月 16 日 姚克教授当选为中华医学会第十一届眼科学分会候任主委。

2013 年 10 月 29 日—11 月 1 日 第八届环太平洋大学联盟全球卫生研讨会在浙江大学紫金港校区召开。

2013 年 10 月 30 日 郑树森院士被授予 2013 年度何梁何利科学与技术进步奖。

2013 年 11 月 18 日 浙江大学与宁波市人民政府签订了医学合作协议，宁波市第一医院正式挂牌“浙江大学宁波医院”。

2013 年 11 月 27 日 浙江大学医学中心举行奠基仪式。

2013 年 11 月 杜立中教授荣获“2013 最具领导力的中国医院院长·卓越贡献奖”。

2013 年 12 月 9 日 浙江大学与丽水市人民政府签订了医学合作协议，丽水市中心医院正式挂牌“浙江大学丽水医院”。

2013 年 12 月 10 日 郑树森院士为课程负责人的“外科学”课程获国家级精品资源共享课。

2013 年 12 月 25 日 李兰娟院士领衔的“H7N9 禽流感的病原学及临床诊治研究”项目获评 2013 年度中国高等学校十大科技进展。

2013 年 12 月 26 日 谢幸教授的“妇产科学”、李兰娟院士的“传染病学”、陆源教授的“生理科学实验”获国家级精品资源共享课。

2013 年 12 月 27 日 浙江大学与湖州市人民政府签订《浙江大学与湖州市共建浙江大学湖州医院的协议》，湖州市中心医院揭牌“浙江大学湖州医院”。

2014 年 1 月 10 日 李兰娟院士领衔的“重症肝病诊治的理论创新与技术突破”项目获 2013 年度国家科技进步一等奖，实现了医学院国家科技进步一等奖“零”的突破；沈华浩教授领衔的“支气管哮喘分子发病机制及诊治新技术应用”项目获 2013 年度国家科技进步二等奖。

2014 年 1 月 12 日 附属第一医院获得 8 个国家临床重点专科：肿瘤科、感染病科、临床药学、器官移植科、老年病科、重点实验室（卫生部传染病重点实验室）、病理科、神经外科。

2014 年 1 月 17 日 孙毅任浙江大学转化医学研究院院长。

2014 年 1 月 23 日 学校优化学部制改革，医学部改名为医药学部。

2014年1月	黄河教授、梁廷波教授领衔的项目分别荣获2013年度教育部高等学校科技进步一等奖。
2014年1月	欧阳宏伟教授当选为国际组织工程与再生医学学会亚太区（TERMIS-AP）理事。
2014年4月29日	蔡秀军教授被授予2013年度浙江省科学技术奖重大贡献奖，郑树森院士、蔡真教授、王建安教授、赵正言教授领衔的项目分别荣获2013年度浙江省科技进步一等奖。
2014年4月30日	附属邵逸夫医院举行建院20周年院庆活动，香港邵氏集团主席邵方逸华女士一行、美国罗马琳达大学医疗健康机构代表一行、浙江省人民政府副省长梁黎明等出席庆典仪式。
2014年4月	附属儿童医院创办的《世界儿科杂志》（*World Journal of Pediatrics*），经国家新闻出版广电总局审核同意，成为首个拥有国内统一连续出版物号（CN33-1390/R）的英文儿科期刊。
2014年5月6日	转化医学论坛暨浙江大学转化医学研究院启用仪式在浙江大学紫金港校区举行。
2014年5月13日	浙江大学与衢州市人民政府签订了医学合作协议，衢州市人民医院正式挂牌“浙江大学衢州医院”。
2014年5月16日	中共浙江大学委员会、浙江大学决定，浙江大学医学院附属义乌医院（筹）更名为浙江大学医学院附属第四医院。
2014年7月5日	附属第二医院“7·5”公交事件伤员救治创造了“群体重度烧伤患者院内零死亡”纪录。
2014年7月28日	李兰娟院士团队在*Nature*上发表了最新微生态科研成果论著——《肝硬化中肠道菌群的改变》。
2014年9月15日	郑树森院士领衔的“围绕两个中心，建立规范化国际化外科学教学创新体系”项目成果获浙江省教学成果一等奖。
2014年9月26日	蔡秀军教授首创完全腹腔镜下绕肝带法“二步法”肝切除术，举行新闻媒体发布会。
2014年9月	附属第一医院、附属第二医院、附属邵逸夫医院分别与附属第四医院签署援建协议。
2014年10月22日	李兰娟院士领衔的“感染性疾病诊治协同创新中心”入围2014年度“2011协同创新中心”计划。
2014年10月31日	浙江大学首家异地附属医院——附属第四医院在义乌开业，系医学院第七家附属医院。

2014 年 10 月	《医学微生物学（第 2 版）》（严杰）、《医学心理学（第 2 版）》（姜乾金）、《外科学（第 2 版）》（郑树森）、《传染病学（第 2 版）》（李兰娟）等 4 本教材入选教育部“十二五”普通高等教育本科国家级规划教材。
2014 年 10 月	附属第二医院心内科完成国内首例主瓣关闭不全介入瓣膜植入术。
2014 年 11 月 2 日	李兰娟院士入选“中央电视台——2014 年度科技创新人物”。
2014 年 11 月	厉有名教授当选中华医学会内科学分会主任委员。
2014 年 12 月 9 日	李兰娟院士领衔的“肝硬化中肠道菌群的改变的研究”项目获评 2014 年度中国高等学校十大科技进展。
2014 年 12 月	附属儿童医院滨江院区启用。
2014 年	医学院本科专业首次实施浙江省“三位一体”招生。
2015 年 1 月 5 日	由浙江大学牵头，联合香港大学、清华大学及中国疾病预防控制中心三个核心协同单位共同组建的“感染性疾病诊治协同创新中心”，在香港大学举行揭牌仪式。
2015 年 1 月 8 日	获批国家级虚拟仿真实验教学中心，是医学院首个国家级实验教学中心。
2015 年 1 月 9 日	陈江华教授领衔的“终末期肾病肾脏替代治疗关键技术创新与推广应用”项目获 2014 年度国家科技进步二等奖。
2015 年 1 月 15 日	首届浙江大学“好医生、好护士”评选结果揭晓，倪一鸣、张建民、韩春茂、范顺武、刘丽等 5 人获“浙大好医生奖”，冯志仙、王叶华、徐萌艳、楼晓芳、周敏燕等 5 人获“浙大好护士奖”。
2015 年 1 月 16 日	李晓明、田梅、徐骁三位教授入选“长江学者奖励计划”特聘教授。
2015 年 3 月 13 日	经全国博士后管委会办公室批准，医学院试点实施临床医学博士后培养项目，成为全国首家试点实施单位。
2015 年 4 月 15 日	李兰娟院士、杜立中教授、张建民教授领衔的项目分别荣获 2014 年度浙江省科技进步一等奖。
2015 年 4 月	王慧明教授当选中国医师协会口腔医师分会副会长。
2015 年 6 月 3 日	学院与杭州市第七人民医院签订合作协议，并挂牌“浙江大学精神卫生中心”。

2015 年 8 月 4 日	姚克教授当选为第 28 届亚太白内障及屈光手术学会（APACRS）副主席（唯一）。
2015 年 8 月	郑树森院士担任国家住院医师规范化培训外科专业委员会主任委员，李兰娟院士担任国家住院医师规范化培训内科专业委员会副主任委员，严盛主任荣获全国“住院医师心中的好老师”称号。
2015 年 9 月 20 日	国家卫生和计划生育委员会副主任、国家中医药管理局局长王国强一行莅临附属第四医院调研。
2015 年 9 月 22 日	中共浙江大学委员会、浙江大学决定，成立医院管理办公室（正处级），朱慧任医院管理办公室主任。
2015 年 9 月 22 日	欧阳宏伟任浙江大学—爱丁堡大学联合学院（筹）院长（兼）。
2015 年 10 月 15 日	附属第一医院入选国家首批住院医师规范化培训示范基地。
2015 年 10 月 15 日	附属邵逸夫医院“优化手术室运行流程——提高第一台手术准时划刀率”项目，在第 16 届医疗品质奖暨 2015 年两岸医疗品质促进交流竞赛中荣获唯一金奖。
2015 年 10 月 31 日	中国住院医师培训精英教学医院联盟成立，附属第一医院成为联盟创始单位之一。
2015 年 11 月 2 日	王建安教授团队在我国首次成功应用最新型可回收装置（Lotus）为患者实施经导管主动脉瓣置换术。
2015 年 11 月 5 日	中共中央政治局委员、国务院副总理刘延东视察附属第二医院余杭分院。
2015 年 11 月 12 日	附属儿童医院与美国埃默里大学的人类遗传实验室合作成立国内首个遗传性出生缺陷疾病国际联合实验室。
2015 年 11 月 20 日	陈鹏飞等学生的《关节软骨组织工程生物医学材料研究》获得第十四届“挑战杯”全国大学生课外学术科技作品竞赛特等奖。
2015 年 11 月 23 日	浙江大学与多伦多大学“遗传学与基因组医学联合研究所”成立。
2015 年 12 月 10 日	中国首张互联网医院在线处方在附属第二医院诞生。
2015 年 12 月	医学院获国家医师资格考试（临床类别）实践技能考试与考官培训基地授牌。
2015 年 12 月	赵正言教授当选中华医学会儿科学分会主任委员。

2015 年	医学本科专业开始实行单列代码招生。
2015 年	医学院开始实施“5+3”一体化培养试点工作。
2015 年	基础医学系、转化医学研究院和感染性疾病诊治协同创新中心博士招生试行“申请—考核”制。
2016 年 1 月 8 日	郑树森院士和李兰娟院士共同领衔的“终末期肝病综合诊治创新团队”项目荣获 2015 年国家科技创新团队奖，这是浙江省医学领域所获得的第一个国家科技进步创新团队奖；黄河教授领衔的“异基因造血干细胞移植关键技术创新与推广应用”项目荣获 2015 年国家科技进步奖二等奖。
2016 年 1 月 20 日	彭淑牖教授被授予法国外科学院荣誉院士证书和奖章。
2016 年 1 月 30 日	李兰娟院士主持的“人感染 H7N9 禽流感诊治研究的理论创新与技术突破”项目获得中华医学科技奖一等奖。
2016 年 2 月	虞朝辉教授和厉有名教授领衔完成的“非酒精性脂肪性肝病发病机制和诊治的研究”项目荣获 2015 年高等学校科学研究优秀成果奖（科学技术）一等奖。
2016 年 2 月	浙江大学—爱丁堡大学联合学院获教育部批准在海宁国际校区成立，生物医学专业开始在国际校区招生，停止在校本部招生。
2016 年 3 月 2 日	附属邵逸夫医院成为全国第一家医保移动支付试点医院。
2016 年 3 月 23 日	王建安教授被授予 2015 年度浙江省科学技术奖重大贡献奖，傅国胜教授荣获 2015 年度浙江省科技进步一等奖。
2016 年 4 月 6 日	附属邵逸夫医院杭州玉皇山南基金小镇国际医疗中心正式开业运行，浙江省委书记夏宝龙到中心调研运行情况。
2016 年 5 月 13 日	浙江大学与绍兴市人民政府举行医学合作续约仪式。
2016 年 5 月 30 日	附属第二医院台江分院正式揭牌。
2016 年 6 月 28 日	“传染病学”（李兰娟）、“妇产科学”（谢幸）、“生理科学实验”（陆源）、“外科学”（郑树森）、“生理学”（夏强）等 5 门课程获评教育部第一批“国家级精品资源共享课”。
2016 年 9 月	附属第一医院、附属第二医院、附属邵逸夫医院成为 G20 杭州峰会指定医疗保障核心单位。
2016 年 9 月	蔡秀军教授被授予英格兰皇家外科学院院士，是国内肝脏外科领域首位获此殊荣的外科学家。

2016 年 10 月 21 日	沈颖教授的“运动和精神疾病的小脑调控机制”项目和徐骁教授的“肝移植原病复发的分子机制及防治研究”项目分别获国家杰出青年科学基金资助。
2016 年 10 月 22 日	郑树森院士、李兰娟院士、罗建红教授、蔡秀军教授、欧阳宏伟教授领衔的项目分别荣获浙江省教学成果一等奖。
2016 年 10 月 29 日	蔡秀军教授当选为中国医师协会外科医师分会微创外科医师委员会主任委员。
2016 年 11 月 28 日	陈小英女士向浙江大学捐资设立“浙江大学教育基金会陈小英医学教育教学奖励基金”。
2016 年 11 月	成立浙江大学医学院教师发展中心。
2016 年 11 月	附属第一医院获批肝病和肝移植研究国际科技合作基地。
2016 年 12 月 22 日	姚克教授担任浙江省科学技术协会第十届委员会主席，田梅教授任副主席。
2016 年 12 月 26 日	郑树森院士领衔的“肝癌肝移植新型分子分层体系研究”项目获评 2016 年度中国高等学校十大科技进展。
2016 年 12 月	附属第二医院成为浙江省首家实现“跨省异地就医住院费用直接结算”定点医院。
2016 年	医学院启动“医药 +X”多学科交叉人才培养卓越中心建设试点工作。
2016 年	全国首个空中急救联盟在附属第二医院成立。
2017 年 3 月 9 日	浙江大学决定，李晓明任医学院常务副院长，免去陈智的医学院常务副院长职务。
2017 年 4 月 19 日	沈华浩教授领衔的项目荣获 2016 年度浙江省自然科学奖一等奖，金洁教授、严敏教授、范顺武教授、舒强教授领衔的项目分别荣获 2016 年度浙江省科技进步一等奖。
2017 年 5 月 11 日	中央政治局委员、国务院副总理刘延东视察附属第一医院、附属第二医院，对公立医院改革工作表示高度肯定。
2017 年 5 月 13 日—14 日	在第八届全国高等医学院校大学生临床技能竞赛总决赛中，医学院获团体二等奖，创造浙江大学参赛以来的历史最佳成绩。
2017 年 5 月 22 日	浙江大学与西澳大学正式签署五年制临床医学合作办学协议。
2017 年 6 月 4 日	张宝荣教授获选为国际帕金森与运动障碍学会亚太地区分会官员（officer），成为中国首位获得该职位的教授。

2017 年 6 月 30 日	浙江大学舟山医院签约揭牌。
2017 年 6 月	附属第一医院神经外科、呼吸与危重症医学和心血管病学 3 个专科成为国家首批专科医师规范化培训试点基地。
2017 年 7 月 27 日	曹雪涛院士研究团队的论文发表于*Cell*杂志。
2017 年 9 月 5 日	浙江大学与义乌市人民政府在紫金港校区签署合作共建高水平医疗联合体框架协议。
2017 年 9 月 7 日	附属邵逸夫医院成为中国首家加入Mayo Clinic医疗联盟的医疗机构。
2017 年 9 月	基础医学学科入选教育部首批“双一流”学科。
2017 年 10 月 25 日	中国共产党浙江大学医学院第四次代表大会召开。
2017 年 11 月 11 日	浙江大学—西澳大学联合医学双学士学位项目启动仪式在浙江省人民政府外事办公室举行。
2017 年 11 月 17 日	姚玉峰作为第六届全国道德模范代表参加全国精神文明建设表彰大会，受到党和国家领导人的接见。
2017 年 12 月 9 日	中国首届国际SP医学教育论坛在浙江大学紫金港校区举办，本次会议是中国SP教学领域的首次大规模国际盛会。
2017 年 12 月 28 日	教育部学位与研究生教育发展中心公布全国第四轮学科评估结果，临床医学获评A+、基础医学获评A−。
2017 年 12 月 29 日	浙江大学决定，聘任刘志红为医学院院长，免去段树民的医学院院长职务。
2017 年 12 月	郑树森院士当选法国国家科学院外籍院士。
2017 年 12 月	附属妇产科医院作为牵头单位正式启动国家卫生健康委联合国儿童基金会消除艾滋病、梅毒和乙肝母婴传播项目。
2017 年	医学院开始招收非全日制非定向专业学位公共卫生硕士。
2018 年 1 月 6 日	北京浙江大学校友会医药分会成立，成为医学院的第 13 个地方校友组织。
2018 年 1 月 8 日	李兰娟院士的“以防控人感染H7N9禽流感为代表的新发传染病防治体系重大创新和技术突破”项目成果，获国家科学技术进步奖特等奖（教育卫生系统内唯一）。
2018 年 1 月 15 日	依托 7 家附属医院成立医学院第一临床医学院、第二临床医学院、第三临床医学院、妇产科学院、儿科学院、口腔医学院、第四临床医学院。

2018 年 2 月 15 日	胡海岚教授团队在 *Nature* 杂志上同时刊发两篇研究长文，揭示了快速抗抑郁分子的作用机制。
2018 年 2 月 23 日	郭国骥教授团队在 *Cell* 杂志上发表研究论文，绘制全球首个哺乳动物细胞图谱。
2018 年 2 月	吕卫国教授领衔的项目荣获 2017 年度教育部高等学校自然科学一等奖。
2018 年 3 月 16 日	科技部基础条件平台中心副主任李加洪一行参观调研冷冻电镜中心。
2018 年 3 月 23 日	徐骁教授当选中华医学会器官移植学分会第八届委员会副主任委员。
2018 年 3 月 24 日	湖州长兴县人民医院（附属第二医院长兴院区）增挂牌“浙江大学医学院附属第二医院医疗集团”，同时门诊挂号缴费发票加盖章改为“浙江大学医学院附属第二医院医疗集团长兴医院财务专用章”，标志着全国首家跨省县、人财物一体化医疗集团正式运行。
2018 年 3 月 30 日	浙江大学与金华市人民政府医学合作续约仪式在浙江大学紫金港校区举行。
2018 年 3 月 30 日	浙江大学与台州市人民政府医学合作签约暨浙江大学台州医院揭牌仪式在浙江大学紫金港校区举行。
2018 年 4 月 11 日	梁廷波教授、黄建教授领衔的项目分别荣获 2017 年度浙江省自然科学奖一等奖，裘云庆教授、陈江华教授、傅君芬教授领衔的项目分别荣获 2017 年度浙江省科技进步一等奖。
2018 年 4 月 11 日	中共中央组织部陈希部长考察调研附属第二医院台江分院。
2018 年 4 月 16 日	浙江大学与墨尔本大学联合转化神经科学研究中心在澳洲正式成立。
2018 年 4 月 25 日	学校决定，刘志红任医学中心（筹）主任，免去段树民的医学中心（筹）主任职务。
2018 年 5 月 16 日	曹雪涛院士团队的论文获评 *Cell* 出版社 2017 中国年度论文。
2018 年 5 月 20 日—22 日	中共中央政治局委员、国务院副总理孙春兰在浙江调研时先后实地走访附属邵逸夫医院、附属第一医院，调研互联网医院建设情况。
2018 年 6 月 7 日	医学院附属杭州市第一人民医院签约揭牌仪式举行，标志着浙江大学开启非直属附属医院建设新模式。

2018 年 6 月 16 日	姚克教授当选国际眼科科学院院士。
2018 年 6 月 30 日	浙江大学健康医疗大数据国家研究院成立。
2018 年 6 月	附属儿童医院创办国内首个小儿外科国际期刊 *World Journal of Pediatric Surgery*（《世界小儿外科杂志》）。
2018 年 7 月 2 日	口腔医学院俞光岩名誉院长聘任仪式在杭州举行。
2018 年 7 月 31 日	附属第二医院与杭州市萧山区人民政府签订合作协议，将在萧山蜀山街道建立附属第二医院新院区。
2018 年 7 月	在教育部首次专业学位水平评估中，临床医学专业获评 A。
2018 年 8 月 7 日	附属邵逸夫医院绍兴院区项目正式签约启动。
2018 年 8 月 16 日	蔡秀军教授荣获第二届“白求恩式好医生”称号。
2018 年 8 月	赵正言教授当选世界华人医师协会儿科医师分会副会长。
2018 年 9 月 14 日	附属邵逸夫医院蔡秀军院长作为医院代表受邀参加国家卫健委新闻发布会，分享邵医互联网诊疗实践经验。
2018 年 9 月 20 日	附属第四医院首任院长陈亚岗教授获评中国医院协会 2018 年优秀医院院长。
2018 年 9 月	附属第一医院普通外科学、口腔颌面外科学、老年医学和重症医学专科医师规范化培训基地成为国家第二批专科医师规范化培训制度试点培训基地。
2018 年 9 月	浙江大学面向 2030 的学科会聚研究计划（创新 2030 计划）正式启动实施，由段树民院士担任首席科学家的“脑科学与人工智能会聚研究计划”（“双脑计划”）成为首个专项计划。
2018 年 10 月	教育部批复成立浙江大学脑与脑机融合前沿科学中心，这是 6 个国家级前沿科学中心之一。
2018 年 11 月 1 日	医学院 5 位教授入选 2018—2022 年教育部高等学校教学指导委员会副主任委员，分别是临床医学类专业教学指导委员会副主任委员刘志红教授、儿科学专业舒强教授、麻醉学专业方向明教授、法医学类专业周韧教授、医学技术类专业谢鑫友教授。
2018 年 11 月 6 日	教育部副部长林蕙青来校调研浙江大学八年制临床医学教育。
2018 年 11 月 13 日	浙江大学—多伦多大学联合神经科学研究所正式成立。
2018 年 11 月	医学院博士研究生招生全面实行“申请—考核”制。

2018 年 11 月	附属第二医院在全国率先启用“一章制管理”新模式，即患者在医院办理所有需要审核盖章的业务均使用同一个章。
2018 年 12 月 7 日	附属第一医院、附属第二医院、附属邵逸夫医院入选首批国家临床教学培训示范中心。
2018 年 12 月 12 日	附属邵逸夫医院与杭州市拱墅区人民政府签订共建“浙江大学医学院附属邵逸夫医院大运河分院”合作意向书。
2018 年 12 月 21 日	罗建红教授领衔的“激发学习动力，全面创新临床医学课程体系的探索与实践”项目获 2018 年高等教育国家级教学成果奖二等奖。
2018 年 12 月	附属第一医院当选为高校附属医院临床实践教育联盟副理事长单位。
2018 年 12 月	陈江华教授当选中华医学会肾脏病学分会主任委员。
2019 年 1 月 31 日	中央电视台新闻频道以“健康幸福过大年·让优质医疗普惠每一位患者”为主题，聚焦浙江省医疗创新服务改革，以附属邵逸夫医院为例进行深入报道。
2019 年 1 月	方向明教授、田梅教授领衔的项目分别荣获 2018 年度教育部高等学校自然科学一等奖。
2019 年 1 月	附属口腔医院获批成为浙江省唯一一家国家医师资格考试实践技能考试基地（口腔类别）。
2019 年 2 月 27 日	科技部发布 2018 年度中国科学十大进展，胡海岚教授的“揭示抑郁发生及氯胺酮快速抗抑郁机制”项目入选。
2019 年 2 月	附属第二医院主办的期刊 *World Journal of Emergency Medicine* 被 SCI 收录。
2019 年 3 月 20 日	在浙江大学紫金港校区举行的“浙大欢迎您”仪式上，吴息凤教授全职加盟浙江大学，受聘为公共卫生学院院长。
2019 年 4 月 3 日	附属第四医院正式纳入浙江省省级医院管理。
2019 年 4 月 3 日	浙江省省长袁家军实地调研附属第二医院 5G 远程 B 超和远程急救项目。
2019 年 4 月 8 日	张宏教授团队成功研制国内首套具有自主知识产权的 PET 分子影像探针微流控模块化集成合成系统。
2019 年 4 月	附属第二医院成为英国皇家内科医师学会联盟中国大陆首家合作伙伴。

2019 年 5 月 6 日	附属邵逸夫医院入选 2019“互联网 + 医疗健康”便民惠民十大案例。
2019 年 5 月 8 日	国务院深化医药卫生体制改革领导小组简报（第 59 期）专门刊发了《浙江省邵逸夫医院探索“互联网 + 医疗服务”新模式提升医疗服务和医院管理水平》，将邵医的经验做法向全国转发推广。
2019 年 5 月 14 日	姚克教授、俞云松教授领衔的项目分别荣获 2018 年度浙江省科技进步一等奖。
2019 年 6 月	医学院获批国家感染性疾病临床医学研究中心和国家儿童健康与疾病临床医学研究中心。
2019 年 6 月	浙江大学医学院中国人脑库成功入选科技部国家科技资源共享服务平台——国家健康和疾病人脑组织资源库，系学校首个国家级科技资源共享服务平台。
2019 年 6 月	浙江大学医学院与多伦多大学医学院正式签署“医 +X”学位教育合作协议，开启精准医学领域转化研究方向的复合型人才培养体系合作。
2019 年 6 月	基础医学系与余杭经济技术开发区签订框架协议，由余杭经济技术开发区出资 4.6 亿元，成立浙江大学（余杭）基础医学创新研究院。
2019 年 6 月	附属第一医院、附属邵逸夫医院成为国家卫生健康委“一带一路”医学人才培养联盟首批副理事长单位。
2019 年 6 月	附属第一医院与匈牙利乌若基医院重症肝病早期诊断技术创新研究中心在匈牙利揭牌。
2019 年 7 月 1 日	浙江大学公共卫生学院和杭州市疾病预防控制中心正式签约，挂牌成立浙江大学公共卫生学院附属杭州市疾病预防控制中心（非直属）。
2019 年 7 月 6 日	附属第二医院成功实施华东首例 ECMO 直升机转运。
2019 年 7 月 16 日	浙江大学医学院与人民卫生出版社签署战略合作协议。
2019 年 7 月	公共卫生学院成立大数据健康科学系。
2019 年 9 月 25 日	浙江大学与中国疾病预防控制中心战略合作协议签署仪式暨高福院士“讲座教授”授聘仪式在浙江大学紫金港校区举行。
2019 年 9 月 25 日	姚玉峰教授荣获“最美奋斗者”称号。

2019年9月27日	附属邵逸夫医院和Mayo Clinic成立国际罕见病诊治中心。
2019年9月	附属医院牵头建设综合类别国家区域医疗中心、国家传染病医学中心、国家心血管病区域医疗中心、国家创伤区域医疗中心、国家呼吸疾病区域医疗中心、国家儿童区域医疗中心、国家妇产区域医疗中心。
2019年9月	舒强教授当选中华医学会小儿外科学分会副主任。
2019年10月16日	成立医学院脑科学与脑医学系，对外称脑科学与脑医学学院，按学校中层机构管理。
2019年10月25日	郭江涛课题组利用冷冻电镜技术解析了人源钾–氯共转运蛋白KCC1的高分辨冷冻电镜结构，相关研究成果发表于*Science*。
2019年10月25日	Dante Neculai、孙启明教授团队研究发现，NLR家族的两个重要受体蛋白NOD1和NOD2能够在棕榈酰转移酶ZDHHC5的作用下发生棕榈酰化修饰，从而介导细菌性炎症信号通路的发生，相关研究成果发表于*Science*。
2019年10月28日	中央电视台《新闻联播》用时2分28秒专题报道附属第二医院对台江县人民医院的对口帮扶工作。
2019年10月30日	杭州市卫生健康委员会、浙江大学关于合作共建非直属附属医院的签约仪式在市民中心举行，双方将共建杭州市第一人民医院、杭州市第三人民医院、杭州市肿瘤医院、杭州市红十字会医院、杭州市西溪医院、杭州市第七医院6家非直属附属医院。
2019年10月	高水平通过教育部临床医学专业认证，有效期为最长时限8年。
2019年11月1日	附属第一医院之江院区正式启用。
2019年11月8日—12日	医学院学生团队作品《行动起来，向滥用抗生素说不——中国13省市1345家药店无处方销售抗生素情况调查及应对研究》喜获第十六届“挑战杯”全国大学生课外学术科技作品竞赛特等奖。
2019年11月11日	附属邵逸夫医院双菱院区开张。
2019年12月10日	李永泉教授领衔的“放线菌药物高效生物合成关键技术及其产业应用”项目荣获中国石油和化学工业联合会科学技术发明一等奖。
2019年12月22日	蔡秀军教授担任中国医学装备协会转化医学分会首届会长。

2019 年 12 月 25 日	浙江省医疗保障局—浙江大学局校合作推进会在紫金港校区举行，浙江大学医疗保障大数据和政策研究中心揭牌成立。
2019 年 12 月 27 日	浙江大学医学院脑科学与脑医学学院（脑科学与脑医学系）成立，段树民院士受聘为首任院长。
2019 年 12 月	欧阳宏伟教授领衔的项目荣获 2019 年度教育部高等学校自然科学一等奖。
2019 年	医学院增设护理学专业硕士招生（2020 级开始招生）。
2019 年	医学院设立基础医学专业（求是科学班），面向全校实施入学后二次选拔招生。
2019 年	学校暂停医学院同等学力硕士招生。
2019 年	“定量蛋白质组学研究虚拟仿真实验”（赵鲁杭）、“血管急重症的临床思维虚拟仿真教学系统”（王建安）、“产房分娩及新生儿处理虚拟仿真实验教学”（张丹）获批国家虚拟仿真实验教学项目。
2020 年 1 月 2 日	中共浙江大学委员会决定，周天华同志任中共浙江大学医学院委员会委员、书记（兼），朱慧同志任中共浙江大学医学院委员会常务副书记，免去黄河同志的中共浙江大学医学院委员会书记、委员职务。
2020 年 1 月 10 日	方向明教授领衔的“围术期脓毒症预警与救治关键技术的建立和应用”项目、姚克教授领衔的“白内障精准防治关键技术及策略的创新和应用”项目获国家科学技术进步奖二等奖。
2020 年 1 月 16 日	求是高等研究院“脑机接口”团队与附属第二医院合作完成中国第一例植入式脑机接口运动功能重建临床转化研究。
2020 年 1 月	基础医学入选国家强基计划。
2020 年 2 月 7 日	谷岩和王朗课题组揭示了记忆遗忘的机制，相关研究成果在 *Science* 杂志上发表。
2020 年 2 月 27 日	张兴课题组研究成果入选 2019 年度中国科学十大进展。
2020 年 3 月 26 日	郭国骥教授团队成功绘制世界首个人类细胞图谱，最新研究成果发表于 *Nature* 杂志。
2020 年 3 月 30 日	欧阳宏伟教授当选美国医学与生物工程院会士。
2020 年 4 月 8 日	浙江大学召开创新 2030 计划项目启动会，刘志红院士担任首席科学家的“精准医学会聚研究计划”成为浙江大学启动实施的第三批专项计划。

2020 年 4 月 8 日 吕志民教授团队在 *Nature* 杂志上发表研究论文，揭示了肿瘤细胞脂质感应异常及脂质合成持续激活的重要机制。

2020 年 4 月 14 日 举行浙江大学医学院附属儿童医院与德清县人民政府合作共建高水平国家级儿童医疗中心签约仪式。

2020 年 5 月 24 日 浙江大学司法鉴定中心主任陈智当选浙江省司法鉴定协会会长。

2020 年 5 月 30 日 李兰娟院士获第二届创新争先奖章，蔡秀军教授、胡海岚教授获第二届创新争先奖状。

2020 年 6 月 10 日 浙江大学—丽水市医学合作协议续签仪式在浙江大学紫金港校区举行，浙江大学与丽水市人民政府续签医学合作协议，浙江大学医学院与丽水市中心医院续签合作协议。

2020 年 6 月 10 日 浙江大学医学院与丽水市中心医院、宁波市第一医院续签合作协议。

2020 年 6 月 附属第一医院与余杭区政府签订协议，拟在总部一期建成投入使用的基础上建设总部二期。

2020 年 7 月 7 日 2018 年度全国三级公立医院绩效考核结果公布。在全国 2398 家三级公立医院中，附属第一医院、附属第二医院、附属邵逸夫医院均进入 A++ 序列（全国仅有 12 家）；附属第四医院获得 A 等级；在专科医院的考核中，附属妇产科医院位列全国第三，附属儿童医院位列全国第五，均位列最优等 A 级。

2020 年 7 月 9 日 浙江大学医学院附属金华医院签约揭牌仪式在金华举行，金华市中心医院成为浙江大学医学院杭州以外的第一家非直属附属医院。

2020 年 7 月 10 日 附属邵逸夫医院创办中国首本微创外科国际期刊 *Laparoscopic, Endoscopic and Robotic Surgery*（《腔镜、内镜与机器人外科》）。

2020 年 7 月 17 日 在 2019 年度浙江省科学技术奖励大会上，浙江省省长袁家军为首批 4 个浙江省实验室授牌，其中浙江大学牵头建设良渚实验室（系统医学与精准诊治浙江省实验室）；李兰娟院士荣获浙江省科技大奖，陈瑜教授、欧阳宏伟教授领衔的项目分别荣获浙江自然科学奖一等奖，梁廷波教授领衔的项目荣获浙江省科技进步一等奖。

2020 年 7 月 23 日 王建安教授团队应用经导管二尖瓣瓣膜夹系统（DragonFlyTM），成功完成全球首例人体临床应用，这是中国第一款完全自主研发的经股静脉二尖瓣修复技术成功应用于临床。

2020 年 7 月 28 日	浙江领导干部公共卫生培训基地揭牌暨浙江大学、浙江省委党校、浙江省卫健委共建合作协议签约仪式在浙江大学紫金港校区举行。
2020 年 8 月 22 日至 24 日	第六届浙江省国际“互联网+”大学生创新创业大赛首次采用线上线下相结合的方式举行，医学院林贤丰团队的“狄赛生物科技——免疫再生修复领跑者”和王泽宇团队的“大鲵——国内首家计算机视觉识别基因遗传疾病”均荣获金奖。
2020 年 8 月 28 日至 30 日	在浙江省第十二届“挑战杯·宁波江北”大学生创业计划大赛决赛中，医学院王泽宇团队“大鲵——国内首家计算机视觉识别基因遗传疾病”荣获特等奖，武泽楠团队的“微脑科技——微型活体脑成像技术引领者”和严诗钰团队的“青芽守护——全国首个聚焦儿童青少年生殖健康的云端App”荣获一等奖。
2020 年 8 月	附属口腔医院紫金港（城西）院区新区正式启用。
2020 年 9 月 8 日	全国抗击新冠疫情表彰大会在北京人民大会堂隆重举行，中共浙江大学医学院附属第一医院委员会、浙江大学医学院附属第二医院重症救治医疗队（援鄂）、浙江大学医学院附属邵逸夫医院援助湖北荆门医疗队荣获“全国抗击新冠疫情先进集体”称号，中共浙江大学医学院附属第一医院委员会荣获“全国先进基层党组织”称号，李兰娟、郑霞、崔巍、虞洪、陈亚岗荣获“全国抗击新冠疫情先进个人”称号，李兰娟、崔巍、虞洪荣获“全国优秀共产党员”称号。
2020 年 9 月 10 日	“记疫——浙江大学抗击新冠疫情主题展”在浙江大学紫金港校区月牙楼开幕，新书《浙大战疫》同步首发。
2020 年 9 月 10 日	浙江大学与绍兴上虞区战略合作暨附属邵逸夫医院绍兴院区项目签约仪式在浙江省人民大会堂举行。
2020 年 9 月 25 日	附属邵逸夫医院荣获浙江省政府质量奖创新奖。
2020 年 9 月 25 日	蔡秀军教授担任第十届浙江省医学会外科学分会主任委员。
2020 年 9 月 30 日	浙江大学宣布筹备建设大健康学院，着力打造高水平、国际化的大健康人才培养高地和创新平台，陈廷骅基金会捐资支持大健康学院建设和发展。
2020 年 9 月 30 日	中共浙江大学委员会决定，夏标泉同志任中共浙江大学医学院委员会委员、常务副书记，免去朱慧同志的中共浙江大学医学院委员会常务副书记、委员。
2020 年 9 月	中国—新加坡传染病防治与药物研发“一带一路”联合实验室

	获批科技部“一带一路”联合实验室。
2020 年 9 月	国家卫健委正式批复附属儿童医院成为国家儿童区域医疗中心。
2020 年 10 月 9 日	中共浙江大学委员会决定，夏标泉同志任中共浙江大学医学院委员会委员、常务副书记，免去朱慧同志的中共浙江大学医学院委员会常务副书记、委员。
2020 年 10 月 12 日	医学中心干部宣布会在医学院综合楼召开，经中共浙江大学委员会、浙江大学研究决定，成立浙江大学医学中心，撤销浙江大学医学中心（筹），原负责人改任医学中心相关职务；成立中共浙江大学医学中心工作委员会，顾国煜任中共浙江大学医学中心工作委员会委员、书记。
2020 年 10 月 16 日	由人民卫生出版社主办、浙江大学医学院承办的全国高等学校八年制及“5+3”一体化临床医学专业第四轮规划教材论证会在杭州召开。
2020 年 10 月 24 日	由全国医学教育发展中心、全国医学院校教师教学发展联盟、浙江大学医学院联合主办的 2020 年医学院校教师教学发展在线学术研讨会在浙江大学紫金港校区召开。
2020 年 10 月 29 日	姚航平教授、李兰娟院士研究成果发表于 *Cell*，揭秘了全球首个真实新型冠状病毒全病毒三维精细结构。
2020 年 10 月 30 日	附属第二医院创新中心开工奠基，江干院区（后更名为城东院区）举行挂牌和开业仪式。
2020 年 10 月	医学院医学教育研究中心成立。
2020 年 11 月 1 日	附属第一医院总部一期（余杭）正式启用。
2020 年 11 月 20 日	张兴教授团队研究成果发表于 *Science* 杂志，解析了古老绿硫细菌光合作用反应中心原子结构。
2020 年 10 月 30 日	由中国卫生健康促进会医学教育分会主办、浙江大学承办的 2020 中国卫生健康思想政治工作促进会医学教育分会年会暨“后疫情时代的医学教育与思政工作论坛”在杭州召开。
2020 年 11 月 30 日	附属第二医院校医院院区在紫金港校区举行揭牌仪式。
2020 年 12 月 9 日	杭州市红十字会医院正式签约揭牌，成为“浙江大学医学院附属杭州市胸科医院”。
2020 年 12 月 9 日	浙江大学与浙江城建集团医学合作签约仪式在浙江大学紫金港校区举行，双方将高品质共建浙江大学医学院附属五官科医院。

2020 年 12 月 19 日	附属口腔医院建院 40 周年学术报告会暨新院区启用仪式在华家池总院举行。
2020 年 12 月 19 日	杭州市第三人民医院建院 70 周年暨浙江大学医学院附属杭州市皮肤病医院签约揭牌仪式举行。
2020 年 12 月 22 日	王建安教授被任命为 *JACC: Asia* 的首任主编。
2020 年 12 月 23 日	附属第一医院成立国家胰腺移植注册中心与小肠移植注册中心国家质控中心。
2020 年 12 月 23 日	浙江大学医学院和杭州市肿瘤医院举行签约授牌仪式，浙江大学医学院附属杭州市肿瘤医院正式挂牌。
2020 年 12 月 24 日	田梅教授当选世界分子影像学会主席，这是我国专家首次担任世界分子影像学会主席职务。
2020 年 12 月 26 日	浙江大学医学发展联络大会在浙江大学紫金港校区举行，浙江大学教育基金会医学发展部揭牌。
2020 年 12 月 28 日	附属邵逸夫医院绍兴院区正式奠基开工。
2020 年 12 月 28 日	浙江大学“一带一路”国际医学院（筹）揭牌仪式举行，附属第四医院、浙江大学“一带一路”国际医学院、浙江大学国际健康医学研究院“三位一体”开启新篇章。
2020 年 12 月 29 日	浙江大学医学院附属浙江医院签约揭牌仪式举行，浙江医院成为浙江大学医学院的非直属附属医院。
2020 年	医学院增设全科医学专博招生和非全日制护理专业硕士招生（2021 级开始招生）。
2020 年	学校恢复五年制口腔医学专业招生。
2020 年	基础医学系试点实施学术学位博士硕士贯通培养，减硕增博。
2021 年 2 月 9 日	良渚实验室第一届理事会第一次会议在浙江大学紫金港校区召开，浙江大学校长、良渚实验室理事会理事长吴朝晖院士为副理事长、理事和秘书长颁发聘书，杭州市副市长柯吉欣、浙江大学副校长周天华任副理事长；浙江大学医学院院长、医学中心主任刘志红院士任实验室主任，医药学部主任段树民院士任学术咨询委员会主任。
2021 年 2 月 28 日	附属第二医院成功完成全国首例双肺、肝脏同期联合移植术。
2021 年 2 月	郑树森院士、李兰娟院士当选美国医学与生物工程学院会士。
2021 年 2 月	基础医学专业、预防医学专业、口腔医学专业获批国家级一流

	本科专业建设点。
2021 年 2 月	基础医学拔尖学生培养基地入选教育部第二批基础学科拔尖学生培养计划 2.0 基地。
2021 年 3 月 1 日	蔡秀军教授团队成功实施国际首例“蔡氏ALPPS”联手转化治疗挽救肝癌晚期患者。
2021 年 3 月 5 日	中央电视台《经济半小时》栏目推出两会特别报道《医疗创新：破解临床“痛点”》走近全国政协委员、附属邵逸夫医院院长蔡秀军。
2021 年 3 月 6 日	浙江大学医学院附属精神卫生中心签约揭牌仪式暨精神病学高峰学科建设大会在杭州市第七人民医院举行。
2021 年 3 月 17 日	浙江大学医学院附属杭州市西溪医院签约揭牌仪式暨肝病·感染性疾病学科建设高峰论坛在杭州市西溪医院举办，“浙江大学医学院附属杭州市西溪医院”正式揭牌。
2021 年 3 月 24 日	张岩研究员团队最新研究成果发表于*Nature*杂志，揭示了快乐神经递质受体的工作机制。
2021 年 3 月 30 日	2019 年度全国三级公立医院绩效考核国家监测考核结果出炉，全国 2413 家三级公立医院（含 1306 家综合医院）同时参加。在综合医院的考核中，附属第一医院、附属第二医院、附属邵逸夫医院分别位列全国第六、第七、第十一，三家附属医院均蝉联“国考”A++ 等级（全国仅有 12 家）；附属第四医院获得A+ 等级；在专科医院的考核中，附属妇产科医院蝉联全国第三名，附属儿童医院位列全国第四，均位列最优等A级。
2021 年 3 月	张宏教授领衔的“新型PET分子影像探针微流控模块化集成合成系统”项目获日内瓦国际发明奖金奖。
2021 年 4 月 6 日	在浙江大学与绍兴市柯桥区人民政府战略合作签约仪式上，附属第二医院与柯桥区人民政府正式签约，合作共建附属第二医院柯桥院区。
2021 年 4 月 20 日	张兴教授团队利用冷冻电镜技术解析了来源于病原菌沙门氏菌的天然状态下的鞭毛马达－接头装置复合物的原子分辨率冷冻电镜结构，成果发表于*Cell*。
2021 年 4 月	《医院蓝皮书：中国医院竞争力报告（2020—2021）》正式发布，附属妇产科医院在“2020 年妇产医院 50 强”位列榜单第二。
2021 年 5 月 10 日	由浙江大学、环太平洋大学联盟合办的“全球疫情下的亚太健康发展”论坛在杭州举行。

2021 年 5 月 16 日	在浙江省第十七届“挑战杯”大学生课外学术科技作品竞赛中，医学院共斩获 3 项特等奖、2 项一等奖、1 项二等奖、2 项三等奖，取得历史最好成绩。
2021 年 5 月 18 日	姚克教授当选中华医学会第 26 届理事会常务理事。
2021 年 5 月 28 日	“系统解剖学”入选国家级课程思政示范课程，张晓明老师及团队入选课程思政教学名师和教学团队。
2021 年 5 月	临床医学八年制学生参加第十届全国大学生医学技术技能大赛，获八年制组第四名（银奖）。
2021 年 5 月	眼科英文期刊 *Advances in Ophthalmology Practice and Research*（《眼科实践与研究新进展》，ISSN 2667-3762）正式创刊。
2021 年 6 月 12 日	由浙江大学主办、浙江大学医学院附属邵逸夫医院承办的长三角医学教育联盟首届联盟大会在杭州召开。
2021 年 6 月 15 日	鲁林荣教授领衔的项目荣获 2020 年度浙江自然科学奖一等奖，李兰娟院士、黄河教授、张松英教授、王建安教授、王伟林教授、徐骁教授领衔的项目分别荣获 2020 年度浙江省科技进步一等奖。
2021 年 6 月 17 日	国家卫健委批复附属第一医院设置国家传染病医学中心。
2021 年 6 月 17 日	附属第二医院神经外科陈高教授团队远程控制立体定向神经外科机器人，为一名脑出血患者成功实施“脑内血肿清除术”，标志着国内首个 5G 数字化神经外科空中手术室成功搭建。
2021 年 6 月 18 日	浙江大学和齐鲁制药集团有限公司在浙江大学紫金港校区签署战略合作协议，共建“浙江大学—齐鲁制药联合研究院”。
2021 年 6 月 28 日	梁霄主任医师联合胸外科团队完成世界首例完全腹腔镜下下腔静脉切开取癌栓术。
2021 年 6 月	附属第一医院党委书记梁廷波获评“全国优秀党务工作者”。
2021 年 6 月	教育部备案通过在公共卫生与预防医学一级学科下自主设置大数据健康科学二级学科。
2021 年 6 月	附属第一医院获批全国公立医院高质量发展试点单位，全国仅 14 家。
2021 年 6 月	附属儿童医院莫干山院区开工建设。
2021 年 7 月 9 日	浙江省委书记袁家军赴附属第一医院总部一期调研。
2021 年 7 月	附属第一医院研究生第一党支部入选国家第二批全国高校“百

个研究生样板党支部”。

2021 年 8 月	吕志民教授当选欧洲科学院外籍院士。
2021 年 9 月 26 日	附属儿童医院义乌院区（义乌市儿童医院）奠基仪式在新建项目现场举行。
2021 年 9 月 27 日	浙江大学医学院与高等教育出版社战略合作签约仪式暨研讨会在杭州召开。
2021 年 9 月	附属第一医院获批全国首批 8 家国家医学中心“辅导类”创建单位。
2021 年 9 月	附属口腔医院华家池（口腔医学中心）总院正式开诊。
2021 年 10 月 12 日至 15 日	第七届中国国际“互联网 +”大学生创新创业大赛在南昌大学举行，医学院“狄赛生物科技——全球免疫再生修复领跑者”项目（获得全国医药类第一名，创下医学院历史最佳成绩）、“智囊生物科技——全球个性化囊泡医学领航者”项目团队斩获金奖，“一拍即合——全球首创通用组织封堵剂”项目团队斩获银奖。
2021 年 10 月 12 日	教育部公布了我国教材领域最高奖——全国教材建设奖的首届评选结果，李兰娟院士荣获“全国教材建设先进个人”称号。
2021 年 10 月 23 日	蔡秀军教授获得“谈家桢临床医学奖”。
2021 年 10 月	陈谦明教授当选中华口腔医学会副会长，附属口腔医院当选中华口腔医学会副会长单位。
2021 年 11 月 5 日	张晓明教授负责的“系统解剖学”课程获评浙江省高校课程思政优秀教学案例特等奖。
2021 年 11 月	谢立平教授当选国际泌尿外科学会（SIU）候任主席，系该学会成立一百多年来的第一位中国负责人。
2021 年 11 月	国家发展和改革委员会同意附属邵逸夫医院牵头组建“微创器械创新及应用国家工程研究中心”，这是全国首个微创医学领域的国家工程研究中心。
2021 年 12 月 6 日	附属第二医院眼科中心顺利搬迁至新院区，附属第二医院眼科中心、浙江大学眼科医院盛大开启。
2021 年 12 月 28 日	国务院联防联控机制元旦春节疫情防控浙江督查组组长、国家疾病预防控制局副局长、国家卫健委应急办主任孙阳一行莅临附属第四医院调研指导。

2021年12月	吕志民教授和梁廷波教授申报的国家自然科学基金基础科学中心“肿瘤物质与能量动态的介尺度研究”获批立项，为浙江省医学领域首个基础科学中心。
2021年12月	中共附属第一医院党委入选浙江省第二批全省高校党建工作标杆院系。
2021年	医学专业学位领域调整，增设105108重症医学、105109全科医学（博士）、105110康复医学与理疗学、105112儿外科学、105113骨科学、105119临床病理、105122放射肿瘤学、105123放射影像学、105124超声医学、105125核医学、105126医学遗传学。
2021年	学校恢复医学院同等学力硕士招生。
2021年	附属第一医院获批科技部中国—新加坡传染病防治与药物研发“一带一路”联合实验室。
2022年1月3日	浙江大学医院管理办公室、医学院、基础医学系、脑科学与脑医学系召开中层领导班子换届宣布会。
2022年1月4日	浙江大学医学院附属第四医院和浙江大学“一带一路”国际医学院（筹）新一届领导班子成立。
2022年1月11日	附属第四医院正式通过三级甲等综合医院评审。
2022年1月29日	周天华教授领衔的“新医科视域下的‘医学+’交叉融合卓越人才培养新模式探索与实践”项目、姚克教授领衔的“基于Wet Lab平台、以临床能力为导向的眼科专业学位研究生教学改革与实践”项目成果获浙江省教学成果特等奖，王建安教授领衔的“新3H卓越医学人才临床培养体系的构建与实践”项目成果获浙江省教学成果一等奖。
2022年1月	黄河教授主编的国内首部CAR-T治疗学专著《CAR-T细胞免疫治疗学》，由人民卫生出版社出版。
2022年3月16日	医学院第六届教职工、工会会员代表大会第一次会议召开。
2022年3月	浙江省省长王浩调研附属第一医院并召开省支持国家医学中心建设领导小组会议。
2022年5月11日	刘冲研究员研究成果发表于*Nature*杂志，首次通过清晰证据链证明了嗅觉感知体验和胶质瘤发生之间存在独特的直接联系。
2022年5月18日	黄荷凤院士课题组研究成果发表于*Nature*杂志，标志着发育源性糖尿病研究取得重大突破。

2022 年 5 月 28 日

医学院建院 110 周年纪念大会在浙江大学紫金港校区召开，全国人大常委会副委员长陈竺，教育部医学教育专家委员会主任委员、教育部原副部长林蕙青通过视频致辞，浙江大学党委书记任少波出席并讲话；国内院校代表、中国医学科学院北京协和医学院校长王辰院士，海外院校代表、哈佛大学医学院院长 George Q. Daley 院士，校友代表、麻省理工学院讲座教授冯国平院士通过视频致贺词；大会由浙江大学副校长、医学院党委书记周天华主持，浙江大学医学院院长刘志红院士做主题演讲。下午举行了“求是筑梦”全球校友论坛、“卓越树人”医学教育论坛、“创新筑峰”医学科研论坛。

2022 年 6 月 8 日

中国共产党浙江大学医学院第五次党员代表大会在浙江大学紫金港校区召开，大会选举产生了中共浙江大学医学院第五届委员会委员 13 名、中共浙江大学医学院第五届纪律检查委员会委员 7 名。

2022 年 9 月 15 日

郭江涛课题组研究成果阐明了人们长久以来期待的 PIN 介导生长素转运的分子机制，而且将有助于进行作物改良，指导新型 PIN 抑制剂的开发，成果发表于 *Nature* 杂志。

2022 年 12 月 15 日

医学院范顺武、林贤丰团队和化学系唐睿康团队的研究实现了让动物细胞具备“光合作用”能力，开辟了动植物“跨界”医学治疗新模式，相关研究成果发表于 *Nature* 杂志。

第六篇

部分省级及以上集体和个人荣誉称号

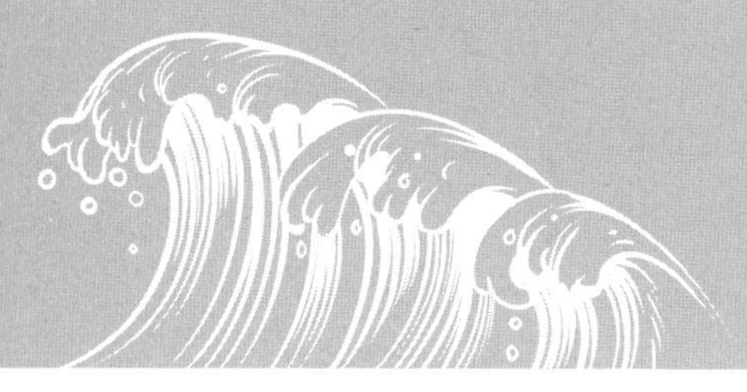

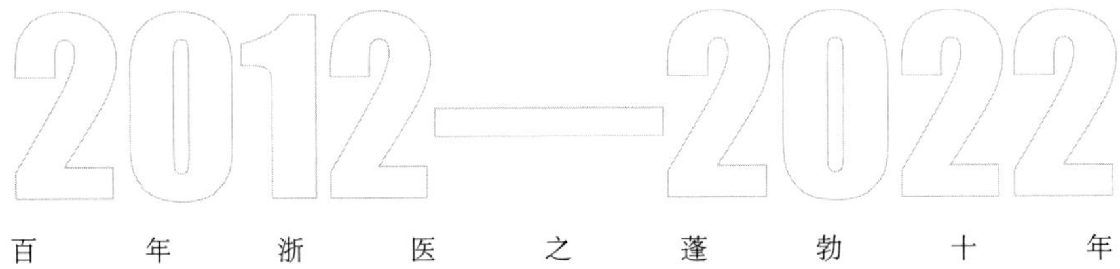

百　年　浙　医　之　蓬　勃　十　年

2012 年	田梅获第十六届“中国青年五四奖章”。
2012 年	沈华授获第十三届“吴阶平—保罗·杨森医学药学奖”。
2012 年	附属第一医院工会获得“全国五一巾帼标兵岗”称号。
2012 年	附属第一医院获得“浙江省高校创先争优先进基层党组织”称号。
2012 年	附属第二医院杨小娜获全国卫生系统护士岗位创新技能决赛第二名。
2012 年	附属第二医院王建安当选“2012 年度中国医改十大新闻人物”。
2012 年	附属第二医院王建安获全国卫生行业最高荣誉奖——“白求恩奖章”。
2012 年	附属妇产科医院黄荷凤获得“全国三八红旗手”称号。
2012 年	附属妇产科医院石一复获中国医师协会颁发的首届“中国妇产科医师奖”。
2012 年	附属妇产科医院徐鑫芬被评为“全国医药卫生系统创先争优活动先进个人”。
2012 年	附属儿童医院梁黎获评“浙江省高校创先争优优秀共产党员”。
2013 年	附属第一医院呼吸内科、附属儿童医院药剂科获得“全国五一巾帼标兵岗”称号。
2013 年	欧阳宏伟获评“浙江省师德先进个人”。
2013 年	郑树森获“何梁何利科学与技术进步奖（医学、药学奖）”。
2013 年	蔡秀军获第十四届“吴阶平—保罗·杨森医学药学奖”。
2013 年	陈力获“宝钢优秀教师奖”。
2013 年	附属第一医院心胸血管外科党支部、肝胆胰外科党支部分别获批第一批、第二批全省卫生系统基层党组织建设示范点。
2013 年	附属第二医院王林获得全国青年神经外科医师手术比赛一等奖。
2013 年	附属第二医院沈鸣雁在浙江省卫生厅举办的第六届“护卫生命天使展翅”青年医学技能竞赛中获一等奖，被授予“省级青年岗位能手”称号。
2013 年	附属邵逸夫医院获“全国卫生系统先进集体”称号。

2013 年　附属妇产科医院门诊药房获“国家级青年文明号”授牌。

2013 年　附属儿童医院舒强获评“浙江省有突出贡献中青年专家”。

2014 年　基础医学系荣获“全国教育系统先进集体”称号。

2014 年　李兰娟获“科学中国人（2013）年度人物”。

2014 年　李兰娟获“何梁何利科学与技术进步奖（医学、药学奖）”。

2014 年　杜立中荣获“中国儿科医师奖”。

2014 年　欧阳宏伟获评浙江省“三育人”先进个人。

2014 年　张咸宁获“宝钢优秀教师奖”。

2014 年　附属第一医院获得“全国社会扶贫先进集体”称号。

2014 年　附属第一医院获得浙江省人民政府授予的“援非应急医疗队集体一等功”。

2014 年　附属第二医院获“浙江省模范集体”荣誉称号。

2014 年　附属妇产科医院程晓东被评为浙江省“三育人”先进个人。

2014 年　附属儿童医院舒强获评国家卫健委“有突出贡献中青年专家”。

2015 年　严盛、严敏获中国医师协会颁发的“住院医师心中好老师”称号。

2015 年　戎佳炳获得浙江省“万名好党员”称号。

2015 年　王建安获“吴阶平医药创新奖”。

2015 年　附属第一医院获得“全国模范职工之家”称号。

2015 年　附属第一医院获得中宣部等七部委“埃博拉出血热疫情防控先进集体”称号。

2015 年　附属第一医院获批国家住院医师规范化培训示范基地。

2015 年　附属第二医院被评为全国文化建设先进单位。

2015 年　附属第二医院金静芬获“全国先进工作者”称号。

2015 年　附属第二医院胡颖红获“全国医德标兵”称号。

2015 年　附属第二医院徐峰获全国“埃博拉出血热疫情防控先进个人”称号。

2015 年　附属第二医院欧阳志远获帕金森病疑难诊治大赛全国总决赛总冠军。

2015 年　附属第二医院王凯获 2015 年“浙江杰出青年”荣誉称号。

2015 年　附属第二医院徐峰、陆群获浙江省十大“最美天使”称号。

2015 年　附属邵逸夫医院王叶华获浙江省“五一劳动奖章”。

2015 年　附属妇产科医院孕妇学校获“国家级示范孕妇学校”称号。

2015 年　附属妇产科医院吕卫国获评第七届“国家卫生计生突出贡献中青年专家”。

2015 年　附属妇产科医院钱志大获浙江省“五一劳动奖章”。

2016 年　王青青获评浙江省“三育人”先进个人。

2016 年　包爱民获省级优秀教师暨高校优秀教师奖。

2016 年　公共卫生系赵璐获首届全国MBBS青年教师全英文授课大赛特等奖。

2016 年　蒋国平获中国医师协会颁发的“全国十佳住培管理者”称号，任菁菁、杨蓓蓓、方力争获中国医师协会颁发的“住院医师心中好老师”称号。

2016 年　姚克获第十届“中国医师奖”。

2016 年　吴志英获“全国优秀科技工作者”称号。

2016 年　彭淑牖被授予法国外科学院荣誉院士证书和奖章。

2016 年　田梅、胡海岚获第十四届“中国青年科技奖”。

2016 年　蔡秀军获“吴阶平医药创新奖”。

2016 年　附属第一医院门诊西药房获得“国家级青年文明号”。

2016 年　附属第一医院“浙壹汇”志愿服务队伍获“浙江省志愿服务工作先进集体”。

2016 年　附属第二医院被国家卫生和计划生育委员会脑卒中防治工程委员会授予“高级卒中中心先进单位”称号。

2016 年　附属第二医院获“2013 年至 2014 年度全国医院医保管理先进单位”称号。

2016 年　附属第二医院杨蓓蓓获“住院医师心中好老师”称号。

2016 年　附属第二医院陈力获“省级优秀教师暨高校优秀教师”荣誉称号。

2016 年　附属第二医院王建安获“浙江省劳动模范”称号。

2016 年	附属儿童医院赵正言获评“中国医师奖”。
2017 年	蔡秀军获中国医师协会颁发的“全国优秀住培基地负责人”称号，阮恒超获“全国十佳住培管理者”称号，韩飞、王筝扬、陈清江获“全国优秀带教老师”称号，张敏鸣获“全国优秀专业基地主任”称号，马江林、陈涛、王化峰获“全国百名优秀住院医师”称号。
2017 年	姚玉峰获全国卫生行业最高荣誉奖——“白求恩奖章”。
2017 年	柯越海获“宝钢优秀教师奖”。
2017 年	姚玉峰被评为第五届“浙江省道德模范”。
2017 年	附属第一医院静脉用药调配中心获评“浙江省五星级青年文明号”。
2017 年	附属第二医院获评“2017 年度全国优质服务示范医院”。
2017 年	附属第二医院褚涵文获浙江省高等学校第十届青年教师技能竞赛特等奖。
2017 年	附属第二医院田梅获第十三届“中国青年女科学家奖”，获评“2017 最美科技人”。
2017 年	附属第二医院吴志英获评第八届“国家卫生计生突出贡献中青年专家”。
2017 年	附属第二医院王建安获“浙江省杰出创新人才奖”。
2017 年	附属第二医院陈力获“浙江省杰出教师”称号。
2017 年	附属邵逸夫医院全科医学科获评“全国十佳全科专业基地”。
2017 年	附属邵逸夫医院傅国胜获“全国卫生系统先进个人”称号。
2017 年	附属妇产科医院陈晓端获第六届“妇产科好医生·林巧稚杯”奖。
2017 年	附属妇产科医院朱依敏获评第八届“中国国家卫生计生突出贡献中青年专家”。
2017 年	附属妇产科医院郑彩虹被评为“中国药学会优秀药师”。
2017 年	附属儿童医院赵正言、龚方戚获评国家卫健委“有突出贡献中青年专家”。
2017 年	附属儿童医院赵正言获评“全国计生卫生系统先进工作者”。
2017 年	附属儿童医院陈军民获得“马里国家骑士勋章”。

2018 年　医学院团委荣获“浙江省五四红旗团委”称号。

2018 年　姚克团队获评“教育部首批全国高校黄大年式教学团队”。

2018 年　王建安获“何梁何利科学与技术进步奖”。

2018 年　姚克获“意大利安东尼奥·斯卡帕国际金奖”。

2018 年　徐骁获第二届“中国肿瘤青年科学家奖”荣誉称号。

2018 年　王伟林获中国医师协会颁发的“全国优秀住培基地负责人”称号，戴红蕾、谢小洁、徐晓军、李晓军获“全国优秀带教老师”称号，张景峰、张茂、胡红杰获“全国优秀专业基地主任”称号，詹宏获“全国十佳住院医师”称号。

2018 年　褚涵文获第八届全国医学（医药）院校青年教师教学基本功比赛二等奖（临床组）、最佳教案奖（临床组）。

2018 年　何丽莎获浙江省政府“西湖友谊奖”。

2018 年　姚玉峰获第三届浙江省“最美教师”称号。

2018 年　姚玉峰获评“最美浙江人——2017 年度浙江骄傲十大人物”。

2018 年　附属第一医院急诊科获评“国家级青年文明号”。

2018 年　附属第二医院“汽车眼科医院”青年志愿服务项目获“首届全国卫生健康行业青年志愿服务项目大赛”金奖。

2018 年　附属第二医院郑树、彭淑牖荣获浙江省“医师终身荣誉”称号。

2018 年　附属邵逸夫医院蔡秀军获“白求恩式好医生”称号。

2018 年　附属邵逸夫医院方力争获“中国医师奖”。

2018 年　附属邵逸夫医院谢琳燕获“浙江省优秀党员”称号。

2018 年　附属妇产科医院阮恒超被评为“浙江省援外医疗工作先进个人”。

2018 年　附属儿童医院工会获评“浙江省教育系统先进工会组织”。

2018 年　附属儿童医院向宇俊获浙江“最美 90 后”称号。

2018 年　附属口腔医院毛英杰获第四届“最美浙江人·最美天使”特别奖。

2019 年　段树民院士入选“爱思唯尔（Elsevier）2018 年中国高被引学者（Chinese Most Cited Researchers）榜单”。

2019 年　胡海岚获得国际脑研究组织凯默理（IBRO-Kemali）基金会评选的第 12 届“IBRO-Kemali 国际奖”。

2019 年　李晓明获首届“CNS-CST 杰出神经科学奖”。

2019 年　李晓明获“谈家桢生命科学创新奖”。

2019 年　胡海岚获“何梁何利基金会生命科学奖”。

2019 年　姚克获国际眼科理事会 MARK TSO“金苹果奖”。

2019 年　王建安获中国医师协会颁发的“全国优秀住培基地负责人”称号，沈晔获“全国十佳住培管理者”称号；王芬芬、王颖硕、薛静获“全国优秀带教老师”称号；张钧、张丹获“全国优秀专业基地主任”称号。

2019 年　李晓明获评“2019 年度浙江省有突出贡献中青年专家”。

2019 年　姚玉峰获评“浙江省杰出教师”。

2019 年　梁廷波获评“浙江省第六届师德先进个人”。

2019 年　郑莲顺、张晓明、凌树才获 2019 年浙江省高校微课教学比赛（本科组）一等奖。

2019 年　附属第一医院急诊科获得“国家级青年文明号”。

2019 年　附属第二医院护理部获“全国三八红旗集体”荣誉称号。

2019 年　附属第二医院葛子瑜获全国 MBBS 项目青年教师英语授课一等奖。

2019 年　附属邵逸夫医院金冬爱获评“浙江省担当作为好支书”。

2019 年　附属妇产科医院生殖内分泌科团队获浙江省“三八红旗集体”荣誉称号。

2019 年　附属妇产科医院贺晶获浙江省“巾帼建功标兵”荣誉称号。

2019 年　附属儿童医院汪天林获评“中国最美儿科医师”。

2019 年　附属儿童医院杜立中获评“浙江儿童重症医师终身成就奖”。

2020 年　李兰娟获第二届“创新争先奖章”，蔡秀军教授、胡海岚教授获第二届“创新争先奖状”。

2020 年　胡海岚、金洁、田梅获“全国三八红旗手”荣誉称号。

2020 年　李晓明获第二十一届“吴阶平－保罗·杨森医学药学奖”。

2020 年　李继承获“宝钢优秀教师奖”。

2020 年　沈华浩获“2020 年度吴阶平医药创新奖”。

2020 年　胡海岚、刘利民获 2019—2020 年度浙江省“三育人”岗位建功先进个人。

2020 年　项美香获浙江省“三育人”先进个人。

2020 年　陈韶华获中国医师协会颁发的“全国十佳住培管理者”称号，姜玲玲、徐向荣、钭金法获“全国优秀带教老师”称号，蒋天安、严敏获“全国优秀专业基地主任”称号。

2020 年　李兰娟、附属第一医院王华芬、附属第二医院张颖、附属邵逸夫医院吕芳芳获“抗击新冠疫情全国三八红旗手”称号。

2020 年　附属第一医院高昕获“全国巾帼建功标兵”称号。

2020 年　附属第一医院新冠肺炎救治青年突击队获“中国青年五四奖章”。

2020 年　附属第一医院党委获“全国抗击新冠疫情先进集体”。

2020 年　附属第一医院党委获“全国先进基层党组织”。

2020 年　附属第一医院重症救治医疗队获评“全国卫生健康系统新冠疫情防控工作先进集体”。

2020 年　附属第一医院第一党总支、第八党总支获“浙江省先进基层党组织”。

2020 年　附属第二医院 171 人援汉医疗队、蔡菁医生所在的浙江省援武汉第二批医疗队获评“全国卫生健康系统新冠疫情防控工作先进集体”；附属第二医院重症救治医疗队（援鄂）获评“全国抗击新冠疫情先进集体”。

2020 年　附属第二医院“疫问e答”——附属第二医院网络抗疫青年志愿服务项目获第二届全国卫健行业青年志愿服务项目大赛金奖和共青团中央等七部委主办的第五届中国青年志愿服务项目大赛金奖。

2020 年　附属第二医院援鄂青年突击队获“浙江省三八红旗集体”称号。

2020 年　附属第二医院崔巍获得“全国抗击新冠疫情先进个人”和“全国优秀共产党员”称号。

2020 年　附属第二医院陆群获评“全国卫生健康系统新冠疫情防控工作先进个人”称号。

2020 年	附属第二医院宋剑平获评中华护理学会“杰出护理工作者”荣誉称号。
2020 年	附属第二医院崔巍、蔡菁、王建安获“浙江省优秀共产党员”称号。
2020 年	附属第二医院汪四花获“浙江省巾帼建功标兵”称号。
2020 年	附属第二医院王伟林获“中国医师奖”。
2020 年	附属邵逸夫医院获“全国抗击新冠疫情先进集体”称号。
2020 年	附属邵逸夫医院“邵医志友”青年志愿服务队荣获全国“抗击新冠疫情青年志愿服务先进集体”荣誉称号。
2020 年	附属邵逸夫医院荣获第五届中国青年志愿服务项目大赛金奖。
2020 年	附属邵逸夫医院“白衣天使行动”健康知识惠普志愿服务项目获第五届中国青年志愿服务项目大赛金奖。
2020 年	附属邵逸夫医院获“2018—2019 年度全国平安医院工作表现突出集体”称号。
2020 年	附属邵逸夫医院获评浙江省先进基层党组织。
2020 年	附属邵逸夫医院获“2017—2019 年度浙江省志愿服务工作先进集体”称号。
2020 年	附属邵逸夫医院获浙江省青年志愿服务项目大赛金奖。
2020 年	附属邵逸夫医院获第四届浙江省卫生健康系统志愿服务项目大赛金奖。
2020 年	国家卫健委通报表扬“互联网＋医疗健康”服务典型案例，附属邵逸夫医院为 10 家医疗服务机构之一。
2020 年	附属邵逸夫医院刘利民获 2020 年度“中国优秀医院院长”称号。
2020 年	附属邵逸夫医院吴晓虹获评“全国卫生健康系统新冠疫情防控工作先进个人”。
2020 年	附属邵逸夫医院方力争获“2020 年度吴阶平全科医生奖”。
2020 年	附属邵逸夫医院虞洪获评“全国抗击新冠疫情先进个人”和“全国优秀共产党员”。
2020 年	附属邵逸夫医院刘利民、虞洪、谢琳燕获评“浙江省优秀共产党员”。

2020 年	附属邵逸夫医院张松英获评“浙江省巾帼建功标兵”和“浙江省卫生高层次领军人才”。
2020 年	附属妇产科医院“花样年华”志愿服务项目获由共青团中央、中央文明办、民政部等联合举办的第五届中国青年志愿服务项目大赛银奖。
2020 年	附属妇产科医院陈瑞雪被共青团中央授予“全国优秀共青团员”称号。
2020 年	附属儿童医院门诊部第一党支部获评“浙江省先进基层党组织”。
2020 年	附属口腔医院获得“2020 全国改善医疗服务创新型医院”“改善医疗服务示范医院”称号。
2020 年	附属口腔医院牙体牙髓科青年文明号获评“国家级青年文明号”。
2020 年	附属口腔医院王慧明获“国务院特殊津贴专家”称号。
2020 年	附属口腔医院傅柏平获第四届“白求恩式好医生”称号。
2020 年	浙江省第三批援鄂医疗队获“全国卫生健康系统新冠疫情防控工作先进集体”称号。
2020 年	附属第四医院“医路相随”志愿者团队被评为“2017—2019 年度浙江省志愿服务工作先进集体”。
2020 年	附属第四医院陈亚岗获“全国抗击新冠疫情先进个人”称号。
2020 年	附属第四医院蒋思懿获“全国卫生健康系统新冠疫情防控工作先进个人”称号。
2021 年	医学院附属第一医院研究生第一党支部获批第二批全国高校“研究生样板党支部”培育创建单位、浙江省高校首批“研究生样板党支部”培育创建单位。
2021 年	李兰娟主编的《传染病学（第 9 版）》获首届全国教材建设奖二等奖。
2021 年	李兰娟获评首届全国教材建设先进个人。
2021 年	段树民院士入选“爱思唯尔（Elsevier）2020 年中国高被引学者（Chinese Most Cited Researchers）榜单”。
2021 年	胡海岚获联合国教科文组织的第 24 届“世界杰出女科学家奖”。

2021年　蔡秀军获“谈家桢临床医学奖”。

2021年　张丹获全国高校混合式教学设计创新大赛决赛一等奖。

2021年　任礽获全国MBBS项目青年教师英语授课一等奖。

2021年　徐骁、王杰炜获首届全国高校教师教学创新大赛个人奖三等奖、浙江省第一届高校教师教学创新大赛特等奖。

2021年　张丹获“宝钢优秀教师奖”。

2021年　苏俊威获2021年浙江省思政微课大赛（教师组）特等奖。

2021年　余沛霖、华雯分别获浙江省第十二届高校青年教师教学竞赛医科组特等奖、一等奖。

2021年　附属第二医院汪四花获2021年“最美医生”称号。

2021年　附属第二医院陆群获“全国五一巾帼标兵”称号。

2021年　附属第二医院黄曼获“浙江省担当作为好支书”称号。

2021年　附属第二医院姚克获浙江省“医师终身成就奖”，黄曼获浙江省“仁心仁术奖”，陆群获“最美浙江人.最美天使”称号。

2021年　附属第二医院吴育连、严敏当选“第六批浙江省特级专家”。

2021年　附属邵逸夫医院护理部获“全国五一巾帼奖”。

2021年　附属邵逸夫医院姚玉峰获评“最美浙江人·最美天使”。

2021年　附属邵逸夫医院祁海鸥获首届浙江省“仁心仁术奖”。

2021年　附属妇产科医院生殖内分泌科获“全国巾帼文明岗”称号。

2021年　附属邵逸夫护理部获“五一巾帼奖状”。

2021年　附属妇产科医院冯素文获中华护理学会“杰出护理工作者”称号。

2021年　附属妇产科医院王曼获浙江省委、省政府颁发的“医师终身成就奖”。

2021年　附属儿童医院傅君芬获评“国家卫健委有突出贡献中青年专家”。

2022年　胡海岚获“全国三八红旗手标兵”称号。

2022年　李兰娟获“联合国教科文组织生命科学研究奖”。

2022年　附属妇产科医院张丹荣获“首届浙江省青年科技英才奖”。

2022 年	附属儿童医院新生儿重症监护室党支部入选第三批“全国党建工作样板支部”培育创建单位。
2022 年	附属儿童医院获“全国维护妇女儿童权益先进集体”称号。
2022 年	附属第一医院护理部、附属邵逸夫医院护理部、附属口腔医院护理部获“全国巾帼文明岗”称号。
2022 年	附属儿童医院急诊科获“全国巾帼建功先进集体”称号。